京城名医赵荣莱临证经验文萃

赵荣莱　著述

汪红兵　邓晋妹　翟兴红　整理

中国中医药出版社
·北　京·

图书在版编目（CIP）数据

京城名医赵荣莱临证经验文萃 / 赵荣莱著述；汪红兵，
邓晋妹，翟兴红整理 . —北京：中国中医药出版社，2015.1
ISBN 978-7-5132-2168-9

Ⅰ.①京… Ⅱ.①赵… ②汪… ③邓… ④翟…
Ⅲ.①中医学—临床医学—经验—中国—现代 Ⅳ.① R249.7

中国版本图书馆 CIP 数据核字（2014）第 280831 号

中 国 中 医 药 出 版 社 出 版
北京市朝阳区北三环东路 28 号易亨大厦 16 层
邮政编码 100013
传真 010 64405750
三河市西华印务有限公司印刷
各地新华书店经销
*
开本 710×1000 1/16 印张 28.25 字数 470 千字
2015 年 1 月第 1 版 2015 年 1 月第 1 次印刷
书号 ISBN 978-7-5132-2168-9
*
定价 90.00 元
网址 www.cptcm.com

社长热线 010 64405720
购书热线 010 64065415 010 64065413
微信服务号 zgzyycbs
书店网址 csln.net/qksd/
官方微博 http://e.weibo.com/cptcm
淘宝天猫网址 http://zgzyycbs.tmall.com

内容提要

　　本书由汪红兵、邓晋妹、翟兴红搜集、整理赵荣莱教授临证50年的经验文集，总共近200篇，均已发表于各类具有较大影响力的杂志上，摘取其中具有代表性的95篇文章，整理在册，分为临证感悟、临证实录、临床研究三个部分。部分文章后附有赵荣莱教授的按语，以便广大读者更清楚地掌握赵荣莱教授的临床思维。临证感悟部分主要为赵荣莱教授诊治大量患者后从中总结出的相关疾病的经验；临证实录部分主要为赵荣莱教授临证时遇到的典型病例诊断及治疗，并加以分析，以供后辈学习研究；临床研究部分为赵荣莱教授参与主持的实验研究，验证自己的经验感悟，使之更好地体现科学性、可重复性，为大众所了解。本书内容丰富，具有较高的实用性和研究价值，适于中医临床医师及广大中医爱好者学习使用。

序

"夫大医之体，欲得澄神内视，望之俨然。宽裕汪汪，不皎不昧。省病诊疾，至意深心。详察形候，纤毫勿失，处判针药，无得参差"（《大医精诚》）。

赵荣莱教授，北京中医医院主任医师，出生于 1929 年，1954 年毕业于浙江大学，1966 年在北京中医医院工作至今。任职期间，在多处学术组织或社会团体担任重要职务，曾获国务院颁发有突出贡献证书及政府特殊津贴，主编出版书籍 9 部，发表论文 170 篇，获北京市卫生局及北京市科技成果奖 26 项。1978 年领导并组织"电子计算机中医专家诊疗系统"课题的研究，是国内第一个将中医临床实践与电子计算机技术相结合的跨学科课题，其成果获北京市科技成果一等奖。赵荣莱教授至今已 80 多岁高龄，自 1997 年即开始担任全国老中医药专家学术经验继承工作指导老师。而今，"脾胃病名老中医赵荣莱教授经验及学术思想传承工作室"自 2012 年开始建设，已有近 3 个年头，规模已逐渐完善，对其学术思想的继承工作也步入正轨。

作为中西医结合界泰斗之一，先生擅长用中西医结合方法治疗食管、胃肠、肝、胆、胰、肾脏疾病及各类虚证，疗效显著。在中医方面，深得中医真谛，对易水学派、东垣学说比较推崇，但却不泥于古，知常达变。其中最值得一提的就是赵教授结合自己多年的中药理论知识和临床经验，针对脾病多湿、脾虚湿郁，提出化湿 7 法，用药应注意温而不燥，滋而不腻，滋阴不助湿，利湿不伤阴，并创制"苍脂颗粒"治疗慢性胃病、功能性胃肠病，既可调整胃肠运动，又可保护胃黏膜，在中医界获得广泛赞同。另一方面，赵荣莱教授重视中西医结合治疗疾病，其提出用中药止血散治疗上消化道出血，用人工胃液检测止血散对胃酸胃蛋白酶的吸附，并发表相关研究成果，受到当时著名外科专家的重视。其对医学的领悟，可谓造诣极高，但赵荣莱教授不仅仅局限于此，而是更加坚持努力拼搏，精勤不倦。

作为资深中西医结合病专家，赵荣莱教授不仅重视自身素质的修养，更加重视对下级医师的教导。如随诊抄方，向他学习的王立、邓晋妹、汪红兵，以及张声生、翟兴红、陈飞松、易崇勤、任金刚等研究生，均已获得高级职称，有的已成为相当知名的专家。工作之余，他常与晚辈们共同探讨、学习中医经典，每至感慨之余，常详尽论之，使之收获颇丰。对于年轻医师整理的跟诊笔记、病案记录，也会亲自修改、批注，亲口为学生传授经验。先生用他的责任传承医学和传统，可谓之"大公无私"。本书中每一篇文章都经过先生的修改，对于资料不全、错字漏字更是详细批注。读到部分文章时，他觉得读者不能较好地理解其学术思想，都在文末写上按语，以供大家参考学习，其细心、严谨，让人不得不钦佩，毫不夸张地说中国知识分子的优秀品质已被其表现得淋漓尽致。先生对待病人更是谨慎细心，待之如亲人，常教导后辈，万事以病人利益为先。《大医精诚》被誉为是"东方的希波克拉底誓言"，先生的造诣完全诠释了"大医"之风范。

本书涵盖了赵荣莱教授从医50载的研究成果，可谓"一书书尽一生"，共整理文章200余篇，包括科研、临床、经验总结，摘录其中近百篇典型的、较能代表赵荣莱教授学术思想进展的文章。分为三个部分：临证感悟、临证实录、临床研究。临证感悟部分主要为赵荣莱教授诊治大量患者后从中总结出的相关疾病的经验；临床实录，即为临床中典型病例诊断及治疗；临床研究部分为赵荣莱教授参与主持的实验研究，验证自己的经验感悟，使之更好地表现科学性、可重复性，为大众所了解。其思考问题的全面性、对待问题的认真性及对医学的悟性，值得我们医学界共同学习。该书凝聚了先生一生的智慧。值得我们作为枕边书，时常读之亦觉不足。

2014 年 12 月

编写说明

　　《京城名医赵荣莱临证经验文萃》是在全国名老中医药专家传承工作室建设期间，为了更好地传承首都名医赵荣莱教授的临证经验，特汇集赵荣莱教授从医 50 年间所著文章，由赵荣莱工作室传承工作者整理而成。本书涵盖了赵荣莱教授早期对临床中遇到的疑难杂症的诊断及处理原则，中期对各种疾病的临床研究及相关疾病独特的诊治思维，中后期对自己提出观点的临床论证。适合广大中医临床工作者学习其临床知识、科研方法、广阔思维、医德医风时使用，也适合广大中医爱好者参考学习，更适合宗赵荣莱教授学术思想的继承者们钻研、交流。

　　本书没有任何空话套话，每篇文章均为赵荣莱教授发表在各类具有较大影响力杂志上的文章，部分文章还添加了赵荣莱教授的按语，完全体现了赵荣莱教授从医至今理论、临床和科研的深厚功底，以及做事谨慎认真的态度，值得我们细细品读与学习。

汪红兵

2014 年 12 月

目 录

临证感悟

临证实录

临床研究

临证感悟

湿温病的治疗

赵荣莱

湿温病是常见急性热病之一，由湿、热两邪相搏而成。湿作为致病因素来说，有内湿、外湿之分。内湿是脾虚不能运化水湿，三焦气化和决渎功能失常，水湿没有出路所致。凡脾胃虚弱之人，过食生冷油腻，以致脾湿留滞，此时如再感受外界湿热，内外相引，酝酿成病。湿温病的特点是病程长、病情复杂、治疗比较困难，故历来为医家所重视。新中国成立以来，用湿温病的治疗原则和方法治疗伤寒、斑疹伤寒、流行性乙型脑炎、钩端螺旋体病等方面，均取得比较满意的疗效。遵照毛主席（毛泽东）"古为今用"的教导，复习前人对湿温病辨证施治的经验，将会对我们的临床工作有所帮助和启发。

一、湿温病的临床分型

临床上可将本病分为湿重于热和热重于湿两种基本类型：

①湿重于热型：患者体质多属中气虚弱或素蕴内湿，"中气虚则病在太阴"而从湿化。症见头目昏重，肌肉酸痛沉重，胸闷脘痞，热势起伏，汗出热减，口不渴或渴而不欲饮，困倦，大便溏而不爽，苔白腻或白滑，脉濡缓。

②热重于湿型：患者体质多属中气旺盛，致病因素是热重于湿，"中气实则病在阳明"而从热化。症见壮热不退，胸腹灼热，心烦口渴，便秘尿赤，苔黄腻或白苔绛底或黄燥起刺，脉濡数。

湿温病的临床表现，不但与致病因素中湿、热二邪孰轻孰重有关，而且随人身的体质、中气的虚实而变，不同的病期，表现也不相同。湿邪伤表，尚未化热时，与寒湿近似，湿温初起，往往湿重于热；湿已化热，则或为湿热并重，或为热重于湿，表现为表里俱热或热结于里，热盛失治，又可内陷营血。故本病的临床表现较为复杂，应根据"三焦"和"卫气营血"的辨证原则，进行分析。分清湿重还是热重，在气还是在营，才能有的放矢进行治疗。

二、湿温病的治疗

湿温病的治疗步骤，归纳起来为"一化二清三攻下"。湿温初起，湿重于热的，应以化湿为主，湿渐化热，湿热郁蒸则以清热为主，兼以化湿。因为湿温病"热处湿中、湿蕴热外"，既不可过用苦寒清热，又不可过用辛燥化湿，故治疗上有其独特的地方，但本病以气分症状出现的较多，久郁化热化燥，或失治误治，始能内陷营血，故治法仍应根据"到气清气，入营透热转气，入血凉血散血"的原则，重点在清气化湿，"渗湿于热下"，使湿去热孤，病势易于控制。

1. 化湿法

化湿法是利用芳香、淡渗或苦温之剂祛除湿邪的一种方法，在湿温病湿重热轻的情况下，须用本法以化湿清热，临床用后，有因气机宣畅、湿浊开透而汗出热退的，化湿清热在具体运用时可有以下一些方法：

（1）芳化辛散法：用于湿邪伤表，尚未化热时，症见恶寒、无汗头痛、身重，可用藿香、苍术、羌活、薄荷等芳香之品，辛散表湿。

（2）燥湿法：只用于湿阻中焦，湿盛热微或湿未化热时，症见脘闷恶心、口渴、苔白腻。可暂用辛燥药如草果、厚朴、半夏、菖蒲等以燥中焦之湿，但一旦湿邪化热便应转手清热。否则过用辛燥药不但能耗损津液，而且会助热化燥。

（3）宣肺化湿法：用于湿阻上焦湿重热轻时，症见头痛、身重、脘闷不饥、便尿不爽、苔白、脉濡。可用轻苦微辛之品如杏仁、蔻仁、橘皮、郁金等以轻开肺气，因肺主一身之气，气化则湿化，气行湿走，其热自止。如藿朴夏苓汤和三仁汤均用杏仁宣肺利气以开上，蔻仁、厚朴、半夏理气以疏中，均佐淡渗利湿之品以渗下，共起三焦分消的作用。

（4）芳香化湿法：用芳香之剂，以透化湿浊。用于湿温初起，湿阻上、中焦时，身热汗出不解、胸闷腹胀、呕恶便溏、苔白腻、脉濡缓。常用藿香正气散加减，药有藿香（藿梗）、佩兰、郁金、石菖蒲、蔻仁等。《温病条辨》中的一加减正气散、二加减正气散、三加减正气散，均为芳香化浊之剂。本法和清热解毒药合用，则有化浊利湿清热解毒作用，如甘露消毒丹，也是治湿温病的常用有效方剂。

（5）苦辛通降法：用于湿温病湿渐化热，中焦不宣时，或湿热痰浊互结，症见发热、胸脘痞胀、脘痛、恶心、口渴欲饮、尿短、苔黄腻浊，不易刮去。

因此时邪结中焦湿热并重，已不能用开泄气机以获效，宜用苦辛通降法，宜降湿热之邪，如小陷胸汤加枳实、厚朴、茯苓、陈皮之类，半夏泻心汤去人参、甘草、大枣，以姜汁炒黄芩、黄连代干姜，均佐滑石、通草以淡渗、清化湿热，以通利之。

（6）淡渗利湿法：用于湿阻下焦，湿重热轻时，症见小便不利、腹部不适或有腹泻、口渴不多饮、苔白腻，可用淡渗之品，分利湿邪，如茯苓、猪苓、泽泻、滑石、通草、豆卷之类。常用方剂如茯苓皮汤。

（7）宣清导浊法：用于湿郁生热，清浊不分时，因湿郁气结，三焦弥漫，肠道湿阻气滞故大便不通，浊气上攻故见神昏，此时小腹硬满，苔垢腻。宜用宣清导浊法，用桂苓甘露饮去肉桂、白术、泽泻、甘草，加蚕砂、皂荚子以化湿除秽，升清降浊。湿浊去，气机宣畅，则大便自通。

总之，湿温病当从三焦分治，若湿郁上焦，宜芳淡开泄，湿阻中焦，宜苦降辛通，湿阻下焦，宜苦寒淡渗。湿阻三焦气分，当用分消走泄之品"分消上下之势"。若湿热并重，弥漫三焦，只能用辛开苦泻之品，清利三焦湿热，如杏仁滑石汤，以杏仁、郁金宣上开痹，厚朴、半夏、橘红疏中化湿，滑石、通草渗利下焦，黄芩、黄连清热化湿，使弥漫三焦的湿热得以分消。

2. 清热化湿法

对热重于湿的应以清热为主，兼以化湿。此时气分湿热尚未侵及血分，苔必黄腻，神烦口渴，渴不引饮，口气秽浊，胸腹灼热，可用枳实、山栀、豆豉合小陷胸汤（枳实、山栀、豆豉、连翘、瓜蒌仁、半夏、黄连、黄芩、茵陈、木通、芦根、灯心草），内通外达，使湿热从汗利而解。因本型多发于阳明胃肠、热结在里、由中蒸上，郁蒸肺气，使肺气不能敷布水津，故有烦渴、多汗。如热汗时出，大渴引饮，轻的可用芦根饮子加减（芦根、竹茹、天花粉、知母、荷叶、粳米），重的可用白虎汤加鲜竹叶、鲜枇杷叶、西瓜翠衣，以清肺气、泄胃热。如高热有汗不解、口渴引饮、身重胸痹泛恶、苔黄腻、脉洪大者，是阳明气分热盛，太阴脾湿不化，热多湿少之候，宜用苍术白虎汤清胃热、燥脾湿。

3. 攻下法

《温病条辨》对湿温初起禁用下法，因湿邪之运化渗利，有赖脾阳之健运，如未见可下之证而早用攻下，则损其中阳、虚其中气，下之则利不止，然当下则须下之，否则因循失治，反足以贻误病情。

湿温有两种情况要用下法：一是湿热夹滞，一是邪从燥化。湿热夹滞时，大便色黄如酱、溏而不爽、中脘微痛不硬、肛门灼热，苔黄厚滑，脉沉数，宜用枳实导滞丸缓化而行，导滞通下。因"湿温病大便溏为邪未尽"，大便转硬才表示湿邪已尽，故有"逐邪勿拘结粪"之说。若湿已化燥，阳明里结，大便不通、脘腹胀痛，舌苔干黄起刺或黄黑而燥，脉沉实者，是"胃热极盛，胃津告竭"，宜用承气汤类攻下以存阴液。

4. 清营凉血法

湿温病后期每因湿邪化热化燥，由气入营，传入血分者，仍宜清营泄热、凉血止血为治。

（1）清营泄热：邪热入营，舌色必现鲜红绛色，初传时尚可复以黄白色苔，表示气分之邪未尽，宜于清营药中加入清气透泄芳化之品，使其透热转气。邪热入营，心营被耗时，症见高热、口渴、神昏谵语、舌焦红者，宜用大剂犀角（现代用水牛角，下同）、金银花、连翘、生地黄、元参以清营泄热生津救液。

一般认为治疗湿温，最忌阴柔滋腻，但在营热炽盛时，如不用生地黄、元参之类以滋养阴液，反泥于湿温忌润之说，再事辛燥渗利，必将导致阴液之枯竭。

（2）凉血解毒：如热入血分，热盛动血，以致上下失血者，宜大剂犀角、生地黄、赤芍、牡丹皮、金银花、连翘、紫草、茜草根等凉血育阴、清热解毒（但如大便出血不止，而致正虚阳脱，颜面苍白，口唇指甲发绀，心慌气短，汗出肢凉，脉微细，血压下降者，急宜扶正固脱，回阳救逆，用独参汤或参附龙牡汤，并配合西药积极抢救，然后再用黄土汤温阳止血，此时不得用凉血止血之品）。

5. 醒神开窍法

对神识昏迷者，须醒神开窍，所谓"清络热必兼芳香，开里窍以清神识"。但湿温病时出现神识昏沉，不一定就是邪闭心包，临床上须区别以下几种情况：

（1）湿蒙：即湿热郁蒸，内蒙清窍，症见神烦而昏，苔黄腻，宜芳香辟秽，辛淡开闭，用藿朴夏苓汤去白豆蔻、厚朴，加细辛、白芥子、芦根、滑石，泄热导湿、蒙闭即开。前述宜清导浊法所治之神识如蒙，亦为湿阻气痹、浊气上攻所致，宜升清降浊，化湿除秽。

（2）湿热酿痰、蒙闭清窍：症见神昏谵语，苔黄垢腻，脉滑数，宜清化湿热，豁痰开窍，用菖蒲郁金汤。

湿蒙和湿热痰浊蒙闭而引起的神识昏沉，间有清醒之时，且身热不扬，舌质不绛，苔必黄腻，与热闭心包的显然不同，临床上应注意区别。

（3）阳明实热，浊气壅闭：神昏谵语，大便不通，苔黄燥、黑燥，脉洪数有力或沉实有力，宜用攻下法，治以凉膈散或承气汤，以釜底抽薪。

（4）化燥入营，邪灼心包：壮热、口渴、神昏谵语、舌绛无苔、脉细数。宜用犀角、生地黄、元参、金银花、连翘泄热救阴，菖蒲、《太平惠民和剂局方》至宝丹清心开窍。

本证与前证均有神昏谵语，前证为阳明实热，病在气分，本证为邪入心包，病在营分，两者显然有别，其中病史与舌、脉方面的区别，甚为重要，应加以注意。

（5）病久正虚邪陷：湿温病久邪陷，心肾阳衰，神识昏糊，妄语郑声，渴不欲饮，舌苔干腻，动则微喘，脉沉细者，急宜回阳固摄，用参附龙牡汤配合西药抢救。

6. 恢复期的处理

湿温病恢复期，除注意饮食起居外，药物调理也很重要。它不外补虚、清热两个方面。温病伤阴者居多，利湿之品尤易伤阴，但过用寒凉，或但予清热失于化湿者，往往伤其阳气，且患者平素体质可有阴虚阳虚之别，故宜根据伤阴伤阳之程度，以施补益之法，具体运用时，可有以下一些方法：

（1）如素体阴虚而患湿温者，宜用沙参、麦冬、石斛、枇杷叶、冬瓜子（皮），养阴逐湿，达到救阴不助湿，治湿不伤阴的目的。

（2）如湿热未净而津气已虚，症见身热心烦、尿黄神疲、肢困、口渴自汗脉虚的，宜清湿热而益元气。用王氏清暑益气汤（西洋参、麦冬、石斛、黄连、竹叶、甘草、荷梗、知母、粳米、西瓜翠衣）。

（3）如湿热已解、胃气不舒、脘中微闷、知饥不食者，宜轻清芳化，用薛氏五叶芦根汤（藿香叶、薄荷叶、鲜荷叶、枇杷叶、佩兰叶、芦根、冬瓜仁）。

（4）如湿温将愈，气液两虚，神倦不欲言语，不饥不食，舌干少津，脉虚的，宜益气养阴，用薛氏参麦散（西洋参、麦冬、石斛、木瓜、生甘草、生谷芽、鲜莲子）。

（5）如里邪已净、热仍不退，苔薄舌红，是邪少虚多，阴虚火旺，宜育阴养液，肃清余热，用加减甘露饮（西洋参、天冬、麦冬、生地黄、黄芩、茵陈、梨汁、蔗浆、鲜枇杷叶、鲜茅根）。

（6）血热全清、里无实热，虚甚，神气萧索，脉虚舌淡及其他气虚见证者，可用参麦六味汤（党参、麦冬、熟地黄、山药、山萸肉、茯苓、牡丹皮、泽泻）

或加减复脉汤（生地黄、白芍、炙甘草、麦冬、阿胶、麻仁，脉虚大欲散加人参）。

总之，湿温后期虽可出现心肾阳衰之险证，但多数情况是肺胃津气两虚，故宜清滋，清滋之法，要掌握清而不凉，滋而不腻，时时照顾到脾胃。温补不宜过早，千万不要一见神疲、体弱而即用人参、黄芪补气，否则"炉烟虽熄，灰中有火"，有可能余邪复燃。对湿温病的治疗，前人有相当丰富的经验，我们应当在前人经验的基础上，勇于实践，大胆创新，为创造我国独特的新医学、新药学而努力。

按：湿病临床常见，证治当注意其属表属里、湿重热重、在上在中在下、寒化热化等情况而治。

湿分外湿、内湿，随着生产力的发展，人们生活节奏加快、身心压力增大、饮食无规律等诸多因素导致脾胃受损，湿从内生。湿邪致病的广泛性、潜隐性、迁延性、兼夹性，使湿病几乎存在于各系统的疾病中。

《素问·至真要大论》曰："湿淫所胜，（湿气淫其所胜之水气）平以苦热，佐以酸辛（应作淡），以苦燥之，以淡泄之，湿上甚而热（湿郁于上而化为热），治以苦温，佐以甘辛，以汗为故而止。"

"盖水为至阴，故其本在肾；水化于气，故其标在肺；水惟畏土，故其制在脾"。肺、脾、肾是内湿的3个重要病理环节，通过宣通肺气，开通津液运化的源头，使全身气机和水湿运行，上下通畅，脾虚失运，土不制水而生湿，湿性黏滞，阻遏气机，影响膀胱气化则小便不利，湿性下趋，注于肠道则大便反快。肾阳虚衰，命门之火不能温煦脾土，运化失常，阳虚水泛，水肿、小便不利等。温肾阳药和化湿药合用，以加强肾的温煦运化功能，命门火旺，则体内水湿易于排出。

本文讨论湿温病，湿温病是一种外感热病，当病人正气亏虚时，湿热毒邪入侵而成病。肠伤寒、副伤寒、斑疹伤寒、钩端螺旋体病、流行性乙型脑炎、某些夏秋季流感与本病颇为相似，可按湿温诊治。文中提出化湿法、清热法及湿热夹滞、化燥里结时用攻下法，化热化燥、营血有热用清营凉血法，化燥入营、邪闭心包、神识昏迷用清心开窍法，以及病在气分、病入营血的鉴别，至今仍有实用意义。

肾盂肾炎的中医治疗

赵荣莱

肾盂肾炎是一种常见病。根据临床病程及症状，常分为急性及慢性二期。中医学对此病早有记载，在治疗方面积累了丰富的经验，现将常用的中医治疗方法介绍如下：

一、中医对肾盂肾炎的认识

本病的尿路刺激症状，与中医的淋证相符。诸淋所发皆系肾虚膀胱有热，湿热毒邪，蕴结下焦，移于膀胱所致。肾和膀胱为一脏一腑，两者关系密切，慢性疾病久延不愈，势必耗伤正气，导致脏腑虚损，故尚表现为膀胱湿热未清，肾阴真水不足，或表现为脾肾气虚。在治法上根据淋证以通为主的原则，用清热解毒、利湿通淋的方法治疗。对慢性病例则根据脏腑虚损情况，予以相应补益。

二、肾盂肾炎的辨证论治

1. 急性肾盂肾炎和慢性肾盂肾炎的急性发作的治疗

急性期由于湿热毒邪蕴蓄膀胱或毒热壅盛，表现为各种类型的发热、腰痛、尿频、尿急、尿道涩痛等尿路刺激症状，尿中有白细胞、脓球，尿培养有致病菌。

治法：清热解毒、利湿通淋。

主方：金银花、蒲公英、黄柏以清热解毒，萆薢、瞿麦、萹蓄以利湿通淋。

（1）毒热壅盛：表现有各种类型的发热。如寒热往来，脉弦滑的，为肝胆郁热，可用主方加柴胡、黄芩；如恶寒高热，苔白的，为外感风寒，用主方加柴胡、防风、荆芥、薄荷；如高热，汗出，口渴，苔黄，脉滑数的，为肺胃热炽，用主方加生石膏、知母。

（2）湿热毒邪蕴蓄膀胱：腰痛、尿频、尿急、尿道涩痛，苔白腻或黄，脉滑数。治法应以清解下焦湿热毒邪为主。用主方加滑石、甘草梢、木通。如尿中白细胞、脓球较多者，可酌加连翘、败酱草、七叶一枝花、穿心莲、土茯苓等。

（3）下焦热盛、迫血妄行：表现为尿中红细胞多或肉眼血尿。治法应以清热凉血止血为主。用主方加生地黄、小蓟、鲜茅根、旱莲草、车前草、藕节炭、续断炭，可选用其中2～3味。在以上各型中，遇有少腹胀、尿道涩痛明显的，可加木香、乌药、炒川楝子等行气止痛。

2. 慢性肾盂肾炎的非急性发作阶段的治疗

此时病程迁延，多有脾肾不足等正虚表现，尿路刺激症状可有可无，但尿细菌培养仍为阳性，尿内白细胞仍多，说明正虚邪留。治疗原则是扶正祛邪。

（1）肾阴虚、膀胱湿热：头晕、腰酸、手足心热或有低热，舌红少苔，脉细数。治法应滋肾通淋。用生地黄、山药、五味子、茯苓、首乌藤、菟丝子、金樱子、萹蓄、瞿麦、车前草，或加知母、黄柏。中成药可用六味地黄丸或知柏地黄丸。

（2）脾气虚弱：气短乏力，晨起面目微肿，食欲不佳，劳累后尿频，尿后少腹坠急，舌胖质淡，苔薄，脉沉细弱。治法应益气通淋。用生黄芪、党参、白术、茯苓、当归、连翘、赤小豆、萹蓄、瞿麦、车前草。中成药补中益气丸也可用。

（3）肾气不固：腰酸、夜尿多、尿后余沥不净者。治法应固益肾气、少佐通淋。用菟丝子、五味子、覆盆子、枸杞子、车前子、萹蓄、瞿麦。肾虚腰痛明显的，加杜仲、续断、桑寄生；夜尿频多的加桑螵蛸、补骨脂；阳虚明显的加肉桂。中成药五子衍宗丸也可用。

（4）隐匿型：既往有肾盂肾炎病史，来诊时无自觉症状，尿中仍有红细胞或白细胞，可用五子衍宗丸加导赤丹或犀角化毒丹。无五子衍宗丸时，可选用健身宁、补肾强身丸、地黄丸、肾气丸治疗。我院所配固肾丸（生地黄、五味子、白茅根、当归、女贞子、旱莲草、白术、茯苓、金樱子、山药、赤小豆）也有一定疗效。

中医药对上消化道出血的治疗

赵荣莱　沈慧安

上消化道出血是常见急症之一，其中胃、十二指肠大出血占上消化道出血的 1/3～2/3。急性上消化道出血虽有自限性，消化性溃疡引起者 4/5 病例可自行止血，但仍有 8%～10% 的病死率。因此急性大量活动出血，仍为外科手术的适应证。近年来，在严格掌握适应证的情况下，非手术治疗，尤其用中医药进行治疗，获得成功。现简要介绍中医对本病的认识和治法。

一、中医对本病的认识

上消化道出血属中医"吐血""呕血""便血"范畴。全国中医血证急症研究协作组于 1987 年在长春召开的全国中医急症研讨会上，制订出吐血、黑便的诊疗规范。中医认为本病的病因病机，主要为血热、脾虚、瘀血三者。其为血热者，或因饮酒过度或饮食不节，燥热或湿热结于胃肠，化火扰动血络，迫血妄行，或因情志失和、郁怒伤肝，灼伤胃络，血随气逆而吐血。其为脾虚者，则中气不足，统摄无权，血不循经，溢于脉外。络损血溢，离经之血即为瘀血。故不论何种病因，瘀血内阻为必有之病理变化。

二、中医药治疗概况

中医药治疗上消化道出血，有辨证施治法、设基本方治疗、验方治疗和单味药治疗四种方案。

1. 辨证施治

这是中医的传统治法。文献报道很多。陶志达等对胃热壅盛型用泻心汤或犀角地黄汤或用紫珠草、地榆、降香、大黄为基础方加减，肝火盛者加龙胆草、夏枯草、白芍；脾胃虚寒型偏气虚者用四君子汤或归脾汤，偏阳虚者用黄土汤加减，兼肝郁加柴胡、佛手、郁金或四逆散；阴虚型用玉女煎、茜根散或益胃汤加减，兼气虚选加党参、太子参或生脉散；气衰血脱型，独参汤或参附汤加减。止血中药选用仙鹤草、紫珠草、柏叶、地榆、蒲黄、血余炭、旱莲草、藕节、阿胶等。治疗171例，止血167例（97.7%）。大便潜血阴转平均5.9天，其中58例黑便合并呕血，服药1天呕血停止54例（93.1%），2天停止者1例，呕血未停者3例。其他作者有分虚寒、肝郁、湿热、血瘀四型的，有分热伤血络、脾胃虚寒、寒热夹杂三型的，有分脾胃气虚、肝胃郁热、血瘀化热三型的，有分肝胃积热、脾虚胃热、脾虚、气衰血脱四型的，有分脾虚、肝郁、血瘀三型的，有分胃热、肝火、气滞、气虚、血瘀五型的。用药大同小异，疗效也大致相仿。全国中医急症研讨会将上消化道出血分为胃中积热、肝火犯胃、脾虚不摄、气衰血脱四个类型，提出清热泻火、益气摄血为治疗本病大法，用药上忌升散燥热，以免血随气火上逆，血脱者当益气固脱为先，配合输血输液等抢救出血性休克的措施。

2. 以一基本方治疗

有的作者虽根据中医理论进行辨证，但将本病归结为某一基本证型而选一基本方治疗。如李方儒等将本病归结为气滞血瘀一个类型，认为气滞日久则血瘀，血瘀日久可化热，热伤血络则出血，用三黄泻心汤加味，使胃气下降，心火消导，气顺不逆，达到止血目的。王学年则认为本病病因为肝火犯胃、胃络受损，迫血妄行而出血，用滋水清肝饮滋肾养肝以泄肝热。顾文卿用四黄汤（生大黄、黄连、生黄芪、生地黄、生甘草）治疗，闻捷和乐文才等用半夏泻心汤，郑孙谋和陈妙峰等用黄土汤，都是这种治法的例子。其止血有效率在90%左右。

3. 验方、合剂或止血粉治疗

这一治疗的目的主要是止血，用验方制成合剂或散剂进行治疗。如韩玉秀用止血Ⅰ号方（党参、白术、益母草、牡蛎、海螵蛸、枳壳、白芍、地榆、桃仁、酸枣仁、甘草）治87例老年上消化道出血，止血成功76例，用药1天呕血、便血停止者58例。朱彬彬用止血合剂（白芍、炙甘草、炙海螵蛸、白及、生槐花、生地榆、生蒲黄、脱力草）治58例溃疡病急性出血，全部止血成功，大便潜血阴转天数平均为2.7天。刘淑珍用牛奶三生饮（牛奶、鲜生地黄汁、三七粉）治30例，速效13例，显效10例，有效4例，无效3例，平均止血天数4.33天，用西咪替丁等西药对照30例，速效3例，显效、有效各7例，无效13例，平均止血天数7.93天。浙江中医药大学附属医院用檵木合剂（檵木、紫珠草、蒲公英）治200例，总有效率98%，大便潜血阴转平均5.8天。张介眉用 220 合剂（白及、枯矾、牡蛎）治 4 例，全部治愈，止血时间平均 5.21 天。何耀荣用白地汤（白及、地榆、生地黄、大黄、刺猬皮、乌药）治 108 例，有效率 85%。何焕荣用止血合剂（红参、野苎麻根、制大黄、炮姜、生地黄）治 32 例脾虚型出血，痊愈 17 例，显效 7 例，有效 5 例，无效 3 例。朱广根用榀红白菠汤（榀木、红木香、白及、制香附、白芍、炙甘草）治 120 例，有效率 97.7%，止血时间平均 3.3 天。用紫地合剂（紫珠草、地稔）治疗的有蔡金坡的 120 例、丘和明的 305 例、邓若文的 10 例，出血较慢的可口服，呕血及出血较急者，经冰水洗胃后，经胃管注入 500 ~ 800mL，总有效率 95.4%，紫地合剂已被研制成"宁血散"。

用中药研制成散剂进行口服治疗的，文献屡有报道。笔者在 1976 年曾在《中华内科杂志》报道用阿胶、三七、川贝母制成的止血粉治疗本病的经验，稍后北京工农兵医院用儿茶、白及、阿胶、云南白药等制成止血粉，治 220 例，止血有效率为 90% ~ 95%，大便潜血阴转天数 4 ~ 6.1 天。朱希均用溃疡散（海螵蛸、白及、甘草）治 44 例，服药 3 ~ 5 天后，呕血、便血均停止。章文亮用海黄散（海螵蛸、生大黄）治 50 例，止血 49 例，止血时间平均 26.1 小时。笔者曾用乌贝散加味治疗本病。文献中主要用海螵蛸的有吴胜海（海螵蛸、白及、贝母、云南白药）、南京中医药大学（海螵蛸、白及、三七）、张淑人（海螵蛸、白及、大黄炭、三七）等。用白及、大黄的配伍报道很多。陈爱平用生大黄、白及散治 107 例，有效率 98.13%，平均止血天数 2.16 天，用西咪替丁治 49 例，有效率 85.71%，平均止血天数 3.12 天。表明对轻中度出血，大黄白及散较西咪替丁为好。重度出血，两组无差别。其他尚有白炭、三七、花蕊石配伍，大黄、石花配伍，大黄、车前子配伍，黄连、地榆配伍，赶山鞭、朱砂七配伍，等等，均取得较好的止血效果。

4. 单味药止血

单味药止血效果也很满意。其中有的是传统止血中草药，有的是传统非止血中草药。如李文浩用当归治 50 例（4.5g、日 3 次），痊愈 44 例。蒋一鸣用当归粉（3.5g、日 3 次）治 40 例，显效 30 例，有效 4 例。周享德用血竭（1g、日 4 次）治 270 例，有效 249 例，大便潜血阴转平均 2.4 天。黄桂胜用岗稔果治 106 例，有效率为 93.4%。张少鹤用仙桃草冲剂治 52 例，止血有效率 68.2%。廖松柏用云母粉治 60 例，有效率 98.3%。三七为传统止血药，罗裕民用三七（1.5g、日 3 次）治 60 例，完全止血 58 例。范华昌用三七注射液，每次 8～12mL 加入等渗葡萄糖液 500mL 滴注，共治 110 例，治愈 102 例（92.73%），大便潜血阴转平均 5.98 天。用紫珠草制成粉剂、片剂、注射液治疗的有广西合浦县人民医院的 296 例，平均止血天数 5.1～7 天，王淑琴观察紫珠草的不同剂型，以膏剂效果最好。其他非传统止血中草药治疗的有刺苋菜及大果榆干燥树皮等。

凡含蒽醌类的植物如大黄、虎杖、茜草根、野荞麦、番泻叶等都有止血作用。金亚城用虎杖（29 例）、野荞麦（27 例）、番泻叶（300 例）、大黄（142 例），有效率为 92%～100%，平均止血时间 2～3.5 天。大黄（为仲景泻心汤中主药）既是气药，又是血药，止血不留瘀，尤为妙药，其止血功效早为历代医家所推崇。1977 年焦东海报道用生大黄治上消化道出血 100 例以来，迄今已有 50 所医院统计的 3700 例，止血有效率 95%，平均止血时间 3 天。单味大黄不仅对一般量出血有止血作用，且对大量出血、癌肿出血及老年性出血也有良效。大黄不仅止血速度快、腹胀、食欲差、瘀热等消失快，还可治因出血引起的氮质血症，并对消化性溃疡本身也有治疗作用。

三、对中药治疗途径的探索

近年来，不少作者对中药治疗途径做过探索。由于认识到本病为胃及十二指肠出血，若能加大局部药物浓度，定能提高疗效。因此，逐渐改变传统口服汤剂的给药方式，加上出血为一急症，须紧急给药，按照传统方式辨证处方，往往来不及紧急应用，因而须改革剂型，随时可以得到有效药物。如邓若文用紫地汤冰冻洗胃，治 10 例，9 例成功。毕庚年用止血粉煎煮过滤，先抽净胃液，再注入 30mL。通过胃镜直视下喷洒药物，是近年较为成功的方法。如李良胜用苎麻根液口服加喷洒，85 例中治愈 52 例。唐德晰注入复方苎麻根（苎麻根、白及胶），40 例中治愈 39 例，大便潜血 1.8 天阴转。王慧中等用复方五倍子液（五倍子、诃子）由胃镜注入，共治 240 例，均一次止血，平均用 4mL。陶文洲喷洒复方马勃液（马勃、大黄）即时有效率 100%，止血成功率 94.1%。王克建于 1984 年胃镜直视下用明矾液局部治疗 35 例，配成 6% 溶液，用量 15～100mL，34 例 1 分钟止血，1 例 2 分钟止血，1 例再出血，做手术，止血有效率 97.1%，6% 的浓度小于口腔黏膜能耐受的最高浓度（7%）；1986 年为了普及改为口服，治 60 例，临床治愈 56 例，显效 3 例，有效 1 例。这是收敛止血的例子。张淑人认为对药物引起的出血性胃炎，因病变弥散，故治疗时药液应更好地接触病变黏膜，主张服药后要来回翻身。李乐天等复习 1983 年以前的有关资料，总结比较辨证分型的 1942 例及单方治疗的 3256 例，止血有效率前者为 94.3% ~ 100%，后者为 90% ~ 100%，单方用药的平均止血时间（2 ~ 6 天）比辨证分型组（4 ~ 7.5 天）短。散剂、糊剂等可直接附着于出血创面，提高止血效果。中草药本身的纤维素能在出血局部起到网状支架作用，有利于含有中草药颗粒的血凝块沉着。袁希良主张经常冷服浓药液，以保证长时间有药液接触出血面而发挥效果。

上述给药途径的探索，无疑是有理论依据且是可行的，笔者认为胃镜直视喷洒药液对急重出血的确是十分有效的给药途径，但由于胃镜钳道直径甚小，目前只能喷药液，不能喷粉剂的混悬液，因此要提高及巩固疗效，应当将喷洒药液和内服粉剂或糊剂结合起来。使直接喷洒药液发挥即时止血效果后，仍有止血药在局部起作用。

神经介质和消化道激素与中医证型的关系分析

危北海　金敬善　赵子厚　赵荣莱　胡玉芳

郑锦章　耿　昱　鲁祖荪　杨素茹　沙文宣

【摘要】本文对不同病种不同证型的病人同步观察血中甘胆酸、胃泌素、乙酰胆碱、胆碱酯酶、5-羟色胺和组胺等六项指标。结果，乙酰胆碱水平在肝胃不和证、脾气虚证及脾阳虚证中均增高，而胆碱酯酶均降低，5-羟色胺和组胺水平在三种证型中趋向增高，甘胆酸和胃泌素变化形成交叉性变化。

近年来，中医研究的一个主要方面就是对中医"证"的研究，研究证候特异性及证候发生的机理。本文从多病种、多指标入手对脾虚证、肝胃不和证等做了较为深入的研究和分析。

一、对象与方法

1. 观察对象

251 例观察对象中包括 159 例慢性胃病病人，52 例慢性肾小球肾炎病人，40 例妊娠呕吐和妊娠水肿病人。159 例慢性胃病病人均经胃镜病理证实为慢性胃炎，部分合并胃及十二指肠球部溃疡；男性 88 例，女性 71 例；年龄 19～68 岁，平均年龄 35 岁；病程 1 个月～25 年，多数为 2～10 年。52 例慢性肾小球肾炎病人均有明确的西医诊断；男性 23 例，女性 29 例；年龄 25～68 岁；病程 1～20 年。40 例孕期病人中，妊娠呕吐 15 例，妊娠水肿 25 例；年龄小于 25 岁 5 例，25～35 岁 29 例，35 岁以上 6 例。

2. 辨证标准

（1）脾虚证：①大便溏泻；②食后腹胀，喜按；③面色萎黄；④食欲减退；⑤肌瘦无力。具备三项即可诊断。

（2）肝胃不和证：①胃脘痛，胁胀；②呃逆，吞酸；③每遇情志不舒犯病；④大便不畅；⑤苔薄白，脉弦。

（3）脾胃湿热证：①脘腹痛，胀痛；②大便溏而不爽；③口渴不欲饮；④苔白或黄腻，脉濡。

3. 观察指标

甘胆酸、胃泌素用放免法测定，乙酰胆碱、胆碱酯酶用化学法测定，5-羟色胺、组胺用荧光法测定。受试者一次抽血分别测定各指标，其中慢性胃病、孕期患者测前四项指标，慢性肾小球肾炎患者测后三项指标。

二、测定结果

表1示，各证型组乙酰胆碱较正常组均升高，肝胃不和、脾气虚组与正常组比较有显著性差异。各证型组胆碱酯酶均比正常组降低，肝胃不和、脾阳虚组与正常组比较有显著性差异。脾胃湿热组的血组胺、5-羟色胺均较正常组升高，后者有显著性差异。血清甘胆酸肝胃不和组较正常组有显著性升高，而脾阳虚组则明显降低。血清胃泌素肝胃不和组比正常组显著降低，脾阳虚组和脾气虚组则略有增高。

从测定结果来看，乙酰胆碱和胆碱酯酶的含量水平在脾气虚、脾阳虚和肝胃不和三种证型中的表现均趋向一致，前者增高，后者降低，有明显的规律性变化，说明在肝胃不和证和脾虚证中其副交感神经的功能活动状态均有相对偏亢。5-羟色胺和组胺的水平在脾气虚和脾胃湿热二种证型中均普遍趋向增高，由于5-羟色胺和组胺都是炎症反应性介质，只要机体内存在不同程度的炎症，其含量就会上升。甘胆酸和胃泌素亦表现有规律性变化，甘胆酸增高则胃泌素降低，胃泌素增高则甘胆酸降低，形成交叉性变化，肝胃不和属实证者多发生前一种变化，脾气虚或脾阳虚属虚证者多发生后一种变化。

表1　　　　　　　　　　　各证型组的六项指标变化比较

组　别	乙酰胆碱 （μg/mL）	胆碱酯酶 （μg%）	5-羟色胺 （mg/mL）	组胺 （mg/mL）	甘胆酸 （μg%）	胃泌素 （pg/mL）
正常对照组	32.4±1.2 （69）	1134±8 （47）	99.6±5.0 （30）	100±3.9 （30）	113±2.0 （1402）	130±7.0 （32）
脾气虚组	41.0±1.8 （98）**	950±62 （81）	112±9.9 （44）	110±8.1 （44）	108±8.6 （82）	146±17.1 （29）

组　别	乙酰胆碱 （μg/mL）	胆碱酯酶 （μg%）	5-羟色胺 （mg/mL）	组胺 （mg/mL）	甘胆酸 （μg%）	胃泌素 （pg/mL）
脾阳虚组	37.4 ± 4.1 （23）	943 ± 99 （23）*	—	—	72.0 ± 8.8 （23）**	135 ± 17.5 （40）
肝胃不和组	41.7 ± 1.7 （74）**	840 ± 70 （72）**	—	—	140 ± 12.0 （77）**	90.0 ± 9.5 （23）*
脾胃湿热组	—	—	158 ± 10.4 （8）**	113 ± 2.6 （8）	—	—

注：①表中数据为均值 ± 标准误（例数）；②与正常对照组比较：*P<0.05，**P<0.01

三、讨论

从我们在对比各种证型中所得的测定结果来看，可以看出乙酰胆碱和胆碱酯酶的含量与中医证型之间存在着一定的规律性变化，肝胃不和组乙酰胆碱较正常组明显增高，胆碱酯酶活性相应降低，说明这种证型的副交感神经功能活动处于相对亢进状态。前些年国内多数的研究资料证明中医的肝与自主神经系统的功能活动有密切联系，肝郁不舒而克伐脾土，形成肝胃不和时，机体内的副交感神经功能偏于兴奋，可引起一系列胃肠道运动和分泌活动的加强，而产生相应的消化症状。本文同时观察到肝胃不和证病人血中甘胆酸的分泌明显增高，胃泌素下降，说明病人确有一定的消化系统功能紊乱。

中医辨证为脾胃湿热证的患者，血中5-羟色胺和组胺的含量都增高，尤以5-羟色胺的增高更显著；虚证如脾气虚证虽然这两种介质也上升，但不如脾胃湿热证中那样明显，这表明中医证型的变化，从实证到虚证，从脾胃湿热证到脾气虚证，其含量水平也会有相应的变化，由此是否可把5-羟色胺和组胺含量的高低作为鉴别中医证型的一个相对的客观指标，是一个很值得进一步探索的课题。

在正常情况下血清中甘胆酸量一般比较恒定，可以反映肝脏的合成和分泌功能、胆道的贮存和排泄功能，以及肠肝循环的功能活动等。胃泌素的主要生理作用就是刺激胃酸分泌、胃窦收缩和促进黏膜生长，另一方面胃泌素的分泌也受乙酰胆碱和胆汁的影响。肝胃不和证患者血甘胆酸含量明显增高，说明甘胆酸被动溢流进入体循环的总量加大，故血中含量增加，其病理障碍可能是由于胆汁的排泄不良或肠肝循环的瘀滞；另一方面，肝胃不和证患者血清胃泌素水平显著下降，其产生机制除其他影响因素外，胆汁的排泄不良和肠肝循环的紊乱亦可能是主要的影响因素，胃泌素的减少又可进一步促使胃酸分泌降低、胃窦收缩不良和胃肠黏膜的保护和再生能力减弱，从而产生一系列消化系统的生理病理障碍。

本文的实验结果说明，肝胃不和证患者机体内确有明显的病理生理学功能障碍，诸如甘胆酸的排泄不良、胃泌素的分泌下降和自主神经系统的功能失调（血乙酰胆碱含量增加和胆碱酯酶活性降低），为肝胃不和证的病理生理学提供了一定的物质基础，并为阐明肝胃不和证的发病机制提供了科学依据。

近年来，我们曾对脾气虚证进行过胃肠道的分泌、吸收和运动功能的实验研究，取得了一些有意义的资料。本文进一步从神经介质和肝胆分泌功能等方面对脾气虚证和脾阳虚证做了更为深入的临床观察。结果发现脾气虚证血中乙酰胆碱含量增高，胆碱酯酶活性降低，5-羟色胺和组胺水平增高，甘胆酸含量下降，胃泌素含量增高。说明脾气虚证和脾阳虚证确有自主神经功能紊乱和副交感神经功能相对偏亢，炎症反应性介质如5-羟色胺和组胺也增高，其与肝胃不和证所不同的是前者甘胆酸含量下降，胃泌素分泌增高，后者则相反。

脾虚证的甘胆酸含量下降的原因可能在于肝内合成不足或肝脏摄取不够，甘胆酸溢流进入体循环的总量下降，故其测定值降低，反映了肝脏的合成和分泌不良。另一方面，甘胆酸含量减少，对胃泌素分泌的反馈作用减弱，致使胃泌素水平增高。脾气虚证与脾阳虚证同属一类，有一个总的发展趋势，只是程度不同而已。在不同病种的脾虚证中，其表现程度亦有差异；但与肝胃不和证则形成鲜明的对比。一虚一实，在消化系统的功能障碍中各有不同的病理生理变化，说明中医证型确有不同的生理病理基础，为中医辨证论治提供科学依据。

治疗泻痢如何选用活血药

赵荣莱

活血药在泻痢中的应用，与证候、病期、病情有关。临证见湿热毒邪蕴结肠络，大便有脓血，肛门灼热，里急后重时，古即有"行血则便脓白愈，调气则后重自除"的治疗法则。近人有用仙方活命饮治疗腹泻夹有脓血，湿热较重者；也有用《外科全生集》中梅花点舌丹局部喷洒或灌肠。

慢性腹泻即使没有血便，也可用活血法。《医林改错》中膈下逐瘀汤所治之症目中列有肾泻和久泻，如用二神丸、四神丸不效，为有瘀血，可用膈下逐瘀汤或少腹逐瘀汤。由于腹泻日久涉及脾肾，脾虚不能推动血运，肾虚则寒自内生，阳不运血，血因寒而凝，病久正虚而寒、热、湿、滞留恋，邪客脉络，影响气血运行，久病入络，络伤血溢，凡此种种，均可引起瘀血。事实上，在做纤维结肠镜检查时，往往可见肠黏膜有点状出血，充血水肿，颗粒样改变，黏膜下血管纹理粗乱，有时有炎症性息肉，甚至糜烂、溃疡。这些改变均符合中医瘀血证，对非特异性溃疡性结肠炎病人的研究表明，本病属自身免疫性疾病，存在血液高凝状态。因此，无论从整体看，还是从结肠局部看，活血方药的应用是有依据的。叶天士《临证指南医案》中有一例治疗肾虚泄泻验案，早服震灵丹，晚服参苓白术散。在该病案的启迪下，笔者对因脾肾两虚，久泻不止，已有大肠虚滑表现而仍有腹痛者，仿震灵丹意治疗。本方原出《太平惠民和剂局方》，由紫石英、赤石脂、禹余粮、代赭石、乳香、没药、五灵脂、朱砂组成，由于矿物药均经较复杂的炮制，故笔者具体应用时，只选赤石脂、禹余粮取其固涩，以及五灵脂及小剂量乳香、没药活血，另酌加香附、乌药、川椒、吴茱萸温中调气。对久泻不止屡服健脾和胃、温肾等方药而不效者，不妨一试。

胆汁反流性胃炎的诊治体会

赵荣莱

慢性胃炎时胆汁反流性胃炎的发生率，各家结果不一。大致为36.1%～50%。我们观察的1290例慢性胃炎患者，黏液池被胆汁染成黄绿色者104例，占8%。

中医文献中有类似本病的描述。如《内经》曰："口苦者，病名为何……名曰胆瘅……瘅者热也。"又谓："邪在胆，逆在胃，胆液泄则口苦，胃气逆则呕苦。"中医认为肝之余气溢于胆后，在胃气通降作用下，进入肠道，参与机体的消化吸收作用。

若肝失疏泄，脾胃升降失调，则胆汁反流，用柴胡疏肝散加味，疏利通降，调畅气机；若虚实兼见，寒热互结者，用半夏泻心汤加味，寒热并用，辛开苦降，调升降以和阴阳；若胆热犯胃，胆胃同病，用黄连温胆汤加青蒿、黄芩、蒲公英等泄热以利胆和胃；若脾胃气虚，中焦升降失调，肝木侮土者，宜健脾益气和胃，脾气健则胃气和降；若肝寒浊阴逆胃者，用吴茱萸汤加味，补虚暖肝和胃，寒散浊降，升降自调。笔者临证时常以香砂六君子汤为基本方，加重乌药、元胡、八月札、炒莱菔子等理气和胃降逆之品，寒加吴茱萸、干姜、草豆蔻，热加黄芩、黄连、竹茹，起到健脾益气、理气和胃降逆的作用，收到满意效果。

日本学者用柴胡剂治疗肾病的经验

赵荣莱

1989 年 10 月 14 日至 15 日在日本富山医科药科大学召开了第三次中医药学中日学术讨论会。笔者作为中方代表之一参加了此次讨论会。现将日方代表用柴胡剂治疗肾病的经验，介绍如下：

稻场进等对 60 例小儿肾病综合征用类固醇激素治疗，其中部分病例使用柴苓汤。肾活检主要为微小病变。对激素有效的 23 例小儿特发性肾病综合征，使用柴苓汤前一年与使用后一年内的复发次数进行比较，使用前一年复发一次的 8 例，2 次的 7 例，3 次的 1 例，4 次的 4 例，5 次的 2 例，共 51 例次，使用后一年内未复发 9 例，复发 1 次 5 例，复发 2 次 6 例，复发 3 次 2 例，共 23 例次，用柴苓汤后复发明显减少（$P<0.01$）。

青柳一正等介绍活性氧所致肾病与中药的关系。在缺血性急性肾衰竭过程中，活性氧的产生有重要作用，在由 $HgCl_2$（氯化汞）和非那西丁引起的肾病中，活性氧也起重要作用。能产生活性氧的 14-羟柔红霉素可引起肾病综合征。而羟基游离基的清除剂二甲基硫氧化物（Dimethyl sulfoxide，简称 DMSO）使 Heymann 肾炎的蛋白尿减少，表明 DMSO 可使实验性免疫复合物性肾炎（与人类膜性肾炎极相似）缓解，过氧化氢酶（catalase）、超氧化物歧化酶（SOD）可减少急性肾毒性肾炎的蛋白尿。

肾衰竭患者产生的尿毒症物质中，甲基胍毒性较强，体外实验中，当以化学方式产生出各种活性氧时，可由肌酐产生大量甲基胍（MG），由羟基游离基产生的量最多。

在游离肝细胞中，可由肌酐产生 MG。如添加 DMSO 或使用各种活性氧消除法，可使 MG 生成减少。腺苷可使 MG 生成减少，而双嘧达莫、克冠二氮卓（dilazep）等腺苷增强剂有减少肾炎患者的蛋白尿作用。苯妥英钠有腺苷增强作用，可减少 IgA 肾病的 IgA 及蛋白尿，可使 MG 生成减少。引起大鼠肾病的嘌呤霉素氨基核苷（puromycin aminonucleoside）简称 PA，为腺苷类似物，却增强 MG 生成。

PA 有活性氧生成的促进作用，SOD、别嘌呤醇能抑制活性氧而改善大鼠 PA 肾病。

在 MG–肌酐–活性氧系统中，活性氧的存在使肌酐生成 MG，而 MG 又可激活活性氧生成而增强 MG–肌酐–活性氧系统。故抑制活性氧生成，可防止肾衰竭的发展。

青柳一正等将小柴胡汤及其成分与游离肝细胞孵化 4 小时，发现其抑制 50% 的 MG 生成。剂量过大抑制作用反减弱。另外发现柴苓汤、柴胡皂苷 C、柴胡皂苷 D 及黄芩成分 baicalein（黄芩素）均可抑制 MG 的生成。

伊腾克己等报告柴苓汤对大鼠 PA 肾病的效果。PA 肾病蛋白尿发生机制是对上皮细胞的毒性反应，给 PA 后，尿蛋白增加，组织学上有变化，肾小球基底膜的阴性电荷减少，柴苓汤及柴胡皂苷组，上皮细胞的损害减轻。故柴苓汤有减轻 PA 引起肾小球上皮细胞的损坏，保护肾小球基底膜阴性电荷屏障的作用。归纳柴苓汤治肾病的作用为：①抗炎作用（类固醇激素样作用，抑制纤维组织增生，细胞膜安定作用，抑制超氧化物生成，抗过敏），②激活免疫系统（巨噬细胞活化，补体激活，诱导干扰素），③调节代谢（促进脂代谢、蛋白质合成，激活 cAMP），④抗凝作用（抑制血小板功能，纤溶作用）。而柴苓汤对 PA 肾病，主要是抗炎作用。

铃木良雄还报告小柴胡汤去生姜加黄连、茯苓对抗 GBM 肾炎、加速型 Passive Heymann 肾炎及 PA 肾病有显效。

本方对原型抗 GBM 肾炎大鼠，其尿蛋白排泄量及血尿素氮含量均在第 12 天抑制在 30%～60%。对半月体型抗 GBM 肾炎大鼠的蛋白尿，在 30～39 天抑制到 40%～60%，血尿素氮量在第 29 天抑制在正常范围，对半月体等组织学改变有所抑制。对到第 22 天发展严重程度的肾炎，也显出对蛋白尿的抑制倾向。从抗 GBM 肾炎发病第 1 天起，就有血小板凝集，随之日益上升，而用本方后，显示出对血小板凝集的抑制效果。抗 GBM 肾炎、肾小球内血小板凝集，导致血管活性胺、TXA_2（血栓素 A_2）等的释放，使 GBM 通透性改变。本方抑制血小板凝集及由此而产生的炎症介质的释放，改善抗 GBM 肾炎。

对 Heymann 肾炎，给予本方后蛋白尿排泄量抑制到 63%～70%，使上升的血胆固醇恢复正常。Heymann 肾炎与血小板无关，本方增加肾血流量，抑制抗体在上皮下的沉积，增加血液和氧的供应，改善 Heymann 肾炎，对基底膜增厚有明显改善。

在抗 GBM 肾炎及 Heymann 肾炎中，大鼠血及肾上腺的皮质酮水平均低下，经本方治疗后，皮质酮水平上升。

本方对 PA 肾病的蛋白尿排泄有 60%～80% 的抑制效果，使上升的血胆固醇恢复正常，减轻肾小球粘连。本方投给正常大鼠后，发现 SOD 及 glutathione peroxidase（谷胱甘肽过氧化物酶）活性亢进，即净化活性氧的酶活性上升，从而防止 PA 肾病的恶性发展。

该作者认为小柴胡汤去生姜加黄连、茯苓比小柴胡汤、柴苓汤有更好的抗肾炎效果。当然，上述方药的临床效果如何，尚有待进一步验证。

笔者简单地评述如下：

仲景书中以柴胡为主的方剂共 8 首，其中柴胡加芒硝汤、柴胡去半夏加瓜蒌汤、柴胡桂枝汤、柴胡龙骨牡蛎汤四者，属小柴胡汤加减方，合大柴胡汤、小柴胡汤、柴胡桂枝干姜汤、四逆散共 8 方。我国用原方的机会不如用加减方或合方的机会为多，而日本学者却对小柴胡汤原方进行实践和应用，并取得成绩。着实可喜。

国内自 20 世纪 80 年代起，用中医药或中西医结合诊治肾病，进展很快。治法上从正虚邪实的病机出发，采用急则治标、缓则治本，或标本同治，或扶正祛邪并举的方法，如益气解表、益气利水、养阴清热、补肾泻浊、温肾解毒、补气活血、温阳利水、和胃降逆、和中止呕、调理脾胃等法。以常用古医著中的方剂如六味地黄汤、知柏地黄汤、真武汤、肾气丸、十枣汤、玉屏风散、防己黄芪汤、温胆汤、实脾饮、补中益气汤、参苓白术散等为基础方，加减化裁进行治疗。尚未见有用柴胡剂治肾炎者。日本学者主要用柴苓汤治肾病，并在小儿肾病治疗中，有减少复发的功效。仲景 8 方中无柴苓汤，此出自沈金鳌的《杂病源流犀烛》，为小柴胡汤与五苓散合方。至于小柴胡汤去生姜加黄连、茯苓，也是小柴胡汤加减方。日本学者主要在实验性肾病方面进行深入的研究，所选择的急性缺血性肾衰竭、嘌呤霉素氨基核苷（PA）肾病、抗 GBM 肾炎、Heymann 肾炎基本上反映人类肾病的常见类型。例如 PA 肾病，尽管病理变化轻微而症状显著，但与人的肾病综合征相似。Heymann 肾炎是原位免疫复合物肾炎，被动性 Heymann 肾炎是给大鼠注射 FxlA（近曲小管刷状缘抗原）抗体产生的 Heymann 肾炎，因发病迅速、病变稳定，故被推荐用来观察药物疗效。上述研究，属于复方研究，符合中医的传统看法。其研究成果，给我们开展复方研究工作以广阔的前景。在中医药理论的指导下，用现代科学方法，对中药复方进行药理、药化的研究，无疑是我国今后的一项研究课题和途径，日本学者在这方面的经验和成就，值得我们借鉴。

试论理脾阴在虚证治疗中的作用

赵荣莱

脾是中医学中五脏之一，和其他四脏一样，都有"藏精气而不泻"的特点。《素问·六节藏象论》曰："脾、胃、大肠、小肠、三焦、膀胱者仓廪之本，营之居也，名曰器，能化糟粕而转味入出者也。"此说明脾与腑（胃）的关系密切。《素问·平人气象论》曰："脏真濡于脾。"指出诸脏腑之阴与脾阴的依存关系。仲景在《金匮要略·脏腑经络先后病脉证第一》中曾指出："四季脾旺不受邪。"认为脾不主时而分旺四季，体现了脾胃功能对机体抗病能力的重要作用，并制定了一些治脾胃病的方剂，强调顾护胃气。金元时代，李东垣在《脾胃论》中认为脾胃为元气之本，"养生当充元气，欲实元气，当调脾胃"，根据"劳者温之，损者益之"的原则，制出补中、升阳、调气散火、甘寒泻火的一系列方剂。但东垣"详于治脾，略于治胃；详于开脾，略于降胃；详于温补，略于清滋"，为其不足之处。《丹溪心法》说："脾具坤静之德，而有乾健之运，故能使心肺之阳降，肾肝之阴升，而成天地之交泰，是为无病。"说明脾有阴阳之分，脾阴脾阳相互协调的重要性。朱丹溪说："脾土之阴受伤，转输之官失职，胃虽受谷不能运化。"这是"脾阴受伤"的最早出处。

一、脾阴虚的临床特点

脾的运化功能，既赖脾气之升发，脾阳之推动，而又以脾阴为基础。脾阴虚则脾阳不足，运化失职，水谷结滞，故纳呆、食少、食后腹胀、大便失调，阴虚常兼气虚，故倦怠乏力。由于脾阴不足，则"脾气散精""脾为胃行其津液"之功能减退，营血亏虚，濡养无权，故面色无华、毛发少润、皮肤干粗；"脾之合肉也，其荣唇也"，"脾为涎"，脾阴不足，则形体消瘦、涎少、口干唇燥多；阴虚生内热，故手足心烦热、舌干少津、苔少或无。血之运行，全赖乎脾，脾阳虚不能统血，脾阴虚不能滋生血脉，可见吐血、衄血、紫癜。

脾阴虚不能灌注其他四脏，其他四脏之阴虚火旺，均可损伤脾阴，而出现肺脾两虚、肝旺乘脾、脾肾不足、心脾两虚，甚至肺脾肾三脏交虚等。

另外，脾阴虚和胃阴虚也有区别。脾阴为脏阴，除阴津不足，还有营血不足，营阴失濡，故营虚不荣，血虚失养，阴不制阳而生内热；胃阴为腑阴，虚则津液不足以濡养胃体，受纳无权，润降失司，内热化火。

二、对脾虚证研究要兼顾气阴

新中国成立 40 年来，对脾虚证研究有很大进展，但多偏重于脾气虚证，近年始有脾阴虚研究的报道。对脾阴虚的论述，明、清两代较为详细。缪仲淳《先醒斋医学广笔记》说："世人徒知香燥温补为治脾虚之法，而不知甘寒滋润益阴之有益于脾也。"吴澄指出："古方理脾健胃多补脾之阳，而不及脾之阴。"在其所著《不居集》中独辟理脾阴章节而详论之，认为久虚则阴日亏，阴火消铄，脾之营阴耗伤，宜清补濡养，虽曰补阴，其实扶阳，脾阴一复，虚热有敛，健运复司，诸症渐减。这与张景岳"补阴必阳中求阴，补阳必阴中求阳"的论述，一脉相承。唐容川说："调治脾胃，须分阴阳……脾阳不足，水谷固不化，脾阴不足，水谷仍不化。"以上论述表明对脾阴的重视。事实是五脏均分阴阳，无一例外，五脏皆受气于脾，故凡补益，无不以脾为主。由于脾阴虚常和脾气虚同时存在，稍不注意，往往被脾气虚的症状所掩盖，即使出现某些阴虚表现，也常常从胃阴虚论治，而不及脾阴。而补气健脾药多偏温燥，若不佐以滋脾阴药，则易虚其阴。临床上常补脾保肺或补益脾肾兼行。肺喜清润，清肺则碍脾，甘寒补肾，恐妨脾胃，辛温悦脾，不仅有妨肾水且亦伤及脾阴本身，在这种情况下，调理脾阴显得尤为重要。由于"脾气散精"，津液在脾，"脾为胃行津液"，"脾游溢精气，上输于肺，通调水道，下输膀胱，水精四布，五经并行"，则水源充足，脾不下陷，则精气固，故脾安则肾安。再则，临床上很多疾病，诸如慢性胃炎、溃疡病、慢性结肠炎、胃神经官能症、夏季热、紫癜、吐血、衄血、甲亢、癌症手术后、复发性口腔溃疡、干燥综合征等，均可出现脾阴虚证候，可以采用理脾阴法治疗。对某些以脾胃气虚、脾阴不振为主要表现者，也应想到有脾阴不足的可能性，用药要顾护脾阴。

三、理脾阴法

仲景治虚惟用甘药健其中气，以生血化精，充溢脏腑，用麦门冬汤滋脾以清养肺阴，甘寒濡润，为后世沙参麦冬汤及益胃汤之先声，对脾胃阴伤有虚热者相宜。有谓"补中益气汤补脾气，归脾汤补脾阴"，唐容川认为两者皆源自建中汤，一在轻清处用意，一在重浊处用意。故甘法实脾，为理脾正法。叶天士用甘凉濡润、甘缓益胃、酸甘敛阴、情养悦胃四法清养胃阴，虽未明确提出脾阴治法，但甘凉濡润、甘缓益胃等所用方药均适用于滋养脾阴。故甘凉濡润为滋脾阴的治法之一，常用药物有沙参、麦冬、生地黄、玉竹、天花粉、石斛等。

再者是甘平柔润稍佐益气法。世人批评《太平惠民和剂局方》偏于温燥，但参苓白术丸中和不热，久服养气悦脾。缪仲淳所创资生丸在参苓白术散基础上，加藿香、橘红、黄连、芡实、山楂、麦芽、白豆蔻。此方甘平滋阴，兼以益气，有黄连之泻火，泽泻之渗湿，被誉为"调理脾胃之圣剂"。一般认为人参、白术偏于温燥，但资生丸炼制过程中白术用乳、蜜制过，燥性有减，对于脾阴虚而需人参、白术者，此方近之。吴澄对于脾阴不耐人参、白术，肺、肾虚不耐二冬、二地者，提出理脾阴五方。对中虚脾胃大亏而不任黄芪、白术、当归、地黄者，用中和理阴汤，养阴益气，调和脾胃；对血不归经、自汗、盗汗、怔忡、惊悸而不任黄芪、白术、当归、地黄等峻补者，用资成汤；对阴分不足不任熟地黄之滋腻者，用培土养阴汤，扁豆、莲肉培土，首乌滋肾；对有气虚下陷，清阳不升而不任升麻、柴胡者，用升补和中汤，选谷芽醒脾，钩藤、荷叶蒂升清；对咳喘、食少、泄泻而不任人参、黄芪者，用理脾阴正方（人参、山药、扁豆、莲肉、薏苡仁、白芍、荷叶、燕窝）。观其所用药物，不外芳香甘平之品，燥润相宜，养阴益气，舒展清阳，补中宫而不燥津液，补脾阴而不碍肺胃。

第三种是甘淡法，《慎柔五书》对损病六脉俱微、声哑、口中生疮、昼夜发热无间者，为真阴虚，用四君子汤加黄芪、山药、莲肉、白芍、五味子、麦冬，煎去头煎不用，只服第二煎、第三煎。其去头煎，则黄芪、白术之燥气净，成甘淡之味。《血证论》对此方极为推崇，称为养真汤，为生脉饮合四君子汤加味而成，可滋脾阴、益脾气。《慎柔五书》将参苓白术丸煎去头煎，再晒干为末，陈米锅巴打糊为丸，也属甘淡之品。

从上述各家理脾阴遣方用药的情况看，各家理脾阴无不兼顾脾气。但人参、黄芪甘温，易燥阴液，因此具体运用时，或配较多滋阴药，或用乳、蜜制过，或用土炒，或制成丸剂，或去掉头煎服二三煎。这些去其燥气、保留药味的方法，值得效法和进一步研究。

四、理脾是调补五脏之关键

五脏皆可致虚，但以肺脾肾为主，所谓"治虚有三本，肺脾肾是也"。思虑伤心、饮食劳倦伤脾，故多见心脾两虚；肝肾同源，肝肾阴虚兼见。阴血虚，气盛似火，是内虚无邪之热，与邪热不同。脾气虚惫，肺失所资，则脾肺阴虚，或喘咳，渐至喑哑，或虚热而热时作，皮肤干燥。若能食不泻，脾阴虚不甚时，以清肺为主，兼以滋脾；若食少而泻，虽喘咳不宁，亦以理脾为要，不宜过于清润，否则碍脾。顾松园加减清宁膏，用百合、款冬花、薄荷清肺润燥而不伤脾，枇杷叶、橘红、贝母、茯苓、薏苡仁、龙眼、白芍、甘草则脾肺双补。对于劳伤心脾者，用归脾汤，方中多为补气养神之药，从肝补心，从心补脾，以阳去阴，以气统血。凡气虚不摄，思虑伤心，兼见脾虚；或劳倦兼劳心，心脾俱伤而未见肺肾阴虚者，方能用之。盖劳倦伤脾，脾之阴分受伤者居多，故心脾两虚，亦以理脾为主。若肺脾肾三脏均虚，虽已下焦肝肾不足，相火上炎，木火刑金，仍宜从脾入手，兼顾肺肾。顾松园"回生丸"即为补肾理脾保肺之方，补肾用熟地黄、茱萸肉、枸杞子、菟丝子、牛膝；理脾用山药、茯苓、白芍、莲肉，既可缓和补肾药之滋腻，又不伤阴，保肺用二冬清肺、五味子敛肺、上收肺气、下滋肾水。酸枣仁、龙眼养心，元参、地骨皮、女贞子、龟板、鳖甲退热除蒸，紫河车、脊髓峻补精血。

总之，因精生于谷，饮食多，自能生血化精，精血充盛。故脾胃健顺，纳运五谷之功能正常，诸虚可复。若脾胃虚弱，饮食少而血不生，阴不足以配阳，则五脏齐损。治疗时若不先补脾而使用本脏之药，或不配用理脾之品，则脾虚不运，或阴虚不滋他脏，或药味滋腻，反损脾碍胃助湿。故治五脏之虚，须先健顺脾胃，不要一见脾虚便投四君子汤、保元汤之温补；一见肾虚便投六味地黄丸之滋腻。而应随时考虑理脾滋脾、兼顾脾之气阴。由于脾阴虚的研究尚处在起始阶段，尤其需要得到中医界同道更多的关注，使脾虚证的研究更臻完备。

按："元气之充足，皆由脾胃之气无所伤，而后能滋养元气"。精生于谷，饮食充沛，自能生血化精。脾主运化，胃主受纳腐化，脾为脏属阴，喜燥恶湿，胃为腑属阳，喜润恶燥。脾升胃降，两者在功能上互相配合，共同完成水谷精微的消化吸收和输布。"脾为胃行其津液"，是脾能将水谷化生之精微上输于肺，并输布全身，又能将水谷代谢之废弃物，借助三焦排出体外，脾的运化，赖脾气之升发，脾阳之推动，尤以脾阴为基础，是脾阴脾阳共同参与的。因此，"脾阳不足，水谷固不化，脾阴不足，水谷仍不化"。经云"脾气散精，脾为胃行其津液者也"，说明脾气脾阴，密不可分。

脾阴指存在于脾脏的阴液（血液，津液）。脾阴虚是指脾阴精不足的病机及其相关病证，如饮食不节，过食辛辣，损伤胃中津液，火从内生，损伤脾阴，或脾虚不运，阳损及阴，或他脏阴虚及脾，或先天不足，五脏阴虚，或饮食匮乏，营养不足，等等，均可损伤脾阴。脾阴不足，脾气过燥，脾气不濡，散精无源，引起机体营养不良。

文中提出理脾阴是调补五脏之关键，一方面"脾藏营""脏真濡于脾"，是说诸脏之阴与脾阴有依存关系，另一方面，调养脾阴，使脾阴充足，散精有源，则五脏得养，诸虚可复。五脏皆受气于脾，凡补益无不以脾胃为主，调理脾胃，一定要注意调养脾阴。

慢性萎缩性胃炎中医药治疗的评价

赵荣莱

一、关于慢性萎缩性胃炎的中医分型问题

中医对本病的治法，有传统的辨证论治、辨证分型专方治疗、固定方药治疗三种。由于中医治疗是方随法出，法随证立，因此证型的确立对治疗有很重要的意义。但对慢性胃炎的中医辨证，各作者认识不尽相同。归纳起来，有气滞、气虚、虚寒、阴虚、湿阻、湿热、血瘀、痰浊、肝胃不和、肝胆郁热等。潘秀珍等概括为虚证和实证两个方面，认为气虚常兼湿阻、气阴虚多兼热郁。笔者在 1989 年南昌会议上提出脾虚、脾胃阴虚、肝胃不和、湿热、血瘀五型，虽基本上可以概括本病的中医辨证，但尚嫌烦琐，因而同意有的作者提出可简单区分为脾胃气（阳）虚和脾胃阴虚两大类。因本病以脾胃虚弱为主，但每可兼气滞、水湿、瘀血等邪，虽以虚寒多见，但脾虚日久，脾失健运，水湿内停、湿郁化热或虚火上升，均不少见，全国第三次脾胃病学术会议将本病归属于胃痞证。乃因脾虚不适，气化无权而致虚痞者，用健脾温运，理气消痞；若因胃阴不足，通降失常而致痞者宜甘寒养胃，降逆消痞。可见将本病区别为气（阳）虚、阴虚两大类型，既符合实际，又有利于进行临床研究。

二、关于口炎新分类法与我们的对策

在 1990 年 8 月 26 日至 31 日在澳大利亚悉尼召开的第九届世界胃肠病学大会上专题研究小组提出胃炎的新的分类法——悉尼系统。新的分类法将胃炎诊断分成组织学和内镜两个方面，组织学分类包括病因学、部位及形态学的改变，内镜分类包括胃炎的部位和肉眼观察所见。悉尼系统要求胃体、胃窦的改变要分开报告，故胃窦、胃体至少各活检 2 块。活检取到黏膜肌层，悉尼系统认可三种基本形态学：①急性胃炎，②慢性胃炎，③特殊类型胃炎。其中急性胃炎是暂时的，特殊类型胃炎不常见，故慢性胃炎最常见。该系统认为嗜中性

白细胞在炎症细胞中占多数，则为急性胃炎，如嗜中性白细胞在慢性炎症细胞中伴随增加为慢性胃炎。固有层中有慢性炎症细胞存在为炎症，而炎症细胞在黏膜中的分布被漠视。萎缩指腺体的丧失，故炎症与萎缩要分别评估，目前习用的慢性浅表性胃炎与慢性萎缩性胃炎已废弃不用。固有膜、上皮内或二者中有嗜中性粒细胞时为活动。对个体肠化生类型（Ⅰ、Ⅱ和Ⅲ级）可做评述，但不分级。注明是否有幽门螺杆菌（HP）。该系统将炎症、萎缩、活动、肠化生和HP密度，分为无、轻、中、重四级，其他为细胞黏液含量。上皮变性、小凹增生、水肿、糜烂、纤维化、血管供应等加以记录，不分级。对慢性胃炎，分为胃窦胃炎、胃体胃炎、全胃炎。本系统在可能时加上病因学前缀，病因不明时称特发性，例如HP相关性慢性胃窦胃炎、特发性慢性全胃炎等。新分类法的淋巴细胞性胃炎与内镜所见胃体疣状胃炎相关，反应性胃炎的特点是：有胆汁反流，曾服某些药物，可观量活检标本未能明确病因，组织学见小凹增生、水肿、血管扩张、偶见纤维化，炎症细胞很少，例如胆汁相关的胃窦反应性胃炎、NSAID相关的胃窦反应性胃炎伴糜烂。

该系统的内镜部分为内镜医师描述记录内镜下肉眼所见，包括水肿、红斑、脆性、渗出、糜烂、皱襞增生、皱襞萎缩、血管纹可见度、壁内出血点、结节等，按内镜下炎症表现分为红斑渗出性胃炎、平坦糜烂性胃炎、隆起糜烂性胃炎、萎缩性胃炎、出血性胃炎、皱襞增生性胃炎等。

从上述简单介绍的内容看，此分类的特点比较全面细致，使组织学和内镜诊断更为明确，突出了幽门螺杆菌在胃炎中所起的作用。其缺点是比较烦琐。而且我国学者认为的胃癌前期病变如不典型增生，未包括在本系统内。

当然，对本系统的评价及我国医学界是否采用、何时采用这一新的分类法，并非本文讨论的内容，但我们也不能对它漠然视之。笔者认为本系统在组织学上抓住炎症、萎缩、活动、肠化生、HP密度等主要形态学变化并重视病因学及发病相关因素，是完全符合实际的，不但使诊断更加明确，而且应用时比较灵活，可使临床治疗更具有针对性，因此应该受到我国学者的重视。但这一系统要求病理学者与内镜学者在胃炎诊断中，具有同等重要的地位。但我国内镜检查时，并未对每例胃炎患者都做活检，而且多数中下级医疗单位还尚未配备合格的病理科医师，因此目前要在我国普遍实施这一系统的条件尚未完全具备。笔者认为有条件的单位可以先行参照实行，首先胃肠病医师要与内镜医师、病理科医师认真学习和熟悉这一新分类法，将炎症、萎缩、活动、肠化生、HP密度、不典型增生统一分级标准，临床医师要分别在消炎、恢复萎缩、减轻或静止活动、消除 HP、抑制肠化生或不典型增生并使其复常等 5 个方面，努力探索中医药的特殊疗法，提高针对性。悉尼系统未涉及胃炎时的胃动力学障碍，对此我们应加以补充，胃运动障碍临床并不少见，胃有容纳、研磨、蠕动、排空等特殊运动机能，已久为人知。慢性胃炎时胃痛、胃胀、早饱、嗳气等症状与黏膜病变严重程度有时并不一致，故除黏膜病变外，还有运动功能障碍。中药胃动力药的研究，亦应包括在我们的研究工作中。

三、关于清除幽门螺杆菌治疗的评价

自从 Warren 和 Marshall 于 1982 年首先从胃炎患者中分离出幽门螺杆菌（helicobacter pylori）以来，现已基本肯定它与慢性胃炎、消化性溃疡发病的关系，慢性胃炎时 HP 的检出率各地报道在 62% ~ 65.8%。HP 在自身免疫性胃炎、淋巴细胞性胃炎、术后胃的胆汁反流性胃炎中检出率很低，说明 HP 并非只是有病黏膜的条件致病菌。HP 能形成黏附性足突，通过特殊的黏附素牢固地附着于胃黏膜细胞表面，聚集于细胞间交界处，深入细胞间隙将其破坏，它所分泌的尿素酶将组织内渗出的尿素分解成氨，中和胃酸，形成有利于 HP 定居繁殖的局部微环境，HP 只适合在人类胃内生长。

胶体铋对 HP 有较好疗效，其清菌率为 20% ~ 30%，阿莫西林、呋喃唑酮和甲硝唑的清菌率分别为 17%、10% 和 6%，主要因为 HP 的耐药性及药物不能进入黏液层。用中医药清除细菌的尝试已进行几年，1990 年肖树栋等发表用呋喃唑酮和甲硝唑治疗 HP 相关的慢性胃炎一文，他们采用随机双盲、安慰剂对照，每日口服呋喃唑酮 0.1g，日 3 次，或甲硝唑 0.2g，日 3 次，共 3 周，呋喃唑酮组 27 例，3 周后除去中途退出治疗的 2 例外，25 例中 20 例 HP 被清除，清菌率为 80%，而甲硝唑组和安慰剂组分别为 33.3%（8/24）和 14.3%（3/21）。随着 HP 被清除，胃黏膜炎症细胞浸润和症状均有明显改善。其炎症分为 1、2、3 三级。1 级仅在表面浸润，2 级为均匀浸润，3 级为致密浸润。中性粒细胞，1 级仅在表面上皮见到，2 级大量浸润但仅限于表面和胃小凹上皮，3 级大量浸润到黏膜固有层。治疗后的炎症细胞数减去治疗前的炎症细胞数，其差为负值表示炎症细胞消退。呋喃唑酮组 20 例 HP 消失者，中性粒细胞差 5 例为 0，15 例为负值，单核细胞和嗜酸细胞亦显示类似结果，其疗效令人信服。为了便于评价中医药对 HP 的效果，随着 HP 的清除，应同时观察炎症的消退及

临床的好转，由于呋喃唑酮等化学药物有副作用，因此疗程较短，而中药副作用较少，似乎可适当延长疗程至 6~8 周。但即使如此，仍不可能使萎缩腺体复常、异型增生消退。再有 HP 感染被抑制后，停药后易复发，HP 从隐伏处重新生长。目前多数专家认为 HP"根治"是指有关实验室用同样操作技术，在清菌治疗结束后 1 个月检测仍无 HP 生长。因此要肯定中医药疗效，应按此标准追踪观察其根治率。

为了更全面准确地评价中医药疗效，应当研究统一的分级量化标准。在中医工作中，证的客观化和定量化，一直是科研工作者关注的问题。要评价中医药对慢性胃炎的疗效，同样要求对某些证候和参数有统一的量化标准。悉尼系统要求将炎症、萎缩、活动、肠化生、HP 密度分为 0、1、2、3 四级，笔者在上文提到应再补充异型增生及胃运动两项，当然还应包括临床常见症状如胃脘痛及胃脘胀满等。这么多的项目需要分级量化，工作量是很大的，目前国内学者在这方面已开始进行探索。如黄自平对慢性胃炎定量诊断，发现正常胃黏膜固有层间质中炎症细胞数为 22±10.54 个，慢性浅表性胃炎（CSG）为 128±84.37 个（$P<0.001$），从正常黏膜到 CSG、CAG（慢性萎缩性胃炎）以 0~6 分计，幽门腺和胃底腺数量依次减少，肠上皮化生发生率依次上升（$P<0.01$）。邱向红等在脾虚证计量诊断的探索中，以消化性溃疡和慢性胃炎为对象，通过计数资料的判别分析，建立一个脾虚诊断计分表，该表的诊断符合率达到 90.6%。前述肖树栋的资料，也属于这方面的工作。在这方面主要症状的分级量化尤为困难，这是因为症状有较大的主观性和随意性。我们认为如要对那些项目进行分级量化，需要统一认识。那么多单位可以适当分工，进行探索，提出标准。分级量化标准的统一，实际上是制定疗效判定标准的前提。我相信如能在最近期间内做好这项工作，必将使中医药治疗本病的效果提高到一个新的台阶。

中医补益药增强机体免疫力在 AIDS 中的运用简报

张声生　危北海　赵荣莱

【关键词】补益药；临床应用；免疫功能；艾滋病

中医补益药大部分都有不同程度提高机体免疫力的作用，能增强吞噬细胞功能的主要有人参、党参、黄芪、灵芝、白术、淫羊藿、怀山药、枸杞及当归补血汤、参芪冲剂等；能明显提高淋巴细胞转化率的有银耳多糖、人参、黄芪、五味子及四君子汤、四物汤、六味地黄汤、参附汤、当归补血汤、脾肾丸，"免疫 II 号"（淫羊藿、女贞子、薏苡仁、土茯苓、沙参、首乌）也有一定作用，围绕着艾滋病（获得性免疫缺陷综合征，简称 AIDS）免疫缺陷和"正虚"这一实质，国内外学者对中医补益药进行了研究。日本研究发现人参汤能明显增加 HIV 感染者的 T_4 细胞（HIV 主要损伤 T_4 细胞）和 NK 细胞，认为该方能引导淋巴细胞各亚族朝有益的方向发展。美国观音中医研究所用灵芝、黄芪、人参、女贞子、五味子等为主治疗艾滋病相关综合征期（ARC 期）20 例患者，取得较好疗效，所有被治疗者，在 6 个月时症状得到缓解，8 个月时症状完全消失。最近美国旧金山艾滋病预防中心的 Sankary 通过一年多的临床研究证明，中国新发现的"免疫增强剂"（由人参、当归、女贞子提取液制成，Sankary 将其制成 50mg 胶囊，并重新命名为 Anginey）能明显提高 T_4 细胞活力，无副作用，尤适于 ARC 期患者，该药优于目前美国唯一被批准生产的 AZT。十全大补汤、八味地黄汤也被证明能明显提高 T_4/T_8 比值。

综上所述，可以看出补益治疗艾滋病有巨大的潜力和良好的前景。我们认为以下几个方面值得重视：①感染 HIV 后，及早用补益药"扶正"，增强自身的抗病能力。②对补益药进行筛选，努力找到能明显提高艾滋病患者或 HIV 感染者特异性免疫力的药物或药物单体。③单味药和复方补益剂研究兼顾并重，为研制出新型抗艾滋病中药复方提供基础。④补益药和针灸补法并用，以最大限度地提高机体免疫力，并在临床和实验的基础上阐明机理。

中医药治疗溃疡病出血临床研究若干问题探讨

赵荣莱

【摘要】本文提出为了进一步做好科研设计，建议：①临床研究应有病例的选入标准和排除标准；②用中药在胃镜直视下做喷洒治疗宜用去甲肾上腺素或孟氏液作对照；③疗效判定应以胃镜评估作标准。

【关键词】溃疡病出血；中医药治疗；入选标准；对照用药；疗效判定

上消化道出血是常见急症之一，其中溃疡病大出血占上消化道大出血的 1/3～2/3。北京 15 所大医院分析 5191 例上消化道大出血，溃疡病占 48.7％。因溃疡病出血引起的死亡危险与年龄俱增，年龄 ≥ 60 岁的死亡率为 10％～15％，而 ≥ 80 岁则可达 25％～30％。上消化道出血的气衰血脱型为出血性休克阶段，抢救目标为益气固脱，重点显然不在止血。故从止血这一角度出发，可简要地归纳为以顾选文等为代表的益气温摄法及焦东海等为代表的清热泻火大黄直折法。此外用验方、合剂、止血粉、单味药止血的，文献中屡有报道，近年来又通过胃镜直视下在出血部位喷洒中药液达到止血目的[1]。20 多年来，中医中药治疗溃疡病出血已得到广泛的探索、实践。可惜迄今为止的报道，由于缺乏良好的课题设计，存在一些亟待解决和改进的问题：

一、临床研究应有选入标准和排除标准

早年的报道这方面的缺点比较明显，往往只凭大便潜血是否阳性来判定是否选入。这显然不够严格，因为 75％的溃疡病出血的住院病人，在 48 小时内可自动止血，如果把这些已经止血的病人也算作中医药的作用，那么疗效就人为地提高。因此对出血病人应在 12 小时内做紧急胃镜，此时可在 42％病人中查到活动出血，如果超过 24 小时，只能在 30％病人中查到。内镜检查时出血还没有止住的病人方可选为观察对象，否则没有意义。另一方面，如果内镜检查时看到动脉喷血，或是所谓 Dieulafoy 病变，都不应选为中药治疗对象，因后

35

者是异常的黏膜下动脉破裂出血。内镜问世前,死亡率高达80%,近来因为能正确诊断、及时外科手术治疗,死亡率尚在25%,这类病人必须转外科手术。选入研究的对象,如设对照组,那么两组病人在年龄、性别、是否有应激、血容量是否不足、有无休克、血红蛋白、红细胞比容、血压、心率、病变部位在胃还是在十二指肠、是住院期间出血还是因出血来住院等项,应有可比性[2]。否则一组病人病情重,另一组病情轻、危险因子少,得出的结果就不可靠。上述危险因子中出血发生在住院期间者,预后往往比因出血而住院的病人为差。此外抢救期间所需输血量的多寡,也是病情轻重的一个指标。总之在选择病例时,既不要把入院时血已止住的病人选入,也不宜将危险因子较多,病情危及生命的病人作为中医药治疗的对象。

二、对照用药

曾用过的止血药物有注射用酚磺乙胺、维生素 K、氨甲苯酸、氨甲环酸等,国外报道用 H_2RA、奥美拉唑、生长抑素等。氨甲环酸是抗纤溶剂,曾报告 69 例用氨甲环酸治疗组有 3 例发生血栓性静脉炎。生长抑素是强力的酸分泌抑制剂,还能减低内脏血管血流量,理论上应对止血有效,文献报告可减少所需输血量,但并不影响再次出血的发生率。酸分泌的抑制对控制和预防出血,在理论上有很大意义。体液和血小板诱导的止血作用只有在 pH>6 时才能发挥,在有少量酸的情况下,血小板的聚集及凝血块的形成就会受到抑制,胃内 pH 提高可抑制胃蛋白酶原转变为胃蛋白酶而减少胃液的消化活性,从而使血块形成后不至于被消化。这是 H_2RA 及奥美拉唑等酸分泌抑制剂用以治疗溃疡出血的主要机理。可是上述药物在用以止血时均采取注射途径,与中药以口服为主不同,用作对照药显然不合适。近几年来报告的紫地汤、苎麻根液、复方五倍子液、复方马勃液、明矾液等,均通过胃镜直接喷洒,这种途径给药,可以用冰水中加去甲肾上腺素液或用孟氏液作对照,这两种药均属局部收敛止血药。常用抗酸中药如海螵蛸、瓦楞子、龙骨、牡蛎、珍珠母、螺蛳壳,所含钙剂可中和胃酸。但能抑制酸分泌的中草药,尚未见报道。笔者 1976 年报道由三七、阿胶、贝母制成的止血粉和后来介绍的乌贝散,均可在人工胃液中吸附胃蛋白酶。有人提出中药的纤维素能在出血局部起网状支架作用,有利含中草药颗粒的血凝块沉着,这一作用药液是没有的。因此若能在胃镜下直接喷粉剂的混悬液,效果估计会比药液好,但胃镜钳道的直径太小,不能喷洒混悬液。

三、疗效判定应以内镜下出血止住为标准

对溃疡出血的疗效判定，往往只看柏油便是否转黄，大便潜血是否阴转，呕血是否停止，虽是必要，但很不够。对出血后容量不足，发生出血性休克是否已得到纠正，病情是否已经稳定，这是从宏观上必须评估的。近年来认识到以黑便（柏油便）是否成形来估计出血量的多寡，会受病人平素肠道推进功能及病后用药的情况的影响。一般在用海螵蛸等收敛止血药后，大便可以成形甚或秘结；如用大黄类则黑便自然溏薄。因此内镜评估是最准确的，有时溃疡处出血已止，但因用了收敛止血药，大便往往在 2～3 天后才解出，而且此时大便潜血仍可阳性。国外有一报告分别用大剂量雷尼替丁及奥美拉唑静脉治疗，5天为一疗程。除前 5 天需输血 2.5L 才能维持血红蛋白 10g/L 以上者，第 6 天都进行内镜检查。第 6 天内镜下仍有出血迹象者作治疗失败。因此对出血的疗效，要么止血成功，要么止血失败，不存在显著好转、好转等似是而非的疗效。要做出这样的判定，当然只有通过内镜观察。结合近年来采用的中药给药途径，要做到这点是并不困难的。要注意的是反复进行内镜检查，要以保证血容量基本矫正为前提，血红蛋白应补充到 l0g/L，否则会使病人在做胃镜检查时休克（或虚脱），因此要有做胃镜检查前准备及必要的抢救措施。

国外在评估药物止血效果时，常同时观察其防止再出血的功效。在内镜下见到近期出血的标志，则有再出血的可能。活动性出血性溃疡能自行止血的只有 20%～30%。内镜见到凝血块，20% 可再次出血；溃疡底部见到非出血性可见血管，再出血的可能为 40%～50%。溃疡位于球部后壁或直径 >1cm 者，再出血机会也较大。在这样的背景下，来评估药物防止再出血可能，显然有一定困难。国外学者认为在血流动力学稳定后，治疗的目标应是制止出血和防止再出血。在防止再出血方面国外资料表明多极电凝（multipolar electrocantery）和热探头（heatprobe）较为优越，1990 年 Brunner G 等报道用静注奥美拉唑治疗的 19 例中 16 例止血，而用静注雷尼替丁治疗的 20 例中只 3 例止血。因而认为奥美拉唑可能成为一个重要的止血药。中医对溃疡病出血有独特的认识，中药止血又有十分丰富的实践经验，笔者认为在以往工作的基础上，若能进一步做好研究设计，经过严格的筛选、观察，必将研究出更为科学、更为合理、更有效的中药，为挽救溃疡出血病人做出贡献。对疗效评估中再出血防止一项，国内过去注意不够，今后也应列为观察内容，加以研究。

参考文献

［1］赵荣莱，等.中医药对上消化道出血的治疗 [J].中国急救医学，1989，（5）：39.

［2］Robert Dudnick, et al. Management of Bleeding Ulcers[J]. The Med. Clin. of North Amer,1991, 75 (4)：947.

试论"脾藏营，营舍意"的理论
在脾胃病诊疗中的运用

易崇勤　赵荣莱

脾与胃同居中焦，其经脉相互络属而互为表里，共同完成对饮食物的消化、吸收，故机体生命活动的持续和气血津液的生化，都有赖于脾胃运化的水谷精微，因而称脾胃为"后天之本"，气血生化之源。脾开窍于口，其华在唇，在志为思为意，主肌肉与四肢。

"脾藏营，营舍意"出自于《灵枢·本神》，曰："肝藏血，血舍魂，肝气虚则恐，实则怒。脾藏营，营舍意，脾气虚则四肢不用，五脏不安，实则腹胀，经搜不利……"本文着重讨论脾胃病与情志活动的相互关系，即"脾藏营，营舍意"的理论及其在脾胃病诊疗中的运用。

一、营阴由脾胃所化生

《灵枢·营卫生会》云："人受气于谷，谷入于胃，以传与肺，五脏六腑，皆以受气，其清者为营，浊者为卫，营在脉中，卫在脉外，营周不休，五十而复大会。阴阳相贯，如环无端……"又曰："中焦亦并胃口，出上焦之后，此所受气者，泌糟粕，蒸津液，化其精微，上注于肺脉，乃化而为血，以奉生身，莫贵于此，故独得行于经遂，命曰营气。"此处"营气"与营阴、脾阴同义。以上原文阐明了以下几点：①营气主要来自于脾胃运化的水谷精气，由水谷精气中的精华部分所化生。②营气行于脉中，不休止地运行，终而复始，如环无端。③营气是维持人的生命的最宝贵的物质。故《内经》有"脾贮藏营气"之说。

二、"意"居于营，主忧愁

脾在志为意。《灵枢·本神》曰"心有所忆谓之意"，后人陈无择在其著述《三因极一病证方论》里也曰"脾主意，意者记所往事"，此即说明"意"即追忆、记忆往事，为人体重要的情志活动。同时，《灵枢·本神》还曰"营舍意"，舍，居处之意，即意居于营，指营养物质通过脾的升清作用而输送至全身，以主持机体正常的精神活动。且忧愁与意又密切相关，忧愁日久不解，则可伤及脾营。

上面简述了脾胃、营阴和意各自的含义及生理联系。由此可知，脾胃是人体重要之脏器，为气血生化之源，即"后天之本"。"营阴"来源于脾胃所运化的水谷精气，是人体生命活动的物质基础；"意"为人体表现于外的精神活动，三者的关系是："营阴"来源于脾胃所化生的水谷精微，又为"意"的居处之地，故只有在脾胃功能正常时，营阴才能充足，意才有所藏，即发挥正常的记忆等情志活动。

三、"脾藏营，营舍意"的理论在脾胃病诊疗中的具体运用

"脾藏营，营舍意"的理论不但说明了人体生理状态下的整体联系，在脾胃病的诊疗过程中也具有重要的指导意义，主要表现如下：

1. 情志的异常变化可造成对脾胃正常生理活动的影响和危害

因脾藏营，营舍意，意主忧愁，故忧愁思虑太过，日久不解则伤脾，致其运化功能失常、气机不畅而出现脾气结于中，比如《素问·举痛论》谓："思则心有所存，神有所归，正气留而不行，故气结矣。"陈无择在《三因极一病证方论》中对此则有更为具体的论述："思伤脾，气留不行，积聚在中脘，不得饮食，腹胀满，四肢怠惰，故曰思则气结。"临床上此种病例并不鲜见。笔者曾治一女性病人，年30岁，平素性格内向，寡言少语，因家庭纠纷，所思不遂而整日忧思不解，渐至胸中闷乱，纳食不佳，胃脘胀闷不适，体倦乏力，消瘦，面色憔悴，萎黄少华，月经后期，量少色淡，大便溏薄。舌淡苔薄白，口淡不渴。脉细无力，以右关尤甚。此由于思虑过度，致脾气郁结，运化失健，营血化生不足，不能奉养心神而出现神情默默，不欲饮食之症。故治以八珍汤化裁，佐少量疏肝之品，药为党参、茯苓、炒白术、当归、炒白芍、甘草、郁金、香附，方中当归、白芍养肝阴，党参、茯苓、白术益脾气，柴胡、郁金疏肝，合用使肝阴得养，营血得以化生，同时配合情志劝导，15剂后诸症消失而愈。

2. 脾胃有病也可出现异常的情志活动

营气来源于脾胃化生的水谷精微，而意又居处于营气中，故如脾胃虚弱，致水谷不能布达，精微物质化生不足，则不但肢体会因失养而运动失灵，还可导致营气生成减少，进而影响脏腑功能，出现忧愁等情志活动的改变。如《黄

帝内经太素》曰："脾为四脏之本，意主愁忧故心在变动为忧，即意之忧也，或在肺志为忧，亦意之忧也，若在肾志为忧，亦意之忧也，故愁忧所在，皆属脾也。"笔者曾治过这样的病例：患者女性，25岁，长期在食堂用餐，饥饿、寒凉不当是常有之事，久之则致脾胃受损，出现纳食不香、饭量减少、肢体倦怠、懒怠少动、面色少华、消瘦、乏力、神萎、舌淡、大便稀溏，更为显著的特征是患者原本能歌善舞、活泼好动，就诊之际不但懒于言语，且还出现多愁善感、喜叹息等情志症状，辨证为脾虚失运，气血不足致神无所养而出现上述脾虚和情志的改变，病变重心在脾胃气血不足，治以参苓白术散加养血疏肝之品，药如党参、茯苓、白术、怀山药、黄精、木香、砂仁、柴胡，方中怀山药、黄精健脾养营，党参、茯苓、白术、砂仁益气健脾，佐以柴胡、木香疏肝解郁，10剂后诸症明显好转，再在此基础上加减化裁，总不离健脾养营法，1个月后不仅饮食正常，且又谈笑如故，恢复了生机。

通过上述病例，进一步验证了脾胃疾病的发生发展与情志因素有较为密切的关系，二者常相互影响。临床上才可一见到情志郁闷就从肝而治，须知脾营不足亦同样可致情志病变，故应详察病证，仔细推敲病因病机，抓住主要矛盾，如此方能辨证精确，疗效如神。

从脾胃升降理论探讨开发胃动力中药的设想

赵荣莱

【关键词】脾胃升降；胃动力中药

胃肠道是各种营养物质、维生素、矿物质和液体进入、消化、吸收，剩余物离开身体的通道。胃的排空，同蠕动、研磨、容纳一样，是胃的特殊运动功能，其作用是将食糜及液体推送到十二指肠，以进行消化和吸收。胃排空障碍主要是各种原因引起的胃排空延迟。常见于糖尿病性胃轻瘫、手术后和特发性胃轻瘫，慢性胃炎和非溃疡性消化不良亦有此障碍，其他原因还有胃溃疡、空肠憩室、细菌过度繁殖综合征、胃食管反流、慢性特发性小肠假性梗阻、皮肌炎等。胃运动障碍性疾病的主要症状为上腹饱胀，餐后更加明显，早饱，伴有嗳气、恶心、胃灼热等，与中医学中的痞证、嗳气、呕吐、呃逆、反胃等证相当。

笔者近年来在对慢性胃炎的研究中发现，慢性胃炎患者的临床表现有时和胃黏膜病变程度不成比例，因而认为慢性胃炎除黏膜病变外，还存在胃动力障碍。对部分病人检测胃排空，发现餐后胃排空延缓。赵景涛也发现，慢性胃炎病人胃半排空时间明显延长。近年来内肠运动研究进展迅速，已经有了新的检测手段，多潘立酮、西沙必利等胃动力新药的问世，也给病人带来希望。而事实上，中医药对胃动力障碍性疾病的治疗，有极为丰富的经验和比较完整的理论，完全有可能在这一领域进行临床和药物研究。

一、治胃病应从通降入手

胃为水谷之腑，谷食入于胃，通过胃腐熟消化作用，脾气将津液、营卫之气运行周身，为身体利用，将糟粕排出体外。胃与大肠均属阳明经，主通主降，通降则生化有源，出入有序，否则传化无由，壅滞为病。若胃失和降进一步发展，可出现呃逆、嗳气、呕恶、反胃等胃气上逆证。因此通降胃腑对胃病治疗有十分重要的作用。

二、和胃降气要配合宣降肺气

肺主一身之气，是以脾为气血生化之源为前提。肺气肃降有赖胃气下降之功。和胃降气若配合肺气之宣降，则气机灵活。否则"肺金清肃之令不和，升降之机亦窒"。临床上常在和胃降逆中药物的基础上，加轻清宣上或苦降肺气之品。如桔梗、杏仁、紫菀、枇杷叶等，开肺以舒展脾胃气机。苏叶、黄连配伍，可起开肺和胃之功，宣上以畅中。

三、肝气宜条达，肝阴宜濡养

肝以气为用是肝的生理特点，肝气疏泄正常可助脾运化而升发清阳之气、可助胃受纳腐熟而下降浊阴之气。肝气疏泄条达，则胃不受侮而胃气通降。若肝失疏泄，胃气壅滞时，宜疏肝和胃，四逆散加青皮、陈皮、香附、绿萼梅等。肝为刚脏，若失于濡养，则刚性难驯，故对肝胃阴虚、失于濡润、和降失司者，可用一贯煎加味，柔药养肝，平衡肝之阴阳，而使肝气舒畅条达，养胃阴和胃气。

四、胃失和降要顺气和中

六腑以通为用，胃气以下行为顺，慢性胃病属虚则有虚寒或气阴不足，属实则有湿阻、气滞、络瘀、食积、郁热等，故治有温、清、消、补、化之别，但总要着眼于通调气机，气顺中和、胃气通降，胃方有进食受纳之功。常用理气药有陈皮、青皮、厚朴、甘松、沉香、木香、香附、川楝子等，均能降低平滑肌紧张性，拮抗乙酰胆碱而有解痉止痛作用，枳实、枳壳、柴胡、槟榔有兴奋肠管蠕动作用，生姜刺激胃黏膜，促进消化液分泌，抑制肠内异常发酵，促进排气。理气药多偏温燥，不宜过用、久用。胃阴不足则用益胃汤加佛手、香附，使气机灵动而不燥伤津液。对虚中夹实、寒热互结、痞满难开者，宜辛开苦降，轻者苏叶、黄连，重者吴茱萸、黄连或干姜、黄连。

五、胃气上逆要通降镇逆

胃气上逆是胃失和降的进一步发展。胃主降浊，若胃气不降则浊气浊阴上逆，治疗要通降镇逆，镇其上逆之气。具有降逆作用的药物可分偏清、偏温两类：前者如竹茹、栀子、代赭石、黄连、柿蒂、枇杷叶，后者如干姜、生姜、良姜、丁香、吴茱萸、肉桂、小茴香、半夏、苏叶、苏子、沉香、降香、陈皮、厚朴、川椒、刀豆子、韭汁等。对胃气上逆之轻者，和胃畅中，导之疏之；重者降逆；甚者当重镇其逆。若胃气上逆、饱而胸膈满闷者，可加丁香、吴茱萸温降胃气以通利膈气。

六、从中药中开发胃动力药的设想

如上所述，胃失和降与肺失宣降、肝失条达濡润有关，临证时若能根据病情，适当辅以宣肺达肝润肝之品，定能提高疗效。但若从开发胃动力中药的角度来说，一个药方要照顾到诸多方面，必会使药物众多，处方庞杂。因此一个胃动力药，到底应采取何种组方原则，是首先要解决的问题。

中医方药中具和胃降逆作用的药物一般有胃动力作用，比较常用的如保和丸和胃消食，大安丸消中兼补，枳术丸补虚导滞，平胃散运脾行滞，旋覆代赭汤健脾降逆，丁香柿蒂汤温胃降逆，橘皮竹茹汤清热降逆，温胃饮或理中汤温脾肾而降浊气，等等。这些方剂以消食、理气、行滞见长，有的则有补益或温或清而适应于各种不同情况。尽管如此，它们的组方原则对我们开发胃动力药是有启迪作用的。

近年来，笔者在治疗慢性胃炎或溃疡病时，十分注重健脾，这不仅是因为古训有"脾胃之气无所伤，而后能滋养元气，若胃气之本弱，饮食自倍，则脾胃之气既伤，而元气又不能充而诸病之所由生也"，故健脾是通降的前提。笔者等观察的 1290 例慢性胃炎中有脾虚见证 919 例，占 71.24%，558 例消化性溃疡中有脾虚见证 461 例，占 82.61%。可见脾虚是慢性胃病的病理基础，在此基础上发生的食滞、气滞、湿蕴、络阻等均可引起胃气壅滞而痞满胀闷。理气畅中之品，纵可开痞于一时，终因脾虚中寒未能恢复而复痞，故临床常见病人暂愈而复发，在各医院往返求医。笔者等最近用健脾和胃法则，从香砂六君子汤、厚朴温中汤、左金丸三方中选出党参、白术、木香、砂仁、厚朴、草豆蔻、干姜、吴茱萸、黄连等药，组成胃病水煎方，对 22 例慢性胃炎及 23 例溃疡病住院病人进行 1 个月治疗，随着临床上脘胀、胃痛、早饱、嗳气、恶心等症状的减轻和消失，胃排空时间从治疗前的 227.56 ± 71.36 分钟，缩短为治疗后的 158.1 ± 30.57 分钟，表明用本方后胃排空很明显地增快（$P<0.01$）。本方虽有和胃除满之品，终以温运益气为主。是运用"虚者补之使通、寒者温之使通"

理论的结果。由此可见，对胃运动障碍的治疗，不能见胃治胃，而应脾胃同治。因此笔者主张，胃动力药的组方用药，应以健脾温运、和胃畅中为原则。

《中华人民共和国药政法》公布后，对于新药的研制提出更高的要求。从中药中开发新药的基本要求，一是安全有效，二是疗效显著，三要符合中医理论具有中医特色。开发胃动力药是临床的迫切需要，笔者等统计 1290 例慢性胃炎和 558 例溃疡病，胃脘胀满的发生率前者占 72.4%，后者占 65.77%，表明多数患者伴有胃排空障碍。常用胃动力药如甲氧氯普胺、多潘立酮虽有疗效，但有副作用，疗效显著的西沙必利，国内尚未应用。因此有必要从中药中开发胃动力药。中药安全性大，经历几千年的临床摸索，已有一批和胃中药可供选择，又有脾胃升降理论作为指导，只要进行艰苦细致的临床及实验研究，是可以开发出符合上述几项临床基本要求的胃动力中药的。

至于剂型，应制成口服剂型，如冲剂或口服液、片剂等，这是因为胃动力障碍属慢性长期疾患，难以速愈，不需要从胃肠外给药。

按：脾胃的升降运动是维持人体生命活动的重要环节。"饮入于胃，游溢精气，上输于脾，脾气散精，上归于肺，通调水道，下输膀胱，水津四布，五经并行"，是说脾为胃行其津液，游溢精气于周身脏腑，通调水道，布散水津，维持水液代谢，并将代谢产物排出体外。故脾胃为人体的"后天之本"和"气血生化之源"。

"脾宜升则健，胃宜降则和"，调理气机升降是治疗脾胃病证的常用方法。"脾气下陷固病，即使不陷，而但不健运，已病矣，胃气上逆固病，即不上逆，但不通降，亦病矣"。治脾，以升为主；调胃以降为先，以通为补。很多脾胃病包括很多功能性胃肠病都存在脾胃升降失调，胃肠动力障碍。1993 年在《中医杂志》发表的"从中医脾胃升降理论开发胃动力中药的设想"，在中医药界产生较大影响，被誉为是对胃肠动力学"从中医理论方面做了深入全面的研究"。后又发表一篇"脾胃升降与功能性胃肠病"，以功能性胃肠病常清气不升反降，为泻，或浊气不降反逆，为胀、为吐、为噫、为便秘等"升降乖常"现象，提出升脾、降胃、通利气机、顺气和中、通降镇逆等法，以"顺四时之气，起居有时，以避寒暑，饮食有节及不暴喜怒，以颐神志，常欲四时均平，而无偏胜则安"。

慢性腹泻的中医论治

赵荣莱　易崇勤

　　慢性腹泻指腹泻持续 2 个月以上，常见原因有感染性腹泻、肠道非特异性炎症性疾病、消化吸收不良、功能性肠病、缺血性结肠炎、大肠癌肿等。最常见的病理生理是小肠黏膜细胞离子主动分泌增加，如霍乱弧菌、大肠杆菌内毒素使小肠黏膜细胞的环磷酸腺苷（cAMP）增加，从而引起分泌性腹泻，小肠吸收功能损害，这可以是乳糜泻的主要原因，这时空肠黏膜不正常，营养物质吸收障碍。肠道感染后也可出现吸收不良，引起慢性腹泻。原发性乳糖酶缺乏、未吸收分解的乳糖，提高肠腔内渗透压，造成渗透性腹泻。此外，肠道动力异常，也可因蠕动过快引起腹泻。

　　中医称粪便稀薄，时作时止，来势较缓为"泄"；大便直下，如水倾注为"泻"，合称"泄泻"。有"飧泻""濡泻""溏泻""鹜泻""洞泻"之分。飧泻"完谷不化"，脉弦肠鸣，湿兼风也；濡泻"身重肠鸣，所下多水，脉缓腹不痛，湿自甚也"；溏泻"肠垢污积脉数溺涩，湿兼热也，所下溏黏垢秽"；鹜泻"大便澄清如鸭屎，脉退溺白，湿兼寒也"，鹜者鸭也，大便清如水，其中稍有结粪；洞泻"洞下不禁，脉微气脱，湿兼虚也"，此久下不禁，湿胜气脱，如竹筒直下不止。

　　中医认为"脾病者……虚则腹满肠鸣，飧泻食不化"。《沈氏尊生书》说"泄泻脾病也，脾受湿而不能渗泄，致伤阑门元气，不能分其水谷，并入大肠而成泻"，又说"风、寒、热、虚皆能为病，苟脾强无湿，四者均不得而干之，何自成泻"。脾胃运化失常是本病的基本病机，由于脾胃气衰，不能腐熟水谷而食物完出，脾胃有湿，水谷不化，清浊不分，湿胜则濡泻。暑、湿、寒、热四邪之扰，为泄泻的病因，风、寒、暑、热又多与湿夹杂而致泻，故湿邪为主要病因。腹泻日久，损及肾阳，火虚寒盛，则洞泻不止。若脾胃素虚，复因情感失调，"脾虚肝实"，"故令痛泻"。因此腹泻之为病，脾为主脏，湿为主因，共变化发展，亦莫不与脾湿有关。

湿邪侵袭或湿从内生，复与寒热暑邪，夹杂为病，或为寒湿，或从热化，甚则热郁、损伤脉络，多兼标证，治当祛邪。由于脾胃虚弱，运化失常，生化无权，气血不足，发展为脾肾阳虚，治当扶正补虚。但总以标本同治为宜，正虚邪实时，祛邪必须顾正，补虚慎防恋邪。

1. 寒湿型

湿性偏寒，腹内隐痛或有水声，大便稀薄如鸭屎，小便短少但不黄。苔白腻，脉濡缓。治宜温化渗利，胃苓汤合藿香正气散加减。药用藿香、苏叶、白芷、白术、泽泻、茯苓、苍术、厚朴、陈皮、桂枝等。湿重泻下多水，可加干姜。严重腹泻，四肢不温，可暂用四逆汤回阳逐寒。若伴寒热、头痛，为外感风寒，寒湿互阻、清浊混淆，用荆防败毒散加减，疏解表邪而化湿滞。药用荆芥、防风解表，枳壳、桔梗宣上畅中，茯苓渗湿，黄芩、黄连清里燥湿，柴胡、葛根退热。中成药周氏回生丹、暑疫救急丹、纯阳正气丸（又名暑湿正气丸）、藿香正气散均可选用。

2. 湿热型

腹痛即泻，大便黄褐黏秽，小便短黄，舌苔黄腻，脉濡数。治宜清热利湿，葛根芩连汤合白头翁汤加减。中成药香连丸、加味香连丸均可选用。

若湿热蕴阻气机，则腹痛腹胀较甚，酌加厚朴、枳实、香附、木香、陈皮等调畅气机。

3. 脾虚型

腹胀腹痛绵绵，喜温喜按，泻下稀薄，水谷不化，身倦乏力，舌淡苔白，脉弱。治宜温中健脾，参苓白术散加味。药用党参、白术、茯苓、山药、扁豆、砂仁、炙甘草、炮姜。或用桂枝汤为主方，健脾温中散寒。慢性腹泻，泻而不爽，后重者，为脾虚肠有垢滞，桂枝汤合瓜蒌、薤白，温通导滞。

若脾虚中气不振、泻下溏薄，食后即欲大便、脱肛者，宜补中益气汤加减，药用黄芪、党参、白术、陈皮、炙甘草、升麻、柴胡、诃子、藿香。

若脾阳不振、寒湿困脾，水反成湿，谷反成滞，腹痛泄泻，缠绵难愈，四肢不温，舌淡苔白。宜温中散寒，健脾利湿。药用干姜、肉桂、吴茱萸、白术、茯苓、泽泻、甘草。

若脾虚失运，湿从内生，郁而化热，大便失血，外裹黏液，或脾虚食滞，腹胀脘闷，时时嗳气者，为虚中夹实，宜健脾运中，加清化湿热（秦皮、黄芩、黄连）或理气化滞（木香、山楂、神曲）之品。

4. 肝脾不和型

由于情志不和，肝旺克脾，或久泻伤脾，脾伤及肝，均可出现肝脾不和。症见胸满痞闷嗳气、少食、腹胀痛，时有矢气，急躁，苔白，脉弦。宜抑木扶土，痛泻要方合四逆散加减。药用白芍、防风、陈皮、白术、枳壳、茯苓、沉香、佛手。

若腹泻经久不愈，肝火偏旺而阴伤，大便黏滞若酱，胸闷心烦口干苦，舌红，脉弦数者，可加石斛、黄芩、竹茹、乌梅。

若久泻后，腹内凉而手足心热，为脾弱肝强，用理中汤加吴茱萸健脾温中，甘麦大枣汤甘以缓肝。对"阳明胃土虚，厥阴肝风动"者，用白芍、乌梅等酸以制肝。

5. 肾阳虚型

脾病及肾，肾阳受损，失于温煦，肾为胃关，关闭不密，下元不固，故黎明作病，肠泻而鸣，泻后可安，腹部寒冷，腰膝下肢畏寒，苔白，脉沉细无力。治宜温脾固肾，用四神丸合附子理中丸或崔氏八味丸。药用肉桂、五味子、补骨脂、吴茱萸、山药、茯苓、炮姜、白术、桂枝。

若脾肾阳虚，复感风邪，表卫不固者，前方可加荆芥、防风等祛风固表之品。

6. 寒热错杂型

此时本寒（脾寒）标热（大肠热），寒热交织胃肠，腹泻黏液血便，腹痛隐隐，遇冷痛泻加重，口苦少食，舌淡苔白腻，脉沉数。大肠湿热与脾肾阳虚并存，气血紊乱，脏腑功能失调。用乌梅丸寒热并调，邪正兼顾，涩肠止泻。本方有乌梅之酸敛制肝，有椒目、桂枝、附子、干姜、细辛等温脾肾而通阳，黄连、黄柏清热坚阴，党参、当归甘温补气调血，为"土木两调，邪正兼顾"之方。

7. 血瘀肠络型

寒热湿滞久留，影响气血运行，瘀血阻于肠络，便溏日久，腹痛有定处，按之痛甚，泻而不爽，或可触及包块，舌暗紫斑，脉弦细或涩。宜活血通络理肠，用少腹逐瘀汤加减。药用当归、桃仁、炒五灵脂、乌药、赤芍、香附、枳壳、炮姜、薏苡仁等。若久泻而爽，亦可仿《太平惠民和剂局方》震灵丹，用赤石脂、禹余粮、代赭石以固脱，乳香、没药、五灵脂活血祛瘀定痛。

按： 泄泻多因外感六淫、食积、痰阻、脾肾虚、情志失调时，脾胃运化和肠道功能失调引起。中医认为大便稀薄，时作时止，来势较缓为"泄"，大便直下，如水倾注为"泻"，合称"泄泻"。慢性腹泻是指腹泻持续2个月以上的久泻。《素问·阴阳应象大论》说"清气在下，则生飧泻……湿胜则濡泻"，《素问·生气通天论》说"春伤于风，风气留连，乃为洞泻"。《内经》说泄泻与风、寒、湿、饮食、"清气在下"有关。

泄泻之证，水谷或化或不化，并无努责，惟觉困倦，与"滞下"不同。《丹溪心法》认为泄泻有湿、火、气虚、痰积、食积之分，所谓五泻，有飧泻（湿兼风），溏泻（湿兼热），鹜泻（湿兼寒），濡泻（湿自甚），滑泻（湿盛气脱），《针灸甲乙经》云"寒气客于下焦，传为濡泻"，乃太阴经脾土受湿。夫脾者五脏之至阴，其性恶寒湿，今寒湿之气，内客于脾，故不能裨助胃气，腐熟水谷，致清浊不分，水入肠间，虚莫能制，洞泻如水，随气而下，谓之"濡泻"，若脾强无湿，风寒暑热均不得干之，若与湿相合，则能致病。可见泄泻之为病，湿为主因，脾为主脏。

临床上常见脾虚或中气不足或脾阳不振，寒湿困脾或脾虚失运，湿从内生，此属脾。腹泻日久损及肾阳，火虚寒盛，失于温煦，或肾阳虚，火不生土，脾土失运，或阳虚火衰，水湿难以温化，均属于肾。肝木赖肾水以滋，赖脾土以植，若水土温润，则肝木生发条达，脾湿肾虚水寒，肝木失荣，肝郁木旺则脾土损，或脾胃素虚，再有情志失畅，肝脾失调，脾虚肝郁，而"令痛泻"。因此，脾虚、肾虚、脾肾两虚、肝脾失调是中医对慢性腹泻病因病机的传统立论。

幽门螺杆菌相关性胃病及其中医药治疗

赵荣莱

【关键词】幽门螺杆菌；胃病；中医药疗法

国内外研究证明幽门螺杆菌（以下简称HP）为B型胃炎的重要原因，与消化性溃疡病，特别是十二指肠球部溃疡关系密切，与胃癌有一定关系。

一、慢性胃炎

流行病学调查，慢性胃炎发病率与HP感染流行率相一致。HP感染的流行率在慢性活动性胃炎为70%～92%，萎缩性胃炎为44%～97%，肠化生者为59%～93%，异型增生者为87%～100%。HP根治后胃的炎症改善，HP感染复发，炎症又再出现。HP与慢性胃炎间的关系，符合Koch定律，因而认为HP是慢性活动性胃炎的主要病因[1]。

二、消化性溃疡

HP与消化性溃疡的因果关系目前尚未确定，但全部十二指肠球部溃疡（简称DU）病人都有HP胃炎，感染HP可能是DU发生的先决条件。HP与胃溃疡（简称GU）的相关性稍弱一点，有80%非NSAIDs诱发的GU病人感染HP。流行病学和追踪观察表明，胃窦胃炎发生于DU之前，经10年随访，组织学无胃炎133名中，只1名（0.8%）发生溃疡，有胃炎的233名中，29名（12.4%）发生溃疡。溃疡病具有多因素发病的特点，除宿主本身因素外，可能与菌株的变异性、不同菌株有不同的致溃疡潜力等因素有关[1]。

三、功能性消化不良（简称FD）

文献报道FD患者HP检出率在39%～87%，虽然吞服HP后可出现急性自限性消化不良症状，但HP在FD症状产生中的作用仍不清楚，存在不同看法。有的资料表明，HP 根除的患者，上腹痛消失最为明显[1]。

四、胃癌

由于胃癌发病率明显因不同地区、不同年代而有变化，故认为胃癌发病主要由环境因素决定，HP 与胃癌相关最有力的证据来自 3 个前瞻性群体血清学研究。显示 HP 感染者，胃癌发生率显著增高。HP 间接通过慢性萎缩性胃炎而与胃癌（主要是肠型胃癌）密切相关这一模式易被人们接受。Raws EAJ 最近估计，35%～65% 的胃癌可归因于 HP 感染[2, 3]。

五、中医对 HP 感染的研究

国内中医界对 HP 感染的研究始于 20 世纪 80 年代后期。研究的方式多为分析不同中医证型时 HP 的检出率，以及 HP 感染时的舌象变化。朱云华[4] 对 100 例慢性胃炎观察表明，中虚气滞组的 HP 感染率、感染程度、侵犯深度及 HP 寄生部位黏液细胞的坏死崩解、中性白细胞浸润等，均与其他证型有显著差异，提示证与组织学变化间存在一定关系。而黄玉芳[5] 的观察认为中虚气滞证时 HP 感染率最低，感染程度最轻。笔者等[6] 对 401 例 HP 阳性的溃疡病患者观察结果，发现 HP 感染与症状间无明显关系，而黄腻苔、黄厚苔者的 HP 感染率（93.3%，89.5%）远较薄白苔者（41.1%）为高。陈飞松等[7] 先后多次报道，均认为 HP 检出率非脾胃虚组显著高于脾胃虚组，而以脾胃湿热组最高。王立等[8] 对超过 1000 例 HP 相关性慢性胃炎大样本进行中医证型与 HP 关系的观察，表明 HP 阳性者以实证多见，其中湿、热、瘀等邪明显者，高于单纯脾虚组。张琳等[9]、杨春波等、陈云芝等、龚琼模等的报道均大致相似，一般认为 HP 感染以脾胃湿热型为最高（66.6%～89.5%）。这些发现为中医药对 HP 感染的治疗提供依据。

六、中医药对 HP 感染的治疗

1. 中药及复方对 HP 的抑菌作用

张琳等[9] 的研究表明黄连、大黄、桂枝、元胡、乌梅、三七、厚朴、党参、生地榆、枸杞子等对 HP 有抑菌作用，黄连、大黄、桂枝高度敏感（抑菌环 30～41mm），乌梅、元胡中度敏感（抑菌环 25mm），三七、厚朴、党参敏感（抑菌环 20mm）。张万岱等[3] 报道三七、大黄、桂枝、元胡、连翘、党参对

HP 有不同程度的杀抑作用。陈云芝发现黄连、黄芩对 HP 高度抑菌，大黄、地榆、马鞭草中度抑菌，张存均等发现黄芩、炙甘草、旋覆花、元胡、铁树叶、蛇果草、血竭有抑 HP 的作用。张琳等[9]还报道清热活血方和养阴清热活血方的抑菌环为 13～18mm。赵子厚等[10]发现康胃冲剂对 HP 的抑菌作用为 1:8，与得乐（1:16）相近。

2. 中药治疗

中医界对 HP 感染治疗的报道不少，如胡伏莲采用三黄片（黄连、黄芩、大黄）治 HP 相关性胃炎，HP 清除率为 64.4%。宋希仁用大黄醇提取片治 HP 相关性胃炎，取得 88.6% 的清除率。邓世荣用槟榔取得 68.8% 的清除率。已报道的复方有张伯明的胃炎宁、张志明的营胃片、徐建国的清幽汤、代建林的灭幽灵散剂、柴可夫的清热益胃口服液、朱日等的益气活血剂、单兆伟的益气活血清热法、陈飞松的康胃冲剂、房静远的扶正祛邪中药等。多采用健脾、益胃、益气、理气、清热、化湿、凉血、活血等法则，相互配合组方，HP 清除率在 36.7% 到 76.6% 不等。但均配有黄连、黄芩、白头翁、青黛、红藤、蒲公英、白花蛇舌草、大黄等清热解毒药。"药对""药组"的研究也有初步观察，有人认为人参、丹参配牡丹皮，或丹参配黄柏抑菌作用可增强，黄连、黄柏、乌梅、赤芍、白芍、牡丹皮、大黄、丹参、三七、白花蛇舌草等药中任何三者联用，均较单味应用抑菌作用增强。"药对""药组"研究符合中医药"七情"学说，是临床中药学的重要内容，笔者十分欣赏这方面的尝试，今后值得提倡。由于中药复方是根据 HP 感染后机体的病证变化而应用，更符合中医辨证规律，既有清除HP 作用，副作用少，又对清除症状有较好效果，显示中医药的优越性[10、11、12]。

3. 中西药结合治疗 HP 感染

这方面的报道较少。谢俊范的复方枳术丸、普长生的胃炎合剂，均合用呋喃唑酮，HP 阴转率前者为 93%，后者为 81.3%。由于呋喃唑酮本身的清除率为 80%，根除率为 44.4% 至 59.3%，因此中西药合用是否提高疗效，尚难评价。姚希贤等用灭 HP 煎剂（党参、木香、厚朴、丹参、乌梅、黄连、牡丹皮等），对 HP 清除率（治疗 4 周）为 68.0%，低剂量三联组为 91.7%。灭 HP 煎剂加低剂量三联组的清除率为 100%。在治疗 8 周时根除率依次为 76.0%、83.0%、97.4%。表明灭 HP 煎剂和低剂量三联疗法合用，对 HP 杀灭作用可以增强，较有说服力。提示如能合理设计，中西药有机结合，有可能产生协同作用。

4. 中药治疗应以根除 HP 为目标

HP 的根除方案中根除率达到 80% 以上的主要有：①铋剂＋抗微生物药物的联合，如传统的三联疗法，CBS（胶态果胶铋）120mg，每日 4 次，甲硝唑 400mg，每日 3 次，四环素或阿莫西林 500mg，每日 4 次，2 周为一疗程，根除率达 85%，为首选方案。也有用 CBS120mg，甲硝唑 200mg，每日各 4 次，再加多西环素，每日 2 次，4 周根除率为 65%，多西环素为肾外排泄，可减轻药物对肾的损害。②质子泵抑制剂（常用奥美拉唑）＋抗生素（常用阿莫西林或克拉霉素或罗红霉素）的联合，其 HP 清除率在 85% 到 90%，且症状迅速缓解，溃疡愈合快，副作用少。为了克服三联疗法副作用大、患者依从性差的弊端，近来有人试用三联一周方案，根除率可到 72%，对甲硝唑敏感者，根除率可达 93%。如从这些结果来衡量中医药对 HP 的效用，就不难发现中药和上述方案，目前尚缺乏可比性。这是因为迄今为止的报道，绝大多数只提供清除率数据，极少有根除率的资料。因此今后的工作，应当在前一阶段工作的基础上，重新设计方案，在中医扶正祛邪理论指导下，从扶正（主要是健脾）、调理中州（主要是调理胃肠功能）、祛邪（主要是清热解毒）三个方面立法组方，精选药物，优化配组，以根除为目标，疗程先考虑 2～4 周，以求获得确切的疗效。从而对 HP 相关性胃病的治疗，尤其是 HP 相关性胃癌的防治做出贡献。

参考文献

［1］Lin Sk, Lambert. Prevalence of HP in the normal population and in disease states[J]. The Beijing International symposiuvn on peptic nicer disease, 1995 oct, 21-32.

［2］Parsonnet J, Friedman GD, Daniel MS, et al. Helicobacter pylori infection and the risk of gastric carcinoma[J]. The New Engl. J. of Med, 1991, 325 (16): 1127-1131.

［3］张万岱，陈学清. 幽门螺杆菌感染与胃癌发生关系的进展 [J]. 中国中西医结合脾胃杂志，1995，3（2）：122-124.

［4］朱云华. 慢性胃炎中虚气滞证与胃黏膜幽门弯曲菌感染的病理观察 [J]. 中西医结合杂志，1989，9（12）：714-715.

［5］黄玉芳. 脾虚证胃病与实证胃痛幽门弯曲菌与病变关系的研究 [J]. 南京中医学院学报，1989，3：32-34.

［6］赵荣莱，王立，陈飞松. 消化性溃疡与幽门螺杆菌感染的中西医结合研究 [J]. 中国中西医结合脾胃杂志，1994，2（2）：11-12.

［7］陈飞松.慢性胃炎幽门弯曲菌感染和中医证型关系的研究［J］.北京中医，1990，（2）：14-15.

［8］王立，赵荣莱，陈飞松.慢性胃炎消化性溃疡中医证型与幽门螺杆菌的关系［J］.中国中西医结合脾胃杂志，1995，3（1）：27-28.

［9］张琳，杨连文，郑晓光，等.中药对空腹弯曲菌与幽门螺杆菌的抑菌作用［J］.中国中西医结合脾胃杂志，1994，2（1）：32-33.

［10］赵子厚，陈飞松，刘晋生，等.康胃冲剂的实验研究［J］.中国中西医结合脾胃杂志，1995，3（3）：158-162.

［11］付肖岩，杨春波.幽门螺杆菌感染的中医药研究进展［J］.中国中西医结合脾胃杂志，1995，3（4）：243-245.

［12］樊群.幽门螺杆菌感染与中医学诊断和治疗［J］.中国中西医结合脾胃杂志，1995，3（4）：246-248.

按： 幽门螺杆菌（HP）为 G 阴性，S 形或弧形弯曲的细菌，为非侵袭性病原，但能引起强烈的炎症反应，是引起慢性 B 型胃炎的病因。慢性胃炎发病率与 HP 感染率、流行率相一致，慢性活动性胃炎为 70%～92%，萎缩性胃炎为44%～97%，HP 根治后，胃的炎症改善，感染复发，炎症又出现。在 FD 患者中，HP 相关性胃炎发生率为 39%～87%。胃溃疡的 HP 检出率在 59%～86%，十二指肠溃疡为 80%～100%，与 HP 无关的溃疡仅占 0.3%。肠化生的 HP 检出率为 59%～93%，异型增生为 87%～100%。

内镜下发现 HP 阳性者，胃黏膜多有充血、水肿、糜烂、出血或溃疡，可能是 HP 感染的局部免疫反应。HP 产生的高活性尿素酶，HP 及其鞭毛破坏胃黏膜屏障而致胃黏膜损害，微需氧环境有利于 HP 生长，HP 感染又加重胃黏膜损害。

当下人们对 HP 感染与胃癌的关系过分重视，有点误解，胃癌发生并不由单一因素引起，而与多种因素相关，胃癌可能是 HP 长期感染与其他因素共同作用的结果，在慢性胃炎-胃黏膜萎缩-肠化生-异型增生-胃癌这一癌变模式中，HP 可能起到先导作用。即 HP 感染，主要作用于癌变的起始阶段，在活动性胃炎、萎缩性胃炎和肠化生发展中起作用，是启动因子的作用。HP 在世界人群中流行很广，在 50 岁以上人群中的检出率，发达国家达 50%，发展中国家达 70%～90%。

胃肠动力学说与中医胃肠病急症

赵荣莱　沈慧安

【摘要】本文根据当今迅速开展的胃肠动力学说，按照中医"脾升胃降"及"六腑以通为用"理论，提出从中医药中开发胃肠动力中药的设想，用以提高中医治疗胃肠病急症的疗效。

【关键词】胃肠动力学说；脾升胃降；六腑以通为用；中医胃肠急症

胃排空障碍常见于糖尿病性胃轻瘫、特发性胃轻瘫、慢性胃炎、消化性溃疡、非溃疡性消化不良、胃食管反流、空肠憩室、细菌过度繁殖综合征、慢性特发性小肠假性梗阻、皮肌炎等。主要症状为上腹饱胀、餐后明显、早饱、嗳气、恶心、呕吐、胃灼热、反酸等。胃肠病急症如胃潴留、急性胃扩张、幽门痉挛或幽门梗阻、手术后胃轻瘫、肠梗阻、功能性便秘等，也有胃肠运动障碍，与中医痞证、胀满、嗳气、恶心、呕吐、呃逆、反胃等证相似。

一、胃排空障碍研究状况

胃肠运动对于空腹和餐后消化道内容物转运起着关键作用。胃肠运动是复杂的、高度协调的神经肌肉活动，其中主要的是胃排空和肠道推进性蠕动，受肠道自主神经传出和传入部分调节。目前认为胃食管反流疾病（GERD）的病因并非酸分泌过多，因患 GERD 的病人，其胃酸排量和健康人并无差异，酸反流可能是多因素所致。胃轻瘫的病理生理是胃排空延缓及胃幽门十二指肠动力异常，即胃窦十二指肠运动不协调。胃动力药应用最多的有多巴胺受体阻滞剂，如甲氧氯普胺（MCP）作用于延髓多巴胺受体强力止吐，也有促动力特性，但因能透过血脑屏障，故引起锥体外系副作用。多潘立酮（DOM）是不易进入中枢神经的多巴胺受体阻滞剂，其治疗范围只限于胃、十二指肠区，对 GERD 无效。西沙必利（CIS）是甲苯酰胺衍生物，无拮抗多巴胺的作用，其靶受体是位于胆碱能中间神经元及肌间神经丛运动神经元的 5-HT$_4$ 受体，CIS 引起肌间神经丛的乙酰胆碱释放，诱导加强了生理运动。1990 年 Janssens J. 报告糖尿病引起胃潴留者，给红霉素后，胃窦Ⅲ相运动提前，促进胃固体排空。以后有人报告红霉素对迷走神经切除后的胃潴留、Roux Y 综合征、慢性假性肠梗阻均有效。1993 年 Keshavarzian A. 等证明红霉素可以促进固体和液体的胃排空。红霉素与胃动素有相似之处，刺激平滑肌的胃动素受体，对胃、十二指肠有强力促动作用，而对食管、远端小肠及大肠的促动作用很小。它引起强大的高振幅、不规则的胃窦、十二指肠收缩而产生副作用，如恶心、呕吐、腹泻。对于胃肠动力障碍引起的证候，中医有丰富的治疗经验和比较完整的理论，因此完全有可能在这一领域进行研究。1993 年 10 月在北京召开的国际胃肠激素和胃肠动力学会议，所报告的论文比较集中地显示了胃肠病学中这两个分支的最新进展，国内何美云的论文显示了对 GERD 的研究进展。面对国际国内医学界的挑战，中医界和中西医结合工作者确实应有紧迫感。

二、中医治胃肠病从通降入手

胃为水谷之腑，谷食入于胃，经过胃的腐熟消化，脾气将津液营卫之气运行周身，将糟粕排出体外。胃与大肠均属阳明经，主通主降，通降则生化有源、出入有序，否则胃失和降，肠失传化，壅滞为病，进而胃气上逆，肠道阻滞，甚至可演变为胃肠急症。

1. 通调气机、和中降逆

慢性胃肠病属虚者有虚寒或虚热，属实者有食积、湿阻、气滞、血瘀，故治有温、清、消、补之别，但总要着眼于和，气机调和，胃气下降，腑气得通，方能进食、受纳、运化而生化气血。胃主降浊，胃气不降则浊气、浊阴上逆。故治疗上轻则理气畅中，用青皮、陈皮、川朴、木香、香附、乌药、枳壳、枳实、佛手、槟榔、香橼之属。重则通降镇逆，平其上逆之气。降逆药又分偏清、偏温两类，前者有竹茹、代赭石、栀子、黄连、柿蒂、枇杷叶，后者有生姜、干姜、良姜、丁香、吴茱萸、肉桂、小茴香、半夏、苏叶、苏梗、苏子、沉香、降香、川椒、刀豆子等。

2. 宣降肺气、条达肝气与濡养肝阴

肺主一身之气，以脾为气血生化之源为前提。肺之肃降又赖胃气之顺降，故降胃气与降肺气之品相配则气机灵活，常用杏仁、枇杷叶、桔梗、紫菀、苏叶等。肝以气为用，当疏泄正常时，可助脾胃之纳运，使胃不受侮而胃气通降，故肝胃气滞时宜用四逆散加青皮、陈皮、香附、绿萼梅等疏肝和胃。肝又为刚脏，失于濡养则刚性难驯，故阴虚失濡、和降失司时，宜用一贯煎加味，柔药养肝，平衡肝之阴阳，达濡肝养胃之效。

3. 通腑攻下

六腑以通为用，以下行为顺。通腑攻下，清其积滞，是遵照"中满者泻之于内""盛者泻之""留者攻之"等理论。大量实践证明通里攻下有促进胃肠道活动，调整胃肠功能的作用。在胃肠急症中，应用尤多。

4. 辛开苦降与温清并用

对虚实夹杂、寒热互结于中时，辛开苦降，开其痞满，常用苏叶配黄连、干姜配黄芩、黄连，吴茱萸配黄连、山栀，半夏配黄芩、黄连，等等。对脾胃虚弱、运化失常的虚痞，用温胃饮、治中汤，以人参、白术健脾，炮姜温中，青皮、陈皮理气。如脾虚及肾、命火不足，中下虚寒引起之痞满，用六味回阳饮，人参补脾，附子、干姜温脾肾，当归、熟地黄补阴血，甘草和中。故健脾温肾也有促进胃肠运动的作用。由于慢性胃肠病的治疗，往往需较长时间，故用温补药时，一定要佐以山栀、黄连等清药，使整个处方起到凉不渍于脾肾、热不侵于膈上的作用。

三、中医胃肠急症与胃肠动力中药的开发

胃肠病急症有的直接发生于胃肠本身，有的（肝、胆、胰）与胃肠相邻，对脾胃功能包括运动功能都有影响。常见的胃肠急症有溃疡病穿孔（胃心痛）、幽门梗阻、急性胃潴留、胃扩张、急性胰腺炎（脾心痛）、急性肠梗阻（关格、肠结）、急性胆囊炎（胆胀）、胆石症（胁痛）、急性阑尾炎（肠痈）、手术后胃肠功能失调等。国内急腹症的研究，主要以通里攻下药取效。如对幽门梗阻用化瘀通幽汤，对胃空肠吻合术后吻合口排空障碍用旋覆代赭汤，对急性胰腺炎用清胰饮，对急性肠梗阻用大黄、芫花、甘遂，等等。对手术后胃肠功能失调用胃肠复元汤。北京已故名中医宗维新用大建中汤治愈1例不全性肠梗阻，是温药取效的例子，值得学习。由此可见，中医对于胃肠病急症的治疗，已有相当丰富的经验。但从促进胃肠动力的角度来开发研究有效的中药，迄今尚未引起足够的重视。笔者认为"脾升胃降"和"六腑以通为用"是开发研究促动力中药的理论依据，中医界要在以往对急腹症中西医结合研究的基础上，把着眼点转到胃肠运动功能的恢复上来，以提高对胃肠急症的疗效。

中医药对胃癌前病变的治疗

赵荣莱

【关键词】中医药；胃癌前病变；萎缩性胃炎；肠上皮化生；胃腺异型增生

胃癌占世界常见癌肿的第 2 位，是我国最常见恶性肿瘤之一，对人民健康构成很大威胁。慢性胃炎是一种常见病，1978 年 WHO 将慢性萎缩性胃炎（简称 CAG，下同）列为胃癌前期状态。胃癌切除标本病理检查发现有萎缩性胃炎改变者高达 70%～90%。CAG 长期随访中并发胃癌的发生率，国外报道为 9%～10%，国内报道为 1.03%～1.18%，如 CAG 伴肠上皮化生（简称肠化，下同），癌发生率为 8.21%。故对 CAG 的防治，具有防癌的意义。

一、胃癌前期变化

1972 年 WHO 的一个专题小组提出将胃癌前兆（precursor of gastric cancer）分为胃癌前期状态和癌前病变两类。

1. 胃癌前状态

是临床概念，指一些发生胃癌危险性明显增加的临床情况和疾病，如胃息肉、CAG、胃溃疡、残胃、Menetrier 病、恶性贫血等。这些疾病除贫血外，临床症状多无特征性，其诊断主要依赖胃镜和活检。

2. 癌前病变

是病理概念，在这类病变基础上容易发生胃癌。主要指胃黏膜上皮的异型增生。肠化是否属癌前病变尚有争议，但一般都认为含有硫黏蛋白的结肠型肠化为癌前病变。胃息肉特别是腺瘤性息肉，其上皮细胞往往有异型性，这种胃息肉本身既是癌前疾病又是癌前病变。

3. 胃镜下的变化

不论是上述癌前状态还是癌前病变，只凭临床是不能诊断的。上消化道造影、胃镜、胃黏膜活检病理是必不可少的诊断步骤，即使在胃镜检查时，也不能诊断是否有异型增生或肠化。近年来，国内中医和中西医结合专家，试图从胃镜下所见表现与中医证型相结合，来提高辨证施治的水平。根据国内已发表的资料，结合笔者个人从事胃镜工作的经验，认为胃镜下如见到如下情况，应当引起警惕：胃与十二指肠溃疡不同，要时时警惕其发生癌变的潜在危险，如溃疡不规则，胃底不平，凹陷呈阶梯样，岛形成，边缘如有虫咬，周围黏膜糜烂出血、僵硬、颜色变灰，黏膜皱襞杵状或突然变细、突然中断或互相融合，均表示为恶性溃疡。且文献报道3%～5%酷似良性溃疡结果是溃疡癌，尤其是癌肿深在肌层或以下，黏膜面可无明显改变，不易诊断。一般认为十二指肠溃疡不癌变，但也不应只以查到十二指肠溃疡为满足，十二指肠溃疡如同时胃窦部有糜烂，应在胃窦做活检，以排除该处是否为癌前病变或是早期胃癌。如果没有发现溃疡、息肉、黏膜皱襞巨肥等变化，而是发现黏膜变薄、血管透见时，应特别注意黏膜色泽是否暗淡或暗红，是否一触即出血，黏膜是否粗糙、有结节颗粒，是否有充血、出血和糜烂，黏液是否清亮，还是灰白、黄稠或污秽，胃蠕动是否正常，是否有局部发僵，扩展性如何。如有可疑，应做活检和刷检。当然有时胃癌生长在肌层，向浆膜层发展。

二、中医药对癌前病变的治疗进展

近20年来，中医药对CAG的治疗已取得很大的进展。对异型增生和肠化的治疗也找到若干规律性的认识，陈泽民提出"局部与整体、祛邪与扶正相结合"的原则，无疑是正确的。这是因为癌前病变的发生，多在久病体虚的基础上，气滞血瘀、湿热邪毒，久踞不去，发为病变，进而形成癥瘕积聚，聚而为癌。陈泽民用壁虎等虫类祛邪，治CAG伴肠化35例，病理有效率为66.7%。张文尧等慢性胃炎胃腺异型增生70例（异型增生70例，伴肠化41例），在辨证分型治疗的基础上，对胃黏膜水肿者加猪苓、茯苓、薏苡仁，充血者加蒲公英、地丁、败酱草、红藤、白花蛇舌草、芙蓉叶，异型增生加九香虫、地鳖虫、丹参、赤芍、乳香。治疗后显效59例（84.3%），有效3例（4.3%）。钦丹萍等用太子参、白术、茯苓、菝葜、红藤等组成的以健脾为主的方剂与西药维生素A、维生素C、维生素E等做对照，中药组23例不典型增生（简称ATP，下同），其中轻度13例，中度10例，治疗后11例轻度ATP消失，8例中度ATP消失，2例转为轻度；西药组11例ATP，轻度9例，中度2例，治疗后9例轻度ATP，2例消失，6例无变化，1例转为中度，2例中度ATP无变化。中药较西药为好。该文用 OPTON 公司半自动图像分析系统进行图像分析，测定细胞异型参数、组织异型参数、细胞和组织异型复合参数，结果表明中药组治疗后异型程度明显减轻，西药组治疗后无改善。王冠庭等以健脾益气、清热解毒为主要治则，健脾用党参、白术，清热解毒用蒲公英、白花蛇舌草，西药用 De-Nol 为对照，共治 45 例 HP 阳性的 B 型 CAG，伴肠化 22 例，异型增生 17 例（I~Ⅱ度）。随机分为中药组（21 例）、西药组（24 例）。结果两组胃部症状改善消失 100%。CAG 逆转分别为 85.7% 与 74.99%，肠化逆转率分别为 72.72% 与 81.81%，中药组 7 例异型增生逆转为正常。HP 阴转率中药组 85.71%，西药组 95.83%。董建华等治 154 例中度以上 CAG，伴 ATP 及肠化，中医属于虚痞范围，辨证分为气阴两伤、虚火灼胃、脾胃虚弱三个证型，分别采用甘平养胃除满、酸甘益胃消胀除满、甘温健胃补虚消胀法治疗，紧紧抓住正虚（气阴脾胃）气滞，在补虚的同时，理气消胀除满为其特色，与用清热解毒、活血化瘀等法不同。房莉云等用绞股蓝总苷口服液（每支 40mg，每日 1 支）治疗 30 例，治疗后 27 例胃黏膜明显光滑红润，10 例重度肠化中 6 例消失，2 例变为灶性肠化，12 例异型增生 8 例消失，4 例无变化。用绞股蓝也属于补脾益气范畴，可见补虚而无清解也有效。金愚林等用甘草白屈菜复方对 ATP 的疗效有效率 95.8%，消失率 87.5%。调控细胞癌变的重要环节之一是细胞内的 AMP 及 cGMP 水平及其相互关系，提高 cAMP 水平可以阻断癌变发生。甘草的甘草次酸及白屈菜碱均为磷酸二酯酶抑制剂，故甘草白屈菜复方是理想的 cAMP 调节药物。

三、癌前病变中医药治疗的若干问题

1. 治则探讨

笔者的经验倾向于通过补虚、调补脏腑气血，提高机体的抵抗力，在此基础上加理气活血之品即可，理气活血不仅为消除症状所必需，气行血畅，湿、痰、毒邪自可无留滞之虞。若不先从调畅气血入手，一味清解，使本来虚寒之体，益发虚寒，疗效当然不会理想。

2. 中医药治疗的主要对象

笔者认为在当前，不能过分夸大中医药的作用，由于缺乏严格的课题设计，对某些轻度肠化或轻度 ATP，属于炎症反应性者，随着炎症减轻或消退者，都算作中药疗效，就不一定确切。因此，在病理诊断上应遵循 1978 年全国胃癌防治研究协作组的标准，肠化应区分为小肠型、大肠型、完全型、不完全型。近年来，专家们已倾向对轻度异型增生不做处理，而治疗其基础病变，这部分病例可按 CAG 治疗。除非 HP 阳性，否则不必用解毒药、虫类药等。中度肠化及中度异型增生应为中医药治疗的主要对象。对含有大量硫黏蛋白细胞的结肠型肠化，有时无须经过异型增生阶段而发生癌变，对这类病人治疗时，要定期复查，有癌变可能时及时手术，重度异型增生当然不宜用中医药治疗，应及早手术。

3. HP 感染与胃癌的关系

HP 感染可引起急性胃炎和慢性胃炎，随后发展为萎缩性胃炎，在此基础上发生肠化的不典型增生。因此人们注意到 HP 感染与胃癌的关系，Personnel 等（1991 年）报告 128992 名在 1964～1966 年采取血清冷藏者，到 1989 年，有246 名诊断为胃癌，病理确诊为胃腺癌的 109 例（肠型 81 例，弥漫型 28 例），经 ELISA 法分别测定胃癌病人和对照组冷藏血清标本的抗 HP 抗体，结果胃腺癌患者 84%既往有 HP 感染，对照组抗 HP 抗体阳性率为 61%。龚琼模的 8 例胃癌 HP 抗体阳性者 4 例（50%），但目前还不能肯定 HP 感染有致癌作用。鉴于 HP 与慢性胃炎的关系，近年中医界用黄连、黄芩、大黄、蒲公英、半枝莲、白花蛇舌草等，想通过杀灭 HP 来预防胃癌的发生。这一尝试是有意义的，但需要有前瞻性的课题设计，有计划地进行研究，结果的分析不可能是一年半载完成，而是需要 10 年、20 年甚至更长时间。

4. 中西药结合的问题

目前没有一个较为理想的方案。De-Nol、硫糖铝等对黏膜有保护作用，前者还有较强的杀灭 HP 的作用，因此是一个可选择的结合使用的药物。

四、结语

北京地区和全国其他地区一样，过去 20 年间对慢性胃炎的研究，取得较大的成就，北京还在中医脾胃学说的研究中取得领先地位，过去对癌前病变已开始进行探索，"八五计划"将癌前病变作为重点研究项目，故北京的中医和中西医结合工作者，应将精力投入胃癌前病变的临床研究。

按：胃癌是世界上最常见的恶性肿瘤之一，年发病率为 17.6/10 万，我国属高发国家，每年死于胃癌者达 16 万人，在我国，胃癌发病率有逐年上升之趋势。

慢性胃溃疡、胃息肉、残胃、胃黏膜巨大皱裂症（Menetrier 病）、疣状胃炎、慢性萎缩性胃炎 6 种疾病被认为是胃癌前状态。

胃癌临床上出现癌肿之前，往往经过一个相当长的演变阶段，在这期间出现的黏膜病理变化，称为胃癌前病变，通常是指胃黏膜异型增生及肠上皮化生，而阻断胃癌前病变，使之逆转正常，是有效控制胃癌的根本措施。

慢性萎缩性胃炎属于"胃痞"范畴，是"因胃病日久，脾胃气虚，胃络失养而萎缩。以长期食少、胃部痞胀、腹泻、消瘦乏力为主要表现的内脏痿病类疾病"。东垣论脾胃病常涉及"痞""满"。其病因病机多与脾胃虚弱、饮食不节、七情失和、气滞络阻、痰湿中阻、失治误治等因素有关。慢性萎缩性胃炎（CAG）发生胃癌前病（Precancerous lesions of gastric cancer，PLGC）有发展为胃癌这一情况，受到关注。

萎缩性胃炎每年的癌变率为 0.5％～1％，现认为胃黏膜肠上皮化生和异型增生有癌前意义，后者意义更大。内镜随访其癌变率分别为：轻度 2.5％，中度 4％～8％，重度 10％～83％。肠化经 1～10 年随访，癌变率为 1.9％。最近有人提出异型腺体囊性扩张也有癌前病变性质，腺体扩张严重伴萎缩，可伴异型增生和肠化，国内报告癌变率 9.9％。萎缩、肠化、异型增生的诊断，要依靠活检病理检查。慢性胃炎有 5 种组织学变化反应分级，即 HP 感染、慢性炎症、活动性、萎缩和肠化，分成无、轻度、中度和重度四级。

中医药对 CAG 及 PLGC 的治疗，相关报道逐年增多，成为目前胃癌防治研究的重点，归纳而言，辨证提倡宏观与微观相结合，中医药治疗总以健脾益气、理气活血通络、解毒抗癌为大法。由于异型增生未必一定癌变，可能①逆转；②长期无变化；③由轻至重，最后癌变。因此不能根据个别案例的治疗效果，即评价中医药的疗效。对 PLGC 的防治，尚需制订计划，进行长期深入的研究。

关于胃促动力中药开发研究的再思考

赵荣莱

笔者 1993 年在《中医杂志》发表"从脾胃升降理论探讨开发胃动力中药的设想"一文，旨在引起中医同道对这一问题的重视。胃肠动力学的研究，成为国内外胃肠病学的热门课题，由于胃动力障碍性疾病十分常见，中医对这类疾病的病证早有认识，并有相当丰富的治疗经验，因此，从中医药开发胃促动力中药的问题有再次提出来思考和讨论的必要。胃肠运动对于空腹和餐后消化道内容物转运起着关键作用，胃肠运动是复杂的、高度协调的神经肌肉活动，其中主要是胃排空和肠道推进性蠕动。主要受肠道自主神经传入和传出部分调节，胃肠平滑肌的肌电调节机制与胃肠运动的关系及运动与胃排空的关系已开始为人们所认识，严重功能性消化不良病人胃窦可记录到异常电活动，包括慢波系列节律性和非节律性颤动频度异常增高。

主要的胃运动障碍性疾病有食管动力障碍、反流性食管炎、非溃疡性消化不良、胃轻瘫等。在食管运动障碍中最常见的是弥漫性食管痉挛。其特征是食管特别是食管的下 1/3～1/2 缺乏正常的推进性蠕动，而由一种异常强烈的、非推进性和持续性的收缩所替代，主诉为胸骨后疼痛向背部和肩胛部放射，酷似心绞痛，可伴或不伴消化不良。胃食管反流病的病因并非酸分泌过多，因这类病人的胃酸排量和健康人并无差异，酸反流可能是多因素包括运动障碍所致，其动力障碍有 LES（食管下括约肌）压力减低，与吞咽无关的 LES 暂时性松弛、食管下端蠕动减弱、胃排空延缓，可能是食管下段及胃动力障碍导致过多的酸反流。

非溃疡性消化不良（NUD）常与其他动力障碍相关联，根据 1987 年在芝加哥召开的国际会议制定的标准，有上腹痛、腹胀、早饱、恶心、呕吐、胃灼热等上腹部症状，病程超过 4 周，与劳力无关，无消化性溃疡，无反流性食管炎、胃癌等，可诊断为 NUD。

胃轻瘫的病理生理是胃排空延缓及胃－幽门－十二指肠动力异常，即胃窦、十二指肠运动不协调，可继发于糖尿病、硬皮病、空腔脏器萎缩及胃迷走神经切断术后，也可为特发性即某些慢性消化不良患者，其主要表现为早饱、恶心、呕吐、反流、食欲不振、餐后上腹部烧灼感或疼痛。某些酸相关性疾病如胃食管反流病、胃溃疡、胃炎可引起胃轻瘫。国内近年研究认为慢性胃炎胃排空延缓，进餐后上腹胀满，胃下垂时胃肌张力减弱，餐后饱胀，直立时尤为明显。最近有人研究胆道疾病（胆囊炎、胆结石、胆囊息肉）的胃动力，发现胆道疾病患者胃液排空时间明显延长。

慢性胃炎、非溃疡性消化不良、胃食管反流病、胃下垂等慢性胃病均可出现胃脘部痞闷胀饱，其病机为胃气失于和降、胃气上逆等中焦气机逆乱，与胃动力障碍这一病理机制相当。在前述疾病中出现的一系列症状如胃脘胀痛、早饱、恶心、呕吐、嗳气、泛酸、胃灼热，在中医文献中有相似记载，如胃脘痛、胃痞、吞酸、吐酸、醋心、嗳气、恶心、呕吐等。脾胃属土，上虚则中寒内生，土不生火，脾运失健，气化无权，故心下痞满不舒，若燥热耗伤胃津，胃阴不足，通降失常也可致痞。恶心是胃气上逆，胸中泛恶，欲吐之候，呕吐是食物和痰涎从胃上涌，自口而出，恶心呕吐可由食、痰、湿、寒、热等邪而致，亦有因虚而发，如呕吐清冷，脘腹冷胀，喜热畏寒者，多由气阳不足所致。嗳气为清气下陷，浊气泛上，不得顺行，食积伤胃、寒邪客胃、情志郁结均可使胃气失降而自口嗳出，但脾虚肾亏，命火不能上蒸脾土，浊阴不降，亦向上嗳出。吐酸、吞酸而致胸脘难受者，称为醋心，虽有因感寒、伤食、热扰、肝胃气逆等引起，但脾胃阳气虚，运化呆滞，使酸水上泛，为脾虚吞酸，上述诸症常并见，其病因病机大同小异，其因虚而致者，多为脾肾不足，中下虚寒，阳气不能温煦脾胃，故气化不利，湿浊难化，气湿交阻于中，而使胃气失和，甚则中焦气机逆乱，不降反升，而出现上述诸症。

五脏六腑脾胃居中，脾胃为气机"冲和"之脏，"胃受水谷，脾主运化，生血生气，以充母体"，脾气将津液营卫之气运行周身，为身体利用，将糟粕排出体外。胃与大肠均属阳明经，主通降，通降则生化有源、出入有序，否则胃失和降，肠失传化，壅滞为病，进而胃气上逆，肠道阻滞，气道不宣，气机阻遏。故中医治胃肠病，主张通降。

肺主一身之气，以脾为气血生化之源为前提，肺气肃降又赖胃气之顺降，故和胃降气若配合肺气宣降，则气机灵活，临床上常在和胃药中加轻清宣上或苦降肺气之品，如桔梗、杏仁、紫菀、旋覆花以舒展肺胃气机。肝以气为用，肝气疏泄正常可助脾升清阳之气，助胃下降浊阴之气，则胃不受侮而胃气通降。当肝气郁结、脾胃呆滞、运化失常、胃失和降时，宜疏肝解郁和胃；当肝气犯胃、乘克脾土时，又宜疏之达之以和胃，用逍遥散、四逆散、柴胡疏肝散等。肝为刚脏，一旦失于濡养，则刚性难驯，故对肝胃阴虚、濡润和降失司者，又宜柔药养肝，平衡肝之阴阳，用一贯煎加味，养肝达肝而和胃气。

慢性胃病属虚者有虚寒或气阴不足，属实者有食积、湿阻、痰凝、气滞、血瘀、热郁等，故治有温、清、消、补、化之别，但总要着眼于和，即调和气机，和胃降逆。治疗上轻则理气和中，常用青皮、厚朴、木香、香附、乌药、枳壳、枳实、槟榔、佛手、香橼、苏梗、藿香之属；重则通降镇逆，降逆药分偏清、偏温两类，前者有竹茹、代赭石、栀子、黄连、柿蒂、枇杷叶；后者有生姜、干姜、良姜、丁香、吴茱萸、肉桂、小茴香、半夏、苏叶、苏子、沉香、降香、陈皮、厚朴、川椒、韭汁等。

若虚实夹杂、寒热互结于中者，宜辛开苦降，开其痞满，如苏叶配黄连宣上畅中、开肺和胃，干姜配黄芩、黄连或山栀，半夏配黄芩、黄连，等等。苦寒药能泻能降，少佐辛温药能开能通，使泻中有开，通而能降。

中医方药中具有和胃降逆作用的，一般有胃促动作用，如保和丸（和胃消食）、大安丸（消中兼补）、枳术丸（补虚导滞）、平胃散（运脾行滞）、越鞠保和丸（疏气解郁，和胃消食）、舒肝丸（疏肝解郁，消胀除满）、沉香舒气丸（理气疏郁，消积和胃）、旋覆代赭汤（健脾降逆）、丁香柿蒂汤（温胃降逆）、橘皮竹茹汤（清热降逆）、香砂养胃丸（健脾和胃除满）、人参健脾丸（健脾理气）、温胃饮（温脾胃除满）、理中汤（温脾肾降浊），以及后来开发的活胃散（和胃降逆）、胃苏冲剂（理气和胃），这些方药消食、理气、解郁、行滞，或寓消于补，或清或温，适用于各种情况，取得相应的疗效。当前国内临床胃肠病科医生遇到的棘手问题中，较多的是胃食管反流病、非溃疡性消化不良、慢性胃炎等病，患者主诉膈脘满闷嘈杂、胃灼热、反酸、倒饱、嗳气等症，到处求医，效果不满意。笔者近年遇到这类病人，十分注重健脾，这不仅是古训有"脾胃之气无所伤，而后能滋养元气，若胃气之本弱，饮食自倍，则脾胃之气既伤，而元气又不能充而诸病之所由生也"。在气机升降过程中，脾气主升，胃气宜降，若失其常度，当升不升，当降不降，则"扰动冲和"，气机不利，"冲和失布"。故健脾胃这一机体"冲和"之脏，对人体气道之宣通、气机之流畅有十分重要的作用。故脾升是胃降的前提。笔者等观察1290例慢性胃炎有脾虚见证

919 例，占 71.24%，558 例消化性溃疡有脾虚见证 461 例，占 82.6%。可见脾虚是慢性胃病的病理基础，即使得胃食管反流病，也往往有胸闷腹胀等脾虚表现。笔者从香砂六君子汤、厚朴温中汤、左金丸 3 方中选出党参、木香、白术、厚朴、草豆蔻、干姜、吴茱萸、黄连等药，水煎服，治上述病人，取得满意效果，随着临床上脘闷、胃痛、早饱、嗳气、恶心等症状的消失或减轻，胃排空时间也明显增快。

由于具有胃气失和表现的慢性胃病病人往往病程较长，久病致虚，脾病及肾，多有脾肾阳气不足表现，笔者学习前贤有关论述，发现前辈医家对因脾肾不足、中焦虚寒、气机不利而引起的胃气失和，往往从健脾温肾入手，如对寒滞中焦、胃中虚冷用丁香、干姜等温中祛寒，脾胃阳虚之虚痞用温胃饮（人参、白术、扁豆、陈皮、炮姜、炙甘草、当归）、治中汤（人参、白术、炮姜、炙甘草、陈皮、青皮），脾肾不足，中下虚寒，用六味回阳饮（人参、干姜、附子、当归、熟地黄、炙甘草）。又如对老人或肾虚嗳气胸闷吞酸者，用附子、肉桂、吴茱萸温补脾肾、降逆止酸。以上认识，笔者认为对胃运动障碍性疾病，既要重视顺气和胃降逆，又要健脾而使脾气得升，从而为胃气下降创造条件。脾阳根于肾阳，温肾而温煦脾阳，脾肾之阳，相互依赖，相互促进，共起温中祛寒作用，使滞气行、湿浊化，达到胃气和降、脾胃气机冲和的目标。笔者最近以健脾温肾、理气化湿、和胃畅中为治则，研制一个处方，在临床使用，效果很明显。由此可见，对慢性胃病而有胃失和降见证者，以运用"虚者补之使通，寒者温之使通"的大法为佳。

慢性胃炎、消化性溃疡中医证型
与幽门螺杆菌的关系

王　立　赵荣莱　陈正松

【摘要】对 1366 例慢性胃炎、消化性溃疡患者的胃黏膜进行幽门螺杆菌（HP）定性检测，并与其中医证型进行分析。结果表明：HP 阳性者以实证为多见，HP 阳性率在不同中医证型中依次为脾胃湿热 > 胃络瘀血 > 肝胃不和 > 脾胃虚弱。

【关键词】胃炎；消化性溃疡；幽门螺杆菌

我们对 1366 例慢性胃病患者胃黏膜标本进行幽门螺杆菌（HP）定性检查，旨在探讨 HP 与慢性胃炎及消化性溃疡的发病关系。

一、一般资料

检测对象共 1366 例，其中男 728 例，女 638 例，男女之比 1.14∶1；年龄 14 ~ 84 岁，其中 <40 岁 702 例（占 51.4%），41 ~ 60 岁的 410 例（占 30%），>60 岁的 254 例（占 18.6%）；消化性溃疡 439 例，慢性胃炎 927 例。

采用兰州军医学校和福建三强生化公司研制的 HP 快速诊断试剂盒对胃窦部近幽门处黏膜活检标本进行定性检测，同时对其中 1281 例进行 HP 镜检。

二、结果

定性检测：阳性者 923 例（67.6%）。HP 镜检：革兰染色阳性 817 例（63.8%），改革吉姆萨染色阳性 822 例（64.2%），微需氧环境 HP 培养阳性 809 例（63.2%），为减少假阳性和假阴性，以两项或两项以上检查阳性判为阳性，结果 835 例阳性（65.3%）。

1. 中医辨证与 HP 的关系

（1）临床主症、舌象与 HP 关系见表 1、表 2。

表 1 临床主症与 HP 的关系

主症	例数（%）	HP 阳性例数（%）	主症	例数（%）	HP 阳性例数（%）
胃痛	1202（88.0）	932（77.5）	纳呆	758（55.5）	354（46.7）
胃胀	878（64.2）	523（71.0）	乏力	873（63.9）	274（31.4）
嗳气	732（53.3）	489（66.8）	口干	173（12.7）	80（46.2）
反酸胃灼热	672（49.2）	478（71.1）	五心烦热	154（11.3）	74（52.0）

表 2 舌象与 HP 的关系

舌质	例数（%）	HP 阳性例数（%）	舌苔	例数（%）	HP 阳性例数（%）
淡红	715（52.3）	380（53.1）	薄白（黄）	670（49.0）	340（50.7）
红	264（19.3）	210（79.5）	黄厚（腻）	168（12.3）	140（83.3）
淡	230（16.8）	120（52.2）	白厚（腻）	150（11.0）	120（80.0）
暗	103（7.5）	81（78.6）	苔少（剥）	34（2.5）	15（44.1）

由两表可见：HP 阳性多见于实证组。反映出有热象或湿蕴、湿热者 HP 阳性率高。

（2）中医证型与 HP 关系见表 3。

表 3 中医证型与 HP 关系

证型	例数（%）	HP 阳性例数（%）
肝胃不和	248（18.2）	184（74.2）
脾胃湿热	180（13.2）	156（86.7）
胃络瘀血	101（7.4）	81（80.2）
脾胃虚弱	674（49.4）	425（63.0）

表中所示 HP 感染情况在不同中医证型依次为脾胃湿热、胃络瘀血、肝胃不和、脾胃虚弱。

2. 消化性溃疡、胃炎与 HP 的关系

详见表 4。

表4		消化性溃疡、胃炎与HP的关系		
		例数	HP例数（%）	HP阳性总例数（%）
溃疡	胃溃疡	113	89（78.8）	378（86.1）
	十二指肠溃疡	326	289（88.7）	
胃炎	慢性浅表性胃炎	760	438（57.6）	502（54.2）
	慢性萎缩性胃炎	167	64（38.3）	

表中可见消化性溃疡者HP阳性率明显高于胃炎者，而以十二指肠溃疡组最为显著，与已报道的资料相一致。

3. 胃黏膜炎症程度与HP阳性的关系

对其中826例（包括溃疡与胃炎）的胃窦部黏膜进行活检病理检查，结果显示炎症程度轻、中、重者HP阳性率分别为58.01%（205/353）、89.88%（255/284）、94.2%（178/189）。表明中、重度炎症者HP阳性率明显高于轻度炎症。提示HP感染与炎症程度有一定关系。

三、讨论

近年发现在70%～80%的胃溃疡者和近乎100%的十二指肠溃疡者的胃黏膜中可找到HP，74.1%慢性胃炎可检到HP，活动性胃窦炎95.2%可检得HP。越来越多的证据表明，有效的抗HP治疗，可促进溃疡愈合，根除HP可以防止溃疡病复发，新近有人提出除"无酸即无溃疡"这一论点外，还应再加"无HP即无溃疡"这一论点。

通过胃镜观察，HP阳性者，胃黏膜多为充血、水肿糜烂、出血及溃疡，可能是HP感染的局部免疫反应。HP产生的高活性尿素酶，HP及其鞭毛破坏胃黏膜屏障而致胃黏膜损害；另一方面可能是胃黏膜在其他致病因素的作用下发生的损害，微需氧环境有利于HP的生长，而HP的感染又进一步加重胃黏膜损害。HP被认为与胃溃疡，特别是十二指肠溃疡的发病有一定关系。

不同中医证型HP检出率不同。其中湿、热、瘀等邪明显的，较单纯脾虚为高。反映邪盛时多有活动性炎及糜烂、溃疡的胃黏膜损害征象，因此，如能仔细观察临床表现、舌象，辨出较客观的中医证型，似可提示是否有HP感染。

著名胃肠病学家David Graham和GNT Tytgat等认为应把HP阳性的十二指肠溃疡当作感染性疾病，像治疗结核病那样来治HP阳性消化性溃疡。因此，对于慢性胃病检测HP感染情况，对消化性溃疡的预防治疗具有十分重要的意义。

重视对非溃疡性消化不良的中西医结合研究

赵荣莱

非溃疡性消化不良（non ulcer dyspepsia，NUD）为国外学者习用而国内尚未普遍接受和采用的诊断术语。在消化内科门诊，每天有相当数量的慢性胃炎或十二指肠炎病人，经胃镜和上消化道造影检查并无溃疡、肿瘤等器质性病变，中医对其以"胃痞"观点即胃部痞满论治，可包括在 NUD 范畴之内。为推动中西医对这一常见多发病的临床诊治与科研工作，便于开展国际学术交流，建议在国内采用 NUD 诊断概念。

一、NUD 的定义

消化不良是指慢性上腹痛、不适、饱胀、嗳气、恶心或呕吐、胃灼热等上消化道症状群。非溃疡性消化不良是上述症状经临床分析评价及实验室检查，未发现其有结构上的原因，且内镜检查排除急性溃疡或消化性溃疡、食管炎和恶性病变，B 超、X 线及实验室检查排除肝、胆、胰器质性病变。卫生部（现中华人民共和国国家卫生和计划生育委员会，全书同）1993 年版《中药新药临床研究指导原则》将痞满证定义为"以病人自觉胃部饱胀、胀满或胀痛不适，伴有食少纳呆、嗳气、大便溏或排便不爽为主要表现的常见胃肠疾病，通常反复发作在 2 个月以上"者，内涵与 NUD 定义基本相同。

二、NUD 诊断标准

①消化不良症状持续 4 周以上；②内镜排除胃溃疡及胃内肿瘤；③实验室及 B 超、X 线检查排除肝、胆、胰病变；④追踪 2～5 年，并 2 次以上胃镜复查，未发现新的器质性病变。鉴于 NUD 诊断国际上尚无统一标准，国内对 NUD 尚未普遍采用的情况，上述第 4 条作为诊断标准较为严格，故临床工作可以前 3 条为准。

三、NUD 的分类

1989 年在芝加哥召开的国际专题会议上，将 NUD 分为反流样、运动障碍样、溃疡样、吞气症和特发性 5 种类型。其中反流样型常被诊断为食管炎，但32% 有反流症状者的食管完全正常，100 例有反流症状的病人，其严重程度与食管炎症程度间并无联系；溃疡样型是有周期性上腹痛、夜间痛并可通过进食和服用抗酸剂等缓解溃疡病样症状，但内镜未能发现溃疡的病人。

四、NUD 的胃动力学改变　胃压力测定结果可反映平滑肌张力及蠕动功能。国外 Rees 等对不明显上腹沉重感和嗳气多年的男性病人进行压力测定，发现病人进食固体、液体餐后，胃窦部收缩较正常人呈现振幅较低的时相收缩波压力改变，该类型压力波与胃对固体食物排空明显延缓有关。我国冯英明等最近对 11 例 NUD 病人进行了胃镜下胃内总部位（球部、幽门、胃窦、胃体、胃底、贲门）基础压力和总压力测定，并与 10 名健康人做比较，结果各项指标均低于健康组，并有胃蠕动功能紊乱，可能是上腹饱胀、隐痛的病理生理基础。

五、开展对 NUD 的中西医结合研究

国内胃动力学已从实验研究阶段转向临床。1993 年在北京召开了国际胃肠激素与胃肠动力学会议，多潘立酮、西沙必利等胃促动药物已引进并广泛在临床应用；便携式 24 小时 pH 监测仪、高分辨胃肠功能测定仪、胃电图仪等精密仪器在国内市场亦有销售；介绍有关胃肠动力基础生理和临床实践知识与信息的《动力（Motility）》杂志（中文版）已在国内发行。但是，与当今胃病研究的 3 个热点（分泌功能变化及治疗、幽门螺杆菌感染及根除、胃动力障碍）中前 2 个相比，国内胃动力研究远不够活跃。当前与胃肠病防治至关重要的动力障碍机制及其相应药物研究，有其紧迫性和可行性。而中医中药在对胃动力调节和改善中，恰恰是可以发挥作用的。NUD 是较为典型的胃动力障碍性疾病，且同时具有中医痞满证证候，故中医和中西医结合工作者接受并采用 NUD诊断概念，有利于开展对 NUD 的中西医结合治疗和开发消痞除满的中药新药研究。

胃排空检测的临床应用

赵荣莱　王　立

【关键词】胃排空；胃动力障碍；胃失和降

　　胃排空障碍主要指各种原因引起的胃排空延迟。常见有糖尿病性胃轻瘫、手术后胃轻瘫和特发性胃轻瘫。慢性胃炎常有胃排空延迟，临床上出现胃脘胀满甚或早饱、嗳气等消化不良症状。非溃疡性消化不良是动力障碍性、炎症性疾病，其中多数有胃排空障碍。胃食管反流病的基本病理生理与因食管下段及胃动力障碍所致过多的酸反流有关，也有胃排空延缓。中医药对胃脘饱满等胃失和降证有较好疗效，但在疗效判定上往往靠症状消失与否，而缺乏客观指标。测定胃排空的方法早年是观察钡剂从胃中排出，但胃的钡剂排空不符合生理，又不定量。γ照相探查胃肠道内同位素，测定半排空时间，常用 ^{99m} 锝硫化胶体，不从胃肠道吸收，半衰期为 6 小时。优点是不需要插管，核素试验符合生理，放射量低，用计算机处理资料，方法不复杂，限度是有时由于器官重叠，影响结果，且仪器昂贵，不易普遍应用。我们以口服 ^{131} 碘化钠胶囊，用 GV302 型功能仪探测同位素胶囊排空时间的方法测定 47 例慢性胃病，10 例非胃病患者，现将初步结果介绍如下：

一、观察对象

　　47 例经胃镜和胃黏膜活检确诊的病例。慢性浅表性胃炎 32 例，胃溃疡 1 例，十二指肠溃疡 11 例，复合溃疡 2 例，胃轻瘫 1 例。男性 32 例，女性 15 例。年龄在 24～72 岁之间（<40 岁 18 例，41～72 岁 29 例）。这些病人中主诉胃胀满的 37 例，腹胀 33 例，早饱 19 例，纳呆 21 例，嗳气 10 例，恶心 8 例，胃痛 24 例，胃寒 29 例。舌象以薄白苔为主（29 例），黄苔 6 例，白腻苔 8 例，黄厚腻苔 2 例，并有 2 例剥苔。

　　另 10 例为非胃病患者，其中神经官能症 2 例，糖尿病 2 例，支气管炎 1

例，甲状腺病 2 例，冠心病 2 例，关节炎 1 例。其中男性 5 例，女性 5 例。年龄 24～78 岁（<40 岁 4 例，41～60 岁 3 例，>60 岁 3 例）。

二、方法

放射性同位素胶囊的制备、服胶囊及测定时间、测定方法均已在本刊 1985 年第 5 期做过介绍[1]，故从略。

患者服 6 粒胶囊，测定 3 粒或 3 粒以上同位素胶囊排出胃腔所需时间，为胃排空时间，测定结束后，给病人服双醋酚酊 5～10mg，促使胶囊排出体外。

三、结果

胃排空时间 40 分钟 1 例，90 分钟 2 例，均为十二指肠球部溃疡；120 分钟 4 例，为慢性胃炎 3 例，胃溃疡 1 例；150 分钟 3 例，2 例慢性胃炎，1 例复合溃疡；180 分钟 14 例，其中慢性胃炎 10 例，十二指肠球部溃疡 3 例，复合溃疡 1 例；175 分钟 3 例，2 例为慢性胃炎，1 例做胆管及十二指肠部分切除，有吻合口炎；210 分钟 14 例，12 例为慢性胃炎，2 例十二指肠球部溃疡；240 分钟 4 例，为慢性胃炎；1 例 270 分钟排出，为慢性胃炎并有习惯性便秘；还有 1 例 270 分钟后仍未排出，为胃轻瘫。10 例非胃病患者，120 分钟排出 1 例，180 分钟排出的 2 例，210 分钟排出的 3 例，240 分钟以上排出的 4 例（糖尿病 2 例，便秘 2 例）。

在检测过程中，57 例中有 42 例同位素胶囊可以散开，其中测到 5 个点的 1 例，4 个点的 2 例，3 个点的 16 例，2 个点的 23 例。其余 15 例吞胶囊后在胃内只能测到一个点，以后也不再分开，最后一起排出，实际上是全部排出。

四、讨论

胃排出是基于一种电生理过程，胃肠运动的生理基础是胃肠肌电，即消化间期综合肌电（IMC），发生于胃壁、十二指肠壁的平滑肌。胃电起搏点在胃体上部大弯侧，肠电起搏点在十二指肠上部，分别沿胃肠肌向下传播，引起胃肠运动，用压力测定记录下来为消化间期综合移行运动（Interdigestive Migrating Motor Complex，简称 IMMC），即空腹时胃十二指肠的周期性运动，分为 Ⅰ、Ⅱ、Ⅲ、Ⅳ 四相，Ⅰ 相为静止期，Ⅱ 相有不规则的肌电活动和间断收缩波，Ⅲ 相有较短时间规则的肌电活动和推进性收缩，Ⅳ 相不重要，有少许不规则肌电活动，进餐对 IMC 有影响，水和清淡饮料不明显干扰 IMC 周期，液体膳食抑制 IMC，降低胃窦周期性压力波振幅，引起小肠不规则收缩，固体膳食引起胃窦强的周期波，胃窦幽门十二指肠协力收缩，固体排空时间比液体明显延迟。胃肠运动受从平滑肌细胞到脑中枢不同水平的控制，包括神经通路和体液通路，后者主要是某些激素参与胃肠运动的控制，如胃动素、胃泌素、胰泌素、生长抑素等，空腹时外周血中胃动素周期性变化与 IMC 一致，在Ⅱ相末增高，Ⅲ相后期下降，静脉注射胃动素能产生典型的Ⅲ相电活动。肠神经系统（ENS）包括两种神经丛，即黏膜下丛和肠肌丛，广泛分布自食管至肛门管壁的全部胃肠道肌间。黏膜下丛支配黏膜的分泌和吸收活动及黏膜肌的收缩运动，肠肌丛有突触与黏膜下丛间相联系，使运动和分泌吸收相互协调。肠肌丛内部又有复杂网络相联系，受机械的、化学的刺激后，通过反射协调消化道各处的运动。

慢性胃炎、非溃疡性消化不良、胃食管反流病、胃下垂等慢性胃病，均可出现胃脘部痞闷胀饱，其中医病机为胃气失于和降、胃气上逆等中焦气机逆乱，与胃动力障碍这一病理机制相当。这类病证临床十分多见，中医药有较好疗效。胃排空检测可作为评价调整胃动力方药的一个有用的客观指标。脾虚证患者存在胃运动功能及调整机制中不同环节的障碍，排空检测法的开展，可为脾虚证本质的研究提供线索。

参考文献

[1] 赵荣莱，等.慢性胃炎溃疡病基础胃排空时间的初步观察 [J].北京中医,1985,（5）:36.

"脾虚综合征"一种新的病证诊断学概念

危北海　金敬善　赵子厚　刘晋生　赵荣莱　李乾构

【关键词】脾虚综合征；证候；诊断学

近年来，我们对脾虚证进行了一系列的临床和实验研究工作，取得了不少有意义的资料，为阐明脾虚证的实质提供了科学依据。在此基础上，我们经过系统的综合分析，使我们对脾虚证在理论认识上产生了新的飞跃，有了更进一步的深入认识，我们本着辨病和辨证结合的需要，融中西医理论于一体，提出一个新的病证概念，认为可以把脾虚看作是一个综合征，称之为"脾虚综合征"。既体现是一个中医辨证论治中的证型，同时又是一个类似现代医学中的综合征（证候群），是中西医结合、辨病和辨证结合中的一个新的诊断学概念。脾虚综合征有它自己所特有的发病机制、病理生理学基础、临床证候表现、诊断标准和相应治则方药，是一个临床基础结合、诊治结合、医药结合的概念统一体。它可以为中西医所理解和接受，并可在临床上得到实际应用。我们认为，建立这样一个新的综合概念，具有重要的临床意义，它加深了对疾病的病理生理学紊乱状态的认识，有利于提高临床疗效。

一、脾虚综合征的概念

首先要明确指出的，这里的脾虚是指脾气阳虚，因为中医认为气、阳属于同一概念涵义，只是程度不同，故可以归属于一类，但不包括脾阴虚。脾虚综合征就是一个根据四诊所见，具有脾气（阳）虚证的证候的一种综合征，且应用健脾益气治法可以获得良好的疗效。一般认为中医藏象学说中的各个脏腑的涵义是一个概念性统一体，它包括有代谢、形态和功能的综合概念。例如中医的脾胃，既不等同于西医所谓的消化系统，更不等同于西医器官的胃、脾和胰腺，但从其所描述的生理功能、病理变化和临床证治的表现来看，又与消化系统及其所属的器官有最密切的联系和颇多类似之处。同样，"脾虚综合征"也是如此。它是包括功能、形态和临床诊治的综合概念。

二、脾虚综合征的发病机理及病理生理学基础

从中医理论来看，脾主运化，为水谷之海，气血生化之源，称为后天之本。"四季脾脏不受邪"，若机体脾胃素体虚弱或受外邪侵袭，例如饮食失调、寒热不节、劳累过度、烟酒及精神刺激等引起脾胃虚弱，则健运失司，脾气不旺，若病时日久或寒邪直中，引起脾阳亦虚，可以形成脾气（阳）虚损之证。从现代医学来看，我们根据 20 多年来的临床观察和实验研究，对脾虚证的实质初步得出了这样一个概念性认识，即该证是以胃肠道的分泌、排泄、吸收和运动功能降低为主要表现的神经体液和免疫调节紊乱和营养代谢低下的一种虚损性的疾病状态，其证候产生的机制是胃肠道的一种虚损性功能低下或失调。其形成的因素可以是：①由于胃肠道本身存在组织形态学变化，如慢性炎症和组织变性等；②由于胃肠道的单纯性功能性低下或失调；③由于全身性疾病通过神经体液或免疫调节而引起的胃肠道功能性或器质性变化。但只要病人出现"脾虚综合征"的临床表现，就说明消化道存在这样一种病态变化，其引起的原因可能是多方面的，如器质性的、功能性的或神经体液性的，其病种也是多系统的，不限于消化系统疾病。其主要的病理生理学变化可归纳如下：

就我们所得的实验结果来看，可归纳为两种情况，一种是发现阳性率较高而特异性较差的只能反映一般虚证的共性的指标。它既可以见于脾虚证，亦可以见于肾阳虚证，或可称为非特异性虚证指标。

另一种是发现有少数特异性较强、阳性率也较高的反映脾虚证的个性指标，这可以称为脾虚证的特异性指标，其中，尤以经过国内多数单位广泛临床验证（数千病例）和动物实验证实的木糖吸收试验最具有代表性，而且已得到大家公认。所以，我们认为后者是反映脾虚证的特有的病理生理学基础，是区别于其他虚证的本质性改变，也是产生脾虚证的原发的病理特征。因此，根据目前所得的研究资料，可以归纳起来说，脾虚综合征是以消化道的病理生理学改变为基础而引起的一种全身性功能低下的虚损性的疾病状态。在脾虚综合征中所见到的贫血、人血白蛋白降低及免疫功能低下等变化，均可能属于继发性病变。

三、脾虚综合征的临床表现

脾虚综合征的临床症状主要为食欲不振、脘腹胀满、大便溏泻、四肢无力

和面色淡白等，根据这些症状的综合表现或不同组合便可以诊断为该综合征。

1. 食欲不振是脾虚证的一个重要症状。但就其本身而言，却是一个非特异性的症状，可以见于很多疾病，甚至认为是健康的一面镜子，其引起的原因很多，可因全身感染性疾病、精神心理因素或消化系统等多个系统的疾病而产生，然而其基本的病理机制是舌体的味觉改变，各种机体的器质性、功能性或精神性损害均可反射性地影响到中枢的进食中枢与饱觉中枢的平衡失调，从而产生舌体的味觉改变，而形成食欲不振，所以不管其原因是什么，只要影响到舌体的味觉，便可以出现这一症状。

2. 腹部胀满也是脾虚综合征的一个主症。其发生的原因多是胃肠道积气过多，由于胃肠道消化不良，菌群紊乱，酵解增强，产气增加，有的也可能是吞气较多，或肠道麻痹，蠕动减弱，所以，腹胀满闷是胃肠消化吸收不良的主要表现之一。

3. 腹泻便溏。脾虚综合征的腹泻便溏，一般每天大便次数不多，为 2～3 次，主要是便稀而溏，或含有不消化食物残渣，但无黏液脓血。其形成的机理主要是由于容积性腹泻，肠道对食糜和水分的吸收不良，以致大量水分随粪便排出，形成稀便；或是肠道蠕动加快，食糜未经充分的消化分解便过快地排出体外；或是肠道消化酶分泌不足或有缺陷，肠道存在大量不能被吸收的水分溶质而产生腹泻便溏，所以只要病人出现这一症状，便表示胃肠道存在功能紊乱或有某种器质性改变。当然，在脾虚时也可能出现便秘或大便失调，这均意味着胃肠道存在同样病变，只是表现形式不同而已。

4. 四肢无力、全身倦怠和体重减轻，这些都是脾虚证的临床症状，但对脾虚综合征的诊断而言，其特异性不如前数项重要，这些症状可能是继发于胃肠道的消化吸收不良和营养代谢失调而出现的后续性变化，食欲不振可致摄食减少，营养物质不能满足需要，腹泻可致营养不良，摄入蛋白质和总热量不足，故整个机体代谢处于负平衡状态，从而出现消瘦和全身倦怠等症。

从以上这些症状的临床表现来看，说明其存在着胃肠道的功能失调性变化，不管其原发疾病是功能性的还是器质性的，是全身性的还是局部性的，只要有这些脾虚综合征的临床表现，就表示其胃肠道存在产生这些症状的病变，这就证实了我们提出的观点：脾虚综合征是以消化道的分泌、排泄、吸收和运动功能降低或失调为主要表现的一种全身性营养代谢和适应调节低下的疾病状态。

四、脾虚综合征的诊断标准

根据 1982 年全国中西医结合虚证和老年病专业委员会所制定的诊断标准为基础，参照我们多年来的临床实践经验，确立脾虚综合征的诊断指标如下：

①面色淡白无华；②全身易于疲乏；③四肢无力酸软；④食欲不振，进食减少；⑤脘腹经常胀满；⑥大便溏薄或失调。

凡具备以上 6 项中的 4 项，而舌象具有舌质淡红、舌体胖肿、舌苔薄白或有齿痕，或有细裂纹，脉象沉缓或细软者方可诊断为脾虚综合征，其中舌象为必备条件。参考诊断指标，则可以加上近年来经广泛临床验证而得到公认的木糖吸收试验和唾液淀粉酶活性测定。

我们认为脾虚综合征中的"脾虚"，基本上是中医概念，因此只能以中医理论为基础而确定它的诊断标准，别无其他途径，因此它选用的中医四诊所见的证候和脉舌象等诊断指标。而"综合征"则是从现代医学的观点出发，把它看作是一个具有独立诊断意义的病名，因此"脾虚综合征"可以认为是一个中西医结合的新的诊断学上的概念，它既同于"脾虚证"又有别于"脾虚证"，它可以和现代医学的诊断病名结合起来应用，可以为现代医学所接受，如同"肾病综合征"一样可以得到不论是中医还是西医的共同理解和认识。

根据近年来大量的临床报道表明，脾虚综合征（或者说是中医的"脾虚证"）可以广泛见于 100 种以上的不同疾病的某一病程发展阶段中，是临床上一种极为常见而多发的综合征，具有重要的理论意义和实用价值。

五、脾虚综合征的临床应用

一般认为脾胃涉及消化、代谢、免疫、神经、体液等多方面的综合功能，一些原发病灶属于消化系统的疾病，自然多见脾虚综合征，一些原发病灶不在消化系统的疾病，也可以出现该综合征，并且应用健脾方药同样可以取得良好的效果。初步统计，一般杂病在其发展过程中出现脾虚综合征者达 87.9%。仅四君子汤就能治疗 30 余种病证，说明脾虚综合征在临床上确属多见，而健脾法有着广泛的应用范围。

脾虚综合征的临床表现大部分可归属于消化系统的功能障碍及其相应的营养代谢失调性变化，如食欲不振、脘腹胀闷、大便溏薄、四肢无力等。根据大多数病例的临床统计分析，证明消化系统疾病如慢性胃炎、溃疡病、慢性结肠炎、胃下垂和胃黏膜脱垂症等中，脾虚证是其主要证型，甚至认为脾胃虚弱是其发病的根本，临床辨证多具有脾胃虚弱的证候，溃疡病中，有 60%～70% 表现为脾胃虚弱或脾胃虚寒证型，认为脾胃虚弱是其发病根本内因，慢性胃炎中则有 70% 左右表现为脾虚证型，其中浅表性胃炎多为脾气虚寒证，萎缩性胃炎多为脾胃虚寒证，肥厚性胃炎多为脾虚湿阻证。胃下垂和胃黏膜脱垂则有 80% 多出现脾气虚证。尤其在消化系统疾病中的吸收不良综合征与脾虚综合征有很多类似之处。吸收不良综合征系指由于各种疾病所致对营养成分的吸收不足而造成的临床综合征，其临床症状为腹泻便溏、四肢乏力、全身倦怠、精神不振、体重减轻和腹部胀满等，进而可产生轻度贫血、全身水肿和低白蛋白血症等，这些症状均与脾虚综合征所见相同。其次，吸收不良综合征的发病机理是各种原因引起胃肠道的各种消化酶的分泌不足、吸收不良、运动障碍、血循障碍和肠道菌群紊乱等，这些病理生理改变也完全可于脾虚综合征中见到。所以，不论发病因素、临床症状，还是病理机制，两者均是雷同的或者是相当的，甚至可以说吸收不良综合征可能与脾虚综合征属于同一类病证。

另外，根据"证效相应，以效验证"的原则，可以疗效来验证其证型的确切性。根据我们 10 多年来的临床实验研究和动物实验证实，通过 2000 多例临床病例、3 种动物模型、3000 多只次动物的实验观察，加味四君子汤确能增强和调节消化系统的功能，改善胃肠道的吸收和分泌作用，提高木糖的吸收率，促进胰腺分泌功能，调节胃液分泌及缓解胃肠道痉挛，尤其对消化道平滑肌张力及收缩幅度有较强的抑制作用，可降低其兴奋性，并可与胆碱能药物毒扁豆碱相对抗，缓解乙酰胆碱和组织胺引起的肠痉挛，产生类似阿托品样作用，临床应用这些方药能消除腹痛，制止呕吐，缓解呃逆，并且其作用在一定范围内随剂量增大而增强。对小肠蠕动则有双相调节作用，当亢进时表现为抑制，张力下降时则有兴奋作用。动物实验研究证明能防止胃溃疡发生，抑制胃液分泌，减少游离酸和总酸度，促进溃疡的愈合，吸附胃酸，降低胃蛋白酶活性和保护胃黏膜。

以上说明只要临床上出现脾虚综合征，应用健脾类方药就能收到相应的良好的疗效。

肠易激综合征的研究和中医药治疗

董子亮　赵荣莱

【关键词】肠易激综合征；研究；综述

肠易激综合征（简称 IBS）是胃肠道最常见的功能性疾病，约占人群的 15%，消化道门诊的 1/3 ~ 1/2。临床以腹痛、腹胀、大便习惯改变等症状为主要表现。目前对其病因尚不十分清楚，也缺乏特效的治疗方法，故对本病的研究引起了人们的重视。现就近年来的有关研究综述如下。

一、病因与发病

IBS 的病因与多种因素相关，如精神因素、环境刺激、遗传因素、食物、药物、神经内分泌的改变、感染等。有报道称 IBS 约有 45% 因精神因素诱发。但 1987 年 5 月美国芝加哥消化病会议上有人提出了与精神病理无关的论点。

国内外学者从食道动力学、胃动力、胆囊收缩功能、小肠运动、回盲部功能、结肠动力学、乙状结肠动力学、肛门直肠动力学等方面进行了观察，发现 IBS 患者存在从食道至肛门整个胃肠道动力异常和反应异常，故有人建议称其为"易激胃肠"。也有学者观察了 IBS 患者胃肠道的形态、末端回肠黏膜肥大细胞、结肠黏膜电位差、乙状结肠黏膜内 5-HT 含量及血液流变与甲皱微循环、血压等方面的变化，证明了 IBS 有肠道局部形态功能学方面的变化和神经内分泌等功能紊乱。也有学者从 IBS 患者结肠黏膜超微结构方面的异常提出了"IBS 并非是消化道功能性疾病，可能是有肠黏膜超微结构改变的器质性病变"的观点。

在免疫方面，有作者对 IBS 患者的 T 淋巴细胞亚群、白细胞介素及受体、CRP、胃肠激素、肠上皮细胞的免疫调节和血管活性肠肽、前列腺素 E_2、免疫球蛋白等进行了研究，证明 IBS 患者存在着体液免疫、细胞免疫的异常，也存在着胃肠道激素的分泌异常和反应性改变。此外，饮食因素与症状也有密切关系，大部分研究显示了 IBS 对饮食的耐受性改变。肠道菌群失调也是 IBS 的一个特点，有人报道 IBS 患者的粪便培养中类杆菌、双歧杆菌、肠杆菌等 G⁻ 细菌明显低于正常人。

总之，IBS 存在着多方面的异常现象，但详细机理目前尚不十分清楚。

二、诊断标准

IBS 临床症状无特异性，以腹痛、腹胀、腹泻、便秘、黏液便等为消化道主要症状，半数以上伴有自主神经功能失调和精神症状，如心慌、心悸、乏力、多汗、失眠、焦虑等。IBS 的腹痛以左下腹为多，大便前及冷食后加重，多于晨起 4～5 时出现，患者腹部症状（48.8%）多于排便后消失。此外也可伴有食管运动异常所致的胸痛、吞咽困难；胃运动异常的恶心、呃逆、早饱；左季肋部和左肩部疼痛的脾曲综合征；等等。

IBS 的诊断国际上尚无特异的方法，多年来主要采用排除性诊断方法。Manning 等研究了 15 种症状的发病情况后提出了 6 个诊断标准。也有学者提出了根据症状和实验室检查的诊断记分系统。对于 IBS 相关的抑郁的诊断，也有学者提出了 9 条标准和须注意排除器质性疾病的 4 点注意事项。

国内 1986 年 11 月全国慢性腹泻学术会议（成都）首次制定了 IBS 的 7 条临床诊断参考标准和 5 条科研病例选择标准，曾得到国内多数学者认同。

1988 年在罗马召开的国际会议确定了 IBS 的症状标准，即症状持续或反复发作至少 3 个月；腹痛，经排便后减轻，或伴有大便次数、黏稠程度的改变；大便不规律，至少 25% 的发生率，有下面 2 项或 2 项以上的症状：排便次数改变，大便形状改变（坚硬、稀薄或水样），大便过程改变（里急后重、排便不净感），黏液便，腹胀。诊断标准的特点是注重正确积极的临床诊断，而不是过去采用的被动排除过程。目前国际上普遍认同这一标准，多采取如下做法：①首先根据病史和临床做出初步诊断，并进行钡灌肠、结肠镜和腹部超声检查；②对于诊断可疑和症状顽固、治疗无效者应进一步选择性做甲状腺功能、粪便培养和镜检、乳糖氢呼气试验和胃肠动力等检查。

三、中医药治疗

中医将 IBS 归属于泄泻、便秘、腹痛、滞下、郁证、瘕聚、肠癖等范畴。临床分型目前尚未统一，少则 2 型，多至 8 型，皆有报道。2 型者多以脾虚与肝郁为主；3型者多加脾胃阴虚；4型者兼有寒热夹杂及肾虚；5型者以肝郁为主，兼痰结、气滞、肠涩、湿阻、风邪等；6型者兼血瘀；8型者分为肝气乘脾、脾胃虚弱、脾肾阳虚、肝郁气滞、肝脾不和寒热错杂、脾胃阴虚、湿浊困脾、瘀阻肠络。虽然分型各异，但总不外肝郁、脾虚、肾虚、积滞、血瘀等，且各型间互有兼杂，只不过偏重不同。

从众多报道来看，治疗方法可归纳为如下几类：精神疗法、饮食疗法、药物疗法、内服、灌肠、外敷、针灸疗法、按摩疗法、中西药穴位注射、电刺激、中西药合用及综合疗法。中医治则方面，疏肝健脾、理气温肾最为常用。其次为清热、祛瘀、滋阴、活血。常用的方剂有痛泻要方、半夏泻心汤、甘草泻心汤、六磨汤、柴胡疏肝饮、甘遂半夏汤、参苓白术散、升阳益肾膏、当归四逆散、奔豚汤、小青龙汤、真武汤、乌梅丸、白头翁汤、藿朴夏苓汤、藿香正气胶囊、三黄汤、连理汤、附子温胆汤、理中丸、一贯煎、增液汤、润肠丸、麻子仁丸、完带汤等。《实用内科学》对本病肝脾不和型用痛泻要方，脾肾阳虚型用附子理中丸加四神丸。不少学者自拟专方治疗该病都取得了较好的疗效，从其方药组成来看，也多由以上方剂加减化裁而来。

针灸、按摩、穴位注射、电刺激、外敷药饼等方法也多有报道，疗效也比较满意。

四、问题与展望

IBS的研究越来越受到人们的重视，但迄今为止，病因尚未明确，缺乏特异性诊断指标，特效疗法和药物尚待研究。中医药治疗虽然多数报道疗效满意，但诊断分型很不规范，疗效判断标准也不统一，难以进行疗效评估和交流。多数报道缺乏对照，有的虽设对照组，但所设对照组也存在缺憾，如分组不当或用药不当。观察病例以腹泻为多，普遍未对腹泻和便秘分别论治。鉴于上述情况，笔者认为当务之急是用统一的诊断标准选择病例，对以便秘为主和腹泻为主者应分别治疗，对腹泻为主者在调肝健脾的基础上随症加减，对便秘为主者在顺气润肠的基础上随症加减，找出有效药物。用统一的疗效标准判定疗效，以求取得可信的疗效，在此基础上再深入进行疗效机制的探讨。建议条件成熟时可组织全国协作，以节省人力、物力，早日取得令人信服的成果。

胃肠病中西医结合研究工作若干问题

赵荣莱

【关键词】胃肠疾病；中西医结合；脾胃学说；脾胃病

脾胃学说是中医理论体系的重要组成部分，其辨证论治的理论原则，对消化系统疾病防治具有指导意义。调理脾胃为治疗消化系统疾病的重要手段，从脾主运化、主化生气血、主统血、主肌肉四肢、主思等来分析，中医的"脾"显然不是解剖学的脾，而是多系统功能活动的概括。以脾胃学说为指导，对由于多脏腑相互影响引起的病、证进行治疗，常可获得意想不到的效果。毫无疑问，把脾胃学说的研究与胃肠病防治结合起来，将是全世界华人胃肠病学者的优势。

一、临床科研应从临床出发，为临床服务

胃肠病学的中西医结合研究的目的，一是为了提高对疾病病因病机及证本质的认识，一是为了提高疗效。因此从选题、设计到实施，都应从临床实际出发，从临床工作中去发现问题，提出问题，选题明确，再经合理设计，使之能在临床中有针对性地逐个加以实施。为此，临床科研人员要成为一个合格的临床医师。临床是一个理论与实践逐步结合的过程，要在相当长的一段时间内，在病房、门诊、相关科室进行有计划、较严格地训练和培养，才能具有精通本专业、经验丰富、技能高超的医师。医师要有科研意识，要学习科研方法，还要善于去发现问题。

二、病、证结合的研究方式应该坚持

20 世纪 70 年代以来，对脾虚证的研究是紧密地与慢性胃炎、溃疡病的研究结合起来的。当时根据"苦寒伤脾"的理论，设计大黄致虚模型获得成功。在对慢性胃炎研究中发现脾虚型占 79%，进一步研究，发现肝胃不和与脾虚除证候不同，生理、生化等方面也有差异，概括起来可以说肝胃不和以消化功能

不良为主，脾虚时多有吸收不良。脾虚证的研究，取得了令人瞩目的成果，但如不与慢性胃炎、溃疡病相结合，就不能从临床得到验证。这些慢性胃病虽多有脾虚表现，但往往虚实夹杂，常兼气滞、湿阻、热郁、血瘀、菌毒等实邪。深层次研究，须借助动物模型来模拟临床，但较为复杂的临床情况，就较难模拟，因此必须坚持病、证结合的方式，病、证互参，逐步结合。近来有人提倡应重视对脾胃实证的研究，这不仅是因为虚实夹杂和脾胃实证临床多见，而且虚、实是事物本质的两个侧面，对脾胃实证的研究，同样有助于对脾本质的揭示。中医前贤曾说"湿热之邪，始虽外受，终归脾胃"，湿热的中心病位在脾胃，湿热易在脾胃滋生和盘踞。HP 感染与慢性胃炎、溃疡病甚至胃癌的关系，备受重视。HP 感染时舌象变化各家报告一致，笔者资料显示 HP 阳性的慢性胃病患者，舌多红、暗，苔多白腻或黄腻，有湿、热或湿热等实证变化。将脾胃湿证（或湿热证）与 HP 感染性胃病结合研究，有可能成为病、证结合研究的重点。

气滞证临床十分常见，如胃痞、腹满、胸膈满闷、嗳气、呃逆等，属慢性胃肠病时出现的脾胃气滞。脾胃为气机升降的枢纽，气机不得升降流畅则滞。胃食管反流病、功能性消化不良这些基本上有胃动力障碍的疾病，也是近年正在重点进行研究的。坚持病与证的结合，既体现中西医结合的特色，又在临床上有可实施性。

三、要重视中医理论的指导意义，又要及时掌握研究动向

脾胃学说是中医论治脾胃病的主要依据，其指导意义自不待言，脾胃气机升降的理论，历来受到人们重视。近年中西医界对胃肠动力障碍性疾病研究较多，这一理论理所当然地被人们用以指导临床，笔者在 1993 年曾撰文提出"从脾胃升降理论探讨开发胃动力中药的设想"，意在强化人们对这一理论的重视。1989 年全国第五届脾胃病痹证学术交流会把萎缩性胃炎定为"胃痞"，卫生部1993 年《中医新药临床研究指导原则》又对痞满证给予定义，笔者认为其内涵与功能性消化不良基本相同。最近单兆伟根据萎缩性胃炎主要有痞满、嗳气等症，提出要重视"与胃动力障碍的关系"。可见尽管对中医学的某些内容理解时可见仁见智，但最终可取得共识。

胃肠病学近年进展很快，及时掌握信息和研究动态，显得十分重要，一方面可调整研究计划和设计方案，更重要的是知识更新和提高自己的认识水平。

因此不能仅满足于了解检索到的资料，对重要的文献要掌握全貌。本刊要求作者对参考文献列出作者文题刊名、卷号及起止页数，就迫使作者对文献要老老实实地亲自阅读。临床科研以获得成果和发表论文告一段落，因此要提高自己的写作能力。写作中要表达出主题思想、设计方案、方法学、结果，并讨论评价其可靠性和科学意义、实用价值等。中西医结合的研究工作，多是前人工作基础上的发展和创新，讨论评价前人的工作，是必不可少的，讨论要切题、恰当。

四、科研中要注意医学伦理学

医学伦理学强调尊重患者的基本权利，建立和谐的医患关系。国外的临床科研，要有伦理委员会批准和患者本人的同意，我国目前尚未建立这一制度，我们要注意这一问题，尊重患者，凡是在患者身上试用的措施和药物，一定要先行了解其性能、毒副反应，是否对患者有损，以确保安全为前提。

胃食管反流病中医治疗探析

赵荣莱

【关键词】胃食管反流病；证治探讨

胃食管反流病（简称 GERD）是胃十二指肠内容物反流至食管而出现胃灼热、反酸、嗳气、咽部如有物堵或有异物感，甚者吞咽不利或有食物溢出等症状或反流性食管炎等组织损害。属于中医"吞酸""呕吐""郁证""反胃""气噎"等的范畴。此病在西方国家十分常见，国内根据北京、上海在 18～70 岁普通人群中调查，反流症状评分 >6（0～18）的达 8.86%。本病属于胃动力障碍性疾病，由于胃内容物反流入食管对食管黏膜有刺激引起病变，也是酸相关性疾病之一。西医药治疗，主要用抑酸剂（H_2 受体拮抗剂和质子泵抑制剂）和胃动力药（甲氧氯普胺、多潘立酮、西沙必利）。笔者最近曾撰文介绍，在反流性食管炎症状缓解方面，H_2 受体拮抗剂的疗效与西沙必利大致相当，而质子泵抑制剂则优于 H_2 受体拮抗剂。

一、中医对 GERD 的分型的治疗

1. 中医分型

国内医学界对本病的研究和治疗已积累了丰富的经验和资料。中医界对本病的报道尚不太多。徐景藩[1]、鲍国章等[2]、陈泽民等[3]、陈昭定[4]、王诗雅等[5]、陈云芝[6]、王立等[7]、索延昌[8]曾分别对本病进行中医分型，共归纳为以下类型：肝胃不和、气郁、肝肺气郁、肝气犯胃、气滞、脾虚气滞、胃气上冲、脾胃虚寒、脾胃郁热、肝胃郁热、肝郁脾虚、痰湿郁阻、痰气交阻、湿热、热毒、胃热、气滞血瘀、气虚血瘀、胃阴不足、胃寒浊逆、寒热错杂等型。如徐景藩[1]根据气、热、痰、瘀，条分缕析为气郁、肝胃郁热、痰气交阻和气滞血瘀四型，王立等[7]分肝胃不和、脾虚气滞、阴虚胃热、脾胃湿热四型，陈云芝[6]分脾胃虚寒、脾胃湿热、肝胃不和、胃阴不足四型。分型虽略有差异，但

对气阴虚，气、湿、热、痰、瘀为实，则认识大致相似。

2. 对 GERD 的辨证施治

辨证施治对气郁（肝胃不和）证多用柴胡疏肝散[3, 4, 6, 7]、柴平汤[2, 6]、木香调气散[1]、解郁合欢汤[1]等疏肝解郁、和胃通降；对胃热（肝胃郁热）证用橘皮竹茹汤[1, 4]、左金丸[1]清泄肝胃之热，胃热盛、大便干结稍加大黄；对湿热证用甘露消毒丹[6]、藿香正气散合平胃散[7]清化湿热兼以和胃；对脾虚气滞证用香砂六君子汤[4, 7]、丁香柿蒂汤或四君子汤合吴茱萸汤[2, 6]健脾温中、和胃降逆；对胃阴不足证用甘露饮、益胃汤[6]或合丹栀逍遥散[7]润养胃阴，稍加微辛理气以和胃；对痰气交阻证用半夏厚朴汤[1]理气解郁、化痰散结；对血瘀证用血府逐瘀汤[1]行气化痰，或用启膈散[3]加活血药；对寒热错杂证用半夏泻心汤、左金丸[2]寒热并调，辛开苦降。

3. 中药和中西药合用治疗

近年对本病用中药或中西药合用的有钱钦辉[9]的化痰降逆剂、姜龙盛[10]的小柴胡汤、陈于平[11]的加味温胆汤、蒋建苏[12]的加味左金丸、郝娅宁[13]的匀气汤等。化痰降逆剂由半夏、旋覆花、黄连、蒲公英、佛手、陈皮组成，51 例反流性食管炎治疗后，症状和胃食管反流的有效率分别为 82% 和 78%，食管黏膜损害显著改善[9]。姜龙盛等对 114 例内镜确诊的反流性食管炎用小柴胡汤加旋覆花、代赭石、海螵蛸，痊愈率 68.4%，总有效率 90.3%[10]。陈于平等对食管贲门癌术后的胃食管反流用温胆汤合西药西咪替丁，取得 95% 的有效率，而单用西咪替丁的有效率只 62.5%[11]。蒋建苏用黄连、吴茱萸加制大黄，总有效率 90%[12]。匀气汤由柴胡、白芍、半夏、枳壳、黄连、吴茱萸、炙甘草组成，经胃镜确诊的反流性食管炎 42 例治疗后症状缓解率 81.1%，食管黏膜痊愈 61.9%（26/42），好转 28.6%（12/42），总有效率 90.5%，四周愈合率 61.9%，与文献报道兰索拉唑 30mg/d 四周治愈率相近[13]。江作霖[14]对反流性食管炎早期用小陷胸汤为主治疗，药后 2～5 天疼痛缓解，对食管裂孔疝继发食管炎用半夏泻心汤加减，或结合用酸抑制剂，2～3 个月后反流大多消失，反流性食管炎食管黏膜糜烂、溃疡，经常呕血者，用小陷胸汤合大黄黄连泻心汤加生蒲黄、海螵蛸。李宝山[15]用中西医结合方法，肝胃不和用木香顺气丸消胀顺气、化滞散寒，脾胃虚寒用人参健脾丸健脾和胃、消食导滞，麻仁滋脾丸润肠泄热、通畅腑气，胃内积热用槟榔四消丸消食理气消积；加甲氧氯普胺和西咪替丁，四周后有效率为 89%。这是用中成药治疗本病的一次尝试，表明只要证药相当，中成药也是有疗效的。

二、GERD 主要症状的中医探析

近年临证时遇到这类病人不少，主要表现有胃灼热不适、胸膈满闷、嗳气频作、咽紧不利、有异物感、反酸、反食，甚或胸背胀痛、吞咽难下，严重时气塞胸中，膈咽不通。胸骨下烧灼感（俗称胃灼热），是 GERD 的主要症状，中医对胃灼热没有专门论述，一般责之于郁热伤及阴分或素禀营阴不足[1]。若脾胃虚，元气不足，使心火、相火、七情郁结之火从中焦逆乘上焦，客于膻中[3]，即李东垣所说的阴火上乘；若胃中浊气与阴火相合反流至咽部而吞酸。对吞酸的病因病机，历代医家认识不一，但胃热、胃冷均可引起，胃热上壅，胃脘多灼热，胃寒则厥气上逆，食已吞酸、胃脘冷痛，肝郁气滞或肝郁化火，横逆犯胃，也可吞酸。根据笔者观察，胸膈痞满、嗳气频作与咽不利常并见，往往嗳气后胸痞得减，咽部舒畅，异物感可消失。气塞胸中在《诸病源候论》中称为气噎，"寒气填于胸膈，故气噎塞不通，而谓之气噎，令人喘悸胸背痛"。李东垣在阐明《灵枢·邪气脏腑病形》篇时说"胃病者，腹月真胀，胃脘当心而痛，上支两胁，膈咽不通，食饮不下"。"夫咽者，咽物之门户，膈者上焦胸中心肺之分野。不通者，升降之气，上下不得交通"，"气不交通，最为急症，不急去之，诸变生矣"。故气塞胸中，膈咽不通，属于急症。笔者曾报告一例，系宗东垣法，先补其阳，后泻其阴而愈者[16]。胸痞满若嗳气或太息后减轻者，为气滞胸满；若湿阻上焦，胸臆不舒；若胸阳不运，胸背痞满而胀；噫气不舒者为阳郁胸满，笔者认为三者在 GERD 中均有。嗳气指胃中浊气上逆，经食管由口排出，其声沉长，与气郁、湿阻、食滞有关。脾胃气虚，清气不升，浊气不降，肺失清肃，胃失和降，均可引起嗳气。咽部发紧、不利、有异物感、吐不出、咽不下等等感觉，多与情志有关，称为"癔球症"，中医称为梅核气，为肝肺气郁或痰气交阻所致。梅核气虽系独立病证，但可为 GERD 的重要表现之一。前已提到咽不利与胸痞、嗳气并见的机会极多，不妨称之为"食管积气综合征"（膈中积气或膈气不利）。明·龚廷贤《万病回春》指出，"嗳气者，乃嗳胸膈之气上升也"，与笔者的认识相一致。当然，嗳气主要从胃中嗳出，但在 GERD 时，气主要滞积在食管内，至于为什么食管内存积那么多气，原因还不清楚，有待研究。至于反食、吞咽不利当属中医"食噎"范畴，《诸病源候论》说"食噎……此由脏气冷而不理，津液涩少而不能传行饮食，故饮食入则噎塞不通……胸内痛，不得喘息，食不下，是故噎也"。赵献可说"饥欲得食，但噎塞迎逆于胸膈之间，在胃口之上，未曾入胃"，正确地指出食物仍停滞于食管。《诸病源候论》认为"此由忧恚所致，忧恚则气结，气结则不宣流使噎"。《景岳全书》认为是"忧思过度则气结……酒色过度则伤阴"。《医宗必读》说"大抵气血亏损，复因悲思忧恚，则脾胃受伤，血液渐耗，郁气而生痰，痰则塞而不通，气则上而不下，妨碍道路，饮食难进，噎塞所由成也"，有的患者食后须臾即可吐出，吐物不多，裹以涎沫，吐后胸膈方快，有时漾食，完谷不化，表现为"脏冷""无火"，照现今认识，是食管推进性蠕动减弱甚至消失，食物不能及时下行至胃。此证必须与食管癌癌性梗阻的噎膈证相鉴别。

由上论述，可见古代医家对本病早有认识和记载，对病因病机的看法基本一致，属于虚中夹实证。所谓"实"为气、食、痰、瘀等滞于胸膈，所谓"虚"是气虚阳微、脏冷、胸阳不运、阳气不通或阴虚津枯等。东垣总结为"阳气不足，阴气有余"。《脾胃论》称"阳气不得出者曰塞，阴气不得下降者曰噎"，而"迎逆于咽喉胸膈之间"。

三、GERD 中医药治疗初探

从以上主要症状的探析，可知 GERD 与中医文献的"噎塞"证颇有相似之处，病在食管，以往由于诊断技术缺乏，不可能区分噎塞是器质性梗阻（食管癌）还是由于其他原因，近年由于诊断技术的提高，发现食管还有不少属于功能性的疾病，GERD 是其中最为常见的一种。由于"寒温失宜，食饮乖度，七情伤感，气神俱忧，使阳气先结，阴气后乱，阴阳不和，脏腑生病，结于胸膈，则成膈气，留于咽嗌，则成五噎"。严用和《济生方》中提出治法是"调顺阴阳，化痰下气"，使"阴阳平均，气顺痰下"。历代医家，治法颇多。姜天叙《四大证治》认为"塞者阴也、血也，噎者阳也、气也，二者皆由阴中伏火而作"，认为"东垣用药，先用辛甘……升发胃气，以为滋生之本，继以滋肾丸纯阴之泻阴中之火，制其冲气之上逆，庶表里相通，阴阳各得其正，此治噎塞之大法"。又认为"痰凝气结，血瘀津枯，皆能致噎，其治法又当察证凭脉，其治法又非东垣一言所能尽也"。近人徐景藩治食管病颇有经验，施以理气、清热、化痰、行瘀诸法，又立升降、润养、宣通之法，辅佐使用。由此可见，对 GERD 出现的一些症状，虽应从不同的角度加以治疗。但重点似应放在升发脾胃之气，舒展胸阳，使食管得以宣通，膈胃之气得以和降，故笔者认为东垣治法仍是本病治疗的大法。李东垣用辛甘气味俱阳之药"先辅其阳"，引胃气升发于阳分以治其本，以橘皮、青皮、炒六曲之类"后泻其阴"，即泻堵塞咽喉胸膈之间的浊气以治其标。《膈咽不通四时用药法》列举四方：吴茱萸丸、利膈丸、消痞丸、黄芪补中汤。如吴茱萸丸祛寒温中益气，所以补其阳，消痞丸苦泻和中消痞，所以泻其阴。补阳以升清，泻阴以降浊，则上下之气交通，膈上之寒可解，噎塞之证可通。咽不利为痰气交阻，古方多用半夏厚朴汤主治，也用理气解郁之逍遥丸。但有报告用逍遥丸有效率为69.7%，可见并非均与情志有关。余永淦[17]用柴胡疏肝散、桂枝龙骨牡蛎汤合甘麦大枣汤，有效率95.61%，李庆存[18]用宽胸理气、化痰和胃利咽法，有效率98.7%。笔者近年接诊本病患者颇多，在衷中参西的基础上，从脾胃入手，在脾是调其升运，在胃是促其和降。脾气健则清气得升，运化有力，胸阳可展，膈中寒气可消；胃气和则浊阴得降，膈气随胃气而降，膈咽之气可利。药用苍术健脾运脾以升清，瓜蒌宽胸利气散结，合吴茱萸、丁香以宽展胸阳，温胃散寒，盖吴茱萸下泻寒气如神，擅治寒在咽嗌、胸膈不利，配黄连为左金丸意；吴茱萸、黄连之苦寒、丁香、柿蒂之苦平，寒热兼济以降气止嗳；气滞胸膈为本病必有症状，故用木香、娑罗子理气宽胸，香附生用上行胸膈，青皮疏肝泻肺破滞气，治冷膈，石斛生津，反佐以制丁香、吴茱萸之辛温。全方健脾温胃、舒展胸阳、和胃降逆、快膈宽胸。这一治则，符合先贤教导，也与近人王贤斌等"调补脾胃，升举清阳，制约浊阴之气上逆"的治法相一致[19]。若湿阻加菖蒲、藿香；血瘀加莪术、当归、川芎；食积加鸡内金、焦三仙。笔者对"梅核气"，只在上述治法中加理气化痰、宣肺利咽之品，如半夏、厚朴、杏仁、苏叶、苏梗、枇杷叶、桔梗、马勃、射干、牛蒡子，择1～3味即可，使肺胃之气同降，宣肺利咽，化痰散结。中医药对 GERD 的治疗，目前尚处于探索研究阶段，以一得之见提出初探，甚望同道指正。

参考文献

［1］单兆伟 . 徐景藩论治食管病经验 [J]. 中国中西医结合脾胃杂志，1994，2（1）：41.

［2］鲍国章，李明霞 . 中医治疗反流性食管的经验探讨 [C]. 全国中医内科学会第七届脾胃病学术会议论文汇编，1995：214.

［3］陈泽民，翁行善，李道本 . 中医胃肠病学 [M]. 中国医药科技出版社，1993：376.

［4］陈昭定 . 中医脾胃学说应用研究 [M]. 北京出版社，1993：175.

［5］王诗雅．反流性食管炎 39 例胃镜、放射性核素等检查与中医辨证分型 [J]．中西医结合杂志，1990，（8）：416．

［6］陈云芝．胃食管反流病的辨证论治体会 [J]．中国中西医结合脾胃杂志，1997，5（2）：112．

［7］王立，赵荣莱，任艺波．中医治疗胃食管反流性疾病的体会 [C]．全国中医内科学会第九届脾胃病学术会议论文汇编，1997：95．

［8］索延昌．新脾胃论 [M]．山西科学技术出版社，107．

［9］钱钦辉．食管炎胃食管反流与分型辨治的关系 [J]．新消化病学杂志，1994，2（3）：178．

［10］姜龙盛，祁秀花，张建平．小柴胡汤治疗反流性食管炎 114 例 [J]．新消化病学杂志，1996，4（10）：549．

［11］陈于平，杨捷生，林星海．中西医结合治疗食管贲门癌术后胃食管反流 [J]．新消化病学杂志，1996，4（10）：568．

［12］蒋建苏．左金丸加味治疗反流性食管炎 20 例 [J]．新消化病学杂志，2（特 2）：200．

［13］郝娅宁，孙喜才，张健．匀气汤对反流性食管炎患者食管黏膜形态及食管动力的影响 [C]．中国中西医结合学会第九次全国消化系统疾病学术研讨会论文汇编，1997：136．

［14］江作霖．反流性食管炎的论治经验 [C]．中国中西医结合学会第九次全国消化系统疾病学术研讨会论文汇编，1997：202．

［15］李宝山．反流性食管炎治疗的临床研究 [C]．第一届中国消化疾病学术周（上卷），1997：236．

［16］赵荣莱．膈咽不通治验 [J]．北京中医，1997，16（6）：4．

［17］余永淦．解郁调神方治疗消化道功能紊乱 [J]．浙江中医杂志，1994，29（6）：252．

［18］李庆存，常桂珍，李民，等．梅核气冲剂治疗梅核气的临床研究 [J]．中医杂志，1994，35（4）：613．

［19］王贤斌，付赛萍．中西医结合治疗反流性食管炎疗效观察 [J]．中国中西医结合脾胃杂志，1996，4（2）：79．

难治性消化性溃疡的治疗

赵荣莱

【关键词】难治性消化性溃疡；胃黏膜保护剂；中药治疗

消化性溃疡一般容易治愈，不经治疗 3 个月内自愈率达 63.4%。用 H_2RA、硫糖铝，4 周内 75% 球部溃疡可愈合，8 周内 85%～95% 球部溃疡可愈合。部分病例内科合理治疗 8 周（球部溃疡）、12 周（胃溃疡）不能愈合，或一次治愈后在维持治疗情况下复发者，应列为难治性溃疡，其治疗受到普遍关注，近年有较大进展。

一、难治性溃疡的难治因素

难治性溃疡的难治因素有：治疗时同时应用致溃疡药物，如阿司匹林、吲哚美辛、降压灵、利舍平、皮质激素等。饮酒、吸烟等致溃因子。胃酸分泌可因停用高效抑酸药而出现反跳现象。高效抑酸药（如 H_2RA）阻断一种受体（如 H_2 受体），另一种受体作用增强的现象叫壁细胞受体重新调节作用，可使胃酸分泌增加。HP 阳性的消化性溃疡、发生于胃小弯的单发溃疡、幽门管溃疡、球后溃疡、深底溃疡、胼胝样溃疡、发生球变形的皱襞上的溃疡、长度超过球周径 1/4 的线状溃疡、直径 >2cm 的大溃疡、深度达 6mm 以上的溃疡均难以治愈。胃溃疡并发真菌感染，而不予抗真菌治疗时，可能存在未识别出的病，如高酸分泌状态、卓艾综合征、Crohn 病（克罗思病）、白塞病（贝赫、切特综合征）等。溃疡愈合不仅需要黏膜缺失的修复，更需黏膜下组织结构的修复与重建。溃疡愈合过程包括坏死物的清除、基底部长出肉芽组织、进而形成纤维组织和瘢痕组织、血管的生长、单层柱状上皮的长入等过程，此过程中有一系列细胞和分子机制的参与。提高溃疡愈合质量和防治溃疡复发密切相关。胃黏膜屏障增强、前列腺素、表皮生长因子、成纤维细胞因子分泌及良好的胃黏膜血流量有助于溃疡愈合质量的改善。

二、难治性溃疡的药物治疗

1. H₂RA

目前国内常用的 H_2 受体拮抗剂有西咪替丁（Cim）、雷尼替丁（Ran）、法莫替丁（Fam）和尼扎替丁（Niz）4 种，如经一种治疗后未能愈合，可加大剂量或换用另一种。

2. 质子泵抑制剂（PPI）

国内已有奥美拉唑、兰索拉唑、泮托拉唑 3 种，用 PPI 治疗 6～8 周，90%以上球部溃疡可愈合，治 12 周 90%的胃溃疡可治愈。国内用 PPI 治愈难治性溃疡的经验，已有报道。

3. 根除幽门螺杆菌（HP）

HP 阳性的溃疡病除抗溃疡治疗外，要根除 HP，目前常用的有以铋剂为基础的二联和以 PPI 为基础的二联。铋剂常用 De-Nol 或丽珠得乐，PPI 常用兰索拉唑或奥美拉唑，常用抗生素有阿莫西林、克拉霉素及甲硝唑或替硝唑。近来有人认为抗 HP 的联合用药中，克拉霉素是关键药物。经 1 周治疗后，HP 根除率可达 94%～100%。抗 HP 的中药和中成药、复方，经研究现已证明黄芩、黄连、大黄、黄柏、桂枝、地丁、土茯苓、乌梅、山楂、槟榔有抗 HP 的作用。

4. 胃黏膜保护剂

胃黏膜保护剂已有多种，如促进黏膜液合成分泌的替普瑞酮，能促进胃黏膜上皮合成与分泌高分子糖蛋白、重碳酸盐、磷脂、内源性前列腺素，提高防御功能，抑制应激引起的己糖胺减少，对难治性溃疡有较好疗效。对胃溃疡 4 周达到 S_2 期愈合者，Cim 仅为 10.4%，Cim 合用替普瑞酮可达 34.5%。De-Nol 和硫糖铝是常用胃黏膜保护剂，De-Nol 在酸性环境分解沉淀，在溃疡底部与蛋白质整合成保护层，减少 H^+ 回渗，促进前列腺素合成，还有消除 HP 的作用。硫糖铝在酸性环境对溃疡病灶有良好吸附性，与溃疡面的蛋白质牢固结合成保护膜，增加胃黏膜前列腺素合成。硫糖铝通过对胃黏膜的营养作用和诱导生长因子及其受体表达而比奥美拉唑更能提高溃疡愈合质量。麦滋林 S 颗粒促进胃黏多糖、黏蛋白合成，减少胃蛋白酶含量，抑制胃蛋白酶活性，抑制 HP 生长，既加强防御因子，又减少攻击因子，明显促进溃疡愈合。舒必利是微循环改善剂，抑制下丘脑交感神经兴奋，增加胃黏膜血流，减少胃泌素分泌，增加幽门括约肌张力，防止胆汁反流。其他的胃黏膜保护剂有米索前列腺醇、惠加强、十六角蒙脱石等。

三、中医药对难治性溃疡治疗的若干途径

1. 对溃疡病复发和难治性溃疡的研究

中医药对其治疗虽已开始研究，但尚无公认的方法。有抗酸作用的中药颇多，如海螵蛸、龙骨、牡蛎、瓦楞子等，近年证明左金丸有抑制酸分泌的作用，抗 HP 的药物虽以清热解毒中药为多，其他类中药（如党参、黄芪、桂枝、元胡、丹参、三七）也被证明有抑制 HP 作用。

2. 对胃黏膜屏障保护的研究

近年来中医界对此研究方兴未艾，如增强胃黏液 – 碳酸氢盐屏障的党参、丹参及胃黏膜保护方（人参、黄芪、白芍、甘草）、胃痛灵（大黄、白术、白及、香附、枳实等）；胃黏膜细胞保护作用的有丹参提取物、香砂六君子汤及益气健脾、清热解毒方；改善胃黏膜血流和微循环的川芎煎剂、川芎嗪、复方丹参注射液、溃疡安煎液（黄芪、当归、白芍、三七等）；抗自由基损伤的丹参、胃痛灵、天花粉等。这方面以实验研究为主，临床研究较少，这些具有黏膜保护作用的药物，可望在难治性溃疡治疗中发挥作用。

3. "祛腐生肌"是治疗疮痈的大法之一

消化性溃疡系慢性溃疡，与中医的疮痈久溃不敛者相似，腐去肌生"是疮痈愈合的客观规律，因此可将"祛腐生肌"法则引用到治疗溃疡病。前已介绍要提高溃疡愈合质量既要修复缺损的黏膜，又要修复与重建黏膜下的组织结构。溃疡病从活动期到愈合期本是腐去肌生的过程，腐肉不去则新肉不生，有人在内镜直视下用细胞刷清除苔膜，局部涂敷锡类散、海螵蛸、珍珠粉、三七等祛腐生肌愈疡中药，另用黄芪托补、白及"护膜"。因此，对难治性溃疡可参照中医治疡之法，在内镜下局部施治。

4. 制酸、抗 HP 的中药联用

可以减少攻击因子，同时加用胃黏膜保护药，可作为中药治疗的基本方。若患者能很好配合，在愈合起始阶段，内镜直视下，在疡面喷洒或涂敷祛腐、抗毒、生肌、护膜中药，以促进溃疡愈合，提高愈合质量。由于目前中药在抑酸、抗 HP 感染方面尚不及西药有效，也可采取中西药合用的途径，即以前述西药抑酸、抗 HP，以中药提高胃黏膜保护作用，再加用祛腐生肌中药。设法去除使溃疡变为难治的诸因素，祛除攻击因子，提高保护因子，加入促进溃疡愈合的药物，定能使难治性消化性溃疡的疗效有进一步的提高。

关于建立临床中药学的若干思考

赵荣莱

【**关键词**】临床中药学；创立；思考

中药学是研究中药基本理论、中药来源、采收、加工、炮制、栽培与驯养、中药材地域特色、中药材品种、质量的鉴定，以及中药性能、功效及临床应用的学科，是中医学的重要组成部分。中药学包括中药药材学、中药栽培学、中药炮制学、中药制剂学、中成药学、中药药理学、中药化学等分支。

一、历史回顾

《神农本草经》不但在每味药下有味性、主治，而且在"序录"中提出"治寒以热药，治热以寒药，饮食不消以吐下药……痈肿疮瘤以疮药……各随其所宜"等基本用药原则；在药物配伍方面，提出"药有君臣佐使"，"有单行者，有相须者，有相使者，有相畏者，有相恶者，有相反者，有相杀者"，"相须相使者良，勿用相恶相反者"，药有宜丸、宜散、宜小煮、宜酒渍、宜膏煎等不同，有的药可有多种剂型，而有的药不可入汤酒，等等，都有说明。有毒药物从小量开始，逐渐增量，病去即止，不可恒服。服药时间要根据病位，有的宜食前，有的宜食后，有的宜晨服，有的宜睡前。这些用药的原则及规律，今天仍有临床指导意义。

《本草经集注》又创诸病通用药。如防风、防己、秦艽、川芎治风，茵陈、栀子、紫草治黄疸，麻黄、杏仁、白前、橘皮、紫菀、款冬花、苏子、百部治上气咳嗽，酸枣仁治失眠，等等，一直为后世所沿用。

金元时期易水学派主要代表张元素等根据《内经》气味阴阳学说，完善了中药升降理论，倡导中药归经学说、引经报使学说，阐发五脏苦欲、脏腑补泻理论，开创脏腑用药范例。如用川芎（辛）散肝，细辛（辛）补肝，白芍（酸）敛肺、泻肝，芒硝（咸）软心，泽泻（咸）补心、泻肝，甘草、人参、黄芪

（甘）泻心，甘草（甘）缓脾、缓肝，人参（甘）补脾，黄连（苦）泻脾，五味子（酸）补肺，桑白皮（辛）泻肝，知母、黄柏（辛）润肾燥，知母（苦）坚肾，黄柏（苦）补肾，等等。对不同脏腑火热病，遣使不同清热泻火药，如黄连泻心火，黄芩泻肺火，知母泻肾火，白芍泻肝火，石膏泻胃火，等等。十二经引经药手少阴心用黄连、细辛，手太阳小肠用藁本、黄柏，足少阴肾用知母、独活，足太阳膀胱用羌活，手太阴肺用桔梗，手阳明大肠用白芷、石膏，足太阴脾用升麻、葛根，足阳明胃用白芷、葛根、升麻、石膏，手厥阴心包用柴胡，足少阳胆用柴胡、青皮，足厥阴肝用柴胡、青皮、吴茱萸，手少阳三焦用连翘、柴胡、青皮。易水学派开创了主要以讨论药性、以法统药、重视与结合临床的本草体例。

《本草纲目》的序例不仅总结、介绍了自《神农本草经》以后有关药性的论述，而且介绍了治疗诸风、热病、痰饮、脾胃、虚损、咳嗽、诸血证、消渴、健忘、不眠等"百病主治药"，在临床上有很大的实用价值。

《本草备要》和《本草从新》是鉴于《本草纲目》"卷帙浩繁"，备而未要，因而由博返约地对《本草纲目》做了精要整理，节编成书。《本草求真》将436味常用中药，按功能分为补剂（温中、平补、补火、滋水、温肾）、收涩（温涩、寒涩、收敛、镇虚）、散剂（散寒、驱风、散湿、散热、吐散、温散、平散）、泻剂（渗湿、泻湿、泻水、降痰、泄热、泻火、下气、平泻）、血剂（温血、凉血、下血）、杂剂（杀虫、发毒、解毒、毒物）及食物七类。使气味依类而处，形质分类合观。这三部书分别对药性有所论述，对脏腑病证主药及六淫病证诸药详加介绍，更符合临床实际，成为中药学教科书问世前，习中医者必读之书。可见历代本草是一直注意结合临床的。

新中国成立后，陆续出版了一批中药学课本，以后北京、上海、广州、成都、南京等大城市陆续成立了中医学院，卫生部在试用教材出版3年后，于1964年由成都中医学院主编了《中药学讲义》，该书本着全面、简明及系统的原则，将中药学分总论、各论叙述，药物分为19类，确立了现代中药学编写的基本格局。1984年由凌一揆、颜正华主编了《中药学》教材，其总论部分介绍了中药的基本理论，各论介绍了常用中药的性能、功用、应用，论述各药的功效，引用常用方剂，体现临床应用法度。1991年人民卫生出版社出版的《中国药物大全·中药卷》，收载中药789种，分2类，其叙述讨论方式，与上述二书基本相似。至此，应该说临床中药学的格局已基本形成，作为大专院校教材，也相对完备。鉴于以上情况，我们认为应将临床中药学正式作为中药学的一个分支，赋予其确切定义，规定其主要内容进行探索研究。

二、临床中药学的概念及内容

临床中药学是中药学的分支，是在中医药理论指导下，根据临床应用的实际需要，对常用中药的来源、制造、加工、药性、作用、应用指征等进行药物的分析鉴定、配伍、调配分发及临床效验的评估和药事管理等，即旨在解决临床应用中药时的有关问题，称为临床中药学。

以药物为主要手段对人类进行健康保健和疾病治疗时，应恪守有效、安全的原则，确保药物的有效、安全、药物配伍和用量的合理性，避免误用、滥用、超量应用，用药时应认识到药物间的相互作用，避免药物过敏和不良反应，尤其要避免药源性疾病和药害事故的发生，是社会对药学的期望，对中药学也不例外；这也是建立临床药学包括临床中药学的背景。

临床中药学其内容从中药方面说，主要是中药药性，即药之阴阳属性、四气五味、归经、升降浮沉、补泻、燥润等内容；从临床方面说，主要是药物与脏腑病证的关系，六淫偏胜之所宜，十二经及不同部位的引经药，随证用药的规律，药物的最佳配伍，药物宜忌，药物之毒、副反应，药物对人体生理、生化机能的影响，以及药物进入人体后的药代动力学及药效学等研究，使临床应用中药能保证安全、有效、合理。

三、临床中药学的现存问题

不管是单味中药还是复方，一定要来源清楚、质量可控、适应证明确、疗效确切。从这一要求来衡量，临床中药学现存的问题很多。

从药物本身来说，市场上流通的中药有 1000 多种，1990 年版《中华人民共和国药典》收载 509 种。不少品种存在质量标准化不完善的问题。中药治病，历来强调要用野生药材和地道药材，这是因为我国地大，地形、气候各地不一，为中药材的生长、繁殖提供了优越的生态环境。研究证明地道药材与普通地区所产药材理化性质悬殊，客观上由于环保意识淡薄、环境污染的影响，主观上由于生活水平提高、知识结构变化，加上传媒的导向，对地道药材、野生药材的需求增加，使之供不应求，于是采用人工栽培、驯养、养殖乃至人工合成的途径，这些药材与野生药材在性能功效上能否等同，均有待一一验证。

历代中药理论虽在其主要方面一脉相承，但某些内容及含义也在发生着变化，如《神农本草经·序录》提出的"相畏"，与后世所提的"十九畏"含义不同，有毒、无毒与现代所说药物毒性反应、有毒中药的意义也不一样。况且早期的一些本草著作已经失传，其内容虽可于其后的本草中见到，但转相录抄，难免有误。这些问题有的待澄清，有的待研究。

对中药真伪的鉴定，历代医家均很重视。为保证人民用药有效安全，我国政府对中药质量加强管理，颁布《中华人民共和国药典》，卫生部颁《药品标准》《药政法》《药品管理法》，使中药鉴定工作初步纳入科学和法制的轨道。但由于法制还不够完善，执法不严、打假不力，不法分子生产和制造假冒伪劣中药，危害人民健康的事仍时有发生，应高度重视。

从药品功效来说，尚存在着单味药适应证过于广泛，其中某些功效是否确实的问题。这些都与临床疗效直接有关。古今中医药治疗的验案记载很多，这本该是临床中药药效的重要资料。但古代文献中验案报道的文字过于简单，使后人不易从中窥其梗概；有的为个别案例，一家经验，又不免有主观和偶然的因素。近年开发出来的中药新用途，也尚需进行验证。况且中药临床研究的重复性、对比性与稳定性均较差，这些都给中药的临床研究带来了一定的困难。中医治病强调辨证施治，中药是在特定的方剂中发挥作用的，但它是怎样发挥作用，和其他药配伍后发挥加强作用还是相互拮抗作用，怎样配伍才能发挥最佳功效等问题，更是需要深入研究的。

近年中药新药研制，显然也是临床中药学的重要课题，但由于科研设计、研究内容、技术路线、研究方法、观察步骤、观察指标到时间安排、经费等问题上存在一定缺点，真正制成的新药品种还很少。

四、临床中药学研究的近期设想

临床中药学应对单味药、"药对"及复方药进行前瞻性研究，首先应集中在临床疗效和药理学研究方面。单味药的效果，如在《神农本草经》中提到的常山抗疟（伤寒寒热、热发温疟）、黄连治痢（肠澼、下利）、麻黄定喘（止咳逆上气）、乌头止痛（寒痹、湿痹）、当归调经（妇人漏下绝子）、阿胶止血（女子下血），均被证明确实有效。近年发现并深入研究的青蒿抗疟，青黛抗白血病，五味子降转氨酶，丹参、川芎扩张血管，雷公藤治疗红斑狼疮、类风湿性关节炎，等等，表明单味中药的研究仍具很大的潜力。"药对"是中药配伍的一个重要内容，介于单味药与复方之间，主要根据药物之间既有相须、相使的协同作用，又有相畏药的相反相成、调节偏胜、制约毒性、缓和不良反应等作用进行研究的。近年根据补中益气汤中如无升麻、柴胡则对小肠蠕动的双向调节作用减弱的临床验证，认为升麻、柴胡与方中其他药物有协同作用。有人提出养阴清肺汤的元参、补中益气汤中的升麻、柴胡、正柴胡饮中的生姜均有调动方中其他药物药效的作用。在 20 世纪前半叶，我国学者按西方药学思想从中草药中提取有效药物成分，并研究其对器官功能的药理作用，如从麻黄中提得麻黄碱，从而发现这种生物碱对心血管系统有类似肾上腺素的作用，使之成为治疗多种疾病的一种药物。这种将植物成分纯化为化学单体的药学思想，是西方药学家走的路子，我们不宜全盘照搬。在中药研究中，仍应按照中医药理论紧密结合临床，运用现代科技和药学研究手段，对"药对"药组和复方进行研究。

药性理论研究是一项系统工程，近年有较大进展，是临床中药学的重要理论依据，仍应深入研究。

中药栽培、驯养及合成，近年有很大的发展；中医历来提倡地道药材，认为"凡用药必须择土地之所宜者，则药力具，用之有据"。"药性每随时地而少异……诸药所生，皆有境界……失其地则性味或异失其时则气味不全"。现在临床使用药物中，有不少是栽培、驯养及合成品，这对缓解药物供不应求，无疑是有益的。但从临床角度，能否保证这些药物确有疗效，达到地道药材的水平，确是一个值得研究的重要课题。

关于中药对人体各系统引起不良反应及毒性作用的病例已屡有报道。从 1974～1984 年间，国内期刊关于因服用中药而中毒致死的报告 27 篇，这些药物包括巴豆、苍耳子、六神丸、雷公藤、甜瓜蒂、木通、牵牛、苦楝子等；此外，有的药物还可引起过敏反应。故中药、中成药引起中毒及过敏反应是不可忽视的。另外，随着人们保健意识的普遍加强，滋补保健品的开发和消费呈方兴未艾之势。中药滥用，特别是补益药滥用的现象十分普遍。其实中医对机体虚损之认识有阴虚、阳虚、气虚、血虚之分，补虚药有较强的针对性，且有的个体"虚不受补"，即使是人参，若长期过量服用，也会引起脘腹胀满、失眠、欢快、咽喉刺痒，甚至便秘、鼻衄等"上火"现象。因此绝不可认为"补药有益无损"而盲目滥用。

药物对机体的作用主要是对其生理功能的兴奋或抑制，亦即对生理功能的加强或减弱；对病原体则主要通过干扰其代谢而抑制其生长繁殖而发挥功效，这在药理学上属于药效学的范围。药物进入人体后，在体内被吸收、分布、代谢、排泄的过程，包括药物的转运和药物的生物转化过程，属于药物代谢动力学的范围。对绝大多数的中药而言，这些方面的研究基本上属于空白。如中药对老年人、对胎儿发育有何影响；老年人、孕期及哺乳期妇女如何用药；中药是否会致畸、致癌；中药的依赖性和耐药性如何，以及中药的安全性测试、疗效评价、量效关系等，都有待于深入研究。

两种以上药物合用时药效的相加、协同、抵消、相反、相互抑制、相互增毒等，尚缺乏近代研究的资料，以往人们所掌握的中药的药性、药效等知识，基本上是从人类用药的体验中直接获得的，有的采取"取类比象"，有的通过推想，而没有经过动物实验，缺乏临床前与临床用途有关的药理学、药效学研究。这与国外对新药研究的过程不同，国外做法是先从临床前研究开始，包括对药物的化学成分、有效成分及临床前药理学（主要药效、副作用、药效持续时间）、药代动力学的研究，在掌握这方面的资料后，方可申请有关单位批准在人体试用，然后再进入临床试验，最后成为药品、申请进入市场。我国卫生部为了保证新药的安全性和有效性，于1985年颁发了《新药审批办法》，1987年又颁发了《〈新药审批办法〉中有关中药问题的补充规定和说明》，规定中药与西药在申报新药时的申报项目和研制步骤，使之与国际公认的新药审批办法相一致。这样，我国中、西药品的信誉和在国际交流中的地位当会提高，在国际贸易中的竞争力得以加强。因此，中药新药研究在二期临床研究前，应先做药物的药理、毒理的药效学实验及剂型工艺研究，然后向卫生部新药审批办公室申报新药，安排进入二期临床。实验方法及观察指标必须按《新药审批办法》及其有关规定做。这样才可提高新药的防病治病能力，满足社会需求，促进中医药走向世界。

五、建立临床中药学的意义

药学是研究药品的来源、制造、加工、性状、作用、用途、分析鉴定、调配分发及管理的科学。药学的主要作用：为人类健康研制新药，生产供应药品，保证合理用药。当然，培养药学人才，将药学人才组织成学术的和行业的团体，共同为药学的发展努力也是十分重要的。在商品社会里，药品作为商品在社会上流通，当然具有商品的功能，受商品流通规律的制约。

临床药学的产生是医药科学发展的结果。新药的不断增加，药疗事故的出现，特别是 1960 年西德"反应停（Thalidomide）"致"海豹胎"的药害事故和 1970 年日本因使用氯碘喹啉造成的斯蒙病。前者致万余畸胎儿，后者几年间发病 7800 人，死亡 350 多人。如此严重的药害事故，使举世震惊，从此世界各国对新药的试验、审批及合理安全用药特别重视，并采取各种预防措施。在这种背景下，临床药学应运而生，1953 年美国首先提出临床药学并逐渐推广。1967～1983 年间，美国 74 所高等药学院中有 38 所开设了临床药学课程，加利福尼亚大学药学 3 院首先建立了临床药学专业。20 世纪 60 年代初我国上海也提出了临床药学的问题，1978 年国家教委决定在高等教育中设临床药学专业，1989 年华西医科大学临床药学专业正式招收本科生，同年卫生部颁发的《医院药剂管理办法》提出：药剂科设临床药学室，做好用药咨询，结合临床搞好合理用药、新药试验和药品疗效评价工作，积极开展临床药学研究。在政府的卫生部门和教育行政部门关心支持下，我国临床药学已有很大发展。

中药本来具有治疗、保健作用和某些副作用的双重性。但较长时期以来，社会媒体传播着一种"中药安全，无毒副作用"的概念，造成中药和某些中成药被滥用、误用。其实中药饮片和中成药、复方制剂的毒副作用时有发生，搞清楚中药的药效学和毒理学，具有十分迫切的需要。临床中药学应将安全有效合理用药作为主要内容进行研究。在新药的研制上，中药无疑具有很大的潜力，药品的生产和供应，都应参照临床药学的有关章程及卫生部颁发的《新药申报办法》有关规定，有计划、有组织地进行，保证新药安全有效，保证伪劣产品不进入流通领域，真正杜绝药害事故的发生，更好地为人民健康服务。

中药的药效学研究，是保证药物安全性、有效性的基础，应在中医药理论指导下，选用一些具有中医特色的动物模型、实验方法和观测指标，同时要充分利用现代科学方法，特别要借用现代药理学方法，使中药药效学研究，既符合中医药理论，体现中医特色，又跟上时代要求，达到现代科学水平。建立临床中药学是时代的召唤，是医药界和广大人民群众的迫切需求，也是中医药学自身发展的需要。目前，已基本上具备了建立这一学科的理论基础和各方面的前提条件，卫生部和高教部门曾考虑过在研究生专业中设置临床中药学专业。相信在政府的关怀、支持下，临床中药学建立的日子将不会太远了。

重视功能性胃肠病中医药临床研究的规范化

赵荣莱　王伟岸

传统的本草疗法是建立在大量的各种个人临床经验基础之上的，即所谓的"经验性本草疗法（experience based phyotherapy）"，其中，中医学是众多传统医学系统最重要的组成部分之一[1]。近 10 余年一个明显的变化是国外学者也开始关注中医药（包括针灸）在功能性胃肠病治疗中的作用，相关报道屡见不鲜[2~5]。而国内功能性胃肠病的中医临床研究呈现蓬勃发展的可喜局面，不但大量临床诊治研究见诸文献，而且参照最新西医功能性胃肠病诊断标准，相继建立了功能性消化不良和肠易激综合征的中医诊断和分型标准。同时，国外有关中医临床试验设计的可行性、规范化争论仍不绝于耳[6]。无疑，加强中医中药、针灸的基础理论研究和发掘的同时，进一步规范中医药临床研究，将是中医药治疗功能性胃肠病在国际推广的必经之路。

一、进一步规范和强化功能性胃肠病的诊断和分型标准，准确进行外文翻译，促进国际交流

这样做的意义，毋庸赘言。但现实是，尽管我国已建立了功能性胃肠病的中医分型和诊断标准，但文献报道的分型仍十分混乱，难以进行不同研究的疗效比较，更难以进行国际交流。因此，应进一步规范和强化中医诊断标准在临床研究中的应用，统一术语标准，在此基础上准确进行标准和术语的外文翻译，促进国际学术交流，推动中医药治疗功能性胃肠病的国际化[7, 8]。

二、遵循循证医学原则，规范功能性胃肠病的中医临床研究

如何科学评价中医的诊治体系是值得深入探讨的重大课题[9]。中医在某种程度上是典型的经验医学。不可否认，专家个人的临床经验是疾病诊治的重要法宝。但是，现代医学，尤其是循证医学（evidence-based medicine）要求，不能只根据个人的经验或专家的建议进行诊治决策，作为标准推荐的治疗方法必

须有科学的依据。中医治疗长期应用的确切疗效固然可以作为有效的客观证据，但缺乏科学数据有力支持的"经验"，难以广泛接受并得以推广应用[3]。综观我国中医治疗功能性胃肠病临床研究，尽管积累了大量临床经验，但存在如下几个明显的缺陷：诊断标准缺乏共识，缺乏中、西医对功能性胃肠病的平行诊断和分型；多数研究样本量小，缺乏真正意义上的随机双盲研究；在对照研究设计中所选取的对照药物多是西药或安慰剂，是否恰当值得商榷；疗效标准不明确，试验结果评价的定义（即术语的标准化）欠清晰；患者对治疗的依从性和随访研究很少，统计分析的效率差[3, 10]。国外学者认为我国多数文献资料缺乏方法学的详细叙述，不足以进行客观的疗效分析[10]。

中医药发展的动力在于疗效，疗效的有效性需要验证。考虑到中医药治疗学固有的特性，就需要建立既符合现代医学临床试验设计的基本原则，又要体现中医理论特色的临床研究规范体系。中医固有的哲学体系在某种程度上决定了按照西医试验设计要求进行临床研究的困难[2]。一方面，中医采用的诊断标准和术语不同于现代西方医学，因此，对患者的临床诊断应包括中医和西医的诊断和分型；另一方面，中医强调辨证论治，每次治疗时都要对病情进行分析，再确定下一步的治疗方案，而非一成不变，研究设计要符合个体化的原则，不仅在治疗开始遵循个体化原则，而且在治疗过程中根据病情变化随时调整治疗方案。这就进一步增加了试验设计的复杂性，既要方法学的稳定性，又要治疗过程的灵活性。新近，澳大利亚学者 Bensoussan[3] 以其 1998 年发表在 JAMA 上有关肠易激综合征的中草药治疗为例，说明中医治疗的规范化问题，值得我们借鉴。116 例符合罗马标准的肠易激综合征患者随机进入安慰剂、标准草药和个体化草药治疗组，草药和安慰剂均以有同样颜色和气味的干粉装入胶囊，安慰剂设计类似于草药，在治疗过程中，中医师根据患者的病情变化对所有患者进行处方，但只有个体化治疗组实际上根据中医师的处方服药，疗程 16 周，随访 14 周。疗效根据患者和胃肠专科医生对患者症状严重程度和总的健康状态、生活质量的评价判断。结果发现，治疗结束时标准草药和个体化草药治疗组均明显好于安慰剂组。治疗过程中，采用草药治疗的患者中 70% 改善，而对照组仅 30%。在治疗结束时，个体化治疗组疗效并不优于标准治疗组，但随访发现个体化治疗组长期疗效明显[4]。这项研究既说明中医药治疗试验研究设计的复杂性，又提示中药对功能性胃肠病独特的疗效。在针灸治疗过程中，取穴部位及数量会有所改变，这些也不同于西方医学。韩济生院士采用针刺疗法治疗偏头痛等慢性疼痛时，将主流医学治疗与针刺治疗前后交替进行，每种疗法3个月，期间每种疗法均可按最佳方案进行，最后将各自治疗期间的综合疗效（偏头疼发作的总时间）进行比较，以判断优劣[11]。这一设计方案值得我们在设计以中医学手段治疗功能性胃肠病方案时借鉴。White[12]认为针灸治病的疗效确信无疑，目前仍注意临床研究的规范化，MacPherson等[13]则进一步提出针灸治疗实验干预的报告标准，值得我们参考。

三、重视中药复方研究

遵循循证医学的基本原则确定经典方剂、治则和针灸等中医学治疗方法的有效性是推动中医现代发展的必经之路。探讨复方药效的物质基础和机理研究的方法学成为当今中医界的热点问题[14]。中药复方化学成分复杂，揭示复方配伍的科学内涵及作用机制极为困难。中药复方的拆方研究为复方配伍中各药对全方的贡献度分析展示了一个新领域，对于确认发挥作用的药效物质的研究是一项关键性基础性工作。但对功能性胃肠病治疗有效的诸多方剂中，已进行拆方研究的很少。今后应在中医药性理论和病机理论指导下，遵循病证结合、方证关联、理法方药统一的思路，对某些疗效确切的代表性复方进行研究，是促进中医治疗功能性胃肠病国际化的一个保证。在筛选治疗功能性胃肠病治疗药物时，应引进现代科学的研究手段如高通量分析，保证临床和基础实验资料的可比性和重复性。

四、注意患者心理因素，探索相应中药治疗

中医认为情志失调是现代功能性胃肠病的常见病因之一，这与目前认为精神（心理）因素在功能性胃肠病发病中具有重要作用的观点相吻合。中医向来重视七情在疾病的作用，对忧思者多从心脾入手，对郁怒者多责之于肝，对烦躁不安者又多涉及火热，这方面的经验很多，但还缺乏系统的理论基础研究。今后要采用现代医学的研究手段，结合功能性胃肠病患者情志变化及对治疗的反应，探索针对性的中医药治疗方法。

五、加强与功能性胃肠病相关的中医基础理论

中医临床实践是建立在中医哲学理论体系之上的，该理论体系博大精深。目前有关功能性胃肠病发病机制的中医理论研究还多限于理论的阐述，缺乏深

层次的研究。未来研究要结合现代医学功能性胃肠病的诊断标准和中医的辨证分型，在明确中医分型标准后，进一步从中医理论体系研究功能性胃肠病的发病机制，进而结合现代医学理论阐明其发病基础，为功能性胃肠病的中医治疗奠定科学基础。结合现代医学的机制探讨，经络理论和针灸镇痛的基础研究促进了针灸的临床应用和国际推广，是中医现代化的一个例证[15]。目前以单光子放射计算机断层显像术（single photon emission computed tomography，SPECT）、正电子发射断层摄影术（positron emission tomography，PET）、功能性磁共振成像（functional magnetic resonance imaging，fMRI）为代表的无创性功能性神经影像学技术已用于针灸治疗机制的研究，也将有助于阐明胃肠功能调节的经络基础[16]。

参考文献

［1］Saller R, Iten F, Reichling J. Dyspeptic pain and phytotherapy—a review of traditional and modern herbal drugs[J]. Forsch Komplementarmed, 2001, 8 (5)：263-273.

［2］Bensoussan A, Myers SP. Towards a safer choice：The practice of traditional Chinese medicine in Australia[J]. Sydney：University of Western Sydney, 1996.

［3］Bensoussan A. Establishing evidence for Chinese medicine：a case example of irritable bowel syndrome[J]. Zhonghua Yi Xue Za Zhi (Taipei), 2001, 64 (9)：487-492.

［4］Bensoussan A, Talley NJ, Hing M, et al. Treatment of irritable bowel syndrome with Chinese herbal medicine：a randomised controlled trial[J]. JAMA, 1998, 280 (18)：1585-1589.

［5］Fireman Z, Segal A, Kopelman Y, et al. Acupuncture treatmnet for irritable bowel syndrome[J]. A double-blind cont rolled study Digestion, 2001, 64 (2)：100-103.

［6］Wiseman N. Learning Chinese：feasibility, desirability and resistance[J]. Clin Acupunct Orient Med, 2001, 2 (2)：79-89.

［7］Wiseman N. Main contentions to the claim that Chinese medicine has a terminology requiring standardized English equivalents[J]. Clin Acupunct Orient Med, 2001, 2 (2)：98-101.

［8］Zhu JP. On the initiation of the project of Research on Standardization of the Basic Terms of Traditional Chinese Medicine[J]. Clin Acupunct Orient Med, 2001, 2 (2)：178-179.

［9］Wiseman N. Chinese medical dictionaries：a guarantee for better quality literature[J]. Clin Acupunct Orient Med, 2001, 2 (2)：90-98.

［10］Tang JL, Zhan SY, Ernst E. Review of randomised controlled trials of traditional Chinese medicine[J]. BMJ, 1999, 319 (7203): 160-161.

［11］钱家鸣，王伟岸.应重视功能胃肠病临床研究的规范化 [J]. 胃肠病学和肝病学杂志，2001, 10 (2): 97-98.

［12］White A, Trinh K, Hammerschlag J. Performing systematic reviews of clinical trials of acupuncture: problems and solutions[J]. Clin Acupunct Orient Med, 2002, 3 (1): 26-31.

［13］MacPherson H, White A, Cummings M, et al. Standards for reporting interventions in controlled trials of acupuncture: the STRICTA recommendations[J]. Clin Acupunct Orient Med, 2002, 3 (1): 6-9.

［14］Satoh K, Hayakawa T, Kase Y, et al. Mechanisms for contractile effect of Daikenchu to in isolated guinea pig ileum[J]. Dig Dis Sci, 2001, 46 (2): 250-256.

［15］Sung JJY. Acupuncture for gast rointestinal disorders: myth or magic[J]. Gut, 2002, 51 (5): 617-619.

［16］Shen J, Hommer DW. Functional neuroimaging: review of methods and applications to acupuncture research[J]. Clin Acupunct Orient Med, 2001, 2 (2): 163-167.

脾胃升降与功能性胃肠病

赵荣莱

【摘要】人身阴阳二气应调和，升、降、出、入应协调。若阴阳偏胜，气机逆乱，就会致病。脾主升清，胃主降浊，脾胃升降，不失其常则安。脾胃为气机升降之枢纽，功能性胃肠病多有脾胃升降失常表现。清气不升反降为泻，如肠易激综合征（IBS）、功能性腹泻。浊气不降反逆，为胀，为吐，为哕，为便秘，如功能性消化不良（FD）、功能性呕吐、功能性便秘。若"升降之气，上下不得交通"，咽膈之间，气不出入，胸膈满闷，甚或噎塞者，为食管病；气结两胁胀痛，为胆胰病；若腹满胀痛，为功能性腹痛、腹胀。提出升脾、降胃、通利气机、顺气和中、通降镇逆等法；对阳气不升、浊气不降、气滞不行、湿浊阻滞脘腹胀满难已者，推荐升清阳、行气滞、化湿泻浊法；对胃阴不足、胃气不降者，养胃阴，即所谓"津液来复，使之通降"。

【关键词】功能性胃肠病；脾胃升降；升清；降浊

人体全身各脏腑组织的机能活动，都靠气来推动，以维持生命活动。气之在人，贵在调和，阴阳二气应调和，升与降、出与入应协调一致；反之，气的有余不足，阴阳偏胜，气机逆乱，就会致病，故《素问·举痛论》说"百病皆生于气"。人身脏气的生理功能在不同脏腑各不相同。健康人正气来源于胃，胃气为健康人的常气。脏气流行不息，"如水之流，如日月之行不休，故阴脉荣其脏，阳脉荣其腑，如环之无端"。其主要运动形式为升降出入。

升降学说是中医理论的重要组成部分。《素问·六微旨大论》说："气之升降，天地之更用也，出入废则神机化灭，升降息则气立孤危，故非出入，则无以生长壮老已，非升降，则无以生长化收藏。是以升降出入，无器不有，故器者生化之宇，器散则分之，生化息矣。故无不出入，无不升降，化有大小，期有远近，四者之有，而贵常守，反常则灾害至矣。"出入、升降指气的运动形式，体内存在生生不息之机，叫"神机"。形体赖气化而存在，叫"气立"。如出入升降功能停止，则"神机"灭绝，"气立"无生，生化之机亦停止。出入、升降皆寄于形，所以说"无器不有"。因此，出入、升降对机体有着非常重要的意义。

一、脾胃为气机升降之枢纽

气机升降与肝、胆、脾、肺、胃均有关，但以脾胃为升降之枢纽。脾胃位居中焦属土，脾主升清，胃主降浊，胃纳脾运，燥湿相济。胃为水谷之海，谷食入于胃，经胃的腐熟消化作用，通过脾气将精微、津液、营卫之气上输心肺，下归肝肾，敷布四肢充养肌肉，运行周身，为身体所用，将糟粕排出体外。"食气入胃，散津于肝，浊气归心，淫津于脉，脉气流经，经气归于肺，肺朝百脉，输精于皮毛，毛脉合精（即气血相合），行气于府，府精神明，留于四脏"；"饮入于胃，游溢精气，上输于脾，脾气散精，上归于肺，水精四布，五经并行"（《素问·经脉别论》）。这是水谷入胃，化生精微及输布的整个过程。脾胃气机以中气左旋右转为枢纽，中气左旋为脾（己土），右旋为胃（戊土），己土上行，阴升而化阳，阳升于左为肝，升于右则当心；戊土下行，阳降而化阴，阴降于右为肺，降于下则为肾，脾胃升降不失其常则安。

二、仲景、东垣重视脾胃升降

张仲景的《伤寒杂病论》奠定了脾胃病证治基础，强调"实脾"，指出"见肝之病，知肝传脾，当先实脾"。认为只有脾气充实，才能使心、肝、脾、肺、肾之气俱旺。对脾胃虚寒、中阳衰微倡制理中汤、理中丸，理中焦之气以交阴阳，人参、白术、甘草益气固中，"干姜守中，焰釜薪而腾阳气"，意在升阳。对虚劳里急腹中痛时，用小建中汤。肝左，肺右，心上，肾下，脾胃处四脏之中，胃为卫之源，脾为荣之本。卫不足必以辛益之，荣不足必以甘补之，辛甘相合脾胃健，中气立而荣卫通，皆为中气虚寒阳气不布者设。其他如"泻心"消痞，"承气"降胃通腑，"麦门冬汤"滋养脾胃、降逆和中，又皆为通降胃腑而设，在脾胃病中应用颇多。后世"和胃通降"之治，实为仲景"泻心""承气"治法之延伸。

李东垣之《天地阴阳生杀之理在升降浮沉之间论》引《素问·天元纪大论》中"天以阳生阴长，地以阳杀阴藏"之说，认为"岁半以前，天气主之，在乎升浮……岁半以后，地气主之，在乎降沉"。岁半以前，阳气升发，阴气长养，则万物生发繁茂；岁半以后，阳气肃杀，阴气凝敛，则万物伏藏，而"胃为水谷之海，饮食入胃，而精气先输脾归肺，上行春夏之令，以滋养周身，乃清气为天者也，升已而下输膀胱，行秋冬之令，为传化糟粕，转味而出，乃浊阴为地者也"。若"顺四时之气，起居有时，以避寒暑，饮食有节及不暴喜怒，以颐神志，常欲四时均平，而无偏胜则安"。东垣认为脾胃内伤之所以发病，主要病机是气机失调，升降失司。他据《素问·五常政大论》"阴精所奉其人寿，阳精所降其人夭"的理论，认为"阴精所奉，脾胃既和，谷气上升"，脾胃健运，脾升胃降，清升浊降，气机调和；而"阳精所降，谓脾胃不和，谷气下流"，即脾胃气虚，元气不足，清阳不升，谷气下流，致气血无所化生，是"真气下溜，或下泄而久不能升，是有秋冬而无春夏，乃生长之用，陷于殒杀之气，而百病皆起，或久升而不降者亦病"。他在《脾胃论》中提到病从脾胃生者有四，皆为阳气受伤，不升反降。故东垣十分重视升发脾阳，强调人以胃气为本。

三、功能性胃肠病与脾胃升降失常

功能性胃肠病多有脾胃升降失常的表现。《灵枢·邪气脏腑病形》云："胃病者，腹月真胀，胃脘当心而痛，上支两胁，膈咽不通，食欲不下。"《素问·阴阳应象大论》云："清气在下，则生飧泄，浊气在上，则生月真胀。"是脾胃所生、清浊升降乖常之病证。脾胃气弱，米谷入，清气不升而反降为飧泄，如在肠易激综合征（IBS）、功能性腹泻，当升脾；浊气不降，而反上逆，则生月真胀为呕，为吐，为哕，为便闭，如在功能性消化不良（FD）、功能性呕吐、功能性便秘，当降胃。若"升降之气，上下不得交通"，膈咽之间，交通之气不得出入者，为逆气所作，而为胸膈满闷、为噎塞，如在功能性食管病。若气结胸腹胁肋，气机升降不行，不通则痛，如在功能性腹痛、功能性腹胀、胆胰功能性疾病，当通利气机。具体有以下几种治疗大法。

1. 补中升阳，和胃降气

对阳虚脾不升清，脾胃气弱，不能运化水谷，饮食不化精微，反生湿浊，而为泄泻者，宜补中升阳（如补中益气汤），温脾理中（如理中汤）。对胃失通降，胃肠气滞者，宜通降腑气，胃与大肠均属阳明经，主通主降，通降则生化有源，出入有序，否则传化无由，壅滞为病。和胃降气要配合宣降肺气，肺气之肃降，有赖胃气之降，和胃降逆配宣肺肃肺之杏仁、桔梗、紫菀、枇杷叶、苏叶，可使气机灵活，否则"肺金清肃之令不行，升降之机亦窒"。肺与大肠相表里，轻清宣上，开肺气可舒展胃肠气机而通大便。

2. 条达肝气，濡养肝阴

肝体阴而用阳，以阴血为体、以气之疏泄为用是肝的特点。肝气疏泄助脾运化而升发清阳之气，助胃受纳腐熟而下降浊阴之气。肝气疏泄条达，胃不受侮而胃气通降；若肝气郁结，失于疏泄，胃气壅滞时，宜疏肝和胃，四逆散加青皮、陈皮、香附、绿萼梅等治之。若肝胃阴虚，失于濡润，润降失司，用一贯煎加味，以柔药养肝，平衡肝之阴阳，使肝气舒畅条达，养胃阴和胃气，意在润降。

3. 顺气和中

六腑以通为用，胃气以下行为顺，功能性胃肠病（FGID）虽有气滞、湿阻、食积、因寒、因热等多种病因，治有温、清、消、补、化之别，但总要通调气机，顺气和中，胃方有进食受纳之功。故理气药在所必用，理气药多偏温，不宜过量久用。胃阴不足而润泽不及者，用益胃汤加佛手、香橼，使气机灵动而不燥伤津液。对虚中夹实、寒热互结、痞塞难开者，宜辛开苦降，苏叶、黄连、吴茱萸或干姜、黄芩、黄连或半夏、黄连等治之。

4. 通降镇逆

胃气上逆是胃失和降的进一步发展。胃主降浊，若胃气不降反逆，则浊气、浊阴随之上逆，临床见到脾胃虚寒，阳气不足，胃气不降反逆，十二指肠液包括胆汁上逆到胃，引起胆汁反流性胃炎；若脾虚不能升阳，使胸中阳微，浊气、浊阴上逆，胃内容物甚或十二指肠液上逆到食管，而引起胃食管反流病。此时应通降镇逆，镇其上逆之气，使膈胃之气恢复到顺降的状态，使浊阴随之下降。具降逆作用的药物分偏清、偏温两类，前者如竹茹、栀子、代赭石、黄连、柿蒂、莱菔子、枇杷叶，后者如生姜、干姜、良姜、丁香、吴茱萸、肉桂、半夏、苏子、苏叶、乌药、小茴香、沉香、降香、陈皮、厚朴、川椒、韭汁、刀豆等。如胃气上逆、寒气重、倒饱而胸膈满闷者，加丁香、吴茱萸、生姜温胃气，泻寒气，通利胸膈。

5. 升清阳，行气滞，化湿泻浊

临床若见膈咽不通、脘腹胀满、大便不行时，为"浊阴在上，则生月真胀"，《内经》称为"阴阳反作，病之逆从"，是清阳下陷而不能上升，浊气上逆而不能下降，清浊反常，所以月真胀。脾胃病中因清阳不升、浊阴不降引起的病常见腹胀、腹泻、大便不行、胃脘痞满及上面提到的胃食管反流病等，均应升阳、泻浊并举，使胸阳、中阳温煦，方可使阴浊之气下降。东垣《医学发明》中用木香顺气汤和沉香交泰丸，前方"以柴胡、升麻行少阳、阳明二经，发散清气，运行阳分为君，以生姜、半夏、草豆蔻仁、益智仁辛甘温，消散中寒为臣，厚朴、木香、苍术、青皮通顺滞气，当归、人参、陈皮调和营卫，滋养中气，浊气不降，以苦泻之，吴茱萸苦热泻之，茯苓、泽泻气薄引导浊阴之气自天而下"；后方从前方去君、臣二组药和苍术、人参，加沉香、枳实、大黄。前方为寒湿胀满而设，后方为湿热胀满而设，均为升清阳、行气滞、化湿泻浊之法，用于阳虚、阴盛、气滞、湿阻、饮郁、痰聚或寒湿化热之证。

6. 养阴通降

叶天士创胃阴学说，认为"胃易燥"，"胃为阳明之土，非阴柔不肯协和"。对脾胃二者应加以区别，胃为阳土，脾为阴土，脾为脏，胃为腑，脏宜藏，腑宜通，用各有殊，太阴湿土得阳始运，阳明燥土得阴自安，脾喜刚燥，胃喜柔润，脾气宜升，胃气宜降。主张降胃之法，使胃气降则和，但因胃喜润恶燥，不宜苦降或苦寒下夺之品，"所谓胃宜降则和者，亦非苦寒下夺以损胃气，不过甘平或甘凉濡润以养胃阴，使津液来复，使之通降而已矣"。即"胃阴复而气降得食，则十二经之阴皆可复"，多选用玉竹、天花粉、沙参、石斛、麦冬等。可用于慢性胃病之胃阴不足、胃气呃逆、胃肠津液不润而大便不行、胸膈烦热或口舌生疮时，使津液来复，胃气润降则呃逆可已；胃阴得复，则腑气润降而大便可行，阴复热清而膈热可消。

按:《内经》形神相关学说已涵盖心身医学的思想。

形是形体，指人的形体和体质，形体包括脏腑、经络、气、血、津液、精、骨、肉、筋脉、髓及它们的生理活动，体质是个体在生长、发育和衰老过程中形成的机能、结构、代谢上的特殊性，它决定人体对某些致病邪气的易感性及其产生病机变化的倾向性。疾病的发生，不但与形体中的脏腑功能有关，又因体质不同而不同。

神是心的功能与活动，心是神的所舍和基础，形与神俱，是生命存在的基本特征，《素问·上古天真论》说"能形与神俱，而尽终其天年"。《灵枢·天年》说"血气已和，营卫已通，五脏已成，神气舍心，魂魄毕具，乃成为人"。五脏、营卫、气血属形，神气、魂魄属神，只有神与形俱，才能形成为人。若五脏虚，神气去，纵然形骸尚存，生命也已完结。因此形与神是生命不可缺少的两个方面。

中医向来十分重视情志变化在疾病发生中的作用，认为"百病皆生于气"，东垣云"怒忿悲思恐惧，皆损元气"，"心主神，得血则生"，"若心生凝滞，七情不安，化而为火"，"阴火太盛，经营之气，不能颐养于神"，"神无所养"，故应调和脾胃，使心无凝滞，让病人眼见喜事，心中欢欣，自然慧然无病。

心身医学与中医脾胃病

赵荣莱

【摘要】本文简要介绍中医"形神相关"学说，分析常见脾胃病证时的情志变化和心理状态，认为脾胃病的发病多与七情过用、脏腑功能失衡有关，百病皆生于气；怒、忿、悲、思、恐、惧，皆损元气；"心生凝滞，七情不安"；"不能颐养于神"，故精神刺激、情志不遂、心理障碍是脾胃病重要的致病因素（致病的心理因素），发病后对症状的曲解和疑虑又加重焦虑（疾病对心理的影响），这种认知性焦虑又加重焦虑本身和其他心理障碍。对脾胃病的治疗要注意理气调神，还要做细致耐心的思想工作，充分调动患者的积极性，发挥其主观能动性，增强治疗信心。

【关键词】心身医学；生物 – 心理 – 社会模式；中医"形神相关"学说；脾胃病；七情过用；脏腑功能失衡

目前，心身医学的概念已被泛化成心理生理医学，成为精神与躯体、心理与生理相互结合来研究疾病发生、演变及其治疗的学科，既研究心理因素在致病中的作用，也研究疾病或体残对心理的影响。心身疾病或称心理生理疾病是介于躯体病和神经症之间的一类疾病。狭义是指心理社会因素，在疾病发展过程中起主要作用的躯体器质性疾病。广义是指心理社会因素，在疾病发展中起重要作用的躯体器质性疾病和躯体功能性疾病。当前，发达国家心身疾病的发病率占疾病谱的 80%，我国大中城市心身疾病的发病率也占 40%。

相当一部分中医脾胃病患者，经各种检查均未能发现器质性病变，因此归为功能性胃肠病（Functional Gastrointestinal Disorders，FGID）。FGID 症状的产生由多个生理因素决定，并受社会文化和心理社会诸因素影响。目前，社会转型、社会变革所产生的影响，如竞争激烈、学习和工作压力重、下岗、失学、贫富差距、社会地位不一、离退休后的失落，加上社会保障制度尚不完善，以及环境污染、生存质量较差等心理、社会因素与生理因素结合起来都可增加

FGID 的患病率[1]。

近 20 多年来，人们对医学模式的认识已从以疾病为基础，只探求生物学病因的模式转变为更全面的生物 – 心理 – 社会医学模式。后者认为，FGID 的症状是由动力改变、内脏感觉过敏、脑 – 肠调节障碍等多个生理因素所决定，而且受社会、文化及心理的影响。后者从生理、心理、社会三个方面来研究健康、疾病有关问题，将人类的生物属性、生命与生态环境、精神与躯体、心理与生理相互关系结合起来研究[1]。其实，这一认识与中医传统理论完全一致。中医早就认为，心理情志因素在疾病病因病机中起主要作用。《内经》有关"形神相关"的学说已涵盖现代心身医学的主要内容，具有较为完整的心身医学思想[2, 3]。

一、脾胃病的发病多与情志变化有关

1. "心身疾病"的发病与情志变化的关系

"心身疾病"是指发病原因和心理因素所致情志变动的躯体器质性疾病和躯体功能性疾病。情志过度，刺激太过，气机反应过于强烈可损及脏腑、气血、阴阳，进一步可导致血、火、痰、湿诸郁。若五脏气血、阴阳损伤过重，日久而成虚损，临床可见气机逆乱、气血失调、气郁、血瘀、痰湿、郁火、内风等病理过程，故"百病皆生于气"。朱丹溪曰："气血冲和，百病不生，一有怫郁，百病生矣。""喜怒伤气，寒暑伤形，暴怒伤阴，暴喜伤阳，厥气上逆，脉满去形"。"忧恐忿怒伤气，气伤脏乃病脏"，即气伤而波及五脏。"喜怒不节则伤脏，脏伤则病起于阴也"，指出七情为内伤之因。"喜怒哀乐则神虚"，"神太劳则惫"。《济生方》云："劳力谋虑成肝劳……曲运神机成心劳……意外过思成脾劳……予事而忧成肺劳……矜持志节成肾劳。"是说七情所伤可伤及精神气血，致气血阴阳亏损，营卫失调；三焦不利，肠胃痞隔则渐成痛、闷、痞、膈、中满、鼓胀等慢性脾胃病。

2. 脾胃系统的"心身疾病"

最初提出的经典七类（holyseven）心身疾病为消化性溃疡、溃疡性结肠炎、支气管哮喘、甲状腺功能亢进、神经性皮炎、类风湿性关节炎、原发性高血压。目前，将胃十二指肠溃疡、溃疡性结肠炎归属器质性疾病，而不归入功能性胃肠疾病，但如慢性胃炎、功能性消化不良（FD）、神经性厌食、神经性多食、神经性呕吐、吞气症、食管痉挛、贲门痉挛、幽门痉挛、急性胃扩张、肠易激综合征（IBS，也称过敏性结肠炎）、便秘等均与情志改变有关。

例如，胃炎、溃疡病多有"当心而痛"，常兼"吞酸""嘈杂"，功能性消化不良（FD）常有胃脘痛或胃痞、早饱等。胃机能与情绪关系密切，消化系统各器官对情绪反应十分敏感，生气、恐惧、激动、焦虑可使胃液分泌增加，酸度增加；抑郁、失望、悲伤可使胃液分泌和运动减少。忧思恼怒，情怀不畅，肝失疏泄，气机郁滞，横逆犯胃，气血瘀滞而不行，不通则为痞为痛，气滞日久则瘀，瘀阻胃络则痛处不移。《素问·至真要大论》云："木郁之发，民病胃脘当心而痛。"又五志化火，火邪伤及胃阴使胃痛加重。

恼怒忧郁伤肝胆之气，木乘克脾胃，饮食不能消化，停积于胃，肝胃气逆遂成酸水浸淫、吞酸、吐酸之患。七情失和，当升不升，当降不降，气机窒塞成为胸闷、"痞满"之症。如《临证指南医案》云："情志不遂，肝木之气逆行犯胃，呕吐膈胀……脘痛腹鸣。"对于"呕吐"《景岳全书》云："气逆作呕者，多因郁怒致动肝气，胃受肝邪，所以作呕。"若忧思伤脾，食难运化，胃失和降亦可呕吐。"嗳气"《内经》称"噫"。《景岳全书》云："嗳气多由滞，滞逆多由气不行。"因恼怒伤肝，忧愁伤肺，思虑伤脾则情志郁结，胃失和降，发为嗳气。"呃逆"气自脐下直冲上，多由气郁所发。"凡有忍气郁结积怒之人并不得行其志者，多有呃逆之症"。梅核气是"七情气郁，结成痰浊，随之积聚"。"痰气窒塞于咽喉之间"。"胸闷"又称"胸痞"，因肝气郁结、木失条达、气机上逆于胸所致。所谓"胸满太息而稍宽者，气滞之胸满也"。又如"噎膈"《内经》称为"隔"。认为木邪乘土，脾胃受伤可使隔塞不通。忧也可引起"隔塞闭绝，上下不通，则暴忧之病也"。《诸病源候论》认为，忧膈为胸中气结，津液不通而成。忧、思、恚、怒，五志化火，煎耗津液成痰，思则气结，气结津液不布，凝聚成痰。"气滞痰聚日壅，清阳莫展，脘管窄狭，不能食物"，故七情伤感是噎膈的首要原因。"噎膈"既有食管功能性疾病，又有食管炎、食管癌等器质性疾病。再如泄泻、便秘也与情志失调有关。当精神紧张，焦虑，肝气失于疏泄，横逆克脾克胃，脾气受伤，运化失常而"泄泻"。若因怒、忧愁、思虑诸气怫郁失于宣降，气壅大肠则发生"气秘便结"。《景岳全书》云："气泄症凡遇怒气便作泄泻者，必先以怒夹食，致伤脾胃，故但有所犯，即随触而发，此肝脾二脏之病也。盖以肝木克土，脾气受伤而然。"

如 IBS 多有肝郁脾虚，脾虚则泻，肝郁则气滞而痛。调查发现，IBS 患者神经质、抑郁、焦虑负性事件分值均显著高于正常人。IBS 患者有性格内向、神经质的特点。用 HAMA、HAMD、SCL-90 三种评分量表均显示 FD 患者抑郁、焦虑心理状态的异常率均显著高于对照组，表明这些患者有心理失调。胁肋本属肝胆二经，"以二经之脉皆循胁肋……气逆不解……延及少阳厥阴，乃致胁肋疼痛"。胁肋痛多责之于肝胆，若胁肋痛因悲哀恼怒、郁伤肝气引起者，称为"肝郁胁痛"或"肝气胁痛"。《杂病源流犀烛》云："肝气郁，由大怒气逆，或谋虑不决，皆令肝火动甚，以致胁肋痛。"胁痛在脾胃病中常可见到。

二、脾胃病治疗要注意理气调神

"饮食劳倦则伤脾"；"饮食失节，寒温不适，脾胃乃伤"；"饮食自倍，肠胃乃伤"；"因劳犯寒，寒伤脾胃，尤酷尤甚"；饮食失宜、寒热不调、不洁、偏嗜生冷、油浊等损伤脾胃而吐泻胀痛，酒湿伤脾胃，胸膈痞闷，痰逆呕吐，酒热伤阴可发热动血。伤于寒，饮食多有停滞，故失饥伤饱，常损伤脾胃。《景岳全书》云："脾胃之伤于外者，唯劳倦最能伤脾，脾伤则表里相通，而胃受其困者为甚。脾胃之伤于内者，唯思忧忿怒最为伤心，心伤则母子相关，而化源隔绝者为甚。此脾胃之伤于劳倦情志者，较之饮食寒暑为更多也。"故精神刺激、情志不遂、心理障碍是脾胃病重要致病因素。《脾胃论》指出，"怒、忿、悲、思、恐、惧皆损元气"；"心生凝滞，七情不安"；"不能颐养于神"，故应"安养心神，调治脾胃"。

1. 情志不畅，气机郁结要理气解郁

临证时如发现患者有忧愁、思虑、郁怒、惊疑、矜持、不悦、寡欢、怀抱不舒、意兴不畅、精神抑郁、情绪低落等乃志虑不伸、气滞而不得发越使然。情志受伤、肝失条达、肝气不疏者，宜疏肝理气，用四逆散。若气郁不舒、郁久化火上逆者，宜清肝泻火，用加味逍遥散。若痰气郁结、咽中如梗、咽不下、咳不出者，宜理气化痰，用半夏厚朴汤或温胆汤，并可加合欢皮、玫瑰花、香附、郁金等调气疏肝、解郁增欢之品。百病皆生于气，一有不调则无所不病，气有不正皆赖调和。因此，中医对功能性胃肠病的治疗十分注重调气，以保持肝气疏泄，胃气和降，心情舒畅。前述各类脾胃病均有肝郁气滞型，均宜疏肝解郁为治。《本草经疏》云："喜、怒、忧、思、悲、恐、惊七者皆发于情者也。情即神识，有知不定，无迹可寻，触景乃发，滞而难通，药石无知，焉能消其妄执？纵通其已滞之气，活其已伤之血，其默默绵绵之意物而不化者，能保无将来复结之痛乎？"

2. 焦虑不安、心神不宁应养心安神

如气郁化火，火性上扰心神，心神不安，或劳倦思虑太过伤及心脾，伤于心则血暗耗，伤于脾则纳少胃气衰惫而致血亏不能营养于心。心所失养则心神不安，神不守舍，夜不能寐。体虚久病及肾，肾虚不能引水上济于心，水火不济，心肾不交而使神志不宁，夜不能寐。饮食不节，过食或少食则伤脾。胃气受伤，胃不和则卧不安。这些均可使患者心情烦躁焦虑，不安恐慌，胸闷不舒，嗳气叹息，失眠多梦，健忘怔忡，心神不宁。如久郁伤神、精神恍惚、常悲伤欲哭者，宜养心安神，用甘麦大枣汤。若怔忡、健忘、心情烦躁、焦虑不安、失眠多梦者，多由思虑过度、劳伤心脾、心血不足、心无所养引起，宜归脾汤补养气血，养心安神。

常用的安神药有人参、茯苓、茯神、石菖蒲、远志、酸枣仁、丹参、柏子仁、龙骨、牡蛎、琥珀、合欢皮等。人参"补五脏，安精神，定魂魄，止惊悸，除邪气，明目，开心益智"；"调中，通血脉，令人不忘"，为上品。茯苓"主胸胁逆气，忧恚惊邪恐悸……久服安魂养神"。茯神"宁心安神"，温养心神，用于心气虚怯，神不守舍，怔忡，魂魄恍惚，劳怯健忘。石菖蒲"聪耳目，益心智"；"补肝益心"。远志"养心血，镇惊，宁心，散痰涎"，"入肾经，其功能专于强志益精，治善忘"。酸枣仁"养肝宁心益智，治烦心不得眠"；"安心神"。丹参"补心，定志，安神，宁心治健忘、怔忡、惊悸不寐"。柏子仁"养心气，润肾燥，益智宁神"；"安五脏，主惊悸"。龙骨"养精神，定魂魄，安五脏"。牡蛎去"惊恚怒气"，"补养安神"。琥珀"安五脏，定魂魄"。合欢皮"安五脏，和心志，令人欢乐无忧"。嵇康《养生论》云："合欢蠲忿，萱草忘忧。"早年文献就有用归脾汤治疗 100 例神经衰弱取得 91% 疗效的报告[4]。也有文献报道，采用解郁调神方（柴胡、香附、白芍、甘草、小麦、大枣、桂枝、龙骨、牡蛎、酸枣仁、川芎、磁石）治疗 1363 例 FGID 获得 93.5% 的有效率[5]后，方有甘麦大枣汤、桂枝甘草龙骨牡蛎汤，以及解郁之香附、川芎，为疏肝理气、养心安神、调和阴阳、和中缓急之方。

3. 婉言开导，增强信心

脾胃病多为慢性病，长期迁延不愈可导致抑郁、焦虑等心理障碍。焦虑为现代人普遍的"心病"。患者通常对自身症状的意义认知不恰当，对症状曲解、疑虑，又加重焦虑。这种认知性焦虑反过来又使焦虑加重，成为这类疾病难以治愈的原因之一。胃肠功能改变导致的脾胃病症状，往往也能在器质性疾病中出现，特别是有的症状，如吞咽困难往往使人想到食管癌；胃痛、呕吐使人想到胃癌；腹痛、便秘、腹泻等使人想到结肠癌；等等，造成思想负担加重，焦虑恐惧，反复就医，最终情绪抑郁，悲观失望。对此，要在排除相关器质性疾病的前提下，做耐心、细致的思想工作。要"告知以其败，语之以其善，导之以其所便，开之以其所苦"；"详告以病之所由，使患者知之"；特别要"以识遣识，以理遣情"，让患者"情与境离"，心病要用心药医，"使滞者通，结者化，情与境离，不为所转，常处寂然，心君泰定，其何七情之为果哉"。医生要善于调动患者的积极情绪，消除其消极情绪，发挥其主观能动性，增强其治疗信心。

由上可见，中医形神相关，"形与神俱"学说对于全面认识心理、社会因素在疾病尤其是有功能改变的脾胃病的发生、发展中具有十分重要的意义。医患双方要对疾病有正确的认知，使患者做出正确的应对策略，在认知上解除顾虑，情绪上得到安定，主动配合治疗，从而提高治疗效果。

参考文献

［1］赵荣莱.功能性胃肠病中医诊治和调护 [M].北京：人民军医出版社，2006.

［2］王克勤.中医神主学说 [M].北京：中医古籍出版社，1998.

［3］董连荣.中医形神病学 [M].北京：光明日报出版社，1991.

［4］武兰敬.中药归脾丸治疗神经衰弱 100 例临床观察 [J].中华医学杂志，1958，44（10）：989.

［5］余永淦.解郁调神方治疗消化道功能紊乱 [J].浙江中医杂志，1994，29（6）：252.

从"膈中积气"论治胃食管反流病

翟兴红　赵荣莱

【摘要】根据中医理论和笔者临床经验论述了胃食管反流病的主要病机为"膈中积气"，主要证型包括痰气互结，胸阳不展证；脾虚气滞证；气滞血瘀，胸阳痹阻证，治疗原则主要为舒展胸阳、通利膈气，用药以调节脾胃升降为本。

【关键词】膈中积气；胃食管反流病；中医治疗

胃食管反流病（gastroesophageal reflux disease，GERD）是指过多的胃、十二指肠内容物反流入食管引起不适症状和（或）疾病，根据内镜下食管黏膜损伤情况，分为非糜烂性胃食管反流病和糜烂性食管炎，临床表现为上腹不适或疼痛、反酸、胃灼热、胸骨后不适或灼热疼痛，有的患者还伴有口中酸苦、咽堵不适异物感、胸脘胀闷、吞咽哽噎不顺等，胃食管反流还可引起慢性咳嗽、咽喉炎、哮喘等食管以外的组织损害[1]。该病具有反复发作的特点，患者十分痛苦，严重影响患者生活及工作质量，胃食管反流病的研究近20年来受到医学界的重视。笔者从"膈中积气"论治胃食管反流病效果良好，现总结体会如下：

一、"膈中积气"理论来源

胃食管反流病患者主要表现为反酸、胸脘胀满疼痛、吞咽哽噎不顺等症状，古代医家将之列为中医"吞酸""胸痹""噎证""梅核气"等范畴，并对其病因、病机进行了论述。如隋代巢元方《诸病源候论·噫醋候》曰："噫醋者，由上焦有停痰，脾胃有宿冷，故不能消谷，谷不消则胀满而气逆，所以好噫而吞酸。"清代李用粹在《证治汇补》中论其演变"吞酸，小疾也，然暂不可久，久而不愈，为膈噎反胃之渐也"。古代医家根据噎证的病因病机分为"气噎""食噎"等。对于其发病机制，《内经》云"百病皆生于气"，"气血和调，百病不生，一有怫郁，诸病生焉"，又如《诸病源候论》即言，气噎"此由阴阳不和，脏气不理，寒气填于胸膈，故气噎塞不通，而谓之气噎，令人喘悸，胸背痛也"。宋代严用和《济生方·五噎五膈论治》有更进一步的分析:"逸则气神安,劳则气神耗。倘或寒温适宜,食欲乖度,七情伤感,气神俱耗,使阳气先结,阴气后乱,阴阳不和,脏腑生病,结于胸膈则成膈,气留于咽则成五噎[2]。"中医所讲的"气噎""食噎""梅核气""嗳气"等证,很多患者是由于食管功能失调、食管积气导致,即所谓的"膈中积气"理论,亦可称为"食管积气"。

二、脾胃升降失常导致"膈中积气"

膈中积气病机根本是由于脾胃升降失司。正如黄坤载《四圣心源》关于气学说所言"人之中气,左右回旋,脾主升清,胃主降浊。在下之气不可一刻而不升,在上之气不可一刻而不降。一刻不升则清气下陷,一刻不降则浊气上逆。浊气上逆,则呕哕痰饮皆作,一切惊悸、眩晕……膈噎、反胃,种种诸病于是出焉"。脾胃居于中州,"枢则司升降而主乎中者也"(《类经》)。脾主升清,胃主降浊,脾宜升则健,胃宜降则和,脾胃升降失司,中焦气机阻滞,滞于胸膈之间形成膈中积气。胃食管反流病患者食管下端括约肌松弛,压力过低,食管体正常蠕动明显减少,甚至缺乏正常蠕动,导致胃内容物及胃内气体上逆,积郁食管之中,从而引起患者咽部不利如物哽噎,咯之不出,咽之不下类似"梅核气"的症状。胃食管反流病但凡嗳气与胸闷、咽中不利并见者,其气积滞于膈上食管之中,而非积于胃中也。此时嗳出之气,由食管而出,而非出自胃中也。咽、食管、胃上下相连,咽为食管上阜,食管下端紧接胃口,食管为咽喉至胃之通道,处膈肺之分野,其为病多由胸阳失展,脾胃升降失司,膈中积气。膈胃之气不利,胃气上逆,故反酸胃灼热、口苦、胸满脘胀、咽堵食噎等。膈中积气之因常为痰气互结、食积停滞、饮邪停聚,或脾虚气滞、胃气上逆[3]。

三、调节升降,通利膈气治疗"膈中积气"

中医治疗的精髓在于理法方药的一致性,胃食管反流病的主要病机为膈中积气,因此"透膈利气"亦即舒展胸阳,通利膈气为治疗此病大法。治疗以调整脾胃升降为枢要。

胃食管反流病临床上膈中积气常常表现为三个证型,证治如下:①痰气互结,胸阳不展证。主要症见胸脘胀满,咽部不利,如物哽噎,常伴见反酸、胃灼热,大便黏滞不爽,舌暗苔白厚腻,脉滑或细滑。立法:理气化痰,宣通气机。常用方药:瓜蒌 15g、薤白 10g、枳壳 10g、木香 10g、刀豆 10g、香附

10g、厚朴 10g、旋覆花 10g（包）、乌药 10g、草豆蔻 10g、莱菔子 10g。②脾虚气滞证。主要症见胸脘胀满，反酸胃灼热，餐后加重，嗳气频作，纳差，乏力，便溏，舌淡，苔薄白或白厚，脉细或细滑。立法：健脾和胃，调畅气机。常用方药：党参 10g、茯苓 15g、白术 10g、木香 10g、乌药 10g、厚朴 10g、干姜 3g、黄连 3g、佛手 10g、海螵蛸 15g、浙贝母 10g、娑罗子 10g。③气滞血瘀，胸阳痹阻证。主要症见胸脘灼痛，胸胁胀满，反酸胃灼热，时有反食，舌质暗或紫暗瘀点瘀斑，脉弦或细弦。立法：疏肝和胃，理气和血。常用方药：丹参 20g、檀香 10g、砂仁 10g、郁金 10g、枳壳 10g、旋覆花 10g（包）、代赭石 15g（先煎）、莱菔子 30g、瓜蒌皮 10g、薤白 10g。

中医认为，肝主疏泄，调畅气机，酸味肝脏所主，肝胃不和，酸味随胃气上逆导致反酸、胃灼热。现代医学研究表明，反流性食管炎有酸反流所致者，亦有胆汁反流所致者，亦有二者混合导致者，无论何种原因健胃制酸之品必不可少。临床治疗胃食管反流病常常加入如海螵蛸、煅瓦楞子、煅龙骨、煅牡蛎、代赭石等制酸和胃。

胃食管反流病患者常有咽部干痛、咽堵异物感显著，即所谓的反流性咽喉炎，治疗上十分棘手。肺胃以经脉相连，肺为华盖，居于上焦，肺主胸中之宗气，肺主肃降，肺胃咽膈之气相互为用，因此反流性咽喉炎需胃食管反流病与咽炎同时治疗才能痊愈，用药时以调节脾胃、升降气机为根本，同时宣肺利咽，使脾胃气机条达，膈气顺畅，胃气和降，才能避免胃中内容物刺激咽喉，反流性咽喉炎才能痊愈。反流性咽喉炎久治不愈，咽部干痛，如物哽噎，舌质暗红者，提示上焦有热，还可于上述方中酌情加入北豆根、藏青果、藤梨根、黄芩、元参等养阴清肺利咽。若咽痛不利，如物哽噎，兼见大便干燥难解，则在上述方中加入牛蒡子 15～30g。《名医别录》谓牛蒡子"味辛且苦，既能降气下行，复能散风除热"。牛蒡子性味辛苦寒，归肺胃经，具有宣肺解毒利咽的功效，并有滑肠通便的作用[4]。

食管、胃、大肠等同属消化道，各腑以管腔相连，气机相通，大肠腑气不通则中焦气滞不解，膈气不利难愈，治疗胃食管反流病应特别重视保持患者大便通畅，若患者大便干燥，排解困难，应加入通下之品。便秘较重、症状较急、体质壮实者，加入大黄、元明粉等泻下通便，急则治标，中病即止；老年、体弱的患者则以润肠通便或缓下之品为主，如石斛 10～15g、玉竹 10～30g、牛蒡子 6～10g、瓜蒌 15～30g、槟榔 10g 等。其中牛蒡子一药甚为好用，既可清肺利咽，又可清肠通便，可谓一举两得[5]。

反流性食管炎胸痛明显者，提示病程较久、炎症较重，"久则入络"，"不通则痛"，此时往往由于膈气不利，气滞日久，瘀血不行，阻于食管脉络，患者舌质多有瘀血征象，或舌质暗红，或紫暗，或瘀斑瘀点，应酌情加入活血化瘀止痛之品[6]，如川芎、白及、生蒲黄、三七粉等，其中白及一味，因之药性黏稠，可以使药液黏稠并与食管黏膜较充分接触，因此可以起到清润护膜的作用，对缓解胸痛、促进食管炎症吸收效果明显[7~8]。兼有进食哽咽不利者，由于阴虚失润、食管燥结，可用石斛、玉竹、麦门冬等养阴润燥；兼气短乏力、头昏心悸者多兼血虚，常用当归、白芍、阿胶、菟丝子等养血柔肝。若患者咽干涩不利、口干、舌红少苔者，属于阴虚上焦燥热，可同时加入白芍、鲜芦根、沙参、天花粉等以酸甘化阴，养阴清肺利咽。

参考文献

[1] 林三仁，许国铭，胡品津. 中国胃食管反流病共识意见 [J]. 胃肠病学，2007，12（4）：235-237.

[2] 李乾构，王自立. 中医胃肠病学 [M]. 北京：中国医药科技出版社，1993：134-144.

[3] 翟兴红，赵荣莱. 诊治反流性食管炎经验撷菁 [J]. 中华中医药杂志，2009，24（4）：474-476.

[4] 赵荣莱. 临床中药学研究进展 [M]. 北京：北京出版社，2000：355-356.

[5] 万荫国. 胃食管反流病误诊为心绞痛的临床分析 [J]. 中国医药导报，2008，5（28）：119-120.

[6] 卢柏春，文昌思. 兰索拉唑和莫沙必利治疗老年胃食管反流病的临床观察 [J]. 中国医药导报，2009，6（3）：56-57.

[7] 常和义，张达，李桂英. 胃食管反流病 30 例临床误诊分析 [J]. 中国当代医药，2009，47（19）：80.

[8] 赵荣莱，沈慧安. 中医对胃食管反流病的认识和治疗 [J]. 中国当代医药，2009，47（8）：84-85.

功能性胃肠病的中医诊治思路与策略

翟兴红　　赵荣莱

【摘要】功能性胃肠病（functional gastrointestinal disorders，FGID）是一组以胃肠功能障碍为主的全身性疾病。FGID 属于中医脾胃病范畴。中医从整体观出发，结合现代疾病发病特点，辨证论治具有独到见解和良好的临床效果。对功能性胃肠病的中医诊治思路与策略进行探讨。

【关键词】功能性胃肠病；中医诊治；思路；策略；疗效

功能性胃肠病（functional gastrointestinal disorders，FGID）是一组以胃肠功能障碍为主的全身性疾病，临床上包括功能性消化不良、肠易激综合征、功能性便秘等疾病，临床主要表现为腹胀、腹痛、反酸、胃灼热、早饱、嗳气、呕吐、腹泻、便秘等症状。国外有文献报道：FGID 的患病率为 40%～60%，就诊率占消化科门诊的 1/3 以上 [1,2]。功能性胃肠病是临床常见病、高发病，由于其发病原因多样、影响因素较多且常易反复发作，给患者的工作和生活带来很大困扰，甚至严重影响患者生活质量。

根据临床症状功能性胃肠病可归属于中医脾胃病"痞满""胃脘痛""吞酸""腹痛""泄泻""便秘"等范畴。中医从整体观出发，辨证论治功能性胃肠病具有独到见解和良好的临床效果。本文结合临床实践对功能性胃肠病诊治思路与策略阐述如下。

一、重视功能性胃肠病发病的新特点

功能性胃肠病常见病因不外乎饮食不节、劳逸过度、情志内伤、外感时邪，多种因素综合作用损伤脾胃，导致脾胃功能受损。但究其根源，脾胃虚弱乃其根本，正如李东垣所言"内伤脾胃，百病由生"，"百病皆由脾胃伤而生也"。随着现代疾病谱的变化，FGID 病因具有新特点，这与现代社会人生活工作环境、心理因素、饮食结构改变等密切相关。比如同是饮食不节，因为饥饿或缺衣少食而暴饮暴食者减少，饮食结构的西方化导致过食肥甘厚味伤及脾胃者增多；同为劳倦过度，又有劳心、劳力之分，现代人由于工作生活压力、心理压力、情绪紧张、思虑过度等导致的脾胃功能失调、亚健康状态非常多见；又如同属七情过极，也有许多新特点，如一夜中彩，炒股弄股，即刻暴富，乐极生悲者有之，地位落差，先为达官显贵，后为平民百姓，心理难以适应失魂落魄有之，工作不稳，频繁"跳槽"而出现心理障碍者亦有之，此外一些老年人退休后，由忙转闲倍感失落，心理抑郁焦虑，等等；外感致病，现代已非单指六淫邪气，如人们夏季贪凉喜冷，进食冰箱内食物或感受空调冷风也是引起功能性胃肠疾病的原因之一。此外一些不良的现代生活方式也是引起功能性胃肠病的重要原因，如夜生活过度作息时间缺乏规律、过分强调养生滥用保健营养品、长期埋头伏案或久坐家中埋头电视、网络等等。因此，在临床上治疗功能性胃肠病时尤其应该重视该病的发病新特点，以期审病求因，辨证求本。

二、调畅脾胃气机是治疗功能性胃肠病的根本

脾胃居于中焦，是人体气机升降的枢纽，脾主升清，胃主降浊，脾升胃降的协调统一在维持着人体气机调畅和五脏六腑功能的正常中起着重要作用。脾胃升降失司，则导致脾胃功能性疾病。如饮食损伤脾胃，脾虚不运，水湿、食积滞于中焦；或郁怒伤肝，肝失疏泄，肝木克脾，中焦气机郁滞；或脾胃虚弱、中焦不运、滞从中生等，均可导致气滞、血瘀、湿阻、食积、痰浊、火郁等相因为患。又如感受寒邪则气机凝滞不通，感受湿热则气机壅滞而不降，伤阳则滞而不运，伤阴则涩而不行。脾胃病无论寒热虚实，脾胃升降失调为病机关键。

调畅脾胃升降是治疗功能性胃肠病的根本，通过辨证论治，去其偏盛，补其不足，顺应脾胃气机升降的生理机能，使脾之清阳上升，胃之浊气下降，才能恢复正常的胃肠功能。阳明胃腑，为水谷之海，"传化物而不藏"，以通为用，以降为顺。《医学正传》云："通降之法，各有不同，调气以和血，调血以和气，通也；上逆者使之下气，中结者使之旁达，亦通也；虚者助之使通，寒者温之使通，无非通之理法也。"脾升胃降，应圆机活法，或升或降，或补益或祛邪，无论采取何种方法，均应辨证论治、治疗方案个体化，旨在恢复脾胃升降，调整胃肠功能。

三、辨证论治，补通结合，调和五脏

功能性胃肠病的根本是脾胃虚弱，故治疗应谨守病机，从健脾入手，辨证论治，兼顾脾胃与五脏，随症加减。

1. 健补脾胃，通补结合

脾胃同居中焦，脾胃虚弱并见，脾胃失于运化，则气滞、湿阻、痰瘀、郁热内生，故功能性胃肠病以虚实夹杂证候常见，或脾虚气滞，或气虚夹湿，或脾虚夹瘀，或阴虚瘀阻，等等，须仔细辨证，审证求治，法随证立，不可急于进补，以防闭门留寇。因此脾胃虚弱之补法绝非一味壅补，必以"通降"之意寓意其中，应补中有通，使补而不滞，润而不腻，能升能运，目的在于使胃通降，脾复健运，水谷得以充养，即所谓不补自补，正如高世宗所言："通之大法，各有不同，调气以和血，调血以和气，通也；上逆者使之下行，中结者使之旁达，亦通也；虚者助之使通，寒者温之使通，无非通之理法也。"临床用药须顾及脾胃脏腑特性，脾主运、主升，喜燥恶湿，故药性宜轻，以温补为主，胃主纳、主降，喜润恶燥，药性宜沉降，以甘寒凉润为主。

2. 调和五脏，畅达脾胃

脾胃为后天之本，水谷之海，气血化生之源，五脏六腑通过气血与脾胃功能相互协调、相互制约、相互影响，因此治疗脾胃病需要在调理脾胃的同时重视调治其他脏腑，即所谓调和五脏，畅达脾胃。人体气机条畅赖于肝的疏泄、肺的宣肃、脾的升清、胃的降浊，因此调畅五脏气机，除脾胃外，最应重视肝、肺。如肝郁气滞，木郁犯土，脾气不畅，可疏肝理脾；土虚木乘，肝旺脾弱，可抑肝扶脾；肝气郁结，中焦气滞可疏肝和胃；肺失宣降，腑浊不通，可肃肺通腑；此外，脾肾亦密切相关，脾肾两脏先后天互补，如脾阳气虚弱，可温肾健脾；胃阴亏虚，失于滋养，可滋养胃肾之阴。如《内科摘要·命门火衰不能生土等症》云："命门火衰，不能生土，土虚寒使之然也。"《明医杂著·泄泻》亦云"命门火衰而脾土虚寒"。脾阳依赖肾阳的温煦，如命火衰微，火不生土，可补火生土；单纯的脾胃虚弱、脾胃虚寒，还可以加入一些温补肾阳的药物。

常用治脾法包括补脾、温脾、滋脾、升阳、化湿等，以温补为主。治胃法包括和降、泻下、温胃、清胃、养阴、消导等，以通为顺。

四、调畅情志，形神合一

功能性胃肠病是常见的身心疾病，精神情志因素在发病中常起着重要作用，且两者常常相互影响，互为因果，恶性循环，尤其是顽固性功能性胃肠病患者尤其如此，临床治疗过程中因引起特别重视。功能性胃肠病常见的精神异常为焦虑、抑郁和躯体化疾患，有研究发现，80%FD患者有精神方面异常，而器质性消化不良仅为25%，40%~50%的IBS患者已有心理障碍表现，80%的IBS患者病情发作和加重与精神心理因素及对疾病的不正确认识有关[3]。

中医将人们情志的变化称作七情，即喜、怒、忧、思、悲、恐、惊。正常的情绪活动可以调和气血，协调阴阳，是机体适应自然环境和社会的保证。《内经》指出"人有五脏化五气，以生喜怒忧思悲恐惊"，"忧恐悲喜怒，令不得有其次，故令人有大病矣"。七情过极，则致气机紊乱，脏腑阴阳气血失调，导致疾病的发生。七情对脏腑气机的影响表现在，"怒则气上，喜则气缓，悲则气消，恐则气下，思则气结"。随着气机的紊乱，脏腑功能的失常，气血津液运行也发生障碍。"气血冲和，万病不生；一有拂郁，诸病生焉"。因此，治疗功能性胃肠病非常强调调畅情志，注重心理治疗，形神合一。一方面告诫患者脾胃病"三分治七分养"的道理，使患者自身注重修身养性，心态平和，分解自身压力和紧张情绪，同时医生也要本着同情和耐心的态度，向患者交代清楚诊断病情、治疗方案、疾病预后，使病人对本身疾病有一个较为清楚的认识，放下思想包袱，缓解焦虑。此外，医生为病人讲述一些功能性胃肠病的医学科普知识也有利于医患积极配合，争取早日病愈。

参考文献

［1］Van Oudenhove L, Demyttenaere K, Tack J, et a1. Central nervous system involvement in functional gastrointestinal disorders[J]. Best Pract Res Clin Gastroenterol, 2004, 18 (4): 663-680.

［2］姚希贤. 临床消化病学 [M]. 天津：天津科学技术出版社，1999：619.

［3］刘诗，侯晓华. 重视心理社会因素在功能性胃肠病中的作用 [J]. 胃肠病学，2008，13（2）：6567.

虚证诊治的若干体会

赵荣莱

【摘要】虚证学说是中医学的重要内容，虚证是中医特有的一类病证，指机体虚弱，出现各种慢性脏腑功能减退，气血阴阳不足的表现，机体本身并无器质性病变。各种疾病在发生发展过程中出现的虚证表现，是因病致虚的临床类型。病因是精气不足。虚证有阳虚、阴虚、气虚、血虚。治疗应从气、血、阴、阳定性，脏腑定位。补气宜补其上，着重补脾肺。补精宜补其下，着重于补肾。本文作者扼要介绍对虚证诊治的认识及若干粗浅的临床体会。

【关键词】虚证；阳虚；阴虚；气虚；血虚；气血阴阳与脏腑结合

一、虚证学说

是中医学的重要内容，为历代医家所重视。新中国成立以后，对虚证的研究，取得了很大进展，肾虚的研究，起步较早，成果较大，脾气虚、心气虚、阴虚心火旺、阴虚肝火旺等的研究也有成效，这些研究，为中医辨证的客观化、规范化提供依据。

1. 中医虚证，是中医特有的一类病证。指机体虚弱，出现各种慢性脏腑功能减退，气血阴阳不足或虚性亢奋的临床表现，而经各种检查，机体本身并无器质性病变者。

2. 各种疾病在发生发展过程中，可出现虚证表现，如肺气肿时的肺气虚，甲低时的肾阳虚，甲亢和高血压时的肝阴虚（阳亢），糖尿病时的气阴两虚，慢性腹泻时的脾气虚、脾阳虚或脾肾阳虚，肝炎时的肝肾阴虚，肝硬化时的肝肾阴虚、脾肾阳虚，而慢性肾炎、慢性支气管炎均可在不同阶段出现肺虚、脾虚及肾虚，食管病时胸阳失展，气滞，湿阻，食积或痰饮停聚于胸膈，慢性心力衰竭时有脾肾亏、心肺虚、血脉瘀阻、水饮停聚等。但它们都是因病致虚的临床类型，即"邪气久客，正气必虚"。

3. 虚证的病因，是精气不足，即《素问·通评虚实论》所说"精气夺则虚"，由于先天禀赋不足，酒色过度，房劳内伤，竭其精神元气，后天失调，用脑过勤，劳作太重，费心劳形，积劳内伤，情志失畅，七情乖戾，心情不得舒畅，郁而成虚，饥饱不定，限食减肥过分，饮酒较多，酒性多热，损伤脾胃，病久或产后失于调养，或瘀血内结，渐致元气亏虚，久虚不复。

4.《素问·调经论》说："阳虚则外寒，阴虚则内热。"认为虚证有阳虚、阴虚之分。《医宗金鉴》认为虚是"阴阳，气血，荣卫，精神，骨髓，津液不足"。《杂病源流犀烛》提出以气、血、阴、阳为辨证纲要，认为气虚者脾肺二经虚，血虚者心肝二经虚，而阳虚、阴虚则又皆属肾。故中医临床分气虚、血虚、阴虚、阳虚论治。气虚证指元气不足，脏腑机能衰退，以气短乏力、神疲懒言、自汗、舌淡、脉虚等为常见症的证候，常见肺气虚、脾气虚、心气虚、肾气虚。其中卫气（亏）虚证，指卫气亏虚，卫外不固，以恶风汗出、容易感冒、脉浮无力等为常见证候。血虚证指血液亏虚，脏腑、经络、形体失养，以面色淡白或萎黄、唇舌爪甲色淡、头晕眼花、心悸多梦、手足发麻、妇女月经量少、色淡、愆期或经闭、脉细等为常见证候。阴（液亏）虚证常因精血阴津液耗损所造成，指阴液不足，不能制阳，以潮热盗汗、午后颧红、五心烦热、口燥咽干、舌红少苔、脉细数等为常见证候，常见肺阴虚、胃阴虚、心阴虚、肝阴虚、肾阴虚、脾阴虚。阳虚证多与肾有关，指阳气亏损，失却温煦推动，脏腑机能衰退，以畏寒肢冷、神疲乏力、气短、口淡不渴或喜热饮、尿清便溏，或尿少水肿、面白、舌淡胖、脉沉迟无力等为常见症的证候，常见脾阳虚、肾阳虚、心阳虚等。

二、虚证有一个慢性、缓慢的发展过程，与病起突然的亡阴、亡阳、亡津液、脱气、脱血、神散等急性过程不同，处理方法也不一样

1.虚证与近年西医学中的慢性疲劳综合征颇为相似，慢性疲劳综合征是持续或反复发作至少半年以上的虚弱性疲劳，1988年由美国疾病控制中心正式命名。除有疲劳等躯体症状，常有情志方面变化。所谓亚健康状态，是指人的身心处于疾病和健康之间的一种健康低质状态，多由于人体组织结构退化及生理机能或代谢机能低下，或老化所致，虽无明确的疾病，但躯体和心理上出现种种不适，活力下降及对外界适应能力降低。当今社会，竞争激烈，人们为了适应这个社会，精神高度紧张，心理负担重，工作压力大，因此身心高度疲惫。亚健康人的中医证型，以虚证多见，但他们有更多心理情志方面变化，因此，

还不能把亚健康状态与虚证完全等同。不过，当他们有虚证表现时，用相应的补虚药物加以适当的解郁药，可以消除症状，安定情绪，加强信心，增强体质，提高其生活质量和工作效率。

2. 人体的脏腑机能，气血阴阳，也可随着年龄的增长而弱化，即使在无病的老人常可有肾虚，脾虚，所谓老年"肾虚"，老年"脾虚"，因肾为先天之本，生命之根，人的生、长、壮、老皆由肾气决定，脾胃为后天之本，后天可以养先天，脾虚经久不复，必然会引致肾虚。因此健脾，补肾，总是养生补虚的重点。

三、虚证的治疗

1. 虚证治疗应从气、血、阴、阳定性，脏腑定位。例如气虚宜补其上，着重补脾肺，因为肺主一身之气，脾为中气之源，常用人参，党参，黄芪，白术，山药，炙甘草；心主血，肝藏血，脾为生血之源，故补血着重补心肝脾，常用当归，熟地黄，白芍，阿胶，首乌；肾为先天之本，阴阳之根，真阴真阳之所寄，故补精宜补其下。补阴补阳，着重于肾，助阳常用淫羊藿，仙茅，山萸肉，补骨脂，肉苁蓉，菟丝子，鹿茸，冬虫夏草，滋阴常用西洋参，沙参，枸杞子，天冬，麦冬，石斛，女贞子。五脏各有阴阳，故临证应将气血阴阳与脏腑结合起来辨治。但脏腑所藏，无非精气，精为人之水，属阴，气为人之火，属阳。水火得其正，则为精为气，水火失其和，则为热为寒。阴虚多热，宜纯甘壮水，补阴以配阳，柔以制刚，虚火自降，阳归乎阴。阳虚多寒，宜甘温益火，补阳以配阴，阴从乎阳。故阴虚宜补而兼清，阳虚宜补而兼暖。而且还可以补精以化气，补气以生精。

2. 补虚还应该从脏腑间关系来考虑，因为五脏相互有关，如脾与四脏是"脾为黄宫，所以交水火，合金木者也""脾为土脏，灌溉四傍，是以五脏中皆有脾气，而脾胃中亦皆有五脏之气"。心肺在上，肝肾在下，脾胃居中，为心肾水火升降之枢纽，心肾应相交，治疗上应降心火，下交于肾，或升阴津，上奉于心，所以治疗心肾不交，要从心肾两脏考虑，使心肾相交，水火既济。又如心脾两虚，应补益心脾；肺肾两虚，应金水相生，肺肾双补；肝肾阴虚，应滋水涵木，滋肾阴以养肝阴；脾肾阳虚，应健脾温肾或补火生土；脾肺气虚，应培土生金，即补脾益气来补益肺气；等等，也是临床常用的。

四、临床病例

例1：某女，39岁，山东某单位会计，2006年6月5日来诊。

主诉：心慌气短已1年。

患者主诉心慌，气短，精神差，乏力，工作不能集中精力，饮食尚可，大小便正常，睡眠一般，经期后错，经色淡，白带较多，曾在本省某医院诊治，效不明显，既往曾人流3次，现女儿已14岁。舌苔薄白，边有齿痕，脉沉细。

证属：气血不足。

治宜：益气养血。

药用：生黄芪、沙参、白术、当归、赤芍、白芍、生地黄、女贞子、旱莲草、菟丝子、泽兰、黄精、山药、阿胶珠、香附。

6月11日二诊，自诉药后见效，精力体力均增加，心慌气短消失，工作精力充沛，嘱其守方治疗。

2007年8月5日来诊，诉上方用到2006年10月底，11月迄今，未再服药。精力体力均好，嘱其自服阿胶，以善其后。

本例气血不足，沙参、黄芪益气以补血，阳生阴长之理，多次流产，有伤肾气，故加补肾中药。

例2：某女，36岁，本市郊区某中学教师，2005年7月10日来诊。

主诉：气短乏力7~8个月。

患者参加工作后，教中学语文，兼班主任，工作繁琐，说话较多，自感心烦，乏力，气短，懒言，精力较差，困倦思睡，睡却不实。健康体检未发现异常。已婚未孕。无流产史，月经正常。舌边齿痕，苔薄白，脉细弦。

证属：脾肺气虚。

治宜：健脾益气。

药用：生黄芪、党参、白术、茯苓、炙甘草、远志、黄精、山药、首乌、香附、砂仁、合欢皮。

7月24日二诊，药用2周后，自觉体力渐增，言语较前有力，气短消失，纳食增加，睡眠较为踏实。

本例脾肺气虚，当班主任，又劳心费神，心脾两伤，影响睡眠休息，前方加莲肉，以补益心脾。

例3：某男，54岁，干部，2002年1月10日来诊。

主诉：背寒肢冷2年余。

患者近2年特别怕冷，背寒肢冷，脘腹发凉，肠鸣便溏，大便检查正常，入冬以来手脚冰冷，精力不足，影响工作。健康体检未发现异常。鼻有清涕，舌淡苔白滑，脉沉细。

证属：脾肾阳虚。

治宜：健脾温肾。

药用：党参、苍术、炙甘草、桂枝、芍药、细辛、当归、干姜、肉桂、补骨脂。

用药1个月，背寒肢冷渐转轻，手脚转温，精力有所恢复，前方减细辛、当归继服。半年后来诊，已基本不再怕冷。

本例阳虚有寒，治以甘温益气、辛温助阳，效果明显。

例4：某男，32岁，干部，2005年4月12日来诊。

主诉：身疲力乏1年多。

患者为业务干部，责任重，工作量大，休息不够，常感身心疲惫，精力较差，容易感冒，较旁人怕风怕冷，汗多，饮食尚可，大小便正常，睡眠不实，性力渐差。近2年健康体检均未发现异常。舌苔薄白，脉弦细。

证属：气虚表弱，卫外失固。

治宜：益气固表。

药用：黄芪、党参、白术、白芍、茯苓、防风、桂枝、炙甘草。

药用2周，疲乏感明显减轻，汗也减少，性力尚差。加淫羊藿、菟丝子以助阳。

7月16日再诊时，精力体力均增加，性力有所恢复。嘱守方再治2个月。

例5：某女，32岁，某出版社干部，2005年9月19日来诊。

主诉：产后乏力心慌2个月。

患者2个月前足月顺产一女，产时出血稍多，自行喂奶，休息不够，现感心慌，乏力，懒怠，不想做家务，汗出较多。之前曾流产4次。既往有过敏性鼻炎史，现仍感鼻痒，清涕。舌苔薄白，脉沉细。

证属：气血不足，卫外失固。

治宜：益气养血，固卫敛汗。

药用：生黄芪、沙参、党参、白术、茯苓、当归、熟地黄、白芍、防风、乌梅、炙甘草、浮小麦。

上方共用2个月，诸证消失，汗出明显减少，精力体力恢复。同年12月

31 日来诊时，已完全恢复。入冬也不怕冷。改用玉屏风颗粒维持疗效。

例 4、例 5 均为肺卫气虚，腠理不密，卫外失固，卫者卫外而为固，阳虚不能卫外，津液不固而泻，故用沙参、党参、黄芪益气，黄芪助真气，防风载黄芪助真气，而周于全身，例 4 尚用桂枝汤以调营卫。

例 6：某女，36 岁，2007 年 5 月 31 日来诊。

主诉：怕风怕冷 10 个月。

患者 4 年前分娩后，体力渐差，10 个月来怕风怕凉，怕坐空调车、进空调房，双肩背明显怕冷，腰痛，尿量多，经量偏少，饮食、睡眠均尚可，出汗不多。苔薄白，脉细。

证属：气虚卫弱，阳气不足。

治宜：益气固卫，补肾助阳。

药用：生黄芪、党参、白术、防风、桂枝、白芍、炙甘草、干姜、淫羊藿、补骨脂、益智仁、女贞子。

用药 1 个月后，患者自觉阳气渐渐恢复，不再怕风怕冷。给中成药玉屏风颗粒以巩固疗效。

本例也是卫外失固，怕风畏冷，特别怕空调。有的人并不怕自然风，而不能坐空调车，或在空调房内生活，应该说是不能适应现代生活的一种表现。

例 7：某女，48 岁，职员，2003 年 8 月 20 日来诊。

主诉：口舌干燥 2 年余。

患者口舌干燥，咽干已 2 年多。双眼干涩，气虚乏力，心烦，手脚心热，纳香，便干，寐中多梦，月经量少，经期不定。健康检查无糖尿病或其他异常，舌稍红，少津，苔薄白，脉细略数。

证属：气阴不足。

治宜：益气养阴。

药用：沙参、麦冬、天冬、生地黄、女贞子、沙苑子、石斛、合欢皮、夜交藤、山萸肉、牡丹皮。

本例经上方治疗 3 周后，口干舌燥有所减轻，仍有心烦多梦，患者经期不定，量少，可能临近更年期，故加淫羊藿补肾，珍珠母调神。

例 8：某男，35 岁，专家，2004 年 7 月 25 日来诊。

主诉：身心疲劳 1 年多。

患者为某公司高级专家，工作十分紧张，思想负担重，工作压力大，睡眠差，梦多，休息不够，1年多来自感身心疲惫，兴趣减少，心烦，工作效率不高。多次健康体检未发现异常。苔白，脉细弦。

证属：心脾不足，气虚兼郁。

治宜：补益心脾，解郁增欢。

药用：黄芪、沙参、白术、黄精、山药、香附、合欢皮、夜交藤、酸枣仁、茯神、远志、白梅花、炙甘草。嘱其放松，安定情绪，劳逸结合。用药2周后疲劳感有减轻，精神渐渐放松，情绪也较安定。再加天王补心丹以提高睡眠质量。

本例属亚健康状态，有虚有郁，应补虚解郁，做思想工作，鼓励其多与周围同事接触谈心，舒畅郁闷，鼓励信心。

例9：某男，29岁，员工，2006年12月22日来诊。

患者，既往性事频频，现则阳痿，举而不坚、不久已3年，腰酸背痛，夜尿2~3次，记忆力差，睡眠不实，心情烦躁，体检无异常发现，无前列腺炎，苔薄白，脉细弦。

证属：肾虚阳痿。

治宜：健脾补肾助阳。

药用：黄芪、沙参、苍术、补骨脂、菟丝子、巴戟天、淫羊藿、肉苁蓉、熟地黄、莲肉、远志、柏子仁、蛇床子，用药3周，病情明显好转，阳举有力，原方继续再服用3周，性力完全恢复，脾气、记忆力、睡眠均有明显好转。

本例治疗未用鹿茸、鞭类助阳，是滋阴补肾，阴中求阳，并加健脾补气药，以后天资助先天。"善补阳者，必于阴中求阳，阳得阴助而生化无穷，善补阴者，必于阳中求阴，阴得阳升而泉源不竭"，这句话真是至理名言。

例10：某女，52岁，退休干部，2006年8月15日从苏州女儿家来北京求诊。

主诉：精神体力均较差，容易疲劳、气短、心慌，睡眠不实梦多，饮食量少，二便正常，经绝2年，情绪尚可，体检未发现异常，苔薄白，脉细滑。

证属：气虚体弱。

治宜：补气助消化。

药用：沙参、白术、茯苓、炙甘草、黄精、山药、香附、白豆蔻、女贞子、旱莲草、菟丝子、焦三仙。

用药2周，精神体力均见好，饮食增加，梦已减少，以后不定期服用本方，效果很好。其女23岁，工作很忙，每当感到精力疲劳时，也服本方3~5剂，可以恢复。

临证实录

复方大柴胡汤治疗急性胰腺炎的体会

赵荣莱　柯薇君　董连荣　代梅芳

我们用大柴胡汤加减治疗急性胰腺炎 23 例，收到较满意效果。现报道如下：

一、临床资料

1. 诊断标准

有典型的临床表现，尿淀粉酶在 128 单位（温氏法）以上，无休克表现者，诊断为急性水肿型胰腺炎。

2. 性别与年龄

女性 18 例，男性 5 例；年龄 21～30 岁者 9 例，31～40 岁者 7 例，41 岁以上者 7 例。

3. 症状及体征

23 例均有剧烈上腹痛及局部压痛，并伴有恶心、呕吐，其中 20 例有不同程度的体温升高，在 37.5℃～39℃之间；入院时血压均正常；各例均无黄疸。

4. 实验室检查

白细胞计数增高者 18 例，3 例正常，2 例偏低。

23 例中测血清淀粉酶者 19 人，8 例在 128 单位以上；测尿淀粉酶 23 人次，128 单位的 2 例，256 单位的 5 例，512 单位的 10 例，1024 单位的 6 例。

5. 舌脉

舌苔以黄厚、黄干者居多，脉象多为弦滑。

6. 并发症

10 例有胆道蛔虫病史，5 例同时合并胆道感染。

二、治疗方法

23 例均采用非手术治疗。20 例入院后因恶心、呕吐较剧，曾禁食 1～3 天；有 22 例曾输液；有 16 例分别用过 654-2（即山莨菪碱）或阿托品止痛，3 例用过哌替啶，部分病例用针刺止痛。

全部病人服中药汤剂，每日1～2剂，分2～4次内服。除1例用清热解毒、理气活血的金银花、蒲公英、丹参、赤芍、陈皮、郁金外，其余均采用大柴胡汤加减主治。药物为：柴胡、黄芩、大黄、玄胡、白芍、木香、半夏、枳壳（或枳实）。加减法：腹痛较重者加赤芍、川楝子；腹胀、便秘者加厚朴、元明粉；白细胞计数增高、舌红苔黄者加大剂量金银花、蒲公英、败酱草；合并胆道蛔虫症者酌加乌梅、川椒、槟榔、细辛、使君子；食滞加焦三仙；呕吐加竹茹，或加生姜、吴茱萸。

三、疗效观察

23例经治疗后，恶心、呕吐、腹痛等均在1～6天内消失（平均为3.5天），血象及淀粉酶恢复正常。体温一般在1～6天内降至正常（平均为2.9天）。近期疗效满意。

四、体会

急性水肿型胰腺炎的主要表现为腹痛、发热、恶心、呕吐、便秘、舌苔黄厚或干、脉弦滑等。此为脾胃湿热或肠胃热结之证，脾胃气滞，肝气不舒，发为腹痛。治疗应调气散结、清热通里，方合中医学"六腑以通为用"的原则。大柴胡汤原为解表攻里、清热通下之方。我们用此方加木香、玄胡、枳壳（或枳实）等理气之药，起到了调和脏腑、疏通气血的目的。方中柴胡、黄芩有解毒抑菌作用；大黄不但对多种细菌有抑菌作用，还对大肠局部有刺激作用，能促进大肠蠕动，活跃肠道功能；玄胡有理气止痛作用。以上四药，实为本方主药。如腹痛较剧，需要在短时间内控制者，可用654-2、阿托品等。

对顽固性呕吐要积极止吐，如呕吐不止者，应采用综合治疗方法，如用针刺内关、足三里，加上述止吐中药，或注射爱茂尔或灭吐宁等。

按：急性胰腺炎（水肿型）为肠胃热结或脾胃湿热之证，一般用清热解毒、理气通腑之法，我们用复方大柴胡汤治疗，大柴胡汤原为解表攻里、清热通下之方。方中大黄、柴胡、黄芩有解毒抑菌作用，加木香、玄胡、枳壳疏通气血以止痛，柴胡、木香、玄胡明显降低 Oddi 括约肌张力，大黄、黄芩、白芍对胰蛋白酶有直接抑制作用，大黄对脂肪酶、胰激肽释放酶明显抑制，能改善胰腺微循环，促进大肠蠕动，达到"六腑以通为用"的治疗目的。

　　慢性胰腺炎指胰腺有持久性炎性改变，胰腺实质渐进性灶性坏死，纤维化，胰岛细胞萎缩，常有胰管内结石及假性囊肿形成，长期发作性腹痛或（和）胰腺内、外分泌不足。中医认为慢性胰腺炎多脾胃虚弱，在此基础上邪留不去，余热不清，气滞湿阻，气血凝聚，痰瘀互结，都可成积。治疗首应健脾，"养正积自除"也。

中西医结合抢救成功一例急性肾衰竭的体会

张占梅　赵荣莱　王家骥　鲍友邻　张子珍　张淑玉　桂亚梅

刘某，男，49岁，因发热、咳嗽、关节疼3天，于1982年2月22日入院治疗。查体：体温38.4℃，血压110/70mmHg，咽红，颈软，心率102次/分，心律齐，未闻病理性杂音，肺部呼吸音粗糙，右腋下可闻湿啰音，腹软无压痛，肝脾未触及，肾区无叩击痛，关节无畸形及红肿热，但因疼痛活动受限，下肢不肿，生理反射存在，病理反射未引出。胸透正常，白细胞计数18300，其中中性粒细胞占81%，淋巴细胞占19%。诊断：支气管感染，急性风湿性关节炎。

住院后查尿常规及肾功能正常。胸片显示右下肺感染。仍发热、咳嗽、四肢关节游走性肿疼。予静脉点滴青霉素每日320万单位，但因每次输液后患者感到腹胀而不愿再接受静脉输液，遂将青霉素改为80万单位、肌肉注射、6小时1次，并于2月26日下午加用了庆大霉素8万单位、肌肉注射、每日2次，当天下午注射庆大霉素8万单位后患者一夜无尿，翌晨又肌注庆大霉素8万单位，查房时患者诉：自昨日下午5点30分大便后一直无尿。查：血压120/80mmHg，心率92次/分，心律齐，肺部湿啰音消失，腹软无压痛，膀胱区叩诊无明显尿潴留。立即停用庆大霉素，密切观察排尿情况，至下午2点30分共排尿120mL，急查尿常规：尿蛋白（+++）、红细胞及白细胞多数、二氧化碳结合力56vol%、尿素氮48mg%、血清钠140mEq/L、血清钾5mEq/L、血清氯化物103mEq/L。考虑为注射庆大霉素引起的急性肾衰竭。当即静脉点滴甘露醇250mL，呋塞米40mg，肌肉注射，至下午6点仅排尿50mL。之后虽又输液1000mL，由小壶加呋塞米80mg，仍一夜无尿。至28日上午7点钟方排尿160mL，此时患者恶心呕吐，腰胀痛难忍，精神软弱，血压120/80mmHg，心率84次/分，心律齐，肺听诊正常。继而肾功能进一步恶化，肺部湿啰音再次出现，腹水征阳性，下肢可凹性水肿，连日查肾功能，尿素氮、二氧化碳结合力和电解质日渐恶化，3月4日肾功能恶化达最高峰，二氧化碳结合力23vol%、酸碱度7.355、碳酸氢离子浓度14.3mEq/L、碱剩余-9.5mEq/L、尿素氮 110mg％、肌酐 7mg％、血清钠 129mEq/L、血清钾 4.3mEq/L、血清钙 8.2mg％、血清磷 10mg％、血清氯化物 92mEq/L。在此期间严格控制液入量，无钾饮食，并多次用呋塞米 80mg 静注或肌注及高张葡萄糖等利尿。急性少尿或尿闭，中医属"癃闭"范畴，为膀胱气化不利所致。本例患者除上述症状外，苔黄腻，脉滑数。结合四诊辨证为湿阻中焦膀胱气化不利，故于 2 月 27 日急煎芳化利湿、通利三焦之品，方药如下：

藿香 10g，佩兰 10g，茯苓 15g，滑石块 15g，白术 10g，橘皮 10g，竹茹 10g，生薏苡仁 15g，车前子（包）15g，炒知母、炒黄柏各 10g，肉桂 3g，炒麦芽 15g，草豆蔻 6g，泽泻 12g，丹参 15g。

上方以小量肉桂甘温助膀胱气化功能，引知母、黄柏入肾，起到滋肾通关，达到利尿的作用。接着又投以芳化利湿宣畅气机方药：

瓜蒌 30g，枳壳 12g，川黄连 6g，黄芩 10g，连翘 12g，滑石 12g，冬瓜子、冬瓜皮各 15g，大腹皮 10g，桑白皮 10g，厚朴 10g，牡丹皮 10g，生大黄 3g，白茅根 30g，羚羊角 1.2g（冲 2 次）。

药后尿量稍增，气机渐畅。结合临床，由于患者病后为气阴两伤，心肾俱虚，肾气不足，故以补益气阴、养心固肾、秘精气、缩小便为法。当时患者舌苔白腻舌心黄有裂纹，脉细滑，重取较弱，尺脉稍欠有力，更方如下：

太子参 15g，沙参 15g，麦冬 12g，五味子 5g，茯苓 10g，陈皮炭 6g，首乌藤 12g，炒麦芽、炒稻芽各 12g，法半夏 10g，菟丝子 15g，枸杞子 12g，益智仁 10g，龙眼肉 10g，生姜 1 片，西洋参 10g（单煎兑服）。

药后患者逐日尿量为 1480mL、2016mL、1960mL，最多一天即发病后第 11 天为 2950mL，没有明显多尿。肺部湿啰音、腹水及下肢水肿迅速消失。尿常规及肾功能逐渐恢复，至 3 月 12 日已恢复正常。患者于 3 月 22 日出院，继续休息一段时间后已恢复正常工作。

体会

1. 患者入院时尿常规及肾功能均正常。注射庆大霉素 8 万单位后即出现无尿少尿、尿常规明显异常、尿素氮 48mg％，肾功能迅速恶化，出现代谢性酸中毒、尿素氮升至 110mg％、二氧化碳结合力 23vol％，经中西医结合治疗，尿常规及肾功能均逐渐恢复正常。患者虽出汗较多，但无脱水等引起血容量不足的情况，为了鉴别其少尿是否为血容量不足，在少尿初期曾用一次甘露醇，并补液1000mL，患者尿量并未增加，当时的红细胞比容为42%，说明其少尿不是由于血容量不足。

2.已知氨基糖苷类抗生素有肾毒性，但一般认为庆大霉素对肾只轻微损害，个别病例用量过大、疗程过长时可出现蛋白尿、管型尿、镜下血尿，但是这是可逆的，迄今未见严重肾损害的病例报告。本例只用一次庆大霉素即引起肾衰竭，确系少见，不易用肾毒性解释，是否属变态反应尚未可知。但从本例的经验来看，今后用庆大霉素要严格掌握适应证，不可盲目滥用，同时应密切观察尿量、尿常规及肾功能，以免发生急性肾衰竭。

3.急性少尿或尿闭，中医属"癃闭"范畴，为膀胱气化不利所致，《内经》有膀胱不利为癃的记载，膀胱气化之出有赖乎三焦，尤以下焦为最重要，《素问·灵兰秘典论》曰："膀胱者州都之官，津液藏焉，气化则能出矣。"在本例的抢救措施中，少尿初期及时用甘露醇保护肾小管，整个过程中严格控制液入量，注意水电平衡，预防高血钾、低血钾及心力衰竭的发生无疑是十分重要的。而滋肾通关的中药也起到了滋肾温化、促进肾血流量、保护肾小管的作用。但本例湿热弥漫，故始终用宣肺和中、化气利湿的中药，使其行气化湿。多尿期刚一开始又及时加用固肾中药，使尿量得以控制，不至于过分失水。因而整个病程中没有出现致命的并发症，终于度过了少尿、多尿这两个危险期。由此可见，根据疾病发展的不同阶段的病理生理规律，有意识地应用相应的方药，不仅符合中医学辨证论治的原则，而且也是中西医结合的一种方式。本例抢救成功，应该认为是中西医药密切结合的结果。

按：此例患者因发热38℃、咳嗽，关节痛3天，诊断为支气管感染住院，其间肌注庆大霉素80万单位，即出现少尿、无尿、尿常规明显异常、尿素氮110mg%、二氧化碳结合力23vol%，诊断为急性肾衰竭，此时神识尚清，苔黄腻，脉滑数，辨证为湿阻中焦，膀胱气化不利，相继以芳化利湿、通利三焦、助膀胱气化、滋肾通关等法为治。病情渐渐恢复，小便复常，后因中后期心肾俱虚，肾气不足，气阴两伤，改用养心固肾、益气养阴、缩尿秘精方药。使病体恢复后出院。

急性肾衰竭，少尿，无尿，属中医"癃闭"范畴，"闭者，小便不通，癃者，小便不利"，经云"三焦者，决渎之官，水道出焉"，又云"膀胱者，州都之腑，津液藏焉，气化则能出矣"。故上中下三焦之气，有一不化，则不得如决渎之水而出，岂独下焦膀胱之塞而已？

实证癃闭，为气实而闭，病因病机为湿热壅积膀胱，膀胱气化不利；肺热壅盛，肺失清肃，气燥不能生水，不能通调水道，下输膀胱；七情内伤，肝失疏泄，三焦气化失常，水道通调受阻；或瘀血、败精、肿块、结石阻塞尿路，小便难出。虚证癃闭，由于脾虚清气不升、浊阴不降而不能通调水道；肾元亏虚，命门火衰，气化不及州都，三焦气化无权，浊阴弥漫，通降失常，"无阳则阴无以生"；若肾阴亏虚，肾气衰减，阴精更亏，"无阴则阳无以化"，无阳不能化气，则小便不利。中医认为"癃闭"是危急症，若"数日不通，则奔迫难堪，必致危殆"，因此应积极抢救治疗。

Ⅱ、Ⅲ号止血粉治疗上消化道出血59例小结

赵荣莱　梁秀凤　王家骥　柯蔽君　赵伯智

我们在探索中医中药治疗溃疡病的临床实践中，吸取了我院名老中医关幼波的经验，以阿胶、三七、川贝母组成止血粉治疗上消化道出血（除外食道静脉曲张破裂出血）获得较为满意的疗效。现将59例的临床资料小结如下：

一、一般情况

男性41例，女性18例。15岁到45岁44例，46岁到65岁13例，65岁以上2例。十二指肠球部溃疡44例，胃溃疡4例，复合溃疡1例，出血性胃炎8例，胃溃疡癌变1例，原因不明的上消化道出血1例。58例做了上消化道钡餐造影和胃镜检查确诊，1例因75岁体衰拒绝检查未能确诊。入院前出血4天之内的占多数，个别患者已出血半个月到1个月。入院时血红蛋白4～6g 8例，7～9g 8例，9～12g 12例，12～14g 16例，出血性休克2例。

二、治疗方案（均住院治疗）

1. 单用止血粉

每次1.5g，每日3次。出血量大、血红蛋白明显下降者，每次3g，每日4次。

2. 中西药合用

服止血粉3天，出血量无明显减少或病情危重而不允许观察者，加用西药酚磺乙胺、氨甲环酸等。

3. 手术适应证

经内科中西药治疗不能止血而继续出血，或病情紧急出血不止，或反复出血，或年龄超过60岁，或伴并发症、穿孔、幽门梗阻等，转外科手术治疗。

4. 饮食及支持疗法

估计出血量少于500mL、无恶心呕吐可以进流食或半流食不予输液或输

液 1000mL，出血量多于 1000mL 禁食输液 3 天，血红蛋白低于 6g、血压降至 90/60mmHg 以下时适量输血。

三、治疗情况

本组单用止血粉治疗有明显疗效 30 例：十二指肠球部溃疡 19 例，胃溃疡 1 例，出血性胃炎 8 例，胃溃疡癌变 1 例，原因不明的上消化道出血 1 例。平均服止血粉 5.7 天大便潜血阴转，最短者 2 天阴转。其中 4 例因配合不好，饮食不洁，大便潜血 10 天阴转 2 例，11 天、16 天阴转的各 1 例。

中西药合治 29 例平均 7 天大便潜血阴转。本组无 1 例手术和外科治疗。全部患者达到止血目的。无论哪组大便潜血多在服止血粉 7 天内转阴。患者禁食、进流食半流食、进食量少、出血期间卧床休息都影响患者排便，有的甚至 6～7 天排便一次，故上述大便潜血阴转时间远较临床止血时间为长。本组服药后仅有 2 例觉胃脘部嘈杂不适过时自行缓解，其余均无副作用。

四、体会

止血粉Ⅱ号组成：海螵蛸 50g、川贝母 15g、阿胶 50g。研细面分包装，每包 1.5g，用于平素大便正常或偏稀患者。

止血粉Ⅲ号组成：止血粉Ⅱ号加大黄 15g。用于平素大便秘结或服止血粉Ⅱ号后产生大便秘结者。

北京市中医研究所基础科曾对乌贝散和大黄进行过实验研究，发现乌贝散有明显吸附胃蛋白酶和中和胃酸的作用，使血液得以凝固，减少胃蛋白酶对溃疡面的消化，减少胃酸对溃疡面的刺激，有保护胃黏膜的作用，促成溃疡面的愈合。大黄可使胃泌素分泌减少。近年来单味生大黄对上消化道出血的疗效已有多篇报道，对其机理研究也做了一些实验。北京市中医研究所测定对照组动物 20 只和大黄组动物 18 只的血清胃泌素，前者为 451 ± 74ng/L，后者为 344 ± 68ng/L，即喂大黄煎剂的动物比对照动物的血清胃泌素水平显著低下（$P<0.05$），故设想服大黄后胃泌素分泌减少。

Ⅱ、Ⅲ号止血粉有止血敛疮、止痛补血的功用。对出血性胃炎、胃及十二指肠溃疡合并上消化道出血效果最好。某些用西药或其他止血中药治疗仍不能止血者加用本药可以达到止血效果。如宋某系胃小弯溃疡，因黑便月余曾在外院用安洛血、氨甲环酸等西药不能止血。来我院时血红蛋白 5.6g，便潜血

（++++），输血 200mL，服酚磺乙胺、安洛血、对羧基苄胺 3 天出血不止，又用三七粉及云南白药 2 天大便潜血仍（++++），后加 II 号止血粉 1.5g，日 4 次，服药 7 天大便潜血阴转。

II、III 号止血粉价格便宜，制作方便，副作用小，在边远山区、农村、厂矿及设备条件较差的单位均能自行配制使用。

参考文献

[1] 赵荣莱. 中药止血粉治疗溃疡病出血 [J]. 中华内科杂志，1976，（1）：29.

[2] 北京市中医研究所基础科. 乌贝散的实验研究 [J]. 新医学杂志，1976，（565）：37.

[3] 中国人民解放军 262 队院内三实验室. 一些中药对胃液 pH 和消化蛋白质的影响及吸附蛋白酶的作用 [J]. 北京医学，1980，2（3）：172.

[4] 北京市中医研究所等. 有关脾气虚实质的临床观察和实验研究 [J]. 中华医学杂志，1980，62：22.

骨髓增生性全血细胞减少症（附 2 例报告）

赵荣莱　王　立　柯薇君

【摘要】本文报告 2 例全血细胞减少而骨髓增生正常或过度增生的病例。讨论了此症与急性再生障碍性贫血和急性造血功能停滞的鉴别。本病的治疗与急性再生障碍性贫血的治疗相同。预后似比急性再生障碍性贫血好。

1972 年 Carl V Moore 把某些全血细胞减少而骨髓表现增生正常或过度增生的病例，称之为骨髓增生性全血细胞减少症[1]（Pancytopenia with Cellular Marrow）。郁知非主编的《贫血及红细胞系统疾病》一书中，曾对本病做过介绍[2]。此病易与再生障碍性贫血混淆，这是因为再生障碍性贫血时骨髓可以有小范围的代偿性增多，如在此处获取标本，则可给人以增生良好的假象。某些药物如氯霉素引起的全血细胞减少，不但可以出现骨髓细胞显著减少，而且也可以出现丰富的骨髓细胞，因此本病与真正的再生障碍性贫血有时似难区别，但两病确有所不同[2]。

最近我们遇到 1 例用氯霉素、1 例用甲砜霉素后，出现严重的全血细胞减少，并有紫癜、瘀斑，但骨髓增生活跃。经治疗后，血象完全恢复。其临床经过、骨髓象所见，与再生障碍性贫血不尽相同，故介绍以供同道参考。

一、病例报告

例一：多某，男，48 岁，工人，病例号 1747。

患者因关节痛，5～6 天来高热 39℃～40℃，血沉（100mm/h），于 1979 年 11 月 13 日收住院。体检：血压 90/60mmHg，心率 132 次 / 分，体温 39℃，神清合作，心肺（－），腹软，肺脾刚可触及。化验检查：血红蛋白 13.5g%，白细胞 9800/cmm，中性粒细胞 69%，淋巴细胞 30%，单核细胞 1%，血沉 7mm/h；肝功：TTT（血清麝香草酚浊度试验）正常，GPT（谷丙转氨酶）130 单位；抗 "O" 1:800，类风湿因子弱阳性；LE（红斑狼疮）细胞（－）；胸片正常。入院后静滴红霉素、氯霉素，3天后体温正常。12月25日起体温升高，查血：白细胞15000/cmm，中性粒细胞95%，淋巴细胞5%，尿培养和胆汁培养均有大肠杆菌生长，临床诊断为胆道感染和尿路感染。1980年1月3日起，用卡那霉素每日1g、氯霉素每日1~1.5g静脉点滴，1月5日体温正常，精神好转，病情基本稳定，期间有间断低热，一度出现支气管感染，白细胞17800/cmm，中性粒细胞78%，体温37.8℃。2月12日停用抗生素。共用卡那霉素43g，氯霉素57.5g，治疗期间定期查白细胞和血小板。2月2日白细胞11300/cmm，血小板121000/cmm；2月12日白细胞7100/cmm，中性粒细胞73%。2月13日因发现上肢静脉点滴处有紫癜，急查血红蛋白11g%，白细胞4500/cmm，中性粒细胞62%，血小板21000/cmm，皮肤有紫癜、瘀斑；2月15日血小板为15000/cmm；2月28日血红蛋白7.5g%，出血时间正常，凝血时间6分钟；以后多次查网织红细胞为0.3%~1.3%，血培养3次均阴性，期间共做骨髓穿刺5次（胸骨、棘突、髂前上嵴、髂后上嵴），骨髓增生良好（见表1）。在发现全血减少前20天，骨髓增生明显活跃，各阶段细胞比例大致正常，全片见到成熟巨核细胞14个，血小板形态正常。发现全血减少的次日，骨髓红细胞系统增生活跃，早幼红细胞、中幼红细胞、晚幼红细胞均偏高，见到双核分裂型红细胞，成熟红细胞，可见豪一乔小体，全片有7个成熟巨核细胞，无血小板形成。1周后所取骨髓，中幼粒细胞、晚幼粒细胞、杆状核粒细胞偏高，红细胞系统见到双核型红细胞，晚幼红细胞核可见梅花状畸形。1个月后骨髓大致正常。最后一次骨髓穿刺距发病2个多月，增生明显活跃。在发病的5个不同时间，分别在不同部位所获取的骨髓，应该能够比较真实地反映病人的骨髓变化。前后共输新鲜血1200mL，地塞米松每日11.5~16.5mg，配合止血药及一般支持疗法。治疗2周后白细胞（11300/cmm）、血小板（121000/cmm）、出血时间、凝血时间均正常，皮下出血减少、消失，地塞米松减至0.375mg，日3次。后体温正常，病情稳定，血红蛋白11.8g%，白细胞11300/cmm，中性粒细胞69%，血小板198000/cmm，于1980年5月30日出院。1981年1月6日曾通信追访，患者体温正常，关节不痛，血红蛋白12g%，白细胞7600/cmm，中性粒细胞65%，血小板168000/cmm，血沉16mm/h。

表 1 化验指标

日　　期	1980 年 1 月 23 日	1980 年 2 月 14 日	1980 年 2 月 21 日	1980 年 3 月 15 日	1980 年 4 月 25 日
有核细胞总数（个）	200	200	200	200	200
原粒细胞（%）				0.5	0.25
粒细胞系统 中性粒细胞 早幼粒细胞（%）	2	1	2.5	8.5	0.75
中幼（%）		5	20	5.5	8.5
晚幼（%）	8.5	8	14	5.5	13.5
杆状核（%）	10	13	15.5	14.5	16.5
分叶核（%）	42	24	14.5	25.0	21.5
粒细胞系统 嗜酸粒细胞 中幼（%）				1.0	
晚幼（%）				0.5	0.5
杆状核（%）	0.5			10.5	
分叶核（%）	0.5			1.5	
红细胞系统 原红细胞（%）	0.5	1	0.5	0.5	1
早幼红细胞（%）	1	4	1	0.5	2
中幼红细胞（%）	7.5	13	8	15.0	16.5
晚幼红细胞（%）	10.5	17	11	11.5	13.5
淋巴细胞（%）	5.5	11	3	4	3.5
单核细胞（%）				1.0	
巨核细胞（个）	14	7	18	5	25
浆细胞（%）		2	7.5	1.5	1.5
网状细胞（%）		1	2.5	2.5	
间接分裂（红细胞）	3				
粒细胞系统：有核红细胞	3：1	1.4：1	3.1：1	2.4：1	1.9：1

例二：曹某，女，19 岁，病例号 8553。

因脓疱型银屑病于 1982 年 5 月 4 日住本院，自 6 月 15 日起，口服甲砜霉素 0.5g，日 3 次，同时服泼尼松，在 6 月 14 日到 8 月 6 日间多次查血象均正常（血红蛋白 12 ~ 14g%，白细胞 9900 ~ 21100/cmm，中性粒细胞 72% ~ 76%，血小板 158000 ~ 172000/cmm）。于 8 月 9 日发现血红蛋白 5.2g%，白细胞 2100/cmm，中性粒细胞 52%，淋巴细胞 43%，血小板 38000/cmm，胸腹部皮肤出现紫癜。停用甲砜霉素，加大激素量，输新鲜血，1 周后血象基本正常：血红蛋白 11.2g%，红细胞 3100000/cmm，白细胞 14800/cmm，中性粒细胞 75%，淋巴细胞 20%，血小板 236000/cmm。9 月 1 日白细胞 28000/cmm，中性粒细胞 81%，晚幼粒细胞 2%，杆状核粒细胞 6%，淋巴细胞 10%，分类 100 个白细胞中见到 1 个晚幼红细胞，9 月 4 日末梢血碱性磷酸酶积分 230。8 月 10 日骨髓粒细胞系统增生活跃（见表 2），中幼粒细胞、晚幼粒细胞核浆发育不平衡，有巨幼样变，胞浆空泡较多，颗粒减少，有退性变，杆状核粒细胞（35.5%）明显增多，胞体超过 20μm 者占 9%。红细胞系统相对减少，原红细胞（1.5%）、早幼红细胞（5%）超过正常水平，中幼红细胞、晚幼红细胞较少，表明有成熟障碍。易见核分裂及豪一乔小体，巨核细胞全片见到 50 个，多数为颗粒型，偶见幼稚型巨核细胞，产血小板巨核细胞极少见。9 月 20 日骨髓粒细胞系统增生活跃，早幼粒细胞、中幼粒细胞核浆发育仍不平衡，少数中幼粒细胞仍有巨幼样变、退性变；红细胞系统各期可见，小部分晚幼红细胞浆少色蓝，边缘不整，偶见核分裂，成熟红细胞大致正常，易见嗜多染性。较上次骨髓明显好转。9 月 7 日血红蛋白 10.1g%，白细胞 14200/cmm，中性粒细胞 93%，血小板 198000/cmm。11 月 16 日出院。

表 2		化验指标		
	日　　期	1982 年 8 月 10 日		1982 年 9 月 14 日
粒细胞系统	早幼粒细胞（%）	1.0		1.0
	中性粒细胞 中　幼（%）	9.0		8.5
	晚　幼（%）	9.0		12.5
	杆状核（%）	35.5		30.5
	分叶核（%）	6.5		20
红细胞系统	原红细胞（%）	1.5		0.5
	早幼红细胞（%）	5.0		0.5
	中幼红细胞（%）	5.0		4.5
	晚幼红细胞（%）	1.5		11.5
淋巴细胞（%）		23		8.5
单核细胞（%）		1.0		
巨核细胞（个）		50		34
浆细胞（%）		0.5		1
网状细胞（%）		1.5		1
粒细胞系统：有核红细胞		4.69：1		4.28：1

二、讨论

本组 2 例在用氯霉素和甲砜霉素治疗过程中，全血细胞迅速减少，首先要想到急性再生障碍性贫血。目前再生障碍性贫血的诊断标准为：[2, 3] ①全血细胞减少；②网织红细胞减少（<1%），绝对值明显减少；③骨髓至少一部位增生不良，急性再生障碍性贫血粒细胞系统、红细胞系统、巨核细胞系统均明显减少，如有增生良好，须有巨核细胞的减少或缺如；④淋巴细胞相对增高；⑤包括网状细胞、组织嗜碱细胞、浆细胞等非造血细胞增高。中国医科大学观察了 50 例成人再生障碍性贫血者的骨髓，增生减低或重度减低者占 82%，活跃者占 18%；粒细胞系统明显减少，均在 60% 以下，40% 者占 92%，红细胞系统低至 20% 者占 84%，淋巴细胞超过 40% 者占 94%。50 例中只 16 例能找到巨核细胞，且每片均只 1~2 个，只 1 例有 4 个。本组 2 例不符合急性再生障碍性贫血。

急性纯红细胞性再生障碍性贫血又称再生障碍性危象，为造血功能的急性停滞。各种原因所致的贫血患者，或正常的人，由于感染、药物等因素作用，可有不同程度发热，其后迅速发生苍白、贫血，白细胞或血小板均可减少，但骨髓增生活跃，病程具有自限性[3]，这些颇与本组病例相似。但两者仍有不同之处，急性纯红细胞性再生障碍性贫血的骨髓虽增生活跃或明显活跃，但红细胞系统减少或消失，常只见少量幼红细胞。国内王氏[4] 报告 2 例缺铁性贫血病人并发急性造血功能停滞时，其粒细胞红细胞比例分别为 18.8:1 和 13.9:1，病情缓解后恢复为 1:1 和 1.1:1，发病时原红细胞、早幼红细胞均消失，分别只有 4.4% 和 4.8% 晚幼红细胞。文献指出，急性造血功能停滞时，90% 的病例可找到巨大的原红细胞[3]，王氏报告 2 例分别见到 0.4% 和 0.2%[4]。本组 2 例都未见到这种具有特征性的巨原红细胞，且红细胞系统各阶段细胞均可见到，而且例二的原红细胞、早幼红细胞均偏高，2 例都没有红细胞系统增生减少或消失现象，故也不符合急性造血功能停滞。

Carl V Moore[1] 描述了骨髓增生性全血细胞减少症的骨髓象：粒细胞系统、红细胞系统细胞在本病的整个过程中，始终很丰富，其中任何一系统可占优势。细胞常偏幼稚、巨幼细胞样变可能较为明显，某些晚幼红细胞可含 2~4 个细胞核，巨核细胞数减少。本组 2 例骨髓粒细胞、红细胞系统细胞都很丰富。例一在发病时，红细胞系统稍占优势，粒细胞红细胞比例一度降为 1.4:1，红细胞系统占有核细胞总数的 35%。例二红细胞系统有成熟障碍表现，中幼粒细胞、晚幼粒细胞有巨幼样变。2 例均见红细胞系统细胞核分裂及豪—乔小体，巨核细胞数正常。2 例骨髓象与 Moore 描述的相一致。可以诊断为增生性全血细胞减少症。

Moore 指出，本病的治疗和再生障碍性贫血相同，并认为本病恢复的机会比再生障碍性贫血为多[1]。从本组 2 例的有限经验看，本病预后似比再生障碍性贫血要好。我们认为应将本病与增生性再生障碍性贫血加以区别，因为尽管本病与急性再生障碍性贫血一样，临床表现与血象都很凶险，但如多次易位骨髓检查均示增生良好，仍有希望获得较好的疗效，从而可以增强医、患双方的信心。另外，将本病单独提出来，给予充分重视，将会发现更多的病例，那么，通过详尽的临床观察和实验研究，有可能揭示本病的发病机制，为更有效地防治本病，提供有益的依据。

参考文献

［1］Carl V Moore. In Hematology[M]. MeGraw-Hill Booe Co, 1972.363.

［2］郁知非主编 . 贫血及红细胞系统疾病 [M]. 浙江人民出版社，1978.45.

［3］许国瑄，高鹏远主编 . 内科讲座 [M]. 人民卫生出版社，1982.

［4］王风计等 . 输血及血液学 [J]. 天津医药学杂志，1965，3（4）：291.

胃排空障碍 25 例临床观察

任金刚　赵荣莱

一、资料与方法

1. 一般资料

本组 25 例中男性 20 例，女性 5 例，均为已婚者。年龄在 30 ~ 68 岁，病程半年至 3 年。25 例中，中医辨证以脾胃虚寒为主。本组 25 例患者，均经过纤维胃镜检查。确诊为：慢性浅表性胃炎 10 例，十二指肠球溃疡 12 例，胃溃疡 2 例，慢性萎缩性胃炎 1 例。本组患者均为住院病人，入院后，经肝功、肾功及 B 超等各项检查，排除了肝、胆、肺、肾、胰腺等脏器疾患。

2. 症状及体征

（1）胃脘胀满为本组的主要症状。

（2）消化系统症状：早饱，恶心，嗳气，反酸，胃脘痛，食欲不振，胃脘部压痛。

（3）全身症状：主要为体重减轻，面色无华，疲乏无力，少数病人伴有贫血、头晕等症，舌质淡红，苔薄白，脉沉缓。

3. 胃排空时间测定法

将 1 ~ 3 微居的 I^{131} 液体 0.01 ~ 0.05mL 装入一薄壁橡皮小囊内封闭，其直径小于 0.2cm，将此囊放入糖衣胶囊中，令患者于早晨吃试餐后，口服此胶囊，服后立即用 r 测量仪，将探头对准食道位置检查，直至入胃，然后每隔 20 分钟测量胶囊在胃的位置，直至出胃。

4. 治疗方法

本组病人在治疗前均不同程度地用过抗酸药和助消化药，皆无明显效果。入院后，我们运用益气健脾、温中和胃之厚朴温中汤合香砂六君子汤加减治疗。组方如下：

党参 20g，白术 15g，海螵蛸 20g，浙贝母 10g，石斛 15g，肉桂 15g，草豆蔻 20g，元胡 15g，砂仁 10g，黄连 8g，木香 6g，蒲黄 15g，吴茱萸 10g，干姜 3g，厚朴 10g，青皮 15g，大黄 2g。

上药以水 1000mL，煎取 400mL，早晚各 200mL，20～30 天为一疗程。

二、疗效观察

本组患者均系住院病人，入院后给予厚朴温中汤合香砂六君子汤加减治疗。治疗前测一次餐后胃排空时间，症状消失后复查胃排空时间，其结果见表1。用统计学中的小样本 t 检验法（成对比较），可计算出其变量值 x 为 60.4 分钟，标准差为 86.48 分钟，标准误为 17.296 分钟，t 值为 3.492>2.797，治疗后胃排空时间明显增快，有统计学意义（$P<0.01$）。所以，厚朴温中汤合香砂六君子汤加减对胃排空障碍患者的胃排空时间起增快作用。对于胃脘胀满、早饱、恶心呕吐、反酸嗳气等症有较好疗效，对胃脘压痛也有一定疗效，其中 3 例服药 20～25 剂后仍有压痛者，系为患十二指肠球部溃疡的病人，压痛程度较治疗前大为减轻。

三、讨论

胃排空障碍，临床表现多为胃脘胀满、早饱、食欲不振、恶心呕吐、嗳气、体重减轻、面色无华、疲乏、反酸、胃脘压痛等症。对这类疾病的诊断：中医归属于胃痛、呃逆、呕吐等胃气上逆所致的疾病中，治疗多从降胃气方面入手；而在现代医学方面，对此类疾病的诊断，以前认为是胃炎、胃或十二指肠溃疡、胃肠道神经官能症；近来认为系非溃疡性消化不良、胃食管反流、肠胃反流所致。在治疗方面虽说有多潘立酮、甲氧氯普胺、西沙必利等药物问世，但若长期使用，均可发生这样、那样的副作用和耐药性，常难以取得令人满意的疗效。例如甲氧氯普胺可致困倦思睡、四肢无力、手颤等症；西沙必利在国外有用于临床的，而在国内尚未应用于临床；多潘立酮目前临床适用的较多。对胃排空障碍患者的诊断，仅凭症状，尚缺乏客观依据，还须依赖同位素法胃排空测定、胃肠测压、胃电图及超声检查等方法。比较上述四种检查方法：同位素法胃排空测定操作简便，病人无痛苦，测定准确。为了提高诊断准确率和疗效，我们用同位素法胃排空测定作为检查手段，以益气健脾、温阳和胃作为治则，以厚朴温中汤合香砂六君子汤加减作为方药，来治疗属于脾胃虚寒所致的胃排空障碍类疾病。

表1 治疗前后胃排空时间变化

病例编号	胃排空时间（分钟）			
	治疗前	治疗后	差量 X	X^2
1	480	195	285	81225
2	210	180	30	900
3	300	160	140	19600
4	185	150	35	1225
5	210	150	60	3600
6	195	175	20	400
7	240	195	45	2025
8	210	180	30	900
9	360	180	180	32400
10	210	120	90	8100
11	210	120	90	8100
12	180	150	30	900
13	210	150	60	3600
14	300	180	120	14400
15	240	180	60	3600
16	200	180	20	400
17	200	150	50	2500
18	200	150	50	2500
19	300	150	150	22500
20	240	210	30	900
21	210	180	30	900
22	300	180	120	14400
23	150	360	−210	44100
24	145	120	25	625
25	210	240	−30	900
合计			1510	270700

（ $P<0.01$ ）

我们对 5 例健康者的餐后胃排空时间进行了测定：胃排空时间在 130～180 分钟之间，均数为 150 分钟，而本组 25 例治疗前餐后胃排空时间在 145～480 分钟之间，均数为 235.8 分钟；25 例中仅有 2 例胃排空时间在 150 分钟之内，这 2 例系十二指肠球部溃疡患者，无胃脘胀满、早饱、嗳气等症，但有胃脘疼痛和压痛、恶心呕吐、喜食热物、脘腹冷痛等脾胃虚寒的症状；其余的胃排空时间均在 150 分钟以上，其中 6 例在 300 分钟以上，可见，本组 25 例患者大部分的胃排空是迟缓的。给予厚朴温中汤合香砂六君子汤加减治疗 20 至 30 天后，主症消失或缓解，复查餐后胃排空时间在 120～360 分钟之间，均数 175.4 分钟，与治疗前相比较，平均提前 60.9 分钟出胃，其中有 2 例治疗后胃排空时间明显慢于治疗前，1 例系慢性浅表性胃炎伴胃黏膜脱垂，脱入幽门的胃黏膜影响了 I^{131} 胶囊的排空；另 1 例入院后进食脂类食物太多，抑制了胃运动，使排空迟缓。

中医学认为："胃主降，受纳、腐蚀水谷；脾主升，散精，化生气血。"在胃的排空方面，脾和胃是共同参与的。脾在这方面起的作用是又运又化，即运输，宣散，化生，转化。东垣《脾胃论》中曰："虽言脾虚，亦胃之不足所致耳。"治脾即治胃。并认为："脾胃不足之源，乃阳气不足，阴气有余。"脾胃阳气不足，运化推动无力，故排气缓慢，所以脾胃虚寒与胃排空迟缓有着密切关系。

厚朴温中汤合香砂六君子汤加减方中，肉桂温中补阳，散寒止痛，治疗脾阳不振之脘腹冷痛；砂仁化湿醒脾，行气宽中，用于脾胃气滞之胃脘胀满；大黄同煎行瘀通经止痛，"现代药理学研究认为：大黄能加强结肠蠕动而不加强胃与十二指肠蠕动，有局部止血作用，对溃疡面本身也有一定保护作用"；干姜温中回阳，祛寒止痛；吴茱萸合黄连为左金丸，辛开苦降，以疗脘痞嗳气、嘈杂吞酸；海螵蛸制酸以疗胃脘痛，泛吐酸水。香砂六君子汤健脾和胃理气止痛，以疗纳呆、嗳气、脘腹胀满；厚朴温中汤温中行气，燥湿除满，以疗脘腹胀满或疼痛，不思饮食，四肢倦怠。诸药合用共奏益气健脾、温阳和胃之效，对胃排空障碍者，用之可起兴奋胃运动，促进胃排空的作用。

本组用厚朴温中汤合香砂六君子汤加减治疗胃排空障碍 25 例，随访 6 个月至 8 个月，无任何副作用。

312 例慢性结肠炎的临床分析

王 立 赵荣莱 赵子厚

【摘要】慢性结肠炎中医辨证共分为四型：脾胃虚弱型、寒湿困脾型、脾肾阳虚型和大肠湿热型。其中大部分为脾胃虚弱型（占 62.18%），纤维结肠镜检查以黏膜充血、水肿、黏液多为多见。黏膜病理为轻、中度炎症多见。大便培养未见致病菌。血乙酰胆碱高于正常组，而胆碱黏酶低于正常组，与中医脾虚证相符，为非特异性炎症。

【关键词】慢性结肠炎；中医辨证分型

一、一般资料

本组病人共 312 例，全部经纤维结肠镜检查诊断为慢性结肠炎。其中男性 167 例，女性 145 例，小于 20 岁 4 例，大于 60 岁 45 例，21~60 岁为 263 例（占 84.3%）。

二、临床表现及中医证型

要求做结肠镜检查的患者均有大便不正常之主诉，其中大便不成形者 250 例，占 80.1%，便秘者 39 例，占 12.5%，大便干稀不调者 23 例，占 7.4%。同时伴有脓血便 29 例，占 9.3%，黏液便 69 例，占 22.1%，伴有腹痛者 142 例，占 46.5%。由此可见，大部分患者主症为大便不成形，并多伴有腹痛。

我们对 312 例慢性结肠炎患者的舌象进行了观察（见表 1）。

表 1 　　　　　312 例舌象观察情况

舌 淡	暗	红	淡 红	齿 痕	舌 胖	薄白苔
9	30（4）	41（5）	269（30）	33（3）	13	160（29）
2.9%	9.6%	13.1%	86.2%	12.2%	4.2%	51.3%
白 腻	黄 腻	薄 黄	黄 厚	白 厚	剥（少）苔	
44（5）	26（3）	19（4）	8	3（1）	13（1）	
14.1%	8.3%	6.1%	2.6%	1%	4.2%	

绝大多数患者舌质淡红，属正常舌色，以薄白苔居多，苔腻者占22.4%，剥苔少苔者占4.2%。

中医辨证分型：参照《实用中医内科学》对于本病的辨证标准，我们将此组病人分为四型：

（1）脾胃虚型：表现为大便溏稀，迁延反复，完谷不化，饮食减少，大便次数增多，神疲倦怠，苔白舌淡红，脉细弱。此型共194例，占62.18%。

（2）寒湿困脾型：表现为大便清稀，腹痛纳少，苔白腻，脉滑缓。此型共44例，占14.10%。

（3）脾肾阳虚型：黎明腹泻，腹痛肠鸣，泻后则安，肢冷畏寒，舌淡苔白，脉沉细。此型共40例，占12.82%。

（4）大肠湿热型：主要表现为腹痛下坠，肛门灼热，大便难下或泻而不爽，苔黄腻，脉滑数。此型共34例，占10.90%。

三、纤维结肠镜所见及病理检查结果

1. 结肠镜所见（见表2）

表2　　　　　　　　　　结肠镜检查情况

充　血	黏液多	水　肿	血管不清	黏膜粗糙
237（31）	98（15）	80（16）	56（6）	40（5）
76.0%	31.4%	25.6%	17.9%	12.8%
息　肉	糜　烂	溃　疡	出血点	肉　芽
37（3）	20（3）	7	8	1
11.9%	6.4%	2.2%	2.6%	0.3%

肠黏膜充血者占大多数为76.0%，其次为黏液多、水肿、血管纹理不清、黏膜粗糙；息肉37例、溃疡7例。还见到1例肉芽形成，为慢性非特异性溃疡型结肠炎桥形黏膜增生。

2. 对140例进行了活检病理检查（见表3）

表3　　　　　　　　140例病理检查情况

轻度类	中度类	重度类	肉芽	正常	急性类
57（8）	65（10）	2	1	1	1
40.7%	46.4%	1.4%	0.7%	0.7%	0.7%

以轻、中度炎症最多，占87.1%。

四、大便常规镜检及细菌培养

本组 40 例进行了大便常规镜检及大便细菌培养。其中 1 例可见白细胞多数、红细胞 0～8，4 例可见少量白细胞，其余 35 例便常规均未见异常。40 例大便培养均未见致病菌。

五、血类乙酰胆碱和胆碱酯酶测定

我们对本组 43 例进行了血类乙酰胆碱和胆碱酯酶测定，并与 69 例正常人进行了对照（见表 4）。

表4	43 例血类乙酰胆碱和胆碱酯酶测定	
	类乙酰胆碱（μg/mL）	乙酰胆碱酯酶（u%）
正　常　组	32.40 ± 1.20	1134.0 ± 34.0
慢性结肠炎	59.07 ± 4.25	649.39 ± 27.46

慢性结肠炎患者血乙酰胆碱明显高于正常组（$P<0.001$），而胆碱酯酶明显低于正常组（$P<0.001$）。显示存在自主神经机能紊乱，与中医脾虚证相符。

六、讨论

慢性结肠炎系 X 线钡剂灌肠（包括内窥镜检查）的惯用诊断术语。该类病人的临床表现有慢性腹泻，甚至有的带脓血，经反复病原学检查，未发现有痢疾杆菌和阿米巴原虫等。X 线检查有肠黏膜紊乱，提示炎症。内窥镜仅见黏膜充血、水肿等。我们所观察的本组病例均属这一情况。我们在纤维结肠镜下所见特征及病理检查结果均为炎症表现，但便培养未检出致病菌，所以这种结肠炎并非细菌感染所致，应属于非特异性结肠炎，其中有溃疡者为非特异性溃疡型结肠炎。

本组 39 例便秘者，镜下所见黏膜充血 31 例（79.5%），黏液多 15 例（38.5%），水肿 16 例（41.0%），黏膜粗糙 5 例（12.8%），息肉 3 例（7.7%），糜烂 3 例（7.7%），血管走行不清 6 例（15.4%）。活检病理：轻度炎症 8 例，中度炎症 10 例。故便秘者结肠镜及病理亦均有炎症表现。

本组患者主诉主要为大便不成形、干稀不调、便秘，同时伴有腹痛、黏液便、脓血便等。我们将其主要归为中医泄泻与便秘范畴加以论述。

本组泄泻病例均指慢性腹泻，为久泻。泄泻的病变主要属脾，脾恶湿，主运化水湿，病则易被湿困，因脾胃运化不调，小肠受盛及大肠传导失常所致。慢性久泻多因脾虚里湿，健运无权，或在脾虚基础上，肾阳不能助脾腐熟水谷所致，病属虚证或虚实夹杂证。正如《景岳全书·泄泻》所述："饮食不节，起居不时，以致脾胃受伤，则水反为湿，谷反为滞，精华之气不能输化，乃致合污下降而泻痢矣。"脾主运化，胃主受纳，若饮食不节，劳倦内伤，久病缠绵，均可致脾胃虚弱，不能受纳水谷和运化精微，水谷停滞，清浊不分，混杂而下，遂成泄泻。久病泄泻，水湿久居，而致肾阳虚衰不能温养脾阳，或脾阳久盛不能充养肾阳，终成脾肾阳气两虚证。

本组便秘者多数伴便前腹痛（占51.2%），部分大便带黏液或脓血（占17.9%），舌苔薄白者占74.3%，舌苔黄腻和白腻者共占20.5%。

肠胃燥热、气机郁滞、气阴不足等，导致大肠功能失常而便秘。大肠湿热可化燥化热致大便燥结、气机郁滞，失于宣扬，则肠道推运乏力，脾虚阴伤，气阴不足，便既干结，气又虚乏，故大便费劲，而干结难下，气湿交阻则便时不爽。本组便秘者证型多见为大肠湿热与脾虚阴伤或脾虚气机郁滞。

便秘时结肠黏膜病变情况，以往注意较少，本工作中发现，便秘时结肠黏膜亦有炎症及血瘀表现，估计秘结之大便在结肠内停留过久，会对肠黏膜有刺激。这一发现为中医治疗便秘常用大黄或桃仁、红花、当归等活血通腑药找到依据。笔者近年在治疗习惯性便秘时，常在润肠通便的药物中加用虎杖、草决明等含蒽醌类药物，以及桃仁等活血润肠药，取得满意疗效。

膈咽不通治验

赵荣莱

"膈咽不通"见于李东垣《医学发明》，李东垣介绍本病的症状，有"膈咽不通""咽中如梗""气短不能言""心下痞，膨闷，食不下""若有噎、有塞""以至口开目瞪，气不交通，欲竭者""清浊相干，乱于胸中是为大㤜，㤜者惑也"。并认为"气不交通，最为急证，不急去之，诸变生矣"。其病因是"阳气不足，阴气有余"。治疗应"先补其阳，后泻其阴"。用吴茱萸丸祛寒温中益气补其阳，用消痞丸苦泻和中消痞泻其阴，补阳以升清，泻阴以降浊，则上下之气可通，上逆之气可平。

笔者最近治愈 1 例膈咽不通病人，现介绍如下：

崔某，男性，63 岁，退休职工，1997 年 3 月 29 日来诊。

自诉平时经常胃酸胃灼热。此次胸闷胃满，咽部似有球样异物堵塞之感，并有痰液黏住。气短，胃灼热，嗳气频作，胃部有寒凉之感，进食不噎，大便量少。病已 2 周，近 1 周加重。病前情志失畅，去某医院做胃镜，诊断为慢性浅表性胃炎，未给治疗。又去另一医院服中药，行针灸治疗均未效，遂来我院门诊。

求诊时显得紧张恐惧烦躁，口张目瞪，嗳气连续不停，嗳声响亮。舌质红，苔少，脉细弦。患者脾胃素虚，情志失畅，阳气不足，降令失司，肺胃之气不展，肝气不舒，膈咽间交通之气不降。拟祛寒温中补其阳，苦泻和中降其气，疏肝胃以展气机，开膈胃以通胸阳。药用：丁香 5g，柿蒂 10g，瓜蒌 30g，佛手 15g，吴茱萸 5g，黄连 6g，香附 10g，青皮 l0g，石斛 15g，娑罗子 15g，当归 12g。先服 3 剂再诊。

二诊（1997 年 4 月 2 日）：自诉服药 3 剂，咽堵消失，嗳气立止，胸内已畅，痰涎减少，心情平静，不再恐惧，舌仍红，已可见薄白苔，脉细弦。效不更方，再服 7 剂。

三诊（1997 年 4 月 9 日）：胸满、嗳气、咽部异物感等症状消失后，未再复发，心态平静，舌稍暗，苔薄白，脉细。上方去丁香、柿蒂，继服7剂，以善其后。

按： 膈咽不通，胸满、嗳气、咽部异物感同时出现的病例，临床相当常见，有的病程较长，多处求治，效不满意。本例病前有反酸、胃灼热症状，因情志不畅诱发，发病急，病情重，属于膈咽不通之急重症。《灵枢·口问》说："寒气客于胃，厥逆从下上散，复出于胃，故出于胃为噫。"噫即嗳气。本例寒气客胃，又因情志失畅，肝郁气滞，遂使脾胃肝气机逆乱，逆于膈中清旷之地。故用吴茱萸、丁香温胃散寒，盖吴茱萸下泻寒气如神，擅治寒在咽嗌；胸膈不利，配黄连为左金丸意；丁香伍柿蒂之苦平，吴茱萸配黄连之苦寒，寒热并济以降气止呃。娑罗子疏肝和胃，利气宽中；香附生用上行胸膈理其气机；青皮疏肝泻肺破滞气，为治胸膈要药；佛手气香不烈，性温不峻，疏理脾胃肝气；瓜蒌甘寒，利气化痰散结宽胸，共奏祛寒温胃、苦泻和中、疏理气机、快膈宽胸之效。再用石斛清热生津，下气平胃气，反佐以制丁香、吴茱萸及诸种气药之辛温。用当归滋养润燥，平冲脉之逆而诸症痊愈。

胃食管反流性疾病的药物治疗

赵荣莱

【关键词】胃食管反流；药物疗法；西咪替丁；雷尼替丁；法莫替丁；尼扎替丁；西沙必利；奥美拉唑；兰索拉唑；治疗应用

一、抑酸治疗

1. H_2RA（H_2 受体抑制剂）治疗酸反流的标准剂量

西咪替丁（Cim）800mg/d，雷尼替丁（Ran）300 mg/d，法莫替丁（Fam）40mg/d，尼扎替丁（Niz）300 mg/d，连服 4 ~ 6 周，对严重胃食管反流病（GERD），有用 Cim800 mg，2 次 / 天，4 周内镜愈合率为 29%。另一报告 H_2RA 用 12 周，食管炎愈合率为 50%。用不同的 H_2RA 治疗 GERD 的效果未发现有重大差别。长期服用标准剂量的 H_2RA 是安全的，但更大剂量的安全性有待证实。炎症愈合后停用或用小剂量维持时复发率仍高，往往需足量 H_2RA 维持。已有消化性狭窄时，仍需定期扩张。

2. 酸泵抑制剂（PPIs）

目前对胃酸相关性疾病的研究，是对胃酸分泌的最佳控制的重要性已不断取得共识。对 RE（反流性食管炎）食管 pH 应控制在 4 以上。Hunt 对从 1977 ~ 1992 年间发表的 43 篇论文共 3710 例内镜诊断 2 级以上 RE 进行集成分析，分别用奥美拉唑（Ome）、H_2RA、硫糖铝、胃促动药或安慰剂治疗 12 周，结果 Ome 愈合速度较其他药快、愈合率较其他药高。859 例用 Ome 达 5 年的患者，表明 Ome 耐受性好而且安全[1]。国内 Ome 治 RE 的经验笔者曾于 1994 年做过综述[2]。毛锡坤[3]、蔡华等[4]、Zhao et al[5] 相继又报道。与 Ran 相比，4 周有效率 Ome91%，而 Ran53.3%。6 周复查内镜有效率 Ome66.3%，Ran30%。蔡华对用 Ome 治 4 周显效的 52 例，26 例再用 Ome20mg/d，3 个月，26 例停药，3 个月后症状和食管炎复发率维持治疗组为 19% 和 15%，对照组为 42% 和 38%。Zhao 观察 Ome 治疗 1 周后，食管 pH 参数正常，6 个月后 125 例 GERD 症状消失。Dehn et al[6] 用 Ome40mg/d 和 Cim1.6g/d 治 RE2 周后胃灼热消失，Ome 组 21/28，Cim 组 13/31，4 周后 Ome 组 26/28，Cim 组 17/31，4 周内镜愈合率 Ome 组 16/28，Cim 组 7/31，8 周时为 Ome 组 20/28，Cim 组 9/31。Lundell et al[7] 对至少经 3 个月足量 H_2RA 治疗仍有 RE 的患者用 Ome40mg/d 和 Ran300mg，2 次 / 天，治疗 4 ~ 12 周。内镜治愈率 Ome 组 90%，Ran 组 49%，2 级 RE 治愈者 Ome 组 29/30，Ran 组 16/27，3 级 RE 治愈者 Ome 组 14/17，Ran 组 5/17，表明 Ome40mg/d 比大剂 Ran 的疗效好。Holloway et al[8] 对 3 ~ 4 级 RE 用 Ome 未能治愈者的酸接触状况进行研究，未愈合者在治疗期间整个 24 小时食管酸接触时间显著多于愈合者，酸接触时间在正常范围内的较少，治后 24 小时酸接触时间平均减少百分数，未愈合组明显少于愈合组。表明 Ome 不能使 RE 愈合，仍是因为酸抑制不足。兰索拉唑（Lan）为新一代酸泵抑制剂。Lan 治 GERD 有效、安全，疗效高于 Ran，与 Ome 相似。用药 4 周时 Lan 的效果约为 H_2RA 的 2 倍。Lan30mg/d 治 RE，4 周愈合率为 63% ~ 84%，8 周愈合率为 85% ~ 92%[9]。Robinson 对 50 例用标准剂量 H_2RA 治疗 12 周无效的患者，用 Lan30 ~ 60mg/d，治愈率 2 周、4 周、8 周、12 周分别为 59%、90%、92%、94%。8 周时未愈的 4 例，均为 3 ~ 4 级 RE，其中 1 例再用 Lan60mg/d，4 周后治愈。与 Ran 相比，Lan15mg/d 及 30mg/d，均明显延长复发时间及增加不复发的可能性[10]。一般认为 H_2RA 给药 12 周才能达到 PPI 治疗 4 周时的愈合率。有报道比较 2 种 PPIs 对 GERD 的效果，Lan30mg/d 与 Ome20mg/d，4 周治愈率为 63% 对 65%，8 周为 85% 对 87%。有资料表明 Lan 组较 Ome 组有更多患者经治疗后胃灼热感消失。Chen et al[11] 研究 PPIs 对胃内 pH 的影响，发现 Lan 的抑酸作用较 Ome 强，胃内 pH>3 的时间 Lan 为 23.2 ± 6.22 h/d，Ome 为 18.45 ± 3.14h/d。总之 Ome 和 Lan，均较 H_2RA 对胃酸的抑制程度更显著，对 RE 治愈更快，疗效更高，对症状缓解更佳更快，对标准剂量甚或大剂 H_2RA 治疗无效的 RE 可有效地愈合。

二、胃动力药

西沙必利（Cis）为第 3 代胃肠动力药，位于肠肌神经丛的胆碱能神经元和运动神经的 $5-HT_4$（5- 羟色胺受体 4 抗体），受体为 Cis 的靶受体，两者相互作用导致乙酰胆碱释放增加，增加 LESP（食管下端括约肌压）刺激食管原发性蠕动波幅度，有效地缩短食管酸接触时间，促进胃固体和液体的排空，增强胃窦十二指肠协调性，这是 Cis 对 GERD 治疗的药效学机制。双盲法观察 Cis 的症状消除和病变愈合疗效与 H₂RA 相似[12~14]。柯美石等[15] 报告多中心双盲对照的临床观察结果，Cis10mg，4 次 / 天，Ran150mg，2 次 / 天，4 周查内镜未愈者，8 周再查，RE 愈合率 Cis 组 62.8％，Ran 组 50.0％，治前 2~3 级 RE，Cis 组占 69.7％，Ran 组占 66.7％，4 周后为 32.6％，29.0％，8 周后为 9.3％，6.8％，治疗后有显著差异。Dong et al[16] 对 8 例早产儿（平均孕期 33 周），监测 24 小时食管 pH，发现 5 例有 GERD，经用 Cis 治疗（0.2~0.5mg/kg，每日 2 次），10 天后再测 pH<4 时间百分比，从治前的 37.66±13.83 降至 7.26±5.80，说明 Cis 对早产儿 GERD 有明显疗效。

三、药物联合应用

Yang et al[17] 用 Ran 和 Cis 合用组与单用 Ran 组比，症状缓解率合用组 88％，Ran 组 58.33％，pH 测有效率合用组 84.62％，Ran 组 50％。Zheng et al[18]、Cui et al[19] 均观察到在症状和指标改善上，合用 Ome 与 Cis 均比单用 Ome 者为优。官桂华等[20] 先用 Ome 和 Ran 治 4~8 周，食管炎愈合后停药 6 个月，复发率 Ome 组为 83.3％，Ran 组为 89.5％，复发再治愈后，用 Ome 20 mg/2d 及 Ran150mg/d，同时合用多潘立酮 l0mg，4 次 / 天，维持治疗 1 年，12 个月复发率 Ome 组 22.2％，Ran 组为 57.9％，表明在应用胃动力药的基础上，Ome 的维持治疗效果优于 Ran。Vigneri et al[21] 对用 Ome40mg/d 4~8 周治愈的 RE，分别用铋剂、Ran、Ome、Ran+ 铋剂、Ome+ 铋剂，方案维持治疗 12 个月，结果达到持续缓解者，铋组 54％，Ran 组 49％，Ome 组 80％，Ran+ 铋组 66％，Ome+ 铋组 89％。可见，联合用药起到优势互补的作用。

四、其他药物

抗酸剂中和胃酸，盖胃平是抗酸剂 – 藻朊酸盐合剂，可减轻症状，用作辅助药。硫糖铝减轻症状，能在糜烂、溃疡面上形成一层带电荷的屏障，局部存留时间较长，吸收少。十六角蒙脱石含天然硅铝酸盐，吸附气体病毒，平衡肠适菌群，缓冲酸，抗胃蛋白酶活性，加强黏膜屏障，促进上皮再生。

当考虑对 GERD 相关症状的病因进行解释时，注意的焦点集中在动力改变上，在绝大多数患者中，GERD 的病理生理并非与酸有关，而是动力障碍，尽管在 GERD，酸是最重要的损害因素，但食管过多的酸暴露大多由动力改变所致。对 GERD 药物治疗，应从消除症状提高生活质量、改善 pH 参数、治愈黏膜病变 3 个方面进行评估。反流造成症状引起病变，CERD 的严重程度和症状不一，往往将相对少见的严重 GERD（如狭窄、出血、巴氏化生、经常反胃、气道吸入）喻为冰山的顶峰，而绝大部分患者仅有轻度反流，介于两者之间有较重的 GERD。有的患者经治疗后症状已消失而病变持续，称为隐匿性反流病变（silent relluxlesions）。Lundell 指出不可觉察的隐匿病变对 GERD 的预后和发展有潜在重要性，在比较 Ome 与 Ran 治疗后症状缓解的患者中，Ome 组发生隐匿性病变者远比 Ran 组少，而且使生活质量正常化。因此，Lundell 赞誉"奥美拉唑在酸反流的处理上，开创了一个新纪元"。

参考文献

［1］李增烈. 胃酸相关性疾病治疗选择上获得进展 [J]. 中华消化杂志，1993，14（4）: 226-228.

［2］赵荣莱. 奥美拉唑临床应用进展 [J]. 新消化病学杂志，1994，2（2）: 107-108.

［3］毛锡坤. 奥美拉唑治疗胃食管反流 72 例 [J]. 新消化病学杂志，1995，3（特刊 4）: 80-81.

［4］蔡华，方道连，马祖圣，钱习军. 奥美拉唑治疗胃食管反流 78 例 [J]. 新消化病学杂志，1995，3（特刊 4）: 81.

［5］Zhao Y, Hou F, Wang JY, Tian HW. Omeprazole treatment for severe gastroesophageal reflux disease[J]. China Natl J New Gastroenteral, 1996, 2 (Suppl I): 143.

［6］Dehn TCB, Shephrd HA, Colin, Johns U. A double blind comparative study of omeprazole venius cimetidine in crosier reflux esophagitis [M]. in: Little AG.Ferguson MK, Skinner D13. Diseases of the esophagus. futura publishing Company NY, 1990: 147-156.

［7］Lundell L, Weslin LH, Backman L. Omeprazole or high dose ranitidure in the treatment of patients with reflux esophagitis not responding to standord dose of H_2 receptor antagonist [M]. in: Little AG.ferguson MK. Skinner DB. Diseases of the esophagus. future Publishing Company HY, 1990: 139-146.

［8］Holloway RH, Dent J, Nariclvata F, Makinnon AM. 重症反流性食管炎患者食管酸接触与奥美拉唑治愈食管炎的关系 [J]. 消化道（中文版），1997, I (2): 41-46.

［9］高晓红，潘伯荣. 新型质子泵抑制剂——兰索拉唑 [J]. 新消化病学杂志，1996，4（3）: 158-159.

［10］Robinson M, Camphell DR, Sontag S. Treatment of esosivr reflux esophagitis resistant to H_2 receptor antagonist therapy, lansoprazole a new proton pump inhiliter [J]. Dig Dis Sci, 1995,

40 (3)：590-597.

［11］Chen JQ, Xu LW, Zhang Y. 24 hour intragastic rhythm in normal individuals and the influence of proton pump antagonist on intragastic pH level and scrum gastrin level [J]. China Natl JVNew Gastroenterol, 1996, 2 (Suppl I)：106.

［12］吕继湘，陈士葆.新型胃动力药西沙必利 [J].新消化病学杂志，1995，3（特刊4）：72-73.

［13］Akkesmans MA. Pharmocology of pnokinetic agents [J]. ChinMed Scj J, 1993，8 (Suppl I)：41-42.

［14］Vezllinden M. The role of pnokinetic agents in the therapy of motility diseases of the gastrointestinal tract [J]. Chin Med Sci J, 1993, 8 (Supp1)：43-45.

［15］柯美石，潘国宗，易粹琼.西沙必利治疗反流性食管炎多中心双盲对照临床观察 [J].中华消化杂志，1995，15（5）：252-255.

［16］Dong M, Wang ZF, Ke MY. The esophageal PHl monitoring and the effect of Prepulsid in pramature infants with gastroesophageal reflux [J]. China Natl J New Gastroenterol, 1996, 2 (Suppl)：43-45.

［17］Yang L, Li CY, Wu JC, Wang YP, Wang W. Effect of ranitidine plus cisapride and ranitidine with gastroesophageal reflue disease [J]. China Natl J New Gastroenterol, 1996, 2 (Suppl1): 110.

［18］Zheng Y, Ke MY, Wang ZF. Effect of cisapride and losec on gastroesophageal reflx disease [J]. China Natl J New Gastroenterol, 1996, 2 (Suppl 1): 126.

［19］Cui LH, Yie JX, Ful. Omeprazole combined with prepulsid in the therapy of reflux esophagitis with analysis of 84 cases [J]. China Natl J New Gastroenterol, 1996, 2 (Suppl 1): 139.

［20］官桂华，蔡爱军，张子其，吴木俨.老年人反流性食管炎维持治疗的研究 [J].新消化病学杂志，1996，4（10）：552-553.

［21］Vigneri S, Tezmini R, L eandrzo G, Badalamenti S, Pantalena V, Marin F. 对维持治疗反流性食管炎5项方案的比较 [J]. Gastroenterol Hepatol（中文版），1996, 1 (1): 6.

［22］Lundell L. New data suggest silent reflux lesions less likely on omeprazole than H_2 drugs [J]. GI Topics, 1997, 1 (1)：5.

中药胃安胶囊治疗慢性萎缩性胃炎（虚痞）60 例临床观察

张占海　杨丽彩　危北海　赵子厚　金敬善　朱纯周　刘晋生　赵　敏

【摘要】运用健脾益肾、理气活血法为治则的中药胃安胶囊与维酶素对比，对 60 例慢性萎缩性胃炎（虚痞）进行了随机对照临床观察，表明胃安胶囊对萎缩性胃炎患者胃黏膜萎缩、炎症程度、肠化生及非典型增生均有较好的治疗作用，对胃脘痞满、纳呆、胃痛、嗳气等症状具有较好疗效，胃安胶囊的总有效率为 96.8%，维酶素的总有效率为 75.9%，两组比较有显著性差异（$P<0.05$）。

【关键词】胃炎；萎缩性；中医药疗法；胃安胶囊

根据对慢性萎缩性胃炎（虚痞）基本病机的认识，我们以健脾益肾、理气活血为法，运用胃安胶囊进行了临床对照观察。

一、临床资料

依据 1982 年重庆会议制订的《慢性萎缩性胃炎（CAG）纤维胃镜及病理诊断标准和慢性胃炎中西医结合诊断、辨证和疗效标准》[1]，凡胃镜及病理活检确诊为慢性萎缩性胃炎者列为本课题的观察对象。共观察慢性萎缩性胃炎 60 例，其中男性 38 例，女性 22 例；40 岁以下者 10 例，40～49 岁者 18 例，50～59 岁者 17 例，60 岁以上者 15 例，平均年龄 50.48±10.94 岁，年龄最小 30 岁，最大 71 岁。病程最短 0.5 年，最长 30 年，平均 8.04±6.28 年。

二、治疗及观察方法

随机分为治疗组及对照组，治疗组 31 例，用胃安胶囊（胃安 I 号胶囊）治疗，每次 4 粒胶囊，每日 3 次。3～5 个月为一疗程。胃安胶囊处方：黄芪、白术、茯苓、山药、生地黄、丹参、当归、赤芍、白芍、半枝莲、龙葵、白花蛇舌草、厚朴、牡丹皮等。将上药浓煎后干燥成粉末，装胶囊备用，每粒胶囊含生药 0.5g。对照组 29 例，用维酶素（胃安Ⅱ号胶囊）治疗，每次 4 粒胶囊，每日 3 次。3 ~ 5 个月为一疗程。将市售维酶素片研成粉末后装胶囊，外形与胃安胶囊一致。每粒胶囊含维酶素 0.2g，淀粉 0.3g。

1. 临床症状

观察胃脘痞满、胃痛、纳呆、嘈杂、泛酸、嗳气、脘腹胀满、便溏、口苦、口臭、乏力、四肢酸软及二便情况等症状及舌脉。分别统计各项症状治疗前后变化，作为观察症状疗效的指标。将各项临床症状分为以下 4 度：0 度：指没有此项症状或此项症状经治已除；Ⅰ度：指症状轻微，不影响日常生活及工作；Ⅱ度：指症状明显，以致日常工作和生活受到影响；Ⅲ度：指症状表现突出，须服对症药物以缓解症状。

2. 胃镜观测

每一个病例治疗前后做 2 次胃镜检查，做详细记录。观察胃黏膜色泽、血管透见、黏膜颗粒状增生及伴见情况等内容。包括白相、红白相间、苍白灰黄、隆起、结节、颗粒感、粗糙不平、血管透见、出血点、红斑、肿胀、充血糜烂等情况，比较疗前疗后变化。

3. 胃黏膜病理活检

固定在病变处取活检，做病理切片。观察黏膜活动性炎症、腺体萎缩、肠化生及非典型增生等病变的情况。根据各项病变的程度分为无、轻、中、重 4 级，统计出治疗前后各级的例数并进行比较。

4. 胃黏膜尿素酶试验

应用本院配制的尿素酶试剂，取出活检标本 1 块，将组织块直接放入试剂内，室温下观察颜色变化，根据是否变色，以及 24 小时的颜色深浅，做出结果判断（–、+、++、+++）。

5. 血清 HP 抗体检测

静脉取血后离心收集血清，置 –20℃冰箱保存，统一用 ELISA 法酶联免疫吸附试验检测血清 HP 抗体，观察治疗前后阳性率。

6. 胃黏膜超氧化物歧化酶（SOD）的测定

采用 Bartosz 等的改良方法。尿 17– 羟皮质类固醇按北京市中医研究所生化室的方法测定。

三、结果

依据《慢性胃炎中西医结合诊断、辨证和疗效标准》，分近期临床治愈、显效、有效、无效、恶化 5 级。

1. 两组主要症状疗效比较

根据疗前症状统计，将各症状按出现频率的高低依次排列，萎缩性胃炎的症状主要是以胃脘痞满、纳呆、胃痛及嗳气最为常见。胃安胶囊对胃脘痞满、纳呆、胃痛及嗳气均有效，与疗前比较差异有显著性（$P<0.05$）。其疗效优于维酶素组（$P<0.05$）。见表 1。

表 1　　　　　　　　　两组主要临床症状治疗前后比较

分组	胃脘痞满（例）				纳呆（例）				胃痛（例）				嗳气（例）			
	0	I	II	III	0	I	II	III	0	I	II	III	0	I	II	III
治疗组																
疗前	0	6	13	12	2	11	10	8	5	15	8	3	7	14	8	2
疗后	16	9	5	1	19	7	5	0	11	18	2	0	18	9	4	0
对照组																
疗前	0	8	6	15	6	12	7	4	3	11	12	3	4	9	12	4
疗后	4	5	17	3	8	12	9	0	5	15	9	0	6	12	9	2

2. 胃镜

胃安胶囊治疗组，治疗前后胃镜发生明显变化，疗后上述病变大部分消失，特别是胃黏膜白相及隆起、粗糙感改善最为明显，说明胃安胶囊治疗组对黏膜色泽、萎缩及结节形成等均有较好的改善作用，其疗效优于维酶素组。

3. 病理

胃安胶囊对萎缩性胃炎患者的胃黏膜萎缩情况、炎症程度、肠化生及非典型增生均有较好的治疗作用。

（1）治疗前后胃黏膜萎缩的变化：胃安胶囊组疗前 CAG 重度 6 例、中度 15 例、轻度 10 例；疗后重度 3 例、中度 1 例、轻度 22 例、正常 5 例。维酶素组疗前 CAG 重度 6 例、中度 11 例、轻度 12 例；疗后重度 5 例、中度 6 例、轻度 18 例。治疗组疗前与疗后比较，差异有显著性（$P<0.01$），对照组疗前与疗后比较，差异不显著（$P>0.05$），两组疗后组间比较，差异有显著性（$P<0.05$）。

（2）治疗前后活动性炎症情况：治疗组疗前胃黏膜活动性炎症 14 例，疗后为 3 例；对照组疗前胃黏膜活动性炎症 13 例，疗后为 7 例。治疗组治疗前后比较，差异有显著性（$P<0.01$），两组疗后组间比较，差异有显著性（$P<0.05$）。

（3）肠化生情况：治疗组疗前肠化生重度 4 例，中度 4 例，轻度 4 例，疗后重度 1 例，轻度 1 例；对照组疗前重度 3 例，中度 3 例，轻度 1 例，疗后重度 2 例，中度 2 例，轻度 2 例。治疗组治疗前后比较，差异有显著性（$P<0.05$）。

（4）治疗前后非典型增生情况：治疗组治疗前有重度非典型增生 2 例、轻度 2 例，治疗后有中度 1 例，有 3 例消失。对照组疗前有非典型增生轻度 2 例，治疗后没有变化。

4. 实验室指标

（1）两组尿 17– 羟皮质类固醇、胃黏膜 SOD 含量比较，差异均有显著性（$P<0.01$ 或 $P<0.05$），对照组同类指标治疗前后比较，差异则无显著性（$P>0.05$），两组治疗后组间比较差异亦有显著性（$P<0.05$），见表 2。

表 2 两组尿 17– 羟皮质类固醇及胃黏膜 SOD 含量比较（$\overline{X} \pm S$）

分组	例数	尿 –17 羟皮质类固醇（mg/24h）	胃黏膜 SDD（ng/mg1）
治疗组			
疗前	20	6.27 ± 2.67	49.97 ± 9.44
疗后	20	8.70 ± 2.56[**][△]	55.90 ± 8.17[*]
对照组			
疗前	17	6.63 ± 2.95	50.50 ± 13.17
疗后	17	6.46 ± 6.42	50.11 ± 8.35

注：治疗前后自身比较 *$P<0.05$，**$P<0.01$；两组间比较 △$P<0.05$

（2）两组血清幽门螺杆菌（HP）抗体比较：治疗组 20 例，治疗前 HP 抗体阳性者 12 例（60.0%），治疗后 4 例（20.0%），治疗前后比较差异有显著性（$P<0.01$）；对照组 17 例，治疗前 HP 阳性者 11 例（64.7%），治疗后 10 例（58.8%），治疗前后比较，差异无显著性（$P>0.05$）。两组治疗后组间比较差异有显著性（$P<0.01$）。治疗组明显优于对照组。

（3）两组治疗前后尿素酶结果比较：表 3 示，治疗组疗前尿素酶阳性率为 65.0%，疗后为 15.0%，治疗前后比较，差异有显著性（$P<0.05$）。对照组疗前为 70.6%，疗后为 58.8%，治疗前后比较，则差异不显著（$P>0.05$）。两组治后组间比较，差异有显著性（$P<0.05$）。

表3 两组治疗前后尿素酶试验结果比较

分组	例数	尿素酶试验结果			
		+++	++	+	—
治疗组					
疗前	20	1	8	4	7
疗后	20	0	1	2	17
对照组					
疗前	17	2	7	3	5
疗后	17	0	3	7	7

5. 综合疗效

胃安胶囊组共31例，近期临床治愈15例，显效10例，有效5例，无效1例，总有效率为96.8％；维酶素组29例，近期临床治愈3例，显效6例，有效13例，无效5例，恶化2例，总有效率为75.9％。经统计学处理胃安胶囊组与维酶素组治疗前后差异有显著性（$P<0.05$），说明胃安胶囊组的疗效优于维酶素组。

四、讨论

慢性萎缩性胃炎病机的关键是虚中夹实，以脾肾两虚为本，以气血凝滞为标，因此本病的治疗应当以健脾补肾、理气活血为法。胃安胶囊的主要药物有：黄芪、白术、生地黄黄、枸杞、枳壳、厚朴、丹参、半枝莲、龙葵等。方中以黄芪、生地黄为主药，黄芪味甘、性微温，具有健脾益气的功效；生地黄味甘苦、性凉，入心、肝、肾经，长于滋阴养血；白术味甘苦、性温，具有补脾益胃、燥湿和中等功效；方中用枸杞之意在于增强补肾作用；用枳壳、厚朴、丹参以理气活血，其中理气药还有防止补肾药滋腻的作用；丹参系活血化瘀药，有破癥除瘕的功能；因为胃癌前病变常兼有热毒，所以用半枝莲、龙葵以清热解毒。

本研究发现，治疗组慢性萎缩性胃炎患者的胃脘痞满、纳呆、胃痛、嗳气等主要症状，经过胃安胶囊治疗后有明显好转。治疗组对胃镜诊断指标具有明显的改善作用，病理检查进一步证实胃安胶囊可以使黏膜萎缩、活动性炎症及肠化生和非典型增生等病理变化明显减轻，经过胃安胶囊的治疗，HP抗体及尿素酶阳性率较疗前均明显降低。张琳等[2]通过体外实验表明，中药对幽门螺杆菌有杀灭作用。胃安胶囊方中并未根据体外试验加入相关的药物，其杀灭幽门螺杆菌的机理有待进一步研究。SOD 是存在于生物体内抑制和防御自由基损伤的主要酶类之一，是超氧阴离子的清除酶，其功能是催化氧自由基的歧化反应，消除氧自由基，消减过量的超氧阴离子对人体的损伤，从而对机体起到保护作用[3]。因此，SOD 在某种程度上代表了人体的"正气"。已有实验表明，黄芪可以提高 SOD 的活性，而且呈量效关系[4]。

参考文献

［1］周建中，陈泽民，危北海.慢性胃炎中西医结合诊断、辨证和疗效标准 [J]. 中国中西医结合杂志，1990，10（5）：319.

［2］张琳，杨连文，杨李君.幽门螺旋菌与慢性萎缩性胃炎发病关系及防治研究 [J]. 中国中西医结合杂志，1992，12（9）：521.

［3］王文杰.超氧自由基和超氧化物歧化酶 [J]. 生理学进展，1985，16（3）：196.

［4］张银娣.黄芪苷抗生物氧化作用的研究 [J]. 中药药理与临床，1991，7（6）：1.

胆石症的诊断

王　立　鲍朝辉　赵荣莱

一、临床表现

胆石症在我国常见[1~10]，其临床表现取决于胆石是否阻塞胆道，以及结石所在位置及有无并发症。胆石阻塞胆道最易诱发感染，临床表现为发热、脉快、白细胞计数增高等感染全身症状，并有上腹部或右肋缘下疼痛，血清转氨酶升高，提示感染病灶在肝胆。胆总管或肝总管梗阻引起肝外梗阻型急性化脓性胆管炎，除急性胆囊炎的临床表现外，还出现黄疸，全身反应重，可迅速出现休克，有的还可并发急性胰腺炎。胆道急性感染可以致命，但也可因梗阻上游的胆道扩张而使胆石漂浮移动，使梗阻得以解除，炎症消退，遗留下胆囊或胆管的慢性炎症。

胆石在胆道内移动阻塞胆道而无感染时，表现为单纯的胆绞痛，疼痛位于心窝部或右肋缘下，呈持续性疼痛，阵发性加重，剧烈时辗转不安，大汗淋漓，可伴恶心呕吐，疼痛多由饱餐或油腻食物引起，持续十几分钟至七八个小时，可自行缓解或用药缓解，常发作于夜间。

梗阻性黄疸也常出现在胆石症患者中，有个别患者胆总管或肝总管解释阻塞，既无感染发生，也不出现胆绞痛，仅表现为黄疸。

胆石症又可分为有症状胆石症与无症状胆石症。

有症状胆石症：只要经过一次感染或绞痛的急性发作，就会出现第2次、第3次乃至多次急性发作。胆道感染或胆绞痛的急性发作期与梗阻解除后相对平静的间隙期反复交替，形成绝大多数有症状胆结石患者临床过程的特征，如不治疗，这种交替过程可持续10~30年，由胆道梗阻合并感染产生的急性梗阻性胆管炎可引起严重的脓毒症，若治疗不当，会因腹膜炎或休克致死。

无症状胆石症：这种类型患者多在体检或因其他疾病在X线下或B超时意外发现胆结石。对无症状胆囊结石患者进行随访长达15~20年，有

70%～80%的人一直没有症状出现。有的患者可有消化系统不良症状，酷似慢性胃炎。胆囊结石如嵌顿胆囊颈部，可有绞痛。胆囊结石和肝内外胆管结石的临床过程差别甚大。

二、特殊检查

凡有上述临床表现者，应考虑胆石症的可能，须选用 B 型超声波、腹部 CT、内镜下逆行性胰胆管造影（ERCP）等检查以进一步确诊。我们认为 X 线检查和 B 超对诊断胆石症是一种简单易行而且比较准确的方法，现介绍如下：

1. X 线检查

腹平片可显示结石影（阳性结石），如无阳性发现，口服碘泛酸后拍片，可显示结石阴性影（阴性结石），静脉胆管造影可显示胆管有否结石。

2. B 超检查[10、11]

（1）胆囊结石

胆囊结石超声的典型声像图表现为：强回声团、声影、可随体位移动。结石的强回声团因结石的成分不同造成声波穿透性不同而表现为圆形、半圆形、新月形，形态稳定，并能在两个垂直的切面中得到证实。多发泥沙样结石堆积于胆囊后壁时，则形成一片强回声带，难以分辨各个结石的大小及形态。胆囊结石后方的声影边缘锐利，内部无多重反射的"干净"的声影，与胃肠道气体回声有明显差别，有时结石的强回声不明显，而声影显著，声影的出现对于结石，特别是较小结石的诊断更有价值。多数胆囊结石的强回声团在改变体位时可依重力方向移动，从而对胆囊结石或胆囊新生物的鉴别有重要意义。同时具备以上三点特征，是超声诊断胆囊结石的可靠依据。充满型胆囊结石不能探及胆囊的液性暗区，也不能分辨各个结石的形态，仅可于胆囊窝见胆囊轮廓的前壁呈弧形或半月形中等或强光带，其后拖有宽大的声影，胆囊后半部及后壁轮廓不显示。另一种表现为增厚的胆囊壁的弱回声带包绕着结石的强回声，后方伴有声影，即"囊壁结石声影三合征"，此为结石合并胆囊炎的一种后期表现。胆囊颈部结石当发生嵌顿时，强回声团变得不明显，仅表现为胆囊肿大或颈部声影，因此对于胆囊肿大的患者应仔细探查胆囊颈部右前斜位，有利于暴露颈部。

还有部分患者表现为胆囊壁增厚，囊壁可见单发或多发的数毫米大小的强回声团，其后方出现多重反射形成的"彗星尾征"，且变换体位时不移动，此为胆囊壁内结石。

（2）肝外胆管结石

肝外胆管结石在我国的发病率很高，可以来源于肝内胆管或胆囊结石，也可原发于胆总管。静止期或慢性阶段可以无症状，胆石移行到壶腹部，可发生绞痛，常伴有黄疸，高热寒战，重症可出现休克，应注意及时诊断治疗。肝内胆管结石临床上也较多见，患者可表现为右上腹不适、疼痛，也可无明显症状。

肝外胆管结石典型的超声表现有肝外胆管扩张，管壁增厚，回声增强，一般胆总管内径超过 0.6cm 时，就应仔细探查胆总管下段，结石于扩张的管腔内多表现为形态稳定的强光团，并能在两个垂直的断面中得到证实，多为球形，仅少数为松散的泥沙样结石，呈中等或较弱回声团，结石后方多伴有声影。一般结石的强回声团与胆管壁之间分界清楚，管壁连续性好，梗阻不完全时可见细窄的液性暗区包绕结石的强回声，用膝胸位或脂餐后结石强回声团可发生位置移动，是诊断的可靠佐证。超声诊断肝外胆管结石比较困难，主要是由于胆管细窄弯曲且走行受含气肠拌干扰显示困难，可通过引水法、脂餐法或胸膝位、坐位，采用凸阵探头加压扫查，可提高胆管下段结石的显示率。

（3）肝内胆管结石

肝内胆管结石好发于左右肝管汇合部，多为泥沙样结石，且多伴有胆总管结石，患者可有腹痛发冷发热、黄疸、肝功损害而胆囊功能可能正常。声像图上同样可见结石的强回声团及后方声影，同时结石强回声团具有沿左右肝管走行分布的特点。结石阻塞部位以上的小胆管扩张，与伴行的门脉分支形成"平行管征"，肝外胆管也可轻度扩张，肝内胆管结石超声显像效果良好，一般诊断不困难，但须与肝内胆管积气及肝内钙化灶鉴别，主要结合病史，如胆系手术史、肝病史等及其他临床资料鉴别。

3. CT 扫描

准确的层面图像对胆道疾病诊断率可达 89% ~ 97%，对肝内胆管结石，如钙盐成分少，胆色素性结石诊断率受影响[7]。

4. 内镜逆行胆道造影（ERCP）

ERCP 是目前诊断胰胆疾病的金指标。ERCP 对胆总管结石的敏感性为 100%，而超声和 CT 仅为 47%[1]。一组 210 例 ERCP 中 180 例插管成功，诊断胆总管、肝管、胆囊结石 70 例。另一组 125 例梗阻性黄疸的 ERCP 诊断分析，胆系结石 63 例，ERCP、B 超和 CT 对胆系结石的诊断符合率依次为 93.7%、79.4%、76.2%[15]。近期有学者报道 67 例，均进行 ERCP 和 B 超检查，并与其中资料完整而进行手术的 37 例进行手术符合率比较，证实 ERCP 对胆管内疾病诊断准确率高于 B 超，而 B 超对胆囊病诊断准确率高于 ERCP[12]。

5. 磁共振胆胰管成像（MRCP）

MRCP 是近年来用于诊断胰胆疾病的新技术，无创伤性，不需造影剂，无放射性损伤，能较好显示胆总管结石，敏感性 91.6%，特异性 100%，准确性 96.8%[13]。如一组 13 例胆系结石中，MRCP 中显示胆总管结石 8 例，结石位于上段 2 例，中段、下段各 3 例，肝内胆管结石 5 例，其中 2 例伴胆囊结石[16]。文献报道胆系结石 B 超和 CT 的敏感性分别为 20%～80% 及 23%～85%，特异性分别为 98% 及 97%，而 ERCP 敏感性为 81%～100%，特异性为 85%～98%[14]。

6. 经皮肝胆管造影（PTC）

PTC 可清晰地显示胆管分支，有助于确定梗阻性黄疸的部位及原因[5]。60 例梗阻性黄疸经 PTC 证实胆道结石 31 例[17]，在做 PTC 前应做好手术准备[18、19]。

参考文献

［1］席效明，徐辉栋. 中西医结合治疗胆石病 327 例临床分析 [J]. 新消化病学杂志，1994，2（特刊 2）：139.

［2］孙觉，刘生兰. 胆囊炎胆石症 150 例诊断分析 [J]. 新消化病学杂志，1995，3（特刊 4）：183.

［3］胡志前，吴德敬，王毅，王元和，徐冠南. 胆石症伴发胃十二指肠疾患 530 例分析 [J]. 新消化病学杂志，1996，4：260-261.

［4］王青，林海城，邓崇高，王育敏，刘静. 胆石症患者垂体肾上腺甲状腺激素的变化 [J]. 新消化病学杂志，1996，4：262-263.

［5］毛文硕，黄锦苹. 老年人胆石症 78 例临床特点 [J]. 新消化病学杂志，1996，4（特刊 5）：174.

［6］姜戎，宋文利. 高龄胆石症所致胆系感染的临床分析 [J]. 华人消化杂志，1998，6（特刊 7）：375.

［7］符文滋. 胆石症辨治经验浅议 [J]. 华人消化杂志，1998，6（特刊 7）：474.

［8］陈少华. 胆石症和胆道感染临床探讨 [J]. 华人消化杂志，1998，6（特刊 7）：510-511.

［9］周士俊，顾林根，沈瑞华，顾奇澜，钟育琦. 儿童胆囊炎与胆石症的诊治 [J]. 世界华人消化杂志，2000，8（特刊 8）：18.

［10］陈兴芹，丁美华.胆囊炎胆囊结石的超声追踪检查[J].华人消化杂志，1998，6（特刊7）：408-409.

［11］罗贤智，王亮陛，林淑芝.B超与腹腔镜胆囊切除术相关性分析[J].华人消化杂志，1998，6（特刊7）：492.

［12］彭德宫.逆行胰胆管造影与B超对胰胆疾病临床诊断价值[J].中国腹部疾病杂志，2001，1：47-49.

［13］包海标，刘枫，李兆申.诊断性ERCP研究进展[J].世界华人消化杂志，2000，8：100-101.

［14］沈洁，周怡和，王国良，朱国清，王兴鹏.诊断性ERCP并发症分析[J].世界华人消化杂志，1999，7：509.

［15］杨敏，刘兴，巴善铎，张风玉.125例梗阻性黄疸的ERCP诊断分析[J].华人消化杂志，1998，6：740.

［16］颇志平，张雷林，高毅.磁共振胆胰管成像诊断胆胰管系统疾病的价值[J].世界华人消化杂志，2000，8：1075-1077.

［17］吴俊超.消化病诊疗手册[M].人民卫生出版社，2000.314-318.

［18］韦轰轰，沈志云.PTC诊断阻塞性黄疸60例[J].新消化病学杂志，1996，4：292-293.

［19］杨继盆.老年人胆道外科疾病[J].新消化病学杂志，1996，4：241-242.

赵荣莱论脾胃病的诊治

董子亮

【摘要】介绍国家级名老中医赵荣莱研究员治疗脾胃病的学术观点和临床遣方用药经验。赵荣莱临床中擅长治疗脾胃病，认为脾虚是慢性胃肠病的病理基础。其不仅重视脾胃之阴阳，也重视脾胃的纳运升降，同时也强调脾胃与其他脏腑间的相互关系，以理气畅中、顺气通下、调理情志为治疗脾胃病的基本原则，根据中医辨证经验创立调肝运脾汤、健脾温肾丸为治疗慢性腹泻之经验方，且疗效显著。赵荣莱的学术经验对于中医脾胃病的临床用药和学术研究有很好的借鉴作用。

【关键词】赵荣莱；脾胃病；中医辨证；老中医经验

赵荣莱是首都医科大学附属北京中医医院国家级名老中医，临床上十分重视脾胃病的治疗。现将其辨治脾胃病的经验介绍如下：

一、对中医脾胃病的认识

1. 功能性胃肠病（FGID）的病因病机

临床中，脾胃病患者常有胃痛、胃痞、胃胀满、嗳气、呕吐、腹泻、便秘、胁痛、腹痛、胃灼热、胸痛、梅核气、膈咽不通等症状，在这些患者中，有器质性病变者，如消化性溃疡、食管溃疡、溃疡性结肠炎、胃肠道肿瘤等，仍有部分患者经各种检查未发现器质性病变，临床称之为 FGID。FGID 中医学病机特点多为脾虚和肝胃不和，而脾虚是慢性胃肠病的病理基础，又可分为脾胃气（阳）虚和脾胃（气）阴虚两大类。在脾虚的基础上，或气机失畅而滞，或土虚木乘或木旺克土而肝脾（胃）不和，或脾虚湿蕴，或气湿交阻而阻滞气机，或脾虚中寒、中阳不运，或病久而络脉瘀阻，而形成脾虚夹实之复杂证候，而见胃气不和之痞证、脾虚肝郁证、膈胃气滞证等，此外脉络瘀阻在慢性胃肠病中也较为多见。

2. 重视脾阴虚，用药兼顾气阴

中医学认为，脾阴虚则脾阳不足，运化失司，水谷结滞；阴虚同时又常兼气虚。由于脾阴不足，则"脾气散精""脾为胃行其津液"之功能减退，营血亏虚，濡养无权；脾阴虚不能灌注其他四脏，其他四脏阴虚火旺。临床常见肝旺乘脾、脾肾不足、心脾两虚，甚至肺脾肾三脏交虚证，诸如慢性胃炎、溃疡病、慢性结肠炎、胃神经官能症、夏季热、甲亢、癌症手术后、复发性口腔溃疡、干燥综合征等，均可出现脾阴虚证候，可以采用理脾阴法治疗。对于脾胃气虚、脾阴不振为主要表现者，也应考虑到脾阴不足的可能性，用药时亦应注意顾护脾阴。

3. 脾胃升降理论对于 FGID 发病与治疗的作用

FGID 多有脾胃升降失常的表现。《灵枢·邪气脏腑病形》曰："胃病者，腹胀，胃脘当心而痛，上支两胁，膈咽不通，食欲不下。"脾胃气弱，米谷入，清气不升而反降为飧泄，如肠易激综合征（IBS）及功能性腹泻；当升脾，浊气不降，而反上逆，则生胀，为呕、为吐、为哕、为便闭，如功能性消化不良（FD）、功能性呕吐、功能性便秘；当降胃，若"升降之气，上下不得交通"，膈咽之间，交通之气不得出入者，为逆气所作，而为胸膈满闷、为噎塞，如功能性食管病；若胸腹胁肋气结，气机升降不行，不通则痛，如功能性腹痛、功能性腹胀、胆胰功能性疾病等。

4. 重视心身医学

心身医学是研究心理与病理关系的学科，目前已被泛化成心理-生理医学，主要研究致病的心理因素及疾病或体残对心理的影响。在中医学理论中，早就有心理因素在发病中起重要作用的认识，对心理（情志）因素在疾病病因病机中的作用给予了充分的重视。《内经》中有关"形神相关"的学说，已涵盖现代心身医学的主要内容，具有较为完整的心身医学思想。脾胃病中的心身病，主要指消化性溃疡、FD、溃疡性结肠炎、IBS、神经性厌食、神经性多食、神经性呕吐、便秘、吞气症、食管痉挛、贲门痉挛、幽门痉挛、急性胃扩张、慢性胃炎等。

调查结果显示[1]，IBS 患者神经质、抑郁、焦虑负性事件分值显著高于正常人。用 HAMA、HAMD、SCL-90 这 3 种评分量表均显示 FD 患者抑郁、焦虑心理状态的异常率均显著高于对照组，表明此类患者有心理失调的表现。脾胃病多为慢性病，症状的长期迁延不愈，可导致抑郁、焦虑等心理障碍，患者对自身症状意义的不恰当认知，对症状的曲解，又会加重焦虑，而这种认知性焦虑，反过来又加重焦虑本身和其他心理障碍，是这类疾病难以治愈的原因之一。赵荣莱指出，对于他们"病重"和"恐癌"思想应加以正确引导，消除患者的消极情绪，充分发挥他们的主观能动性，以增强他们战胜疾病的信心。

二、脾胃病的中医治疗

1. 先补其阳，后泻其阴

"膈咽不通"见于李东垣《医学发明》，李东垣介绍本病的症状，有"膈咽不通""咽中如梗""气短不能言""心下痞，膨闷，食不下""若有噎，有塞""以至口开目瞪，气不交通，欲竭者""清浊相干，乱于胸中是为大悗，悗者惑也"；并认为"气不交通，最为急证，不急去之，诸变生矣"，其病因是"阳气不足，阴气有余"，治疗应"先补其阳，后泻其阴"，用吴茱萸丸祛寒温中益气补其阳，用消痞丸苦泻和中消痞泻其阴，补阳以升清，泻阴以降浊，则上下之气可通，上逆之气可平。

2. 调理脾胃气机

赵荣莱认为，由于脾胃的气机升降关系到整个人体气机的升降出入，脾升胃降不仅关系到脾胃病证的本身，并且关乎其他脏腑功能活动的协调统一。因此，调理脾胃气机合乎生理规律，是治疗脾胃失和之关键。赵荣莱每用陈皮、木香、枳实、枳壳、厚朴、佛手等疏理脾胃气机。若饮食失节、寒温不适、喜怒劳倦皆可伤及胃阳，脾胃失和，胃强脾弱，即能食不化，主要症状为食后脘腹痞满、嗳腐噫气、咽顶胸塞、肢软乏力、失眠健忘、四末清冷、舌质淡胖、舌苔白、滑、厚腻或黄厚等，治疗用健脾和胃法，赵荣莱常用苍术、白术、茯苓、鸡内金、焦三仙、焦槟榔、陈皮、苏梗、厚朴等；气机壅滞较重者，加木香、佛手，脾气阳皆虚者，酌加党参、桂枝，中焦积热者，则加黄连、连翘。对于临床常见之胃脘痛，其病位在胃，病机为气滞不通，病因或因寒，或因热，或因气虚，或因阴虚，或因血瘀，或因食滞。因寒热者，寒居十之七八，每多用干姜、吴茱萸、苍术、防风、白芷、丁香、柿蒂、草豆蔻等温胃散寒、和胃降逆之品。

慢性胃病多虚中夹实，属实者有气滞、食积、湿阻、痰凝、郁热、络瘀之不同，应先通调气机，使胃气通降，气顺中和，方能受纳药食。赵荣莱常用陈皮、青皮、厚朴、木香、香附、甘松、沉香、川楝子等理气和胃；饮食积滞者常加焦三仙、焦槟榔、鸡内金、白梅花等开胃消食。对胃脘痞满之功能性消化不良，用枳实、枳壳、槟榔、生姜等具有促进胃肠运动的药物。辛开苦降乃调理脾胃的重要方法，辛味之生姜可刺激胃黏膜，促进消化液分泌，抑制肠内异常发酵，促进排气。对于胃阴不足者，用沙参、麦冬、生地黄、天花粉、石斛等滋养胃阴，同时还酌加佛手、香橼等理气药，使气机灵动，而不碍胃腻膈。对于虚中夹实、寒热互结、痞满难开者，则辛开苦降，轻者用苏叶、连翘，重者用吴茱萸、黄连或干姜、黄芩、黄连。赵荣莱认为，胃气上逆是胃失和降的进一步发展，其常用降逆药有温凉两类：温者如干姜、生姜、良姜、丁香、柿蒂、吴茱萸、肉桂、小茴香、半夏、苏梗、沉香、降香、厚朴等，凉者如竹茹、栀子、连翘、代赭石、黄连、枇杷叶等。

3. 清热健脾燥湿

脾为阴土，主运化水谷精微及水湿，脾的升清输布功能正常，水谷精微才能得以吸收和输布，使气血生化有源，方能通调水道，下输膀胱，完成正常的水液代谢。脾失健运，则水湿不化。脾喜燥恶湿，若脾运无权，水湿不化，聚而成痰，脾为湿困，则清阳不升，多从寒化，或郁而化热，形成虚实夹杂之病证。脾虚湿阻多见于慢性腹泻，赵荣莱每用黄芪、升麻、柴胡、葛根等升提脾气，用苍术、茯苓、半夏、砂仁、草豆蔻等健脾燥湿，用藿香、佩兰、苏叶等芳化湿浊，用大腹皮、六一散、车前草等利湿醒脾，或用黄连、黄芩、大黄等清热燥湿；湿寒相兼者用苍术、干姜、半夏、陈皮、藿香等，兼热用黄芩、黄连、栀子等。

4. 疏肝健脾

肝脾不和中包含肝胃不和，肝胃不和时肝气郁滞，传化失常。肝脾不和则在肝气郁滞基础上更见脾虚失运、思虑异常之症。正常生理情况下，肝随脾升，胆随胃降，肝木疏土，助其运化之功；脾土营木，成其疏泄之用。若肝郁气滞，则可乘克脾胃，脾胃不健，则肝气也可乘虚横犯脾胃。临床常见乏力气短、失眠健忘、四末清冷、胃脘胀痛、腹痛肠鸣、口干口苦、两胁胀满等症。若肝之阴血不足，肝无所用，肝失疏泄，气机运行不畅，临床常用地黄、当归、芍药、沙参等柔肝养肝之品，平衡肝之阴阳，而使肝气舒畅条达。

5. 健脾温肾

对于脾肾两虚之证，采用健脾温肾法，常用补骨脂、肉桂、淫羊藿、肉苁蓉、熟地黄、枸杞子、菟丝子、女贞子、党参、白术、苍术、山药、甘草、吴茱萸、干姜等。便秘者用肉苁蓉、熟地黄、首乌、女贞子、生白术，腹泻用党参、苍术、补骨脂、淫羊藿、山药、肉桂。便秘者理气加枳实、厚朴、郁李仁，腹泻者理气加木香、乌药，腹痛者理气加白芍、香附，腹胀者理气加木香、乌药、枳壳、佛手、青皮；失眠健忘者加合欢皮、炒酸枣仁、夜交藤、珍珠母等。

6. 滋补脾阴，顾护脾阳

赵荣莱不仅重视脾胃之阳气，而且也强调脾阴在脾胃病中的作用。朱丹溪曰："脾具坤静之德，而有乾健之运，故能使心肺之阳降，肾肝之阴升，而成大地之交泰，是为无病。"又云："脾土之阴受伤，转输之官失职，胃虽受谷不能运化。"缪仲淳《先醒斋医学广笔记》云："世人徒知香燥温补为治脾虚之法，而不知甘寒滋润益阴之有益于脾也。"赵荣莱赞同这些论述，认为脾虚日久则阴亏，阴火销砾，脾之营阴耗伤，宜清补润养，补阴，扶阳，脾阴一复，虚热有敛，健运复司，诸症可减。赵荣莱指出，对于慢性腹泻、慢性便秘者，脾阴虚常和脾气虚同时存在，而往往又被脾气虚证所掩盖，即使出现某些阴虚表现，也每以胃阴虚论治，而不及脾阴，故在调理脾胃时，应同时兼顾脾阴和脾阳（气）。滋补脾阴，赵荣莱常用沙参、太子参、黄精、麦冬、玉竹、天花粉、白芍、山药、莲肉、石斛等甘寒濡润之品，或用参苓白术丸加藿香、橘红、黄连、芡实、山桔、麦芽、白豆蔻等甘平柔润稍佐益气之品，或以生脉饮合四君子汤加白芍、山药、莲肉、黄芪、黄连、天花粉、石斛等甘淡之品。

三、对于慢性腹泻的辨证施治

赵荣莱认为，慢性腹泻包括现代医学及中医学的一系列病症，如IBS、肠吸收不良综合征、溃疡性结肠炎等，治疗上应从治脾入手；又因泄泻常涉及肝、肾，临床常见肝脾失调、脾肾不足，治疗又当以调肝运脾法和健脾温肾法为法；同时根据虚中夹实、寒热互结、气湿交阻、瘀、食积等不同表现而辨证治疗。调肝运脾法为赵荣莱治疗慢性腹泻法则之一，适用于肝脾失调之证，临床症见：腹泻、腹痛、腹胀、便前腹中绞痛、便后痛减，或食后欲厕，或兼见烦躁易怒、胸胁胀满、失眠多梦等症，舌淡或红，脉细或弦。赵荣莱自拟调肝运脾汤，主要药物：木香10g，苍术15g，防风10g，吴茱萸5g，乌药10g，白芍15g，乌梅10g，珍珠母15g，干姜3g，黄连6g。此方遵痛泻要方之义，同时参照乌梅丸而成。方中以苍术健脾燥湿，升运脾气，赵荣莱认为"苍术为健脾要药，古代曾作为养生药应用，其运脾祛湿，用此药一以运脾，一以升脾胃之阳，使脾气得升，脾运复常，再配行散和胃之品，能使脾胃气机和畅，疾病向愈"。上方中佐干姜之辛温，使脾阳得充；合木香之香窜，使三焦通利，脾气得运。防风甘温，祛风渗湿，为风药渗湿之仙药，风药中之濡润剂也，若补脾胃非此引用不能行，并有土中泻木之功效，配吴茱萸缓肝急而止腹痛。乌药辛温，能通少阴、阳明之气，所谓治一切气、除一切冷，可治霍乱、反胃、吐食、泻痢。干姜温中散寒，治脘腹冷痛，虚寒吐泻；张山雷在《脏腑药式补正》中评价干姜是"虽不专主一脏一腑，然黄中通理，守而不行，实是温养中土之正将，此温脾胃以止大肠之滑泄者"。白芍、乌梅养肝阴而敛肝气，缓肝急而止腹痛，且有涩肠止泻之功效。黄连既可涩肠止泻，平肝泻心，配吴茱萸、干姜之辛温，又有辛开苦降之义。全方共奏调肝运脾之功，以达止泄泻、消胀痛之效。

健脾温肾法是赵荣莱治疗慢性腹泻的又一常用方法，临床惯用健脾温肾丸，主要药物为党参、苍术、补骨脂、茯苓、诃子、炒白芍、木香、乌药、红藤、肉桂等。此方药是依据长期临床观察和实验研究结果而研制的经验方剂。方中补骨脂具补肾助阳、温脾止泻之功效，赵荣莱指出："脾虚病久，久病及肾，肾中又以肾气虚弱首当其冲，补骨脂补肾助阳，不仅用于肾虚泄泻，且可助振奋脾阳，恢复脾运，脾胃药中佐以补骨脂有增强温里、调整脾胃气机之功效。"

四、病案举例

患者，男，63岁，1997年3月29日来诊。患者自诉平时经常胃酸胃灼热，2周前因情志失畅后致胸闷胃满、咽部似有球样异物堵塞之感，并有咽部痰阻感；气短，胃灼热，嗳气频作，胃部有寒凉之感，进食不噎，大便量少，近1周加重。在某医院做胃镜诊断为慢性浅表性胃炎，曾服中药并行针灸治疗均未效。求诊时患者自觉紧张、恐惧、烦躁，口张目瞪，嗳气连续不断，且嗳声响亮，舌质红苔少，脉细弦。中医辨证：脾胃虚弱，肝气不舒，膈咽之气不降。治法：祛寒温中，疏肝和胃以通胸阳。处方：丁香5g，柿蒂10g，瓜蒌30g，佛手15g，吴茱萸5g，黄连6g，香附10g，青皮10g，石斛15g，娑罗子15g，当归12g。3剂，水煎，每日1剂。

1997年4月2日二诊：自诉服药后，咽堵消失，嗳气立止，胸内已畅，痰涎减少，心情平静，不再恐惧，舌仍红，已可见薄白苔，脉细弦。效不更方，再服7剂。

1997年4月9日三诊：胸满、嗳气、咽部阻塞等症状消失后，未再复发，心态平静，舌稍暗，苔薄白，脉细，上方去丁香、柿蒂，继服7剂，以善其后。

参考文献

[1] 赵荣莱.功能性胃肠病中医诊治与调理[M].北京：人民军医出版社，2006.8.

临床研究

老年人和脾虚患者消化系统功能的观察

金敬善　王丽华　陈桂君　李伍善　何俊仁

赵荣莱　危北海　郁仁存　柯薇君　赵伯智

【摘要】本文采用苯替酪胺和 D- 木糖试验作为消化吸收的指标，对老年人和脾虚患者进行了临床观察，并与正常组进行了比较。结果初步表明老年人和脾虚患者均有不同程度的消化吸收功能障碍，并对产生这种障碍的机理进行了初步的讨论。

调理脾胃防治疾病是中医学治疗体系的重要特色之一，中医学认为脾为后天之本，主运化，升清降浊，为营血生化之源，由此看来，脾的本质可能与消化吸收功能有关，我们近几年来在这方面做了一些工作，现将结果小结如下。

一、材料和方法

1. 观察对象

本院职工和北京市社会福利院休养员，均经西医检查无肾功能障碍和胃肠疾患，中医辨证亦无脾虚见证者为成人对照组。脾虚患者选自北京中医医院内科和肿瘤科的消化病患者，如慢性胃炎、消化道肿瘤等，无肾功能障碍，年龄与对照组相近。

2. 脾虚辨证标准

具有面色萎黄、下肢酸困、食欲不佳、大便溏泻或便秘、腹部胀满、舌苔薄白、舌体胖、边有齿痕、脉沉细等症状者为脾虚患者。

二、结果

1. 小肠吸收功能与中医辨证分型之间的关系

选择正常人 45 例和有脾虚见证及其他辨证的患者 136 例进行观察，结果初步说明有脾虚见证的病人，木糖排泄率多数降低，无脾虚见证的肾阳虚病人则降低不明显，气阴两虚病人则高出正常人。结果见表1。

表1　　　　　　　　　小肠吸收功能与中医辨证分型之间的关系

组别	例数	M ± SD	P 值
正常人	45	36.37 ± 3.96	……
脾虚	43	31.42 ± 5.23	<0.01
肺脾虚	38	21.00 ± 6.08	<0.01
脾肾阳虚	7	19.68 ± 2.80	<0.01
肾阳虚	25	22.90 ± 10.83	>0.05
气阴两虚	23	30.74 ± 10.29	<0.05

2. 老年人小肠吸收功能的变化

观察了39例年龄从60～85岁（平均年龄76岁）的老年人，并与32例年龄从18～48岁（平均年龄26岁）的青壮年组做了比较，结果老年组的木糖排泄率为15.0±6.2（M±SD，下同），青壮年组为29.6±2.3，两组差异非常显著（$P<0.01$）。

3. 年龄与小肠吸收功能的相关性

分析了94例，年龄从18～85岁的受试者，发现二者有很好的负相关性，见图1。

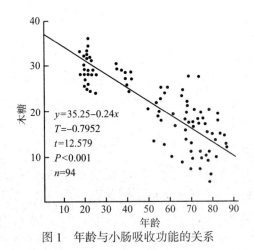

图 1　年龄与小肠吸收功能的关系

4. 脾虚患者苯替酪胺试验

本文观察了36例正常人和119例脾虚患者的苯替酪胺试验，发现脾虚患者苯替酪胺试验结果为60.5±18.2，正常人为74.6±8.8，两组差异非常显著（$P<0.01$）。

5. 老年人苯替酪胺试验

观察了 28 例健康老人的苯替酪胺试验，老年组的年龄从 65 ~ 85 岁，平均年龄 75 岁，并与 36 例年龄从 23 ~ 48 岁，平均年龄 31 岁的青壮年组做了比较。结果发现老年组为 40.5 ± 19.0，青壮年组为 74.6 ± 8.8，经统计学处理，两组差异非常显著（$P < 0.01$）。

6. 年龄与苯替酪胺试验的相关性

分析了 64 例，年龄从 23 ~ 85 岁的受试者，发现二者有很好的负相关性，初步说明由于年龄的增长胰脏的外分泌功能（即分泌消化酶）逐渐下降，见图 2。

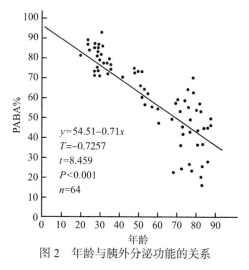

$y = 54.51 - 0.71x$
$T = -0.7257$
$t = 8.459$
$P < 0.001$
$n = 64$

图 2　年龄与胰外分泌功能的关系

三、讨论

1. 本文采用指标的生化意义：D- 木糖试验反映受试者的小肠吸收功能，尿中木糖排泄率愈高说明小肠吸收功能愈好。苯替酪胺试验主要反映胰脏的外分泌功能，即分泌糜蛋白酶的功能，尿中对氨基苯甲酸（即 PABA，是苯替酪胺的代谢产物）排泄率高，说明消化能力强。

2. 对"脾"主运化的认识：中医学认为脾主运化，包括运化水谷精微及运化水湿两方面，前者指脾有消化、吸收的作用，后者指脾有促进调节水液代谢的作用。脾气健运则机体的消化、吸收等功能旺盛；脾失运化则机体的消化、吸收功能衰退。说明脾与消化系统关系是十分密切的。近年来，我们从消化系统的小肠和胰功能对脾虚的病人进行了一些临床观察，从本文初步结果来看，中医辨证为脾虚的病人多数可见小肠吸收功能减退和胰外分泌功能下降等，这些改变总的反映出脾虚病人有消化吸收功能的障碍，说明脾失健运的理论是有科学依据的。

本文在中医辨证为脾虚或兼有脾虚证者与非脾虚证患者，以及正常人之间做了对比观察，表明脾虚病人所具有的消化吸收功能减退是脾虚病人的一般共性。另一方面，在中医辨证为非脾虚证患者，一般不出现上述这些消化系统观察指标的变化，这也说明脾虚证是有别于其他证的特殊的个性，即各种证型都有它一定的特有的病理生理的变化基础，这可能是我们阐明脾虚本质的关键所在。

3. 本文观察了青壮年组和老年组 D- 木糖试验和苯替酪胺试验的变化规律，并应用相关分析及其显著性检验证明，老年组的胰外分泌功能和小肠吸收功能显著低于青壮年组，随着年龄的增长而逐渐下降，具有很好的负相关性。这种变化的原因可能是人到老年，整个消化系统功能衰退，年龄愈大，衰退愈甚。这与本文观察到的脾虚病人消化系统功能衰退是一致的，这是由于老年引起的脾虚，可谓老年性脾虚，其病理基础可能是消化道细胞功能衰退，寿命缩短，也可能是细胞代谢功能失调，这方面工作有待进一步研究。

慢性胃炎与中医脾虚证关系初步探讨

赵荣莱　王　立　仲相英　金敬善　危北海

国内学者一般将慢性胃炎分为脾胃阳虚、肝胃气滞、胃阴亏虚三型，并认为与脾、胃、肝三脏有关。但究竟哪个脏腑与本病关系最密切，各家看法尚不一致。既往有人认为慢性萎缩性胃炎多为胃阴不足。钱氏将 133 例萎缩性胃炎分为脾胃虚寒、肝胃不和及虚寒兼气滞三型。实际只脾虚、肝胃不和二类。张氏的 122 例慢性胃炎，多属肝胆郁热，胃失和降。可见胃阴不足的确不太多见。针对这个问题，我们分析了经胃镜诊断的 201 例慢性胃炎的中医辨证，看出脾虚可能是慢性胃炎最基本的病理生理。现提出来，供同道参考讨论。

一、一般资料

性别：男 120 例，女 81 例。男：女 =1.48:1。年龄：最小 18 岁，最大 80 岁。年龄分布见表 1。

表 1　　　　　　　　　　　　　　患者年龄分布

	12 ~ 19	20 ~ 29	40 ~ 59	60 ~ 79	80
浅表性胃炎	2	77	57	17	1
萎缩性胃炎		7	26	9	
残胃炎		2	3		

二、诊断依据和方法

1. 胃镜检查

全部病例均做纤维胃镜，根据周岱云等主编《上消化道纤维内窥镜临床应用》的标准诊断。

2. 病理组织活检

有 108 例做胃镜下胃黏膜活组织检查，大多数取材 4 ~ 8 块（即胃窦 2 ~ 4 块，胃体 2 ~ 4 块），少数取材 2 块（胃窦）。参照全国胃癌防治研究协作组病理组编《胃及十二指肠黏膜活检病理》的标准，病理变化分炎症、腺体萎缩，肠上皮化生程度分轻、中、重。本组大部分慢性浅表性胃炎和全部慢性萎缩性胃炎经活检病理诊断，程度多属轻、中度。

3. 中医辨证依据

我所规定的脾虚标准有面色萎黄、下肢酸困、食欲不佳、大便溏或便秘、腹部胀满、舌苔薄白、舌体胖、有齿痕、脉沉细等，其余各型参照我们1983年参加中西医结合全国消化系统疾病及肝炎学术会议资料。由专人进行辨证。

4. 观察指标

①木糖吸收试验，按金敬善介绍的方法。②苯替酪胺试验，按周志超等介绍的方法。

三、结果

1. 中医辨证分型

见表2。

表 2 中医辨证分型

	脾虚	气阴虚 （阴虚胃热）	脾 虚 （脾胃湿热）	气血虚 （血瘀）	肝胃不和
浅表性胃炎	79	19	17	5	22
萎缩性胃炎	22	8	5	1	5
残胃炎	3	1		1	

以脾虚为最多占55.3%，气血虚中有2例舌质紫暗，为气虚血运不畅，久则血瘀所致。脾湿22例中，14例有湿热象。气阴虚包括阴虚胃热在内。

2. 小肠吸收功能

本组44例的木糖排泄率多数降低，平均值为 21.43 ± 9.67，与正常人45例的 26.37 ± 3.96 相比，P值 <0.01，有显著性差别。其中单纯脾虚的29例为 21.29 ± 10.6，与正常人相比，有显著差异（$P<0.05$）。而5例肝胃不和型为 25.32 ± 0.76，与正常值相接近。

3. 苯替酪胺试验

本组33例的结果为 60.12 ± 23.2，与正常人（n=36）的 74.6 ± 8.8 比较，差异显著（$P<0.01$）。

四、讨论

文献中提到慢性胃炎胃痛占 91.3%，我们注意到慢性胃炎胃痛占 64%，胃胀占 52%，胃部畏寒占 62%，胃灼热 56%，反酸 46%。除胃部表现外，腹部虚胀占 70%，这一点值得注意，中医认为脾虚则腹胀，我们曾在大黄致虚动物模型中观察到，实验动物的肠胀气率很高，在 9 只脾虚型动物中有 7 只发生肠胀气，而 10 只空白对照动物，一只也没有发生肠胀气。因此我们认为腹胀应作为是否有脾虚的重要指标之一。而通常作为脾虚的腹泻便溏，本组只占 28%，这与本病病位主要在胃有关。

舌诊是中医望诊中的重要内容，在中医诊断学中居重要地位，中医认为"舌为胃之镜""苔乃胃气所熏蒸"，舌与胃黏膜病变的关系应该说是很密切的。本组舌质大部分属正常，有的偏淡，只少数舌尖边红，舌苔薄白的 104 例，薄黄的 5 例，黄腻 7 例，与吴氏观察到的胃黏膜呈萎缩性改变者多为白苔的大体相接近。舌象观察虽较简易，但其色泽变化、厚薄、干腻程度，尚不能精确衡量，且舌质、舌苔易受多种内外因素影响，故舌象与胃黏膜病变的关系，有待进一步探索。

D- 木糖试验反映受试者小肠吸收功能。尿中木糖排泄愈高，说明小肠吸收功能好。多年来，较多系列资料表明，凡中医辨证有脾虚证的，木糖排泄率均低。脾虚患者的小肠吸收功能减退，而减退了的功能又可被健脾中药来恢复。因此，木糖排泄率低下可作为脾虚证的一项临床参考指标。

金氏等分析了年龄从 23 ~ 85 岁的 64 例，发现年龄与苯替酪胺试验有很好的负相关，年龄愈大，消化系统的分泌功能衰退愈甚。他们还发现 119 例脾虚患者的苯替酪胺试验（60.5 ± 18.2）与正常人（74.6 ± 8.8）有非常显著的差异。即脾虚患者 PABA 的排泄也低。苯替酪胺试验为口服 BT-PABA 后，在小肠被胰腺的糜蛋白酶水解为 N- 甲酰 -L- 酪氨酸和对氨基苯甲酸，后者可迅速被吸收，在肝内乙酰化后，由肾排出，测尿内 PABA 可间接反映肠腔内糜蛋白酶活性，周氏、于氏报道组中胃肠道疾病的结果与正常并无差别。本组 33 例慢性胃炎的苯替酪胺试验，却显著低下。可能与周氏、于氏组的病例较少有关。因此我们提出，以脾虚为主要证型的慢性胃炎其胰腺外分泌功能也是低下的。

脾虚是否为慢性胃炎最根本的病理生理？我们在探讨慢性胃十二指肠病的病机时，曾认为脾虚和肝胃不和是慢性胃十二指肠病的两个基本证型。但经过对本组病例的分析探讨，我们认为尽管慢性胃炎的确涉及脾、胃、肝三个脏腑，但最根本的病理生理基础应该是脾虚。因为脾主运化，胃主受纳，相互联系，互有分工，人之一身，无非气血，脾胃受纳运化水谷，输布全身，为营血生化之源。胃为五脏之本，脾为后天之本，脾气亏虚，不能散精上归于肺，又不能下温命门，此其一；中焦既虚，受气、取汁化赤为血之功能亦差，营血不足，则不能滋养肝肾，此其二。可见脾虚则其他四脏皆损，气血不荣。

脾虚则运化迟缓，胃虚则纳食不多，运化迟缓则食后作胀，四肢无力，脾胃升降失和则脘腹胀痛，呕恶，反胃，若脾阳不振，寒从中生，故胃寒。本组大多数都表现为典型脾虚证。即使不是单纯脾虚，我们认为与脾虚也密切相关。姑不论气阴两虚、气血不足等与脾气不足有关，就是脾湿及脾湿化热为脾胃湿热者也是因脾虚不能运化水湿有关。至于肝胃不和与脾也有关系，因为脾胃的正常功能，有赖肝之疏泄，肝病可以传脾。本组中辨证为肝胃不和的，其实很多是脾虚肝郁证。这种病人往往情志不畅，心情抑郁，其舌苔多薄白，脉滑而细。而有脾气暴躁、胸满不食、胁胀而痛等肝气横逆表现者，确实极少。且从环核苷酸、乙酰胆碱等检测的结果表明，慢性胃炎患者的副交感神经往往偏亢，交感肾上腺系统（β成分）的兴奋性降低。均支持在本病出现的"肝"症状，似应属于"肝郁"范畴。

近年来，我们研究脾虚本质时，曾经用大黄、利舍平等药物制造过几种虚损模型，但临床情况往往十分复杂，很难找到某种或几种疾病，可以作为脾虚的典型代表。这是因为病人可同时患有多种疾病，症状的出现，往往缺乏特异性，中医需要考虑一组症状，并要结合舌、脉来辨证，各种证型目前尚少或几乎没有客观指标，因此辨证时往往难以避免带进相当成分的主观原因，这是中医研究工作的困难所在。如能用较为客观的观察分析方法，通过较多病例的观察探索，找到一些证型的典型代表，那么对研究某些证的本质，肯定会有益处的。根据以上的介绍，我们认为这组病人，比较近似脾虚证。但本组资料与国内已发表的资料既有类似的，也有差别较大的。因此，本文提出的看法，不一定妥当，仅供同道参考。

慢性胃炎和溃疡病病人血中乙酰胆碱、
胆碱酯酶含量的变化

赵荣莱　赵子厚　王　立　陈丽华

【摘要】本文测定 49 例慢性胃炎与 20 例溃疡病病人血中乙酰胆碱含量和胆碱酯酶活性，发现慢性胃炎病人有与溃疡病病人相似的消长变化，即在这两种疾病时，血中乙酰胆碱含量增高而胆碱酯酶活性明显降低。由于胆碱能神经刺激壁细胞和胃窦 G 细胞而促进胃酸分泌，故迷走神经机能亢进在十二指肠溃疡的发病中起重要作用。据本资料能否认为慢性胃炎病人也存在着副交感神经机能亢进呢？对此，值得积累更多资料，进一步探索。

慢性胃炎的病因迄今尚未完全明了，可能与以下因素有关：急性胃炎后胃黏膜病变经久不愈；长期服用对胃有刺激的食物或药物，慢性酒精中毒；自身免疫反应、细胞免疫反应；胆汁反流入胃破坏胃黏膜屏障；等等。至于自主神经机能改变在慢性胃炎发病中起什么作用，尚未见有人论述。最近我们发现慢性胃炎病人血中乙酰胆碱、胆碱酯酶的含量，有与溃疡病人相类似的改变。现将结果介绍如下：

一、对象和方法

1. 对象

本组 69 例均因有胃部症状来我院求诊，经纤维胃镜及胃黏膜活检病理诊断，其中慢性浅表性胃炎 39 例，慢性萎缩性胃炎 6 例，残胃炎 4 例，十二指肠溃疡 14 例，胃溃疡 3 例，复合溃疡 2 例，吻合口溃疡 1 例。男性 43 例，女性 26 例。年龄 18～30 岁的 36 例，40～49 岁的 12 例，50～76 岁的 21 例。49 例慢性胃炎均测定乙酰胆碱，其中 39 例同时测定胆碱酯酶；20 例溃疡病人有 2 例未测乙酰胆碱，有 8 例未测胆碱酯酶。

对照组：主要为我院健康职工，部分为来我院做健康检查者，均无胃部症状。69 人测定乙酰胆碱：男性 30 人，女性 39 人；年龄 20～39 岁的 43 人，40～49 岁的 17 人，50～59 岁的 9 人。47 人测定胆碱酯酶：男性 19 人，女性 28 人；年龄 20～39 岁的 33 人，40～49 岁的 10 人，50～60 岁的 4 人，可见对照组以中青年居多。

2. 方法

（1）乙酰胆碱测定

按盐酸羟胺法。本法依据的原理是在碱性条件下（pH12～14），乙酰胆碱与羟胺反应生成乙酰羟肟酸在酸性（pH1.2±0.2）条件下，乙酰羟肟酸和 Fe^{2+} 形成棕色化合物，然后在 540nm 波长下比色测定。

（2）胆碱酯酶测定

按 Voss 修改的 Eliman 的方法。取耳血 10μL，立即置于含有浓度为 0.25mM 二硫二硝基苯甲酸的 Srensen 缓冲液内，以碘化乙酰硫代胆碱为酶作用底物，其浓度为 5.2mM，30℃恒温 10 分钟，所产生的黄色反应物（5-thio-2-nitrobenzoic acid），在波长 420nm 下测定光密度。依标准酶反应曲线（AchE，Boehringer，西德，1.4mg，相当于 1000 酶活性单位），获得单位体积内酶活性单位的绝对值。同一标本分别测全血及血浆内乙酰胆碱酯酶的活性单位，并由此而计算出真性胆碱酯酶。

二、结果

1. 血中乙酰胆碱含量

由表 1 可见慢性胃炎组和溃疡病组与对照组相比，差异非常显著（P 分别 <0.001 和 0.01）。

2. 血中真性胆碱酯酶测定

由表 2 可见胃炎组和溃疡病组与对照组相比均有非常显著的统计学差异（P 均 <0.001）。

表1		胃炎和溃疡病病人血中乙酰胆碱水平的变化	
	n	$\overline{X} \pm SE$（μg/mL）	P
对照组	69	32.39 ± 1.28	
胃炎组	49	47.12 ± 2.11	<0.001
溃疡病组	18	42.55 ± 3.47	<0.01

表 2		胃炎和溃疡病病人血中乙酰胆碱酯酶水平的变化	
	n	$\overline{X} \pm SE$（u/mL）	P
对照组	47	1134.4 ± 32.79	
胃炎组	39	802.2 ± 37.24	<0.001
溃疡病组	12	759.25 ± 54.91	<0.001

三、讨论

乙酰胆碱的生物合成先在线粒体内由乙酸、辅酶 A 和 ATP 在乙酰激酶催化下，形成乙酰辅酶 A，然后胆碱和乙酰辅酶 A，经胆碱乙酰转移酶（Choline Acetyltransferase）的催化，迅速形成乙酰胆碱。游离的乙酰胆碱由突触囊泡摄取储存，部分以高浓度存在于囊泡内，部分吸附在囊泡泡膜上。当神经冲动到达末梢时，钙离子内流，囊泡内的乙酰胆碱倾囊外排至突触间隙，作用于突触后细胞的受体，产生生理效应。乙酰胆碱作用于受体引起。GMP 增多，cGMP 作为第二信使引起细胞内蛋白激酶的激活及蛋白质的磷酸化，使细胞膜对钠离子通透性增加和极化状态的改变。乙酰胆碱与受体结合后，迅即被突触前、后膜上的胆碱酯酶水解而失效。因此给检测乙酰胆碱带来困难。Toxuaposa 等用荧光测定法取得的资料与比色法根据乙酰胆碱与羟胺在碱性介质中的反应检查的结果相比较，显示用两种方法所取得的结果有同一趋向，存在着高度相关性。我们用大白鼠口服敌敌畏后观察胆碱酯酶和乙酰胆碱的消长变化，以检验乙酰胆碱测定方法的可靠性。大白鼠用戊巴比土钠腹腔麻醉后，喂饲 3‰敌敌畏乳液，按 1mL/100g 体重计算，饲前及饲后每隔 30 分钟，采颈外静脉血测乙酰胆碱和胆碱酯酶，共测 9 只大白鼠，结果如表 3 所示。

表 3		大白鼠口饲 DDV 后血中乙酰胆碱及胆碱酯酶的变化	
n=9		胆碱酯酶	乙酰胆碱
		$\overline{X} \pm SE$（μ%）	$\overline{X} \pm SE$（μg/mL）
敌敌畏饲前		357.1 ± 55.8	30.9 ± 2.5
敌敌畏饲后	30 分钟	161.2 ± 27.1	43.3 ± 1.4
	60 分钟	135.3 ± 24.7	54.1 ± 2.6
	90 分钟	126.1 ± 21.8	55.7 ± 4.0
	120 分钟	146.8 ± 27.8	59.2 ± 7.4

可见当饲敌敌畏后 30 分钟开始直到 120 分钟，由于胆碱酯酶受到抑制，乙

酰胆碱含量增加。表明本文所用的羟胺法检测的结果，反应血中乙酰胆碱含量变化，是可靠的。当然还不如荧光法所测结果精确。

有报道用纤维胃镜做普查时，正常无胃部主诉的人群中，约有30%可有慢性胃炎改变，老年人可达40%～50%。但目前要动员毫无胃部症状的人去做胃镜，尚有困难。当然，今后如能积累一批胃镜及活检病理均无胃炎改变的人做正常对照，就更为理想。

胆碱能神经支配胃的壁细胞和胃窦G细胞，通过迷走神经冲动和胃壁神经丛的短反射而被激活，胃酸分泌的头相、胃相，均兴奋迷走神经。迷走神经机能偏亢在十二指肠溃疡的发病中起重要作用。文献指出，十二指肠溃疡病人胆碱酯酶活性明显降低，这种活性降低与迷走神经活性增高及乙酰胆碱代谢相平行。持续性迷走神经活性增高后所产生的过量乙酰胆碱，可抑制胆碱酯酶活性，由于胆碱酯酶活性降低，乙酰胆碱灭活减慢，刺激壁细胞及G细胞释放更多胃酸与胃泌素。本资料提示慢性胃炎病人血中乙酰胆碱和胆碱酯酶含量具有和十二指肠溃疡病人相同的消长变化，那么能不能说慢性胃炎病人也存在着副交感神经机能亢进呢？这一问题有待积累更多资料，继续探索。

慢性胃炎、溃疡病基础胃排空时间的初步观察

赵荣莱　张绳祖　王广才　任为兵

北京中医医院和北京市中医研究所曾用同位素示踪原理，测定全消化道排空运动，发现中医的脾虚证与消化道排空过快有相对特异性关系。有人根据钡餐透视时脾虚证胃排空延缓，因而将脾虚证全消化道排空过快，归咎于肠道排空过快。我们对经胃镜诊断的以脾虚为主的 30 例慢性胃炎和 20 例溃疡病，测定基础胃排空时间，发现胃排空时间也较正常人为短。

一、观察对象

正常人组：健康成人 15 名，无胃部症状，年龄在 25～49 岁之间。

观察组：慢性胃炎 30 名，胃炎合并溃疡病 11 名，溃疡病 9 名。

脾虚辨证标准：面色萎黄、下肢酸困、食欲不佳、便溏或便秘、腹胀、舌体胖、有齿痕、苔薄白、脉沉细。

二、方法

1. 放射性同位素胶囊的制备

将 ^{131} 碘化钠（1～3 微居里 /0.01～0.05mL）液体，滴入一无毒乳胶胶囊内，用丝线结扎封口，此胶囊在消化道内不被吸收，整个胶囊体积不大于 $0.2 \times 0.5 \times 1.0 cm^3$。然后将它装入普通胶囊内备用。

2. 服胶囊及测定时间

受试者于早晨 6 时空腹情况下吞服放射性胶囊，同时饮水 50mL。服胶囊后即刻和以后每隔 15 分钟做连续动态观察。共 2 小时。

3. 测定方法

用 GV-302 型功能仪（或扫描仪），将探头对准上腹部和左右季肋部间，寻找放射性胶囊在腹部表面的位置。根据局部解剖位置和在体表的投影，胶囊移行的路线如下：服胶囊后即刻时，胶囊位于左季肋部肋弓上锁骨中线附近，以

后向剑突下移动，至右锁骨中线内侧肋弓下，此时表明胶囊已从胃排出，进入十二指肠。以后再向左上腹返回，再向下腹部移动。只要连续观察，都可追踪到这一固定路线。我们有 6 例吞胶带丝线的胶囊，在观察到上述路线后，再将胶囊向外拉出时，又观察到相反路线。我们又对 7 例患者，在胃镜直视配合下，也观察到同一走行。具体做法是将放射性同位素封装在塑料导管前端约 0.2cm 长。通过胃镜的器械插口插入，将装有同位素的小段塑料管露出于胃镜前端，当胃镜前端分别置于贲门部、胃体中部、十二指肠球部时，用 GV-302 型功能仪能在腹部测得上述走行。可见用此法测定胃排空时间，是可靠的。

三、结果和讨论

15 例正常人中只 1 例基础胃排空时间为 60 分钟，该例曾做过二次全消化道排空运动试验，亦比正常人显著快。

15 例正常人，60 分钟排空的 1 例，70 分钟和 90 分钟排空的各 4 例，120 分钟或 120 分钟以上排空的 6 例。而 30 例慢性胃炎 60 分钟以内排空的 26 例，20 例溃疡病人在 60 分钟以内排空的 8 例。若以 60 分钟为界，比较正常人、胃炎、溃疡病人的胃排空时间，发现胃炎组与正常组间有非常显著的差异（$P<0.001$），溃疡病组与正常组间也有显著差异（$P<0.05$），而且溃疡病组与胃炎组间的差异也显著（$P<0.05$），即胃炎组排空时间较正常人要快。

本组慢性胃炎病人胃排空时间缩短，是否能反映其迷走神经机能亢进，尚须进一步观察。

食物入胃，胃产生容受性舒张，接着发生蠕动性收缩，搅拌食物，并以一定速度，将食糜挤入十二指肠，幽门括约肌在调控胃排空中起重要作用。本法所用的胶囊，体积甚小，重量只 50mg，吞食入胃，不致引起容受性舒张，比较接近自然状态，我们称它为基础胃排空时间。

钡餐透视下，胃排空一般需 1.5～2 小时，如 6 小时尚有 20％以上未排出胃，才判断有幽门梗阻。我们曾用本法观察 3 例幽门不全梗阻患者，其胃排空时间分别为 5.5 小时、7 小时及 18 小时。另 1 例胃大部切除术后，吻合口水肿，胶囊在胃内停留 15 天，吻合口水肿消退后才出胃。可见用本法判断是否有幽门梗阻有肯定价值。此外，本法还可观察胃手术后，胃肠运动机能的恢复；观察健脾中药的疗效；观察某些胃病用药的作用机制，是否能促进胃排空；为中西医结合研究"脾"的实质提供一项相对特异性的检测指标。

止血 4 号方治疗上消化道出血
及其药理作用的初步观察

赵荣莱　赵子厚　陈丽华　张镇稚　王　立　王家骥　张占梅

我们在治疗溃疡病上消化道出血的临床实践中，学习前人治疗经验，选用生大黄、柿树叶粉组成止血 4 号方，口服治疗各类上消化道出血 41 例，同时与单纯采用西药治疗组比较，获得较为满意的效果。实验研究发现，止血 4 号方对大鼠实验性胃溃疡有预防出血及保护胃黏膜的作用。现将结果报告如下：

一、临床观察

1. 一般资料

止血 4 号组（简称中药组）41 例，单纯西药组 45 例，均为住院患者，经 X 线钡餐和 / 或纤维胃镜或手术证实为上消化道出血。中药组年龄 18～78 岁，其中 18～29 岁 11 例，30～59 岁 25 例，60～78 岁 5 例；男 27 例，女 14 例。西药组年龄 22～82 岁，其中 22～29 岁 19 例，30～59 岁 18 例，60～82 岁 8 例；其中男 34 例，女 11 例。两组原发病均以胃炎、十二指肠溃疡居多，其次为胃溃疡、胃黏膜脱垂、复合溃疡等。两组患者病程多在 1 年以上，也有长达 30 年者。中药组半数以上患者为首次出血，西药组 13 例为首次出血，其余为第二或第三次出血。

两组患者始发病情基本相似，均有黑便、大便潜血强阳性、呕血、低血压（<100/60mmHg）、血红蛋白减少（<10g%），例数两组基本一致。

2. 治疗方法

上消化道出血（食道静脉破裂出血除外）患者，均卧床休息，如无明显呕血，亦无恶心、呕吐等症状，原则上可以进流食、半流食；呕吐、呕血或恶心明显者，禁食 1～3 天。按病情适当输液，血压过低、血红蛋白低于 6g% 时，适当输血。中药组口服止血 4 号（大黄、柿树叶均研粉末，按 1:4 比例配制），每日 3～4 次，每次 1～1.5g。西药组每日静脉点滴酚磺乙胺 2～8g，对羧基苄胺 0.4～0.8g。

3. 治疗效果

（1）中药组疗效：41 例中 34 例单纯服止血 4 号方，平均大便潜血转阴时间为 3.47 ± 1.89 天。有 7 例并用西药或中转手术，其中有 4 例同时使用上述西药，3 例大便潜血转阴天数分别为 2、3、4 天；1 例为瀑布胃、浅表性胃炎，出血量多，血红蛋白为 5.2g%，先用止血 4 号血不止，加用西药后 10 天血止。有 2 例先用西药静点 1 周左右血不止，加用止血 4 号后，分别于第 5、6 天止血。另一例出血不止，转外科紧急手术，术中见十二指肠前壁一溃疡，呈深洞样，直径约 1cm，有活动出血。

（2）西药组 45 例中，43 例单用西药，平均止血天数 7.03 ± 5.45 天。一例女性 82 岁，用西药止血不成功，又不愿接受检查，自动出院。另一例男性，69 岁，用西药后血未止，又因胃穿孔，转外科紧急手术。

（3）从中、西药两组年龄、所患疾病、病程长短、病情轻重等方面来看，大体相仿，两组中各有一例紧急手术，各有一例止血后做择期手术，手术情况相似。经统计学处理，两组大便潜血阴转天数有显著差异（$P<0.001$）。在 3 天内止血者，中药组 24 例（70.5%），西药组 12 例（27.9%），两组比较亦有显著差异（$P<0.001$）。

二、药理研究

为探讨止血 4 号治疗溃疡病出血的作用机理，我们选用了 4 种大白鼠胃溃疡模型，进行了如下的药理学研究。

1. 急性阿司匹林溃疡

取体重 200 ~ 240g 雄性大鼠，禁食 48 小时，自由饮水。在动物接受阿司匹林以前 45 分钟，以止血 4 号按 1 ~ 2g/kg 的剂量灌胃（止血 4 号粉过 80 目筛，以 0.5% 羧甲基纤维素悬浮）；对照组仅以 10mL/kg 灌服 0.5% 羧甲基纤维素悬液。按 200mg/kg 剂量灌服阿司匹林，5 小时以后，动物断头处死，开腹，结扎食道，自幽门向胃内注入生理盐水 10mL，将全胃游离，置于 5% 甲醛溶液内固定 10 分钟，随后沿胃大弯将胃剪开，在实体显微镜下测量腺胃部每条出血损伤的长度，将每只动物所有损伤长度相加之总合，作为评价溃疡程度的指标。将所获得的标本，切除前胃，分别测定胃体及胃窦部氨基己糖的含量。以每毫克组织湿重含氨基己糖的微克数表示。

实验结果表明，灌服 1 ~ 2g/kg 止血 4 号，可以明显地抑制阿司匹林诱发的大鼠急性胃黏膜损伤，同时可以不同程度地改善动物因阿司匹林所致的胃窦部氨基己糖含量的降低（表1）。

2. 亚急性阿司匹林溃疡

大鼠禁食24小时，自由饮水，翌日上午9时，按100mg/kg的剂量灌胃阿司匹林悬液，1小时以后，动物被允许进食1个小时，随后动物继续禁食，依同样方法连续给予阿司匹林共5次，于第6天按上述方法取胃。记录胃黏膜发生溃疡的动物数，计算溃疡发生率，分别测定胃体及胃窦部氨基己糖含量。止血4号悬液是在每次给予阿司匹林以后立即灌胃给药，对照组灌胃等容积的0.5%羧甲基纤维素溶液。

表1 止血4号对大鼠急性阿司匹林溃疡及胃组织内氨基己糖含量的影响

组别	剂量（g/kg）	鼠数	条状出血率	溃疡长度（mm）	胃体氨基己糖含量	胃窦氨基己糖含量
对照		10	10/10	11.4 ± 0.69	1.47 ± 0.05	2.08 ± 0.09
中药	2.0	9	4/9	$1.67 \pm 0.65^*$	1.65 ± 0.05	$2.86 \pm 0.13^*$
对照		10	10/10	11.6 ± 0.65	1.38 ± 0.09	2.27 ± 1.10
中药	1.0	10	5/10	$1.04 \pm 0.58^*$	1.53 ± 0.01	$3.12 \pm 0.15^*$

注：表中数据为均值 ± 标准误，以下表同。* 两组比较 $P<0.001$

结果显示，止血4号对大鼠亚急性阿司匹林胃溃疡模型，不仅可以明显地抑制溃疡的发生率，同时对胃体和胃窦氨基己糖含量的降低也有一定的改善作用（表2）。

表2 止血4号对大鼠亚急性阿司匹林溃疡及胃组织内氨基己糖含量的影响

组别	剂量（g/kg）	鼠数	溃疡发生率	胃体氨基己糖含量	胃窦氨基己糖含量
对照		10	9/10	1.89 ± 0.05	1.77 ± 0.15
中药	1.0	10	2/10	$2.34 \pm 0.16^*$	$2.37 \pm 0.16^*$

注：* 两组比较 $P<0.05$

3. 结扎幽门溃疡

动物禁食48小时，在乙醚麻醉下切开腹壁，暴露全胃，结扎幽门，同时按含生药1g/5mL/kg给予止血4号，对照组按5mL/kg灌服0.5%羧甲基纤维素悬液，缝合腹壁，4小时以后，动物以过量乙醚处死，开腹，结扎食道，游离全胃，以生理盐水冲洗胃浆膜层，收集胃液，记录胃液量，并测定胃酸（用0.1N

NaOH 滴定，以酚酞为指示剂），胃蛋白酶活性，胃液中氨基己糖含量，依 Prino 等的方法稍加修改，计算发生溃疡的得分情况，作为胃黏膜损伤积分（胃黏膜有出血及小的出血灶，直径 <3mm，记 0.5 分；明显的溃疡出血灶，直径 >3mm，记 1 分；明显的溃疡出血灶，直径 >6mm，记 3 分；穿孔记 5 分）。

结扎大鼠幽门产生的溃疡，主要出现在前胃部的胃壁上，呈点状出血性浅表溃疡，表 3 示，止血 4 号对此种溃疡的发生具有一定的预防作用，除可对胃黏膜损伤程度有一定的保护作用外，尚可减少胃液分泌量，降低胃液酸度及胃蛋白酶活性，但对胃液内氨基己糖含量则无影响。

表 3　　　　　止血 4 号对大鼠幽门结扎模型及胃液某些生化物质的影响

组别	剂量（g/kg）	鼠数	胃黏膜损伤积分	胃液容积（mL）	胃液 pH 值	排酸量	胃蛋白酶活性	胃液氨基己糖量
对照		10	8.60 ± 1.39	7.30 ± 0.44	1.67 ± 0.04	567 ± 80.0	11.6 ± 0.70	1.15 ± 0.07
中药	1.0	10	4.60 ± 0.89*	5.92 ± 0.42*	1.89 ± 0.15	286 ± 37.0**	8.91 ± 0.31**	1.00 ± 0.10

注：排酸量单位为 μg 分子 /4 小时，胃蛋白酶活性以每小时每毫升胃液水解出色氨酸毫克数表示。* 两组比较 $P<0.05$；** 两组比较 $P<0.01$

4. 慢性醋酸性胃溃疡

动物禁食 24 小时，自由饮水，在乙醚麻醉下开腹，将胃拉出并适当展开，将特制之井形金属夹（小井直径 7mm）置于胃小弯角切迹下约 5mm 偏于胃体部，将 40％醋酸溶液 0.07mL 注入胃夹小井内，放置 1.5 分钟，立即用棉花将酸液吸干，轻轻牵引大网膜用以包覆酸面，固定于胃底部，缝合腹壁。术后翌日按 1g/kg 口服止血 4 号粉，连续 15 天。于末次给药后禁食 24 小时，按上述方法取胃，置于 1％甲醛溶液内固定浆膜层 1 分钟，随即沿胃大弯切开胃壁，冲洗胃残留物，将胃展开并借实体显微镜，用双脚规测量溃疡的最大径及最小径，计算溃疡指数。

多数作者认为，慢性醋酸性溃疡的形成与胃局部血液循环障碍有关，形态上与人类之胃溃疡甚为相似。表 4 示，止血 4 号在 1g/kg 的剂量下，每日二次给药，可促进溃疡的愈合，其溃疡指数与对照组比较，具有明显的统计学差异（$P<0.05$），止血 4 号与西咪替丁的疗效相近。

表4 止血4号对大鼠慢性醋酸性胃溃疡模型的影响

组别	剂量（g/kg）	鼠数	给药天数	溃疡指数（mm^2）
对照		11	15（日二次）	27.88 ± 1.50
西咪替丁	0.05	11		18.45 ± 1.76*
中药	1.0	9		18.10 ± 2.31*
对照		10	15（日一次）	26.31 ± 3.03
中药	1.0	9		19.22 ± 3.22

注：* 方程分析处理，与对照组比较 P<0.01

三、讨论与小结

中医学认为，上消化道出血为络伤血溢，瘀血不去，络脉不固，血不归经。故有人主张应用活血化瘀方药以止血。大黄止血在中医文献中屡有记载，《金匮要略》中治疗呕血、衄血之泻心汤，其组方即有大黄，近年报道以单味生大黄治疗上消化道出血，可获得较为满意的效果，并已为动物实验所证明。据文献报道，单味生大黄治疗上消化道出血的剂量为每日9g，止血4号中大黄剂量仅为每日0.6～1.2g。柿为常见的栽培植物，其叶味苦、性寒，治各种内出血，有改善血液流变学的作用。止血4号以柿叶为主，与小剂量大黄相配伍，可起到活血止血、祛瘀生新之功效。

我们的工作发现，止血4号对四种胃溃疡动物模型，均有不同程度的抑制作用，而四种不同胃溃疡模型的发生机理不尽相同，有人指出阿司匹林的致溃疡性质确与血小板聚集及胃前列腺素合成降低有关。氨基己糖（Hexos-amine）是胃黏液成分之一，是蛋白质结合的黏液物质如酸性黏多糖（AMPS）和糖蛋白的主要组成成分，其在维持胃黏膜的完整中具有重要的作用。Suzuki等发现，在溃疡的早期愈合中，溃疡组织内的氨基己糖有明显的增加，这一现象不仅表示再生黏膜的黏液分泌增加，同时也表明溃疡底部有肉芽形成。而阿司匹林可以引起胃黏膜内氨基己糖的显著降低。本实验表明，止血4号除对于大鼠慢性醋酸性胃溃疡有比较明显的保护作用外，尚可抑制急性或亚急性阿司匹林大鼠溃疡的发生率，同时可以增加胃黏膜氨基己糖含量。根据阿司匹林诱发溃疡原因的推测，止血4号可能具有预防出血或保护胃黏膜细胞的作用。对幽门结扎引起的大鼠溃疡模型，止血4号不但对胃黏膜损伤具有较明显的保护作用，而且能不同程度地抑制胃液及胃酸的分泌及胃蛋白酶活性。

　　根据以上结果，我们推想，止血4号可能存在有如下作用机理：①预防出血或可能有对抗阿司匹林引起的前列腺素合成减少的作用；②由于增加了胃黏膜氨基己糖的含量，促进了黏液生成，有保护细胞的作用；③抑制了胃液分泌，降低胃液酸度及胃蛋白酶活性。

止血4号化学成分的含量分析

赵荣莱　王晓中　何延良

【摘要】本文对治疗上消化道出血有效药物止血4号的化学成分进行了系统分析，应用比色法对其中的主要成分蒽醌类及黄酮类衍生物的含量进行了测定。结果表明，止血4号中总蒽醌和结合蒽醌的含量分别为0.725％和0.550％，黄酮类衍生物的含量在1.577％~1.638％之间。

【关键词】止血4号；蒽醌；黄酮；含量

止血4号系由柿叶粉和生大黄粉组成。治疗上消化道出血取得了满意的效果。药理研究表明其对实验性胃溃疡有预防出血和保护胃黏膜的作用。据报道柿叶不含蒽醌类衍生物，故本药的此类成分主要来自大黄。大黄及其炮制品的蒽醌类衍生物的含量分析已有过不少报道，一般认为大黄中游离蒽醌衍生物的含量为0.5％，总蒽醌衍生物为2％~5％，也有高达9.78％者。我们在系统分析的基础上，对止血4号所含的蒽醌类、黄酮类衍生物进行了含量测定，以期控制病人摄入量，保证药品质量和用药安全，并对此两类化学成分在治疗效果中的做用做出评价，为今后寻找有效部分或有效成分准备条件。

一、分析材料、试剂、仪器

1. 止血4号

由柿叶粉与生大黄粉按4:1（重量比）组成。柿叶为柿（Diospy-ros kaki）的晚秋落叶，大黄为大黄属掌叶大黄（Rheum palmatum）的干燥根茎。

2. 试剂、仪器

标准品1,8-二羟基蒽醌（CP），芦丁（含量95％），显色剂5％氢氧化钠和2％氢氧化铵溶液，0.1 M三氯化铝溶液，1M醋酸钾溶液，仪器721型分光光度计。

二、系统分析

按常法分析。止血 4 号含有树脂状物质、甾萜类、内酯类（包括 α、β- 不饱和内酯）、黄酮类、蒽醌类、酚羟基化合物（包括鞣质）、氨基酸类等成分。

三、蒽醌类衍生物的含量分析

参照王慕邹氏及 Zwaring V J H 的方法，以 1，8- 二羟基蒽醌为标准品，测定波长为 505nm，绘制出光密度浓度标准曲线。分别测定出游离蒽醌和总蒽醌衍生物的含量，并计算出结合蒽醌衍生物的含量。结果见表 1。

表 1　　　　　　　　　止血 4 号中蒽醌类衍生物含量（％）

实验名称	实验次数	止血4号（mg）	含大黄（mg）	总蒽醌占止血4号（％）	总蒽醌占大黄（％）	游离蒽醌占止血4号（％）	游离蒽醌占大黄（％）	结合蒽醌占止血4号（％）	结合蒽醌占大黄（％）
游离蒽醌测定	1	984.88	196.98			0.175	0.873		
	2	1000.85	200.13			0.175	0.874		
总蒽醌测定	1	379.04	75.81	0.721	3.604				
	2	378.60	75.72	0.719	3.595				
	3	359.67	71.94	0.728	3.642				
	4	261.24	52.25	0.732	3.660				
平均值及标准差				0.725 ± 0.007	3.625 ± 0.035	0.175 ± 0	0.874 ± 0	0.550 ± 0.007	2.751 ± 0.006

上述分析结果表明，止血 4 号中总蒽醌衍生物的含量为 0.725％，游离蒽醌衍生物的含量为 0.175％，结合蒽醌的含量则为 0.550％。总蒽醌和结合蒽醌衍生物的含量分别占止血 4 号中大黄的 3.625％和 2.751％，与文献报道的含量相符。而游离蒽醌生物的含量占止血 4 号中大黄的 0.874％，比通常文献报道的 0.5％要高，这可能是药物在保存和制作过程中，有少量结合蒽醌水解成游离蒽醌所致。

四、黄酮类衍生物的含量分析

据报道柿叶含有紫云英苷、异槲皮素、芦丁等黄酮类成分。本实验采用三氯化铝溶液显色，以芦丁为标准品，于 415nm 测定光密度，以光密度 – 浓度绘制出标准曲线。考虑到乙醇浓度及提取时间对提取的影响，本实验采用了三种乙醇浓度，分别为 60%、70%、80%。提取时间为 1 小时、2 小时。各次分析结果列于表 2。

表 2　　　　　　　　　　　止血 4 号中黄酮类衍生物含量（%）

乙醇浓度（%）	提取 1 小时		平均值 ± 标准差	提取 2 小时		平均值 ± 标准差
	实验次数及结果（%）			实验次数及结果（%）		
80	1.058　1.084		1.053 ± 0.031	1.023　1.084		1.038 ± 0.046
	1.010　1.041			1.041　1.005		
70	1.516　1.586		1.573 ± 0.099	1.612　1.638		1.638 ± 0.026
	1.672　1.516			1.656　1.647		
60	0.997　1.005		0.962 ± 0.043	0.901　0.979		0.957 ± 0.056
	0.927　0.919			0.996　0.950		

从上表可看出，在同一乙醇浓度条件下，不同的提取时间对含量测定结果无明显影响。相同的提取时间，不同的乙醇浓度对含量测定结果影响显著。70% 乙醇提取 1 小时比 60% 或 80% 乙醇提取相同时间，均高 0.5% 左右，而提取 2 小时则高约 0.6%。故乙醇的适宜浓度为 70%，提取时间控制在 1 小时以上。在此种条件下，止血 4 号中黄酮类衍生物的含量在 1.573% ~ 1.638% 之间。

五、讨论

据焦东海氏等报道，大黄及其制剂对上消化道出血病例的止血疗效与结合蒽醌的含量成平行关系。当每日摄入结合蒽醌 0.2 ~ 0.3g，其有效率为 44% ~ 91%，摄入 0.16g 则无效。我们对同样病例采用止血 4 号治疗，病人每日摄入结合蒽醌的量仅为 0.02 ~ 0.03g，临床仍能取得满意疗效。由此可推测蒽醌类衍生物可能只是止血 4 号的有效成分之一。

早年曾发现，一些黄酮类植物成分具有延长肾上腺素作用的活性，从而维持血管正常渗透压，减低血管脆性，缩短流血时间。我们的分析证明止血 4 号中含有 1.573% ~ 1.638% 的黄酮类衍生物，其中包括已证明具有上述活性的芦丁及结构相近的紫云英苷和异槲皮素。又有报道称柿叶的乙酸乙酯提取物能使全血和血浆的比黏度下降，从而起到活血化瘀作用。综上所述，柿叶中的黄酮类衍生物是止血 4 号具有活血止血作用的不可忽视的成分。

慢性胃病患者胃黏膜组胺水平初探

胡彩钦　赵荣莱　王　立　王丽华

组胺是胃酸分泌的强力刺激剂，早在 1920 年，Popielski 就指出，组胺能刺激胃酸分泌。动物实验表明，酸及某些化学药品刺激可使胃黏膜释放组胺并产生实验性胃及 / 或十二指肠溃疡，胃黏膜组胺含量下降。

国内对胃病患者泌酸功能与中医辨证分型等方面的工作已有报道，而对慢性胃病患者胃组织中组胺水平的分析研究，未见报道。我们对慢性胃病患者胃黏膜组胺水平与病理变化及中医辨证关系做了初步观察。

一、研究对象与实验方法

对象与分型：门诊胃病患者，做纤维胃镜检查并做胃黏膜活体组织病理检查确诊。诊断为消化性溃疡 19 例，慢性浅表性胃炎 83 例（轻型 35 例，中型 42 例，重型 6 例），慢性萎缩性胃炎 16 例。经中医辨证：脾虚 62 例，脾湿（湿热）47 例，气阴（气血）不足 8 例。

胃黏膜组胺水平测定：对 121 例胃病患者，取胃窦小弯及胃体小弯部位的黏膜各一块，重 1～5mg，用滤纸吸去胃黏液，在十万分之一天平上称重，用 0.4M 高氯酸 2.5mL，在玻璃匀浆器中匀浆，3000rpm 离心 15 分钟，吸取上清液 2.0mL，结合 Shore 氏等（1959）及 Hakanson 氏等（1972）的荧光测定法，波长 350/440nm（Ex/Em）测定组胺含量。结果以毫克组胺 / 克组织鲜重计。

二、结果

对 121 例慢性胃病患者空腹时胃窦、胃体黏膜组胺含量的分析结果如表 1 所示。因正常胃黏膜不易获取，故以慢性胃炎轻型为对照。胃窦组胺浓度：慢性胃炎的中型、重型和慢性萎缩性胃炎及消化性溃疡的组胺浓度与对照组相近，均无显著性差异（P>0.05）。而胃体黏膜组胺浓度：以消化性溃疡及慢性胃炎重型者略低于对照及其他组；而萎缩性胃炎及慢性胃炎的轻型和中型之间的组胺浓度相近。但各组之间的胃体黏膜组胺均无显著性差异（ $P>0.05$ ）。

中医辨证与胃黏膜组胺水平的关系：

在 121 例上述患者中，脾虚型居多，为 64 例（占 52.8％），脾湿型 31 例（占 25.6％），湿热型 16 例（占 13.2％），气阴（气血）不足型 8 例（占 6.6％），未进行辨证者 2 例（占 1.6％）。其胃窦、胃体黏膜组胺浓度见表 2。其中，脾虚、脾湿及湿热型的黏膜组胺水平均很相近，而气阴（气血）不足型的胃黏膜组胺浓度低于其他三型，其中，胃窦黏膜组胺水平比脾虚型低 17.0％，比脾湿型低 21.2％，经数理统计，均无显著性差异（ $P>0.05$ ）。

此外，我们的分析结果还可看出，患者胃窦小弯部位与胃体小弯部位的黏膜组胺浓度没有差异（见表 1、表 2）。

表1		慢性胃病患者胃窦胃体黏膜组胺浓度		（单位：ug/g 鲜重）
病　　种		胃窦组胺		胃体组胺
慢性胃炎	轻型	（35）	17.0 ± 5.5	（34）	19.0 ± 6.9
慢性胃炎	中型	（42）	19.2 ± 7.1	（43）	19.2 ± 6.9
慢性胃炎	重型	（6）	18.8 ± 7.0	（6）	17.1 ± 5.9
慢性萎缩性胃炎		（15）	19.4 ± 7.7	（17）	20.2 ± 7.9
胃 / 十二指肠溃疡		（19）	18.4 ± 5.8	（17）	16.8 ± 6.5

注：平均值 ±SD，括号内为例数，下同

表2	慢性胃病辨证分型与胃黏膜组胺浓度		（单位：ug/g 鲜重）
证　　型	胃窦组胺		胃体组胺
脾虚型	（61）	18.3 ± 5.8	（62）	18.4 ± 6.2
脾湿型	（31）	19.2 ± 7.5	（31）	20.3 ± 7.7
湿热型	（16）	17.9 ± 5.2	（14）	17.6 ± 5.1
气阴（气血）不足型	（8）	15.2 ± 6.7	（8）	17.3 ± 1.8

三、讨论

组胺可刺激胃酸分泌，并且可使实验动物产生胃及 / 或十二指肠损伤，酸（如醋酸或水杨酸）灌胃亦可导致胃损伤，其他如利舍平、乙醇等亦能使胃酸分泌、破坏胃黏膜屏障，使胃受损伤。在胃受到上述物质损伤的同时，伴有胃组胺释放，胃黏膜组胺含量下降，但亦有不同的结果。Boucher 等报道，大鼠应激性溃疡可使胃黏膜损伤，但不影响胃黏膜组胺的水平。Man 等报道，用

Cysteamine 给予大鼠，动物产生溃疡，胃酸分泌增加，胃黏膜组胺的水平却升高，可能是组胺生成率升高之故。

至于人体，由于难以得到健康人的胃黏膜组胺水平的数据，通常用非溃疡的病例与溃疡病做比较。Peden 等及 Troidl 报道，溃疡病患者胃（胃底或胃体）黏膜组胺水平比非溃疡者低，溃疡病患者经迷走神经切除后，胃黏膜组胺显得异常之高。因此，溃疡病患者组胺水平比非溃疡病患者低的原因，可能是溃疡时，胃组胺释放增加所致，而不是组胺生成下降。我们观察到溃疡病患者胃体组胺较慢性胃炎者低，与上述资料相一致。而溃疡病患者的胃窦组胺与其他组比较，未见差异。除了溃疡及慢性胃炎的重型的胃体黏膜组胺较低外，其他各组，不论是胃窦或胃体，其黏膜组胺水平都很相近。

文献指出，胃黏膜组胺的浓度，泌酸部位高于不泌酸的部位。Code 早年的文献评述比较了动物胃窦与胃体（或胃底）黏膜组胺的浓度，胃体（胃底）高于胃窦。但于人则不尽然，胃体或胃底黏膜组胺浓度或高于或相近于胃窦。较近年 Peden 等及 Lorenz 等的报道，人类胃窦黏膜组胺浓度比胃体（胃底）的要低得多。本文各组的胃窦、胃体黏膜组胺的浓度均无差异，与上述资料不一致。

近年国内对慢性胃病的中西医结合研究，一般认为，泌酸功能和辨证分型的关系是：脾胃虚弱者泌酸功能低下，实证者泌酸功能偏高，根据我们的分析结果，脾虚、脾湿及湿热证的组胺水平未见明显差异，而气阴（气血）不足者，胃窦（而不是胃体）黏膜组胺低于上述三者，但差异不显著（$P>0.05$），可能因例数尚少，须进一步观察。

慢性胃炎的中西医结合研究

赵荣莱　危北海

　　慢性胃炎是一种常见病。胃溃疡、胃息肉和胃癌常继发于慢性胃炎，彼此关系非常密切。目前认为慢性浅表性胃炎是发展为慢性萎缩性胃炎的中间阶段，在治疗上倾向于从治疗浅表性胃炎开始，冀其恢复为正常胃黏膜。

一、中医对慢性胃炎的认识

　　一般将慢性胃炎归于"胃脘痛""痞满""嘈杂""腹胀""呕吐""血证"范畴。其病因多起于情志失调或饮食失节，或脾胃素虚等。其病位主要在胃，其病机从脏腑讲涉及肝、胃、脾三脏，主要是气滞、血瘀、阴阳失调。可归纳为四种主要基本证候：

　　①气滞：肝胃不和、肝脾不和和脾胃不和；②阴虚：胃阴耗损或脾津不足，虚热内生；③气虚：脾气虚弱，中气不足，或脾胃虚寒；④血瘀：肝郁化热，络伤血溢，积而为瘀，或气机阻滞，血行不畅。

二、中西医结合对本病不同证型的研究

　　慢性胃炎的辨证分型，有分肝胃气滞、胃阴不足两型的；有分肝胃气滞、胃阴亏乏、脾胃阳虚三型的、有分肝胃气滞、脾胃湿热、脾胃虚塞、脾胃阴虚四型的；有分脾胃虚弱、肝胃阴虚、肝胃不和、脾胃湿热、痰浊中阻五型的。

　　第一军医大学认为肝胃不和相当于病的早期。以胃肠功能紊乱为主要表现：胃阴不足型相当于病的急性发作期，局部充血、水肿、溃疡明显；脾胃虚寒型相当于慢性期或急性发作消退期，或有明显萎缩性病变；寒热夹杂型相当于病的急性活动期，或急性炎症病变较明显者。张镜人认为肝胆郁热常见胃黏膜充血、糜烂较重，伴出血点，或见胆汁反流；脾胃虚弱常见慢性胃炎并发十二指肠炎及胃黏膜脱垂；阴虚胃热常见萎缩性胃炎，痰热交阻者炎症较重，有肠化或间变上皮细胞。王淑兰观察到单纯胃黏膜红白相间，麻疹样或花斑样充血，

为轻型慢性浅表性胃炎；红白相间以红为主者，气滞型为多（63.6%），胃热型为 21.5%，与红白相间以白为主的浅表性胃炎相比，有高度显著性差异。以白为主的 72 例中，气虚、虚寒 43 例（59.7%），胃黏膜局限性苍白的萎缩性胃炎 99 例，气虚、虚寒 82 例（82.8%），阴虚只 6 例。

王兆清等用电子计算机对 1000 例胃脘痛的胃黏膜变化进行辨证分型筛选，发现脾胃虚弱型主要指标为胃黏膜苍白、出血、溃疡及幽门舒缩功能不全；肝胃不和型为胃黏膜红白相间，以红为主，皱襞粗乱，胆汁反流；痰湿中阻型为胃黏膜分泌物较多及局限性隆起等。

熊洪翔等研究了 42 例慢性萎缩性胃炎，实证气滞湿阻型与正常人相似，此类患者病情较轻，而血瘀、热郁型高于正常组，脾虚证、脾肾两虚证均高于正常值。

由此可见中医分型，病变由轻到重（如血分受损或累及脾肾）与血清胃泌素的变化是一致的。

祁振生等分别测正常人和胃炎病人的日、夜及 24 小时尿胃蛋白酶原活力，发现实证病人与正常组差异不大，脾虚组比正常组略低，脾肾虚组其日及 24 小时尿胃蛋白酶原活力均较正常组低。

本文作者等对慢性胃炎病人测定小肠吸收功能及苯替酪胺，发现本病小肠吸收功能和胰腺外分泌功能均低下。还发现 cAMP 比正常组低，cGMP 比正常组高，cAMP/cGMP 比值比正常组低。血中乙酰胆碱含量增高，胆碱酯酶含量降低，表明慢性胃炎时有副交感神经偏亢状态。连至诚等将用餐后胃电波幅和皮肤电反应幅度作为迷走、交感功能张力的指标，联合观察包括本病在内的脾胃病，发现患者可有迷走神经偏亢和交感神经兴奋能力不足等表现。

三、中医中药治慢性胃炎

归纳目前的中医治法，大体分辨证分型治疗、分型专方治疗、固定方药治疗和中西医结合治疗四种：

1. 辨证分型法

曹平将 54 例萎缩性胃炎分为中虚气滞、肝胃不和、胃阴不足、肝胃郁热和气滞血瘀五型，分别用黄芪建中汤加减健中理气，柴胡疏肝散加减疏肝和胃，沙参麦冬汤加减养阴和胃，化肝煎合左金丸清中泄热，桃仁四物汤合失笑散理气化瘀，治后显效 23 例（42.6%），总有效率 79.6%。显效者中部分萎缩病变逆转为浅表性胃炎，个别病例胃黏膜复常。肠上皮化生消失。

陈泽民报告60例萎缩性胃炎，脾胃虚弱用香砂六君子汤加黄芪建中汤运脾健胃；肝胃阴虚用沙参麦冬汤养胃益阴；肝胃不和仿叶天士治"肝厥胃痛"方，疏肝和胃；脾胃湿热用藿朴夏苓汤、半夏泻心汤加减，泄热化湿，和胃消痞；痰浊中阻用导痰汤、三子养亲汤加减，温化痰浊。

2. 分型专方法

辨证分型后，在整个疗程中，始终用一相应固定方剂治疗。徐州医学院附院中西医结合组用胃安丸Ⅰ号、Ⅱ号治萎缩性胃炎110例，Ⅰ号50例，有效率80%，Ⅱ号60例，有效率93.3%，对照50例，有效率36%。Ⅰ号丸（川楝子、元胡、山楂、佛手、砂仁、黄连、维生素C），治肝胃气滞。Ⅱ号丸（白芍、甘草、石斛、北沙参、黄精、山楂、枳壳、黄连）治胃阴不足。胃镜检查好转率Ⅰ号组11/26，Ⅱ号组18/44，对照组1/30。病理检查好转率Ⅰ号组8/26，Ⅱ号组28/94，对照组2/30。说明胃安丸疗效优于对照组，Ⅱ号较Ⅰ号为好。

潘秀珍等对气滞湿阻或血瘀湿阻者用胃炎Ⅰ号（党参、黄芪、茯苓、谷芽、当归、白术、砂仁、炙甘草、神曲、佛手、枳实、补骨脂、黄连、大枣）温脾益胃、理气行血、散寒化湿。胃炎Ⅱ号（党参、桑椹、山药、玉竹、黄芪、麦冬、山楂、鸡内金、佛手、紫草、黄连、五味子、炙甘草、黄精）清脾益肾、理气活血、清热止痛，治疗气滞热郁或血瘀热郁者。1981年治134例，1984年治54例。显效为55例和29例，进步分别为73例和22例。两组疗效接近。

3. 固定方药法

不进行辨证分型，以一个固定方药治疗。这方面有高树俊的健胃茶、陈泽民的胃乐益合剂、陈泽霖的胃炎冲剂、高寿征的胃宝等。也分别取得一定的疗效。

4. 中西医结合治法

陈泰庆等报告中西医结合治疗萎缩性胃炎140例，中医分脾胃虚寒、脾胃虚弱、胃阴不足、肝胃不和四型，辨证施治。肌注胃炎Ⅰ号（白花蛇舌草、半枝莲、鱼腥草、败酱草提取制成针剂）、西药加维生素B_1、维生素B_2、维生素C，胆汁反流加甲氧氯普胺。显效59例（38.6%），有效率87.1%。有肠化60例，19例消失，6例减轻。幽门腺化生24例，7例消失。不典型增生10例，4例消失。与未经治疗或自行其他无规律治疗的24例对照，后者15例萎缩程度加重，只 3 例略有减轻，19 例肠化无 1 例减轻，2 例不典型增生均加重。钱岳年报告两批萎缩性胃炎 60 例和 106 例，用中西医结合治疗，与西药胃泌素或常规西药做对照，中西医结合组有效率为 75%，西药组为 83.3%，猴头菌片组为 60%。对消除上腹胀及胃痛，中西医结合组分别为 74.7% 及 65.9%，五肽胃泌素组分别为 29.6% 及 44.4%。

四、中医药疗效机制的初步探讨

吴文静对慢性浅表性胃炎分别用分型治疗和固定方（胃炎煎剂）治疗，发现前者在症状好转上效果好，后者在病理改善上效果好。说明以症状好转来择优选方，并不一定能取得病理好转的疗效。对本病的疗效判断，目前从症状、胃镜、活检病理三方面入手，症状好转似多偏于功能状态的改善。胃镜、病理变化虽不能完全一致，但究属胃炎本身的变化。慢性消化性病的脾虚型患者，血清胃泌素含量降低，四君子汤治疗后血清胃泌素增高，在脾虚型动物中，也见到类似情况，表明健脾益气药有调节胃泌素分泌功能的作用。益气药还能增强肝、胰功能，促进腺体分泌，对 cAMP/cGMP 有调节作用。史载祥认为慢性消化系统病，多有慢性炎症过程、溃疡、充血、水肿、出血、组织变性或增生及血运障碍，与血瘀证的现代病理学概念吻合。活血化瘀药能解除内脏平滑肌痉挛，改善血运，调节微循环障碍，促进溃疡吸收愈合，组织变性和上皮化生消退，还可以调节免疫，抑制体液免疫，增强细胞免疫，有利于自身免疫病的恢复。胃酸在浅表性胃炎多无明显改变，随着萎缩病变累及泌酸腺，则胃酸逐渐减少。陈泰庆组的胃酸提高率为 78.5%。对胃酸缺乏可从益气健脾和养阴健脾治疗，对于酸甘化阴、甘寒生津不满意者，有人主张用左金丸、海螵蛸等制酸剂反治者，也有用马齿苋获效者。对于胃腺异型增生，除用活血化瘀法外，也有主张用解毒祛瘀消痈法，这方面药物如白花蛇舌草、半枝莲、鱼腥草、败酱草、壁虎、僵蚕、蒲公英、龙葵、马齿苋、白蔹、五倍子、乳香、没药、九香虫、地鳖虫、红藤、丹参、赤芍等。

关于慢性胃炎的中西医结合研究，资料很多，总的趋势是探讨中西医如何结合最为有效。对今后的研究，建议应有前瞻性的、有严格对比的临床设计，有统一的分型标准和疗效判定标准。在确定疗效的基础上，对有效方药进行实验研究，并探讨其疗效机制，观察药物的毒副反应。最后，可望能推出几个有效药品，为广大患者服务。

中医治疗慢性萎缩性胃炎的进展概况

赵荣莱

慢性胃炎具有病程缓慢、证候多有潜变、病理组织不易恢复正常的特点。近年来，中医对慢性胃炎的治疗已积累了较多的经验，临床疗效也逐年有所提升，本文通过对临床观察较细、诊断比较明确、疗效判定比较科学的有关资料的整理分析，就本病临床研究的进展情况做一概述。

一、病因病机的研究

慢性胃炎的病因主要为情志失调和饮食失调。前者由气机不畅、肝失疏泄、横逆犯胃所致；后者则与进食肥甘、胃腑积热、耗伤胃阴有关。此外，也有因外感热邪，伤津耗液，以致胃阴亏乏；或因劳倦伤脾，脾虚湿阻，郁久化热酿成者。总之，本病初起在气，容易治愈；久病入络（胃络瘀阻），比较难治。

从病位讲，本病不同程度地涉及脾、胃、肝、胆，但主要在胃；从病因看，有寒、热、气、血、湿、痰、瘀等多种致病因素。因此，本病在临床上常表现为虚实兼见，寒热错杂。

对慢性胃炎的中医辨证，各作者看法不尽相同，归纳起来可有气滞、气虚、虚寒、阴虚、湿阻、湿热、血瘀、痰浊、肝胃不和、肝胆郁热等。李玉奇[2]认为，慢性胃炎可以归纳为胃阳虚、胃阴虚两型，前者多见于浅表性胃炎，病在气分，后者多见于萎缩性胃炎，病在血分。张镜人等[3]则根据胃镜见到胃黏膜充血、糜烂较重伴出血点，或见到胆汁反流，认为属肝胆郁热。潘秀珍等[4,5]以症状、舌象作为主要的辨证依据，概括为虚证和实证两个方面；属实证的有气滞湿阻、气滞热郁、血瘀湿阻、血瘀热郁；属虚证的有脾气虚、脾气阴虚、脾肾气虚、脾肾气阴虚。并认为气虚常兼湿阻，气阴虚多兼热郁。

二、基本治法

到目前为止，中医对本病的治法，基本上有辨证施治、辨证分型用专方治疗、固定方药治疗和中西医结合治疗四种。

1. 辨证施治

陈泽民[6]治疗萎缩性胃炎60例，脾胃虚弱用香砂六君子汤合黄芪建中汤运脾健胃，肝胃阴虚用沙参麦冬汤养胃滋阴；肝胃不和仿叶天士治"肝厥胃痛"方疏肝和胃；脾胃湿热用藿朴夏苓汤、半夏泻心汤加减泄热化湿、和胃消痞；痰浊中阻用导痰汤、三子养亲汤温化痰浊。治疗后显效43例，有效12例，有效率98.3%。许自诚[7]治疗萎缩性胃炎88例，用黄芪建中汤、良附丸加减治脾胃虚寒；柴胡疏肝散治肝胃不和；沙参麦冬汤加减治胃阴不足；三仁汤合藿朴夏苓汤加减治脾胃湿热，临床总有效率97.7%，胃镜总有效率47.1%，病理总有效率61.1%。

2. 辨证分型专方治疗

对病人进行辨证，针对每一证型用一固定方治疗。徐州医学院附属医院[8]用胃安丸治疗萎缩性胃炎110例，证见肝胃气滞者用胃安Ⅰ号（川楝子、元胡、山楂、佛手、砂仁、黄连）治疗，证见胃阴不足者用胃安Ⅱ号（白芍、甘草、石斛、北沙参、黄精、山楂、枳壳、黄连）治疗。潘秀珍[4,5]用胃炎合剂分二批共治疗萎缩性胃炎188例，对气虚湿阻热郁患者用胃炎Ⅰ号（党参、黄芪、茯苓、谷芽、当归、白术、砂仁、炙甘草、神曲、佛手、枳实、补骨脂、黄连、大枣），对阴虚热郁、气滞血瘀患者用胃炎Ⅱ号（党参、桑椹、山药、玉竹、黄芪、麦冬、山楂、鸡内金、佛手、紫草、黄连、五味子、炙甘草、黄精）。以上诸方对萎缩黏膜均有一定的逆转疗效。

3. 固定方药治疗

这方面的报道不少，例如高树俊[9]的健胃茶（徐长卿、麦冬、生甘草、橘红、玫瑰花、白芍。虚寒型加红茶末，虚热型加绿茶末），陈泽民[10]的胃乐益合剂（金刚藤、白花蛇舌草、壁虎、僵蚕），陈泽霖[11]的胃炎冲剂（白花蛇舌草、蒲公英、苏梗、白芍、甘草、香附），姚奇蔚[12]的胃炎流浸膏（沙参、桑寄生、玉竹、白芍、元参、山药、山楂、青黛、丹参、黄芪、陈皮），高寿征[13]的胃宝（珍珠粉、泽泻、青黛、白及、生甘草、乌梅、三七面、大黄面、琥珀），李世俊[14]的养胃冲剂（黄芪、党参、白芍、生甘草、山药、陈皮、生香附、乌梅、糖）。上述处方基本上以益气养阴、理气和胃为法，但多配有清热解毒药，有效率分别达到84%～97%。

4. 中西医结合治疗

陈泰庆[15]报告 140 例萎缩性胃炎，中医分脾胃虚寒、脾胃虚弱、胃阴不足和肝胃不和四型辨证施治，肌注胃炎Ⅰ号（由白花蛇舌草、半枝莲、鱼腥草、败酱草提取制成的针剂）加维生素 B_1、维生素 B_2、维生素 C，胆汁反流加甲氧氯普胺，经 3 个月治疗，有效率 87.14%，在病理组织上也有不同程度的改善。曹平[16]对 54 例萎缩性胃炎分为中虚气滞、肝胃不和、胃阴不足、肝胃郁热和气滞血瘀五型，分别用健中理气的黄芪建中汤加减、疏肝和胃的柴胡疏肝散加减、养阴和胃的沙参麦冬汤加减、清中泄热的化肝煎合左金丸、理气化瘀的桃红四物汤合失笑散治疗，结果获显效 23 例（42.6%），有效率 79.36%；随后采用中西医结合疗法治疗 102 例，临床有效率 88.2%，胃镜及活检有效率 57.8%，其中萎缩性胃炎逆转为浅表性胃炎或黏膜恢复正常者占 50%。钱岳年[17,18]将萎缩性胃炎患者分为脾胃虚寒、肝胃不和及虚寒兼气滞三型，各制定基本方，采用中西医结合方法进行治疗，并与五肽胃泌素组等做对照观察。结果表明，中西医结合组显效 62.5%，好转 12.5%，五肽胃泌素组显效好转 29.63%，治疗后萎缩性胃炎转为浅表性胃炎者中西医结合组为 59.43%，五肽胃泌素组为 29.63%。两组相比较，差异均非常显著。

三、对胃腺异型增生的治疗

萎缩性胃炎常合并有胃腺异型增生，经中医或中西医结合治疗后，胃腺异型增生可以逆转。孙成茂[19]用益中活血汤（生黄芪、肉桂、吴茱萸、丹参、生蒲黄、乳香、没药、莪术、川芎、乌药）治疗肠腺化生 15 例，治疗后 10 例消失，4 例好转。治疗前胃黏膜变薄、腺体消失、有颗粒结节者，治后黏膜增厚、腺体增生、血管增多、颗粒结节消失。陈泽民[10]提出"局部与整体、祛邪与扶正相结合"的原则，用胃乐益合剂治疗萎缩性胃炎伴肠腺化生 35 例，症状有效率为 97%，病理有效率为 66.7%。李玉奇[2]认为对本病合并胃腺异型增生者可"以痈论治"，即在辨证基础上加祛腐消痈生肌药。张文尧[20]报告慢性胃炎伴胃腺异型增生 70 例（其中不典型增生 70 例，伴肠腺化生 41 例），在辨证分型治疗基础上，对胃黏膜水肿者加猪苓、茯苓、薏苡仁；胃黏膜充血者加蒲公英、地丁草、败酱草、红藤、白花蛇舌草、芙蓉叶；不典型增生者加九香虫、地鳖虫、丹参、赤芍、乳香。治疗后获显效 59 例（84.3%），有效 3 例（4.3%）。许自诚[7]辨证治疗肠腺化生 42 例，消失 3 例，减轻 14 例，总有效率为 59.5%；

辨证治疗不典型增生 27 例，消失 17 例，减轻 1 例，有效率为 66.7%。

四、对胆汁反流性胃炎的治疗

本病临床以胃脘灼痛或呕吐苦水为主症。周大业[21] 报告在拟诊为慢性胃炎 500 例的胃镜检查中，明确为胆汁反流性胃炎者 113 例，检出率为 22.6%。周氏认为，肝失条达，胃失和降，胆随气逆为本病的主要病机，治当疏利通降。以上 113 例经辨证分型治疗后获症状缓解者 60 例；复查胃镜 21 例，16 例胆汁反流消失或减轻，10 例胃炎好转。殷凤礼[22] 采用黄芪建中汤健脾气、养胃汤养胃阴、生脉散益气阴、小柴胡汤、半夏泻心汤、旋覆代赭汤调肝胆、扶脾胃等方法，治疗胆汁反流性胃炎，并与甘珀酸、甲氧氯普胺治疗者相比较，证明中药治疗的疗效显较上述两组为高（P<0.05）。王仁强[23] 采用柴胡疏肝散疏肝和胃、黄连温胆汤加蒲公英泄热和胃、膈下逐瘀汤活血行气止血、香砂六君子汤健脾益气等治疗，也取得了较好效果。孙成茂[24] 用加味四逆散治疗胆汁反流性胃炎 71 例，并与西药治疗的 21 例做对照。结果中药组治愈 48 例，显效 14 例；西药组治愈 4 例，显效 5 例。江扬清[25] 用健脾理气、和胃降逆法治疗 21 例，显效 14 例。

五、对几种主要治法的探讨

1. 健脾法

国内多数作者同意脾胃虚弱或脾胃虚寒为本病的主要类型。常用方药有香砂六君子汤、黄芪建中汤、良附丸等，以健脾为主，酌用温中，适当加入理气，兼顾胃阴。常用药物[26] 有黄芪、甘草、白术、党参、陈皮、白芍、茯苓、山药、干姜、枳壳、香附、木香、砂仁、黄连、大枣、乌梅、鸡内金。益气健脾药能调节胃泌素的分泌功能，调节胃蛋白酶的活力水平，对提高细胞免疫功能有显著作用。甘草次酸有修复胃黏膜屏障的功能。动物试验[27] 表明，甘草、党参、黄芪对小鼠血浆、肝、脾内的环核苷酸均有影响。以香砂六君子汤治疗的病人，治前 cAMP、cGMP 低于正常，cAMP/cGMP 比值上升，治后均恢复正常[28]。

2. 养阴法

结合胃镜所见，本病阴液不足、胃失濡养征象确实存在。对本病之阴亏，一般责之于胃阴不足，以养胃阴为主，常用方为益胃汤、沙参麦门冬汤；也有认为属肝胃阴虚的，主张用一贯煎；也有主张清心火、养胃阴的[28]。此外，还有人认为应属脾胃阴虚者[30]。顾维超的养胃复原汤（乌梅、沙参、白芍、麦冬、谷芽、木蝴蝶、刺猬皮、炙甘草）即重在养胃阴[29]。临床应用本法时，可酌加理气药以防滞腻，并适当加补气药，益气以生津。常用药物有沙参、麦冬、白芍、甘草、枸杞子、玉竹、石斛、山药、生地黄、山楂、黄连、佛手、山栀、乌梅、黄芪、太子参等[28]。其中芍药、甘草酸肝化阴，对胃黏膜有修复作用；芍药、乌梅能提高胃液酸度。

3. 补脾胃、泻阴火法

陈泽民[10]根据本病既有脾胃虚弱（脘痛、痞闷、纳少、大便不调），又有明火胃灼热、嘈杂、喜凉饮、呕血、便血等症，于1986年提出补脾胃、泻阴火的治法。在临床治疗中须将益气、养阴、泻火三者结合起来，并当视患者具体情况，权衡证情，灵活掌握。

4. 活血法

史载祥[32]提出慢性消化道病变，如溃疡、充血、水肿、组织变性或增生、血运障碍等，与血瘀证的现代病理学相吻合。本病属血辨证的根据有[33]：①久病必瘀、久痛入络；②疼痛固定；③胃黏膜局部缺血、苍白或红白相间，是颗粒、结节状，有肠腺化生形成；④本病气滞、气虚、虚寒均可导致血瘀。常用的活血中药有莪术、没药、当归、丹参、蒲黄、赤芍、乳香、枳壳、元胡、川芎、山楂、红花等[20]。运用活血法治疗本病，屡有报道，如孙成茂[19]的益中活血汤，赵汉鸣[34]丹参饮加味（丹参、檀香、砂仁、川楝子、莪术、元胡、佛手），用以治疗萎缩性胃炎均有较好疗效。活血药可增加胃黏膜血流量，改善微循环，加速炎症吸收和溃疡愈合，促进固有腺体再生，并能抑制体液免疫，增强细胞免疫，为临床治疗慢性萎缩性胃炎的基本法则之一。

5. 调气法

脾胃主一身之气。本病的脘痞腹胀系由脾虚不运、气机失调所引起，故调理气机也为本病的基本治法之一。在临床上本法常与益气、活血并用，如沈沙勤[35]疏肝化瘀法即属行气活血并进之法。张镜人用香苏散合四逆散，加铁树叶、平地木、八月札、玉蝴蝶、凤凰衣、佛手或大腹皮，对胃黏膜以白为主、腺体减少者再加赤芍、丹参、当归、血竭，亦属活血调气并进之法，对52例患者，连续治疗3个月，有效率获73.08%。

6. 清化湿热法

脾虚湿阻、郁久化热者宜予清化湿热法。代表方为三仁汤、藿朴夏苓汤。常用药物有茯苓、黄连、薏苡仁、藿香、厚朴、半夏、蔻仁、苍术、扁豆等。

7. 解毒消痈法

李玉奇[2]认为萎缩性胃炎与《圣济总录》中所描述的胃脘痈相吻合，主张"以痈论治"，即在辨证施治的基础上，加黄芪、五倍子、白术、蚕砂、马齿苋、乳香、没药等解毒祛腐消痈之品，共治疗102例，总有效率达93.4%。其他如陈泽民的胃乐益合剂[10]、陈泰庆的胃炎Ⅰ号[15]，所用白花蛇舌草、半枝莲、鱼腥草、败酱草、壁虎、僵蚕等药物均属此类。此外，也有用蒲公英、龙葵等。解毒祛腐消痈药有改善胃泌酸功能、增强胃黏膜屏障功能，并有恢复其正常组织结构的作用。

8. 补肾法

有作者[35,36]认为慢性萎缩性胃炎有肾虚表现者占59.7%，主张兼用补肾药治疗。鉴于本病表现以肾虚为主者殊属少见，且补肾药或偏于温热，或偏于滋腻，故似不宜作为本病治疗之常法。

9. 关于胃酸缺乏的治疗

胃酸在浅表性胃炎多无明显改变，随着萎缩性病变累及泌酸腺后，则胃酸逐渐减少。汪俊林[37]对慢性萎缩性胃炎不同证型的泌酸功能进行研究，发现虚寒型的BAO、PAO均比湿热型低，而胃阴不足型又明显低于虚寒型。故泌酸功能低下可作为病变发展及中医证型变化的客观依据之一。对胃酸缺乏，中医一般用酸甘化阴和甘寒生津之品治疗，胃酸分泌可以逐渐得到恢复。陈泰庆[15]治疗一组萎缩性胃炎，胃酸总提高率为78.5%。潘秀珍[4]提出胃酸缺乏原因有脾气虚和脾阴虚的不同，分别采用益气健脾和滋养脾阴法，可促进胃酸分泌增加。对于用酸甘化阴、甘寒生津之品疗效不满意者，有主张用反治法[1]即佐用左金丸、海螵蛸、瓦楞子等制酸之品，反可取得较好效果。

六、结语

近年对慢性萎缩性胃炎用中草药治疗的报告很多，从本文介绍的较为可靠的资料看，中医药对临床症状的好转和胃黏膜病理组织的改善都有较好效果，但两者常不相平行。吴文静比较辨证施治法和固定方（胃炎煎剂）的疗效，发现前者在症状好转上效果好，后者在病理改善上效果好。

对慢性萎缩性胃炎中医药治疗要解决的问题，不仅是临床症状的好转，还有炎症的消退、萎缩腺体的恢复、胃腺异型增生的消退及泌酸功能和运动功能的复常。笔者主张今后的研究，除在整体辨证上寻找其规律外，还要从下述几个方面着手：什么方药对消炎有效？什么方药能促进腺体恢复？对胃腺异型增生应采用什么方法？对泌酸功能的恢复有什么方药？什么方药能消除胃痉挛、促进胃蠕动，或促进胃排空。还有，病理好转后能否巩固？何种方药可使其巩固？长期使用是否会有副作用？建议先制定统一的诊断标准、辨证标准和疗效判定标准。

从临床、病理两个方面进行评估，仍属必要。由于目前尚缺乏公认的可供对比的对照药物，暂以五肽胃泌素作对照，在理论和实际都是可行的，但五肽胃泌素的剂量和疗程有待统一。通过大家的努力探索及实践，对进一步认识本病的病因，病机，制定出更有效的方药，取得更好的临床效果，是有希望的。

参考文献

［1］韩贵洁.中医治疗慢性胃炎进展 [J].河北中医，1986,（5）: 45.

［2］李玉奇.以痈论治 102 例萎缩性胃炎临床总结 [J].中国医药学报，1987,（2）: 9.

［3］张镜人，等.122 例慢性胃炎的证治探讨 [J].新中医，1983,（7）: 305.

［4］潘秀珍，等.辨证论治为主治疗慢性胃炎 134 例初步小结 [J].福建中医药，1981,（1）: 21.

［5］潘秀珍，等.中药胃炎合剂治疗慢性萎缩性胃炎疗效观察 [J].中医杂志，1984,（2）: 27.

［6］陈泽民.60 例萎缩性胃炎的辨证论治和疗效观察 [J].武汉医学院学报，1981,（3）: 78.

［7］许自诚，等.中医治疗慢性萎缩性胃炎 88 例疗效观察 [J].中西医结合杂志，1986,（6）: 342.

［8］徐州医学院附属医院消化组.胃安丸治疗慢性萎缩性胃炎 110 例疗效观察 [J].中医杂志，1982,（2）: 31.

［9］高树俊，等.健胃茶治疗胃窦炎 122 例 [J].新中医，1981,（9）: 33.

［10］陈泽民.中医治疗萎缩性胃炎伴肠上皮化生 35 例疗效观察 [J].中医杂志，1984,（4）: 276.

［11］陈泽霖.慢性萎缩性胃炎 [J].中西医结合杂志，1986,（8）: 501.

［12］姚奇蔚，等."胃炎流浸膏"治疗慢性萎缩性胃炎 43 例疗效分析 [J].江西中医药，1986,（3）: 200.

［13］高寿征，等.中药胃宝方加减治疗慢性胃炎100例疗效观察［J］.中西医结合杂志，1986，（3）：147.

［14］李世俊，等.养胃冲剂治疗慢性萎缩性胃炎的临床观察［J］.中医杂志，1986，（11）：30.

［15］陈泰庆，等.中西医结合治疗萎缩性胃炎140例报告［J］.中西医结合杂志，1983，（4）：221.

［16］曹平.中西医结合治疗萎缩性胃炎102例疗效分析［J］.南京中医学院学报，1982，（3）：32.

［17］钱岳年.慢性萎缩性胃炎60例治疗前后胃镜及直视活检病理对照评价［J］.中西医结合杂志，1984，（12）：724.

［18］钱岳年，等.萎缩性胃炎治疗前后胃镜及活检病理对比观察中药及胃泌素133例分组治疗［J］.中西医结合杂志，1986，（9）：533.

［19］孙成茂，等.益中活血汤治疗萎缩性胃炎60例报告［J］.中医杂志，1983，（9）：23.

［20］张文尧，等.慢性胃炎伴胃腺异型增生的中医治疗［J］.中医杂志，1987，（10）：31.

［21］周大业.胆汁反流性胃炎113例分析［J］.天津医药，1984，（3）：162.

［22］殷凤礼.对胆汁反流性胃炎的认识及43例临床治疗观察［J］.中医杂志，1980，（2）：17.

［23］王仁强，等.胆汁反流性胃炎中医证治初探［J］.云南中医杂志，1985，（4）：18.

［24］孙成茂，等.胃炎片治疗胆汁反流性胃炎［J］.新中医，1984，（4）：31.

［25］江扬清，等.中医治疗胆汁性胃炎的初步探讨——附21例分析［J］.中医杂志，1984，（3）：25.

［26］厉兰娜.慢性萎缩性胃炎治疗现状［J］.浙江中医杂志，1986，（1）：43.

［27］王振纲，等.补气药作用机理研究［J］.中成药研究，1981，（11）：41.

［28］尹光跃，等.脾气虚的研究［J］.辽宁中医杂志，1982，（7）：4.

［29］谢旭善.萎缩性胃炎中医药治疗近况［J］.山东中医学院学报，1983，（1）：51.

［30］危北海，等.慢性胃炎的中医辨证分析［J］.福建中医药，1936，（3）：12.

［31］陈泽民.补脾胃泻阴火的临床体会［J］.山东中医杂志，1986，（6）：15.

［32］史载祥.活血化瘀法在慢性消化系疾病中的应用［J］.江苏中医，1980，（12）：17.

［33］冯俊，等.中医中药治疗慢性萎缩性胃炎近况［J］.中医药信息，1987，（4）：8.

［34］赵汉鸣.丹参饮加味方治疗慢性萎缩性胃炎102例［J］.中医杂志，1986，（4）：20.

［35］沈沙勤.疏肝化瘀法治疗慢性萎缩性胃炎临床小结［J］.江西中医药，1986，（5）37.

［36］洪广祥.全国中医内科第二次学术会议论文剖析［J］.中医杂志，1987，（3）：64.

［37］汪俊林.慢性萎缩性胃炎中医证治临床实验研究［J］.四川中医，1987，（6）：13.

健脾益气方药的临床疗效观察和实验研究

危北海　赵子厚　金敬善　胡玉芳　赵荣莱

郑纬章　耿　昱　普祖荪　杨素茹　沙文宣

【摘要】根据中医脾胃理论，对健脾益气方进行了临床观察和实验研究。结果发现，中医辨证为脾气虚证的慢性胃病、消化性溃疡 84 例，慢性肾小球肾炎 44 例，以及孕吐、妊娠水肿 40 例患者，服用健脾益气方后的症状及某些实验室检查指标均有不同程度的改善，总有效率分别为 92.9%、86.3% 和 100%。动物实验研究表明，健脾益气方可以明显抑制豚鼠离体回肠或回肠纵行肌条标本被电刺激引起的兴奋现象，并可抑制乙酰胆碱自奥氏神经丛的释放。

用调理脾胃法防治疾病，是中医治疗体系的主要治则之一，几年来我们遵循中医脾胃理论，利用现代科学方法，对脾气虚证和健脾益气方进行了临床观察和实验研究，现将结果报告如下。

一、临床观察

1. 临床资料

本组经中医辨证属于脾气虚证的门诊及住院患者共 168 例，其中慢性胃炎、消化性溃疡 84 例（均经胃镜肉眼观察及病理活检证实为慢性胃炎，部分合并胃及十二指肠球部溃疡），男 43 例，女 41 例，年龄 19～68 岁，病程 1 个月～25 年，多数 2～10 年；慢性肾小球肾炎 44 例，男 19 例，女 25 例，年龄 25～68 岁，病程 1～20 年；孕吐、妊娠水肿 40 例，年龄 25～34 岁。辨证标准如下：面色淡白、全身疲乏、四肢无力、食欲不振、腹部胀满、大便溏薄。选择具有以上 6 项中 4 项，并有舌质淡、舌体胖、苔薄白或有齿痕或有细裂纹、脉象沉缓等与证型基本相符者。除孕吐、妊娠水肿 40 例随机均分为对照组（20 例）及治疗组（20 例）外，其余病例均根据健脾益气方治疗前后，进行疗效的对比观察。

2. 方法

（1）治疗方法

健脾益气方组成及服法：生黄芪 30g，党参 15g，茯苓 30g，白术 15g，陈皮 15g，生甘草 4g，以上药味水煎 2 次，合并煎液浓缩至每 100mL 内含 100g 中药，每日服 2 次，每次 20mL。对于孕吐、妊娠水肿患者加服续断、桑寄生及丹参，其中 20 例对照患者除依常规服用 B 族维生素、维生素 C 外，以焦三仙 30g 代替健脾益气方并加适量蔗糖煎煮，服法同前，每疗程为 2 个月。治疗前后观察证候、病理及血清胃泌素等指标的变化。

（2）实验室检查

①血清胃泌素测定：放射免疫法[1]。②血清甘胆酸测定：放射免疫法。③血中类乙酰胆碱物质及乙酰胆碱酯酶测定：采用化学法[2]。④全血 5-羟色胺及组胺测定：荧光测定法。

3. 结果

（1）疗效评定标准

①证候疗效评定：显效：症状基本消失或显著好转；有效：症状及舌象、脉象有好转；无效：症状及舌象、脉象无变化或恶化。②客观指标疗效评定：治疗前后各项检查指标经统计学处理，有显著性改变者为有效，恢复正常为显效。③病理改变疗效评定：对于慢性胃炎、消化性溃疡患者，参考胃镜肉眼观察和病理活检的变化，做出综合疗效评定。

2. 结果

①慢性胃炎、消化性溃疡：84 例患者经治疗后 78 例临床症状均有不同程度的好转，其中 60 例治疗后腹痛和腹胀基本消失，食欲和乏力明显好转，大便由溏薄转为成形。84 例中 32 例进行了胃镜肉眼及病理活检复查，其中显效（炎症病变大部分吸收，出血糜烂消失，肠上皮化生好转）11 例，占 34.3%。16 例炎症浸润、出血糜烂等有所减轻，占 50%。无效 5 例，占 15.7%。多数患者治疗前后进行了血清胃泌素、甘胆酸、血类乙酰胆碱物质及乙酰胆碱酯酶活性测定，结果发现，血清甘胆酸明显升高（$P<0.05$），说明脾虚证患者经健脾益气方治疗后排泄胆汁酸的功能有所改善，见表 1。

表1 健脾益气方对慢性胃炎及消化性溃疡患者血甘胆酸等含量的影响（$\overline{X} \pm SE$）

	胃泌素 （pg/mL）	甘胆酸 （μg/mL）	类乙酰胆碱物质 （μg/mL）	乙酰胆碱酯酶 （μ%）
治前	146.0 ± 17.1 （29）	109.0 ± 9.0 （79）	40.5 ± 1.7 （78）	680.0 ± 71.0 （78）
治后	105.0 ± 13.7 （29）	143.0 ± 9.0* （79）	41.3 ± 1.8 （78）	650.0 ± 41.0* （78）

注：（ ）内数字为测定例数，* 治疗前后比较 $P<0.05$

综合以上情况，84例属于显效者60例（71.4%），有效者18例（21.4%），无效者6例（7.1%），总有效率92.9%。

②慢性肾小球肾炎：本组患者经治疗后，44例者中41例症状有不同程度的改善，如全身乏力、自汗、畏寒、肢冷、大便溏薄及腹胀基本消退或显著好转。治疗后35例尿蛋白检查有不同程度改变，其中尿蛋白阴转者16例（36.4%），减少（+）以上者19例（43.2%），无效者9例（20.1%）。血中5–羟色胺及组织胺水平呈不同程度的降低，并有逐渐接近正常值的趋势，见表2。

表2 健脾益气方对慢性肾炎患者5–羟色胺等的影响（$\overline{X} \pm SE$）

	例　数	5–羟色胺（ng/mL）	组织胺（ng/mL）
治　前	44	112.8 ± 8.2	110.9 ± 6.72
治　后	44	104.3 ± 0.7	109.5 ± 5.1

综合上述情况，治疗后44例慢性肾小球肾炎患者中属于显效者7例（15.9%），有效31例（70.5%），无效者6例（13.7%），总有效率86.3%。

③孕吐、妊娠水肿：两组患者经治疗后，临床症状均有不同程度改善，治疗组20例痊愈3例（40%），显效2例（10%），好转10例（50%），总有效率100%。而对照组总有效率仅为65%。

两组治疗前后血中胃泌素等指标的测定发现，用健脾益气方治疗后，甘胆酸含量明显升高，而两组患者乙酰胆碱酯酶均有所降低（$P<0.05$），见表3。

表3 两组孕吐、妊娠水肿患者血清胃泌素等变化（$\overline{X} \pm SE$）

组别		例数	甘胆酸 （pg/mL）	胃泌素 （μg/mL）	类乙酰胆碱 （μg/mL）	乙酰胆碱酯酶 （μ%）
对照	治前	20	71.1 ± 5.7	112.3 ± 11.5	41.8 ± 4.4	1579.0 ± 128.0
	治后		87.9 ± 13.0	127.9 ± 24.7	50.1 ± 5.5	855.0 ± 49.0*
治疗	治前	20	56.4 ± 4.2	116.3 ± 14.1	38.3 ± 4.2	1523.0 ± 183.0
	治后		102.7 ± 42.5*	147.9 ± 10.0	47.0 ± 1.7	684.0 ± 47.8*

二、实验研究

1. 对豚鼠离体回肠及回肠纵行肌条标本被电刺激诱发收缩的拮抗作用

参照赵子厚的方法[3]，制备豚鼠离体回肠及回肠纵行肌条标本，并用方波电刺激使之兴奋，观察健脾益气方对电刺激所致兴奋的拮抗作用。结果发现健脾益气方对上述两种制备标本的兴奋现象均呈明显的抑制作用，该方在 10^{-3}g/mL 的浓度下，对回肠标本兴奋的抑制率为 $77.2 \pm 4.5\%$，其抑制作用随浓度的增加而逐渐加强。

2. 对豚鼠离体回肠纵行肌条标本乙酰胆碱释放的影响

依 Paton 等的方法制备保留奥氏神经丛（Auerbach's plexus）的回肠纵行肌条标本[4]，方波电刺激 0.5Hz，波宽 1ms，电压 120V；乙酰胆碱测定按 Vapaatalo 法进行。结果显示，健脾益气方在一定的浓度下可以显著抑制乙酰胆碱自奥氏神经丛的释放，见表 4。

表 4　健脾益气方对豚鼠回肠纵行肌条标本乙酰胆碱释放的影响（$\overline{X} \pm SE$）

组　别	肌条标本数 *	乙酰胆碱释放量	
		pmol/ 脉冲	pmol/g 肌条 /min
对照组	7	594.0 ± 26.2	8046.5 ± 626.2
健脾益 10^{-2}g/mL	7	77.2 ± 20.6	1850.4 ± 495.1
气方组 5×10^{-3}g/mL		195.6 ± 27.4	4696.1 ± 656.6
盐酸吗啡（10^{-5}M）	7	8.5 ± 0.3	154.8 ± 8.5

注：* 肌条标本平均重量 109.5 ± 15.5mg

3. 对大鼠慢性醋酸性胃溃疡模型的影响

模型制作参照王志均等的方法，以西咪替丁作为阳性对照药物。结果表明在健脾益气方 10g/kg 的剂量下对大鼠慢性醋酸性胃溃疡模型的修复过程具有明显的促进作用，以溃疡指数（mm^2）为指标，对照组、健脾益气方组及西咪替丁组（50mg/kg）分别为 55.6 ± 5.2、33.8 ± 2.3 及 28.6 ± 3.7。与对照组经方差分析比较，$P<0.05$。

三、讨论

我们的工作曾证明，脾气虚证患者消化系统功能多有不同程度的障碍[5]。"虚则补之"是中医的治疗原则之一，而健脾益气又是补法中的一个重要治法。

本文所观察的病例，在应用健脾益气方治疗以后，不仅临床症状有明显好转或基本改善，而且整体都得到满意的恢复，说明健脾益气方能从根本上促使脾气虚证患者的病理生理变化趋向正常，因而某些客观检查指标亦有相应的变化。从本文所得结果可见，在慢性胃炎、消化性溃疡和孕吐、妊娠水肿患者，经服本方后血清甘胆酸水平都有不同程度的升高，说明健脾益气方可以通过增加胆汁酸的排泄过程，对改善消化系统功能障碍起到一定的促进作用。而某些脾气虚证患者服用健脾益气方后，血中 5- 羟色胺及组织胺水平的下降，对维持胃肠道的正常运动及分泌过程，亦可以起到一定的有益作用。

从动物实验结果可见，健脾益气方对豚鼠离体回肠及纵行肌条标本被电刺激所致的兴奋现象有明显的抑制作用，而此抑制作用已知是由于减少了副交感神经递质自神经末梢或神经节处的释放。我们推测健脾益气方对临床脾虚证患者的便溏、泄泻的治疗效果可能与上述作用有关，而此作用似与 Yagasaki 报道之洛哌丁胺（Loperamide）作用类同[6]。

参考文献

［1］金敬善，等.血清胃泌素的放射免疫测定法及其在临床上的初步应用[J].中华内科杂志，1980，13（3）：184.

［2］赵荣莱，等.慢性胃炎和溃疡病人血中乙酰胆碱及乙酰胆碱酯酶含量的变化[J].北京第二医学院学报.

［3］赵子厚，等.异紫堇定对离体豚鼠回肠的收缩反应及乙酰胆碱释放的影响[J].中草药，1984，15（4）：20.

［4］Pateon WDH, et al. The origin of acetylcholine released from guinea-pig intestine and longitudinal muscle strips[J]. J physiol, 1968, 194：13.

［5］金敬善，等.老年人和脾虚患者消化系统功能的观察[J].中西医结合杂志，1984，4（3）：164.

［6］Osasa Yagasaki, et al. Effects of loperamido on acetyleholine and prostaglandins release free isolated guinoa-pig ileum[J]. Japan J Pharmacol, 1978, 28：873.

脾气虚证病人消化吸收功能的同步观察

金敬善　张声生　赵荣莱　危北海　何俊仁　王丽华　陈桂君　李伍善

我们从多病种角度同步观察了脾气虚证病人的消化吸收功能，现小结如下。

一、材料和方法

1. 观察对象

所有患者均系北京中医医院住院病人，都经西医明确诊断。其中有肿瘤患者 48 例（消化道肿瘤 36 例，其他肿瘤 12 例），贫血 16 例，脑梗死 6 例，慢性胃炎 21 例，消化道出血 12 例，溃疡病 12 例。正常对照组系北京市中医研究所职工，经保健室体检无肝、肾功能障碍和胃肠疾病，中医辨证亦无脾虚见证的健康者，年龄与观察病例相近。

2. 脾气虚辨证标准

根据 1986 年 5 月修订的《中医虚证辨证参考标准》。

3. 观察指标

①苯替酪胺试验：反映胰脏的外分泌功能，一定程度上反映消化功能，按周志超等方法。②木糖试验：反映小肠吸收功能，按金敬善改良的方法[3]。

二、结果与讨论

本文观察了肿瘤等多种脾气虚证病人的苯替酪胺试验和木糖试验，并与正常对照组做了比较，结果见表 1。

表1　　　　　　　　　脾气虚证病人的苯替酪胺和木糖试验结果

组　　别	苯替酪胺（%） M ± SD（n）	木糖（%） M ± SD（n）
正常组	74.60 ± 8.80（36）	26.37 ± 3.96（32）
消化道出血组	62.37 ± 20.91**（12）	13.08 ± 10.15***（8）
慢性胃炎组	64.12 ± 13.64***（21）	20.06 ± 8.63*（21）

续表

组　别	苯替酪胺（%） M ± SD（n）	木糖（%） M ± SD（n）
脑梗死组	55.37 ± 19.95** （3）	13.27 ± 9.18*** （6）
溃疡病组	62.41 ± 15.12*** （11）	18.87 ± 10.76** （12）
肿瘤组	55.68 ± 20.65*** （48）	20.41 ± 10.78** （28）

注：* 与正常组比较 $P<0.05$，**$P<0.01$，***$P<0.001$

从表 1 可见，只要中医辨有脾气虚证的各种疾病病人，苯替酪胺试验和木糖试验结果均明显低于正常组，统计学上有显著性差异，此结果与国内报道的结果基本一致。但本文观察是多病种，说明其他病种，例如脑梗死或肿瘤病人，只要中医辨证有脾气虚，消化吸收功能均降低，采用的两项指标不受病种限制，有普遍意义，是脾气虚证有价值的参考指标。

为了比较两项指标的敏感性，我们把正常组的苯替酪胺试验和木糖试验的均值都定为 100%，则表 1 可换算成表 2。

表 2　　　　　　　　脾气虚证病人苯替酪胺和木糖试验比较

组　别	苯替酪胺%（n）		木糖%（n）	
正常组	100	（36）	100	（32）
消化道出血组	83.61	（12）	49.60	（8）
慢性胃炎组	85.95	（21）	76.07	（21）
脑梗死组	74.22	（3）	50.32	（6）
溃疡病组	76.96	（11）	71.56	（12）
肿瘤组	74.64	（48）	77.40	（28）
	79.44 ± 4.82（95）		70.73 ± 9.51（75）	

注：胰轶肽组与木糖组比较 $t=15.572$，$P<0.001$

从表 2 可知，五组脾气虚证 95 例病人的苯替酪胺试验均值 ± 标准差（M ± SD）为 79.44 ± 4.82，五组脾气虚证 75 例病人的木糖试验为 70.73 ± 9.51，统计学处理结果，二组差异非常显著，说明木糖试验的敏感性明显高于苯替酪胺试验，此结果与周礼卿等报道的结果基本一致。

中医药治疗胃病若干疗效机制的探讨

赵荣莱　赵子厚　张锁雅　陈丽华　梁代英

慢性胃炎、溃疡病等常见胃病常有胃痛、胃胀、呃逆、呕吐、反酸等症状，从中医角度来分析有虚实寒热之别，故须首辨脏腑气血，次分虚实，再审寒热，兼及其他。由于内窥镜的普及，胃局部变化如炎症、萎缩、肠上皮化生、异型增生、出血、溃疡等受到重视，如何针对上述病损筛选有效方药是辨证施治的重要补充，无疑会大大提高中医药治疗胃病的疗效。长期以来，人们为了有效地筛选防治溃疡病和急性胃黏膜损伤的药物，探讨中医药的治疗机理，曾制备一些简便易行和适用的动物模型。为了探讨中草药的某些效果，亦建立了一些相应的观察方法。本文主要对我们几年来在这方面的工作进行介绍。

一、几种实验性胃溃疡的造模方法

消化性溃疡的成因及发病机理众说纷纭，20世纪70年代末期 Jacobson 提出了胃黏膜细胞保护学说，指出某些物质如前列腺素、脑肠肽（Brain-Gutpeptide）等具有防止或减轻有害物质对消化道上皮细胞的损伤及破坏的能力，从而不但为复制动物实验性消化性溃疡模型开辟了新的途径，而且对长期以来人们所采用的某些动物实验性模型的发病机理及药物作用过程的分析提供了科学的理论依据。下面是常用的几种实验性胃溃疡的方法。

1. 用黏膜损伤的方法形成慢性胃溃疡

目前已有多种方法复制与人类胃溃疡在组织形态上颇为相似的实验性胃黏膜损伤，其中胃浆膜层涂抹醋酸法使用较广，此法由 Okabe（1971）设计，后经王德民等修改，其溃疡发生率为100%，溃疡可持续150天左右。此种溃疡形成主要由于局部血液循环障碍所致，具有顽固性溃疡（Intractable ulcer）的特征，故适用于筛选大多数药物，尤其是中药的治疗效果。我们用此法对治疗溃疡病的传统成药乌贝散、对上消化道出血有止血效果的止血4号（由柿树叶、大黄组成）及传统健脾补气药四君子汤进行了实验。实验结果以大白鼠胃黏膜的溃疡指数（Ulcer index）表示，发现上述实验中给药组的溃疡指数均明显低于对照组，并接近阳性对照药西咪替丁组。实验结果证明，上述三个中药复方均有加速溃疡愈合的作用。应予指出，溃疡病属中医"胃痛"范畴，临床所见以脾胃虚寒型为多，四君子汤为传统健脾补气药，其对实验性胃溃疡的疗效接近于西咪替丁而显著高于对照组，这一结果为临床用健脾药治疗脾虚胃痛提供了实验依据。

2. 结扎大鼠幽门（Shay rat）

本法是 Shay 于 1945 年首次提出的，其优点是手术操作简单（约需 3 分钟），溃疡发生率近 100%，可在同一观察对象上对胃分泌及溃疡发生的严重程度进行评价。目前对其发病机理尚无一致看法，但多数意见认为与胃酸胃蛋白酶的消化作用有关，亦有作者认为 Shay rat 对一些可以促进胃液分泌的物质却不产生促分泌的作用。Shay rat 产生溃疡可受诸多因素的影响，对此石井等早在 20 世纪 60 年代末采用正交排列实验，观察了动物种系、体重、禁食时间及结扎后处理时间等因素对溃疡形成的影响，发现除体重外其他因素均有影响。虽然目前对胃分泌作用的研究尚有若干手段，如胃瘘、胃腔灌流、离体胃体灌流等，但与 Shay rat 比较亦各具优劣，故本法仍不失为用于研究消化性溃疡病因、胃液分泌机制及鉴定抗酸或抗溃疡药物的适用模型。我们用此模型对止血 4 号的作用进行了观察，结果发现，止血 4 号（1 克/千克体重/日）不但对胃黏膜具有明显的保护作用，而且可不同程度地抑制胃液及胃酸的分泌及胃蛋白酶的活性（见表 1）。

已如上述，尽管 Shay rat 至今仍被广泛使用，尤其是许多中药复方的筛选亦多采用，但仍应考虑其诸多影响因素。如中药多以口服给予，从而不能排除药物的直接胃内作用。此外，结扎动物是处于清醒还是麻醉状态，对结果也有影响，如 Tacca 发现可乐定（Clonidine）在清醒状态 Shay rat 可以抑制胃分泌，而麻醉状态则得到相反结果。

表1　　　止血 4 号对幽门结扎大鼠模型胃液某些生化物质的影响（M ± SE）

	对照组（10 只大鼠）	止血 4 号组（10 只大鼠）
胃黏膜损伤积分	8.60 ± 1.39	4.60 ± 0.89[*]
胃液容积（mL）	7.30 ± 0.44	5.92 ± 0.42[*]
胃液 pH 值	1.67 ± 0.04	1.89 ± 0.15

续表

	对照组（10 只大鼠）	止血 4 号组（10 只大鼠）
排酸量（μmol/4h）	567.00 ± 80.00	285.00 ± 37.00**
胃蛋白酶活性△	11.60 ± 0.70	8.91 ± 0.31**
胃液氨基己糖（μg/mL）	1.15 ± 0.02	1.00 ± 0.10

注：△胃蛋白酶活性以每小时每毫升胃液水解出色氨酸毫克数表示；* 与对照组比较 $P<0.05$，** 与对照组比较 $P<0.01$

3. 应激性溃疡

产生应激负荷的方法较多，常用的有束缚性应激法、情绪性应激法和束缚性水浸应激法。后者常被人们使用，它是属于情绪和物理性应激，与人类的应激性溃疡相似。动物处于应激状态开始后 2 小时，溃疡即开始出现，直至 20～24 小时达高峰，至第 4 周后接近完全恢复。溃疡主要表现在腺胃部，前胃见不到明显的溃疡形成，胃底部可见凝白块，且于应激后 2～11 天内溃疡数及外形逐渐恢复。应激性溃疡的发生与神经－体液因素有关，所以若干影响神经系统的药物包括对神经递质功能有直接或间接作用的药物亦可用此模型。李树英等观察了皮下注射鬼针草水溶部分对应激性胃溃疡动物模型的影响。鬼针草组（10 只小鼠）的溃疡发生率为 20%，溃疡面积平均为 $0.19 \pm 0.08 mm^2$；而生理盐水对照组（10 只小鼠）的溃疡发生率为 60%，溃疡面积平均为 $1.88 \pm 0.82 mm^2$。实验结果证明，鬼针草水溶部分能明显减少由于应激过程引起的溃疡面积，推测可能与该药的水溶部分抑制迷走神经的兴奋有关。

4. 采用某些药物或损伤剂引起溃疡的方法

常用诱发溃疡的药物有组织胺、利舍平、5- 羟色胺、无水酒精、糖皮质激素及一些非甾体类固醇抗炎药。其中组织胺可因兴奋 H_2 受体导致胃酸过量分泌，5- 羟色胺与破坏胃壁细胞溶酶体膜的稳定有关，利舍平促进了交感神经末梢囊泡中儿茶酚胺类递质释放耗竭而减弱肾上腺素能神经功能，使胃迷走神经兴奋性增高引起胃酸分泌增多和胃平滑肌过度蠕动而造成溃疡，某些糖皮质激素如氢化可的松可直接作用于胃局部，影响细胞代谢，增加儿茶酚胺缩血管作用，使胃黏膜急剧收缩，造成胃壁血运障碍，同时增加胃酸分泌，减少黏液分泌，使胃黏膜抵抗力降低而造成溃疡，以阿司匹林为代表的一类非甾体类固醇抗炎药，多数作者认为是由于抑制了前列腺素合成酶，使胃肠道黏膜前列腺素合成减少，从而降低了细胞保护作用所致。已有报道，阿司匹林可以使胃黏膜内氨基己糖（Hexosa-mine）含量显著降低，而氨基己糖是胃黏液成分之一，是酸性黏多糖和糖蛋白的主要组成成分，它在维持胃黏膜的完整中具有重要作用。总之，由于各类药物造成溃疡的机理已较明确，故用本法筛选有效中成药更便于对药物的作用机理进行分析。我们用阿司匹林造成急性及亚急性胃溃疡并观察了止血 4 号（1 克 / 千克体重 / 日）的作用，初步得到了该方剂有促进胃黏液生成，从而发挥了细胞保护作用的印象（见表 2、表 3）。

从表 1～3 显示，具有"寓通于涩"作用的止血 4 号，不但使排酸量明显减少，胃蛋白酶活性降低，从而减轻了损伤因子对胃黏膜的损害，并使胃窦黏膜氨基己糖含量增高，促进胃黏液生成，对胃黏膜起到保护作用，显示本方剂有削弱侵袭因子、强化保护因子的作用。

为了不同的目的，一些作者选用某些相应的方法，如横断动物脊髓（脊鼠 Spinal rat）一般 1 小时后胃黏膜呈高度充血及点状瘀血，6 小时后呈明显的点状及线状瘀血。

表 2 止血 4 号对大鼠急性阿司匹林胃溃疡及胃组织内氨基己糖含量的影响（M ± SE）

	对照组（10 只大鼠）	止血 4 号组（10 只大鼠）
条状出血率（%）	100	50
溃疡长度（mm）	11.60 ± 0.65	1.04 ± 0.58[*]
胃体氨基己糖[△]	1.38 ± 0.09	1.53 ± 0.01
胃窦氨基己糖[△]	2.27 ± 0.10	3.12 ± 0.15[*]

注：[△]氨基己糖含量以每毫克组织湿重内含的 μg 数表示（表 3 同）；[*] 与对照组比较 $P<0.001$

表 3 止血 4 号对大鼠亚急性阿司匹林胃溃疡及胃组织内氨基己糖含量的影响（M ± SE）

	对照组（10 只大鼠）	止血 4 号组（10 只大鼠）
溃疡发生率（%）	90	20
胃体氨基己糖	1.89 ± 0.05	2.34 ± 0.16[*]
胃窦氨基己糖	1.77 ± 0.15	2.37 ± 0.16[*]

注：[*] 与对照组比较 $P<0.05$

二、药物对离体肠管的解痉作用

胃痛是临床上最常见的病证之一，急性胃痛往往是十二指肠痉挛和胃紧张度增高所引起，故常可观察药物对离体肠段自动收缩或对某些物质诱发产生平滑肌痉挛是否具有拮抗作用。我们在研究脾虚证时，以利舍平使小鼠体内单胺类物质耗竭后，导致副交感神经功能相对偏亢，此时动物出现类似脾虚证症状，同时肠管平滑肌表现出对乙酰胆碱（Ach）的异常敏感性；四君子汤除可抑制平滑肌对 Ach 的上述异常敏感性，亦可抑制被 Ba^{2+} 引起的肠管兴奋现象。但两者的区别在于，前者呈线性关系，后者则否（图1）。曾有报道某些药物可以在阻断 Ba^{2+} 对动物小肠平滑肌的直接作用的同时，亦可与 Ach 竞争小肠平滑肌上 Ach 受体，从而使其 M 样作用被阻断，据此我们推测四君子汤可能属于此类药物。又如我们曾对草药秃疮花所含异紫堇啡碱对豚鼠离体回肠因电刺激诱发收缩是否有拮抗作用进行了观察，结果发现，异紫堇啡碱能明显地抑制豚鼠离体回肠被电刺激引起的兴奋性，当异紫堇啡碱浓度大于 $10^{-4}M$ 时肠管即处于完全松弛状态，对该条件下电刺激不再产生兴奋现象，符合理气止痛药的作用规律（见图2）。

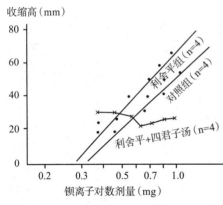

图1　四君子汤对不同组别动物回肠由 Ba^{2+} 所引起兴奋的剂量反应曲线

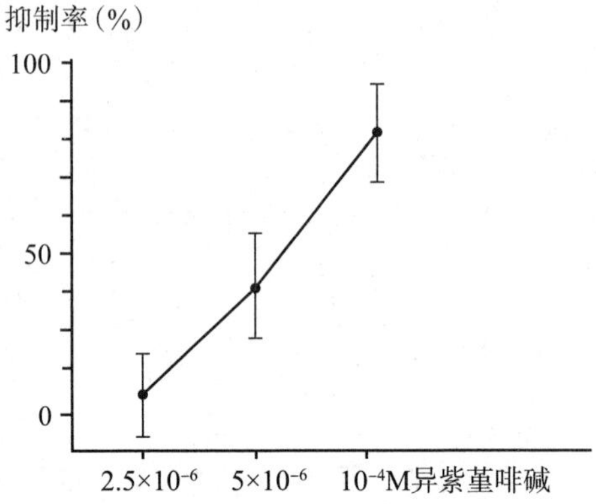

图2　异紫堇啡碱对豚鼠离体回肠电刺激诱发收缩的拮抗作用（每个坐标点为四个标本的平均值 ± 标准误）

三、在试管内检测某些中药对胃液胃酸、胃蛋白酶活性的影响

本法操作简单实用，我们早在 1976 年即用此法观察了止血粉（主要药物有阿胶、川贝母、三七等）的作用。

1. 止血粉抑制胃液消化蛋白质的作用

向内径 0.8mm，长 2cm 的毛细玻管内注入鸡蛋清，于 100℃烤至蛋白质凝固，将上述毛细玻管 10 只置于试管内并加入人工胃液（500mL 蒸馏水内加胃蛋白酶 5g、稀盐酸 8.2mL）20mL。另取毛细玻管 10 只，加入人工胃液 20mL

及止血粉 0.2g，两组同时于 37℃温孵 24 小时后，分别测量被消化的蛋白质的量（以毛细玻管两端被消化蛋白质后毫米数表示）。前者为 4.1±1.1mm，后者为 1.5±0.7mm（$P<0.001$）。从而显示，止血粉能明显抑制人工胃液中胃蛋白酶对蛋白质的消化能力。

2. 止血粉对胃蛋白酶的吸附作用

在 100mL 人工胃液中加入 1g 止血粉，振摇 1 分钟，于 3000rpm 离心 3 分钟，用分光光度计测定加入止血粉前后的光密度，可以计算出被止血粉吸附后液体内胃蛋白酶含量为 0.5mg/mL，较吸附前 10mg/mL 明显减少。如将上清液以稀盐酸调节 pH=2，并按上法测定胃蛋白酶被吸附后的蛋白消化能力，前者为 3.7±0.6mm，后者为 2.4±0.5mm。可见人工胃液经止血粉吸附后，胃蛋白酶含量减少，因而对蛋白质消化作用亦相应减弱。经用此法观察乌贝散亦得到类似的结果，药物对胃液的中和作用亦在人工胃液中得到观察，如向人工胃液 100mL 内加入乌贝散 2g，10 分钟后以酸度计测定可见 pH 自 1.6 升至 6.3。

现代医学对胃病的诊断技术，如内窥镜检查、X 线检查等近年来有了很大发展。检查结果与中医辨证分型之间有什么关联，无疑是值得探索和观察的。这方面已有不少工作，如胃酸分泌与中医分型间的关系、胃黏膜局部变化与辨证的关系等，都已取得一些有意义的结果，但对中医药治疗胃病疗效机制研究的资料还不太多。本文仅为此目的对所制定的一些方法和复制的模型及它们的实际应用简要地做一评论与介绍，望请同道指正。

慢性胃病慢性结肠炎患者胃肠黏膜
前列腺素 E_2、$F_{2\alpha}$ 浓度与中医证型初探

胡彩钦　金敬善　赵荣莱　王　立　何俊仁　王丽华　危北海

【摘要】放射免疫法测定慢性浅表性胃炎、萎缩性胃炎和十二指肠溃疡患者胃窦及胃体黏膜，慢性结肠炎患者横结肠黏膜的 PGE_2、$PGF_2\alpha$ 水平。测定结果提示慢性炎症（炎症或溃疡的静止期）患者的 PG 水平不能显示出病理的轻重程度。从中医辨证分型上，亦未能观察到不同证型间的差异。胃黏膜组织的 PG 水平对尿排出的 PG 水平，以及血浆对尿排出的 PG 水平，不显示出明显相关，而黏膜对血液的 PG 水平，有一定的相关性。

【关键词】慢性浅表性胃炎；萎缩性胃炎；十二指肠溃疡；慢性结肠炎；胃肠黏膜；前列腺素；中医证型

慢性结肠炎患者，常伴有腹痛、腹泻或便溏等症状，中医论证多属脾虚。大岛良雄（1984）观察到许多病种及中医证型血浆中 PGE_2 水平升高，另有报道，热象者，尿 PGE_2 及 cAMP 排出升高。前列腺素于胃肠道的主要作用表现在对黏膜的细胞保护（cytopro-tection）上。对于胃肠道疾病与胃肠黏膜 PG 水平报道很多，结果很不一致，对于黏膜 PG 水平与中医证型关系，尚未见报道。本文试图对内窥镜诊断为慢性胃病及慢性结肠炎者，从证型及病变的程度上，对胃肠黏膜 PGE_2 及 $PGF_2\alpha$ 水平，做一比较和分析。

一、观察对象与方法

1. 对象

来院做胃镜或肠镜诊查的胃炎、胃溃疡及结肠炎患者，在内窥镜诊查的同时，钳取胃窦及胃体黏膜各一块。结肠镜检查者，取横结肠黏膜一块。要求患者3天前停止摄入影响 PG 合成及代谢的药物，如固醇类激素、H_2 受体拮抗剂、

抗胆碱能药物，以及一些非固醇类抗炎药，尤其是吲哚美辛等。因难于得到正常的黏膜样品，故以轻度的慢性炎症为对照。中医的辨证分型上，脾虚组与其他各证型组进行分析比较。

2. 样品处理及 PG 的提取 [1,2]

黏膜（均 1～5mg）用滤纸擦拭，除去血液和黏液后，迅速称重，立即用冰冷的 70% 乙醇进行匀浆，匀浆液在微震动器上不时地震动，1 小时后冷冻离心，取 1mL 上清液移入具塞试管中，内含异丙醇、乙酸乙酯、0.1N HCl（3∶3∶1 V/V）的提取液 2mL，摇匀后加入蒸馏水 3mL，再摇匀，加入乙酸乙酯 3mL，震摇 10 分钟，离心，吸出有机相，置于闪烁杯中，40℃以下通气吹干，置 –25℃保存待测。

3. 放射免疫法测定 PGE$_2$ 和 PGF$_2$α [3,4]

放射免疫测定药盒由中国医学科学院基础医学研究所提供。

二、结果

胃炎及胃溃疡患者胃窦及胃体黏膜的 PGE$_2$ 和 PGF$_2$α 水平如表 1 所示。

表 1	胃黏膜 PG 水平		（单位：pg/mg 组织样重）	
	胃	窦	胃	体
	PGE$_2$	PGF$_{2α}$	PGE$_2$	PGF$_{2α}$
慢性浅表性胃炎 轻度	247 ± 163（16）*	72 ± 30（15）	332 ± 163（13）	90 ± 58（13）
慢性浅表性胃炎 中度	226 ± 116（10）	55 ± 8（10）△	230 ± 90（10）	56 ± 14（10）
浅表性萎缩性胃炎	298 ± 163（4）	68 ± 38（4）	305 ± 94（4）	100 ± 48（4）
十二指肠溃疡	344 ± 199（11）	90 ± 40（11）	293 ± 112（12）	72 ± 33（12）
贲门癌、胃窦癌各 1 例	125.462	47.77	409.204	144.58

注：* 数据为 M ± SD，单位 pg/mg 湿重，（下同）；△与十二指肠溃疡组比 $P < 0.05$

从表中看出，十二指肠（或球部）溃疡者，胃窦及胃体黏膜的 PGE$_2$ 和 PGF$_2$α 水平比慢性胃炎及萎缩性胃炎组高，胃体的 PG 水平于各组间没有显著差别。从胃的不同部位——胃窦和胃体间亦未显示出差异。胃黏膜的 PGF$_2$α 水平较低，仅为 PGE$_2$ 的 1/4～1/3。

慢性结肠炎患者横结肠黏膜的 PG 水平如表 2 所示，从炎症的严重程度分为轻度和中度炎症两组，两组间的 PG 水平未能观察出差异性。17 例慢性结肠炎中，脾虚者居多，占82%，脾湿者占18%。

表2		结肠黏膜 PG 水平	
		PGE$_2$	PGF$_{2\alpha}$
慢性结肠炎	轻度炎症	367 ± 176（8）	78 ± 16（6）
慢性结肠炎	中度炎症	348 ± 191（9）	68 ± 13（9）

对研究对象进行中医辨证分型，比较 PG 水平的异同（见表3）。从表3中看出，脾湿、湿热、阴虚和肝胃不和各组间未见差异，各组与脾虚组间，亦未显示出差异。

表3		胃黏膜 PG 水平与中医证型			
		PGE$_2$		PGF$_{2\alpha}$	
		胃 窦	胃 体	胃 窦	胃 体
脾	虚	263 ± 94（13）	248 ± 76（11）	72 ± 36（13）	57 ± 22（11）
脾	湿	322 ± 114（5）	271 ± 104（6）	52 ± 9（5）	50 ± 7（6）
湿	热	267 ± 164（10）	314 ± 141（7）	81 ± 39（9）	83 ± 43（7）
阴	虚	282 ± 290（8）	289 ± 181（9）	74 ± 28（8）	101 ± 60（9）

对 11 例胃炎及十二指肠溃疡患者同时测定胃黏膜组织、血浆及尿液的 PG 水平，并进行相关与回归分析，结果如表4所示。除了胃窦及胃体 PGE$_2$ 对血浆 PGE$_2$ 水平有一定的相关，其 r 值分别为 0.65 和 0.91 外，其他，黏膜对尿液、血液对尿液的 PG 水平皆无显著相关。此外，我们还对 100 例上述患者血与尿的 PG 水平做相关与回归分析，亦未见显著相关。其 PGE$_2$、PGF$_{2\alpha}$ 的 r 值，分别为 0.13 和 0.14。

表4		胃黏膜、血浆及尿液 PG 水平的相关与回归分析					
X Y	A	B	r	$\overline{X} \pm SD$	$\overline{Y} \pm SD$	N
PGE$_2$*						
胃窦—血浆	−63	3.05	0.65	290 ± 184	836 ± 864	11
胃体—血浆	−399	4.39	0.91	201 ± 194	926 ± 938	9
胃窦—尿液	1358	0.20	−0.04	290 ± 184	1300 ± 980	11
胃体—尿液	1394	0.62	−0.11	307 ± 192	1204 ± 4067	9

X Y	A	B	r	$\overline{X} \pm SD$	$\overline{Y} \pm SD$	N
血浆—尿液	1129	0.20	0.18	836 ± 864	1300 ± 980	11
PGF$_{2\alpha}$						
胃窦—血浆	313	−0.61	−0.27	72 ± 36	269 ± 83	10
胃体—血浆	289	−0.36	−0.24	79 ± 55	260 ± 83	9
胃窦—尿液	271	−1.48	−0.39	72 ± 36	166 ± 138	10
胃体—尿液	229	−0.98	−0.39	79 ± 55	150 ± 137	9
血浆—尿液	85	0.29	0.22	252 ± 97	169 ± 132	11

注：* 黏膜血浆、尿液的 PG 浓度单位分别为：pg/mg 湿重，pg/mL 和 pg/mg 肌酐

此外，我们还测定了两侧胃癌患者胃黏膜的 PG 水平，与炎症或溃疡者比较，亦未显示出显著差异（见表 1）。

三、讨论

前列腺素广泛地存在于动物的各种器官和组织中，有人认为哺乳动物的每个细胞都有 PG 的存在和合成 PG 的能力[6]，精液和胃肠黏膜含量很高。PG 对胃肠功能作用十分广泛，主要表现在对黏膜的细胞保护作用和抑制溃疡的生成[6,7]。对于胃溃疡病人，胃黏膜的 PG 水平报道结果很不一致[6]。wright（1982）[2] 报道良性胃溃疡患者胃窦及胃体 PGE$_2$ 水平比正常人低；Hillier（1985）[5] 报道对十二指肠黏膜进行温育，测定 PG 合成能力，亦显示出溃疡患者 PGF$_2$α 合成能力低于对照而 PGE$_2$ 与对照无差异。傅氏（1985）[9] 报告浅表性胃炎及萎缩性胃炎患者胃窦及胃体黏膜 PGE 水平比正常人高。我们对慢性浅表性胃炎、萎缩性胃炎及十二指肠溃疡患者胃黏膜 PG 水平测定，十二指肠溃疡组胃窦 PGF$_2$α 比胃炎者高外（见表 1），其他各组间的 PG 浓度水平都没显示出显著性差异，胃窦与胃体部位间也无显著差异。

PG 水平与中医证的研究报道常见诸血样[13]，而对胃肠黏膜 PG 水平与中医证型的关系研究尚欠报道。我们的研究提示，慢性胃炎或处于静止期的胃炎或十二指肠溃疡者，黏膜 PG 水平对中医证型不能显示出相关性。

慢性结肠炎者常伴有腹痛、腹泻或便溏，极相似于 PG 于肠道的反应。大多数 PG 能使小肠内积聚液体（enteropooling），人与动物都有此反应，这种积水源于小肠，当进入大肠时，一部分被大肠重吸收。若有过多的液体迅速通过

大肠而重吸收又不充分时，液体被逐出而产生腹泻，肠内积水与 PG 有剂量相依关系，认为活动性溃疡性结肠炎时，腹泻实质是个保护性反应，这时使肠腔内毒素易于排除。并且，PG 还可刺激黏液分泌，黏液起着隔离毒素与黏膜表面的接触，阻碍大肠对毒素的吸收。因此，研究腹泻 – 肠炎 – 脾虚与 PG 水平的关系，视为很有意义的课题。溃疡性结肠炎者，在炎症生成期及复发期 PG 合成升高，已有充分肯定[6]。Sharon（1978）[10] 报道溃疡性结肠炎者直肠黏膜 PGE_2 浓度水平及合成能力都比正常人高。Gould（1977）[11] 报道活动性结肠炎患者尿 PGF 的代谢物 PGF-M 显著升高。Harris（1977）[12] 报告溃疡性结肠炎急性期间，外周静脉血的 PGF 样物质的活性很高，其结肠黏膜 PGE、PGF 的合成力也大大（5～12 倍）高于炎症控制期，傅氏（1985）[9] 报告溃疡性结肠炎活动期，乙状结肠黏膜 PGE 水平大大升高，结肠炎症者比溃疡性结肠炎（活动期）低得多，血浆 PGE 在活动期也高于稳定期。由此观之，我们所观察的对象多属慢性肠炎，所测定到的 PG 水平应视为大大低于溃疡或炎症活动期的水平。

我们对患者的胃或结肠黏膜 PG 的测定结果，不论从中医的证型或从病的严重程度分，都没能观察出 PG 水平的显著差异，其水平相当于傅氏[9] 所报道的"稳定期"的水平或接近于常人的水平。这种结果，可能是所选择的对象为慢性溃疡或炎症"静止期"所反应的状态。

参考文献

［1］Szelenyi I, et al. Prostaglandin content in threat gastric mucosa during healing of chronic ulcers induced by acetic acid[J]. Agents&A ctions, 1983, 13：207-209.

［2］Wright JP, et al. Gastric mucosa prostaglandin E levels in patients with gastric ulcer disease and carcinoma[J]. Gastroenterology, 1982, 82：263-267.

［3］北京前列腺素放射免疫测定协作小组 . 前列腺素（PGS）的放射免疫测定法 [J]. 动物学报，1979, 25（2）：114.

［4］程娜杆，等 . 前列腺素 E_2（PGE_2）放射免疫测定方法 [J]. 中国医学科学院学报，1987，9（3）：229-231.

［5］Robert A. Prostaslandins and the Gastrointestinal tract in physiology of gastrointestinal tract, Jolinson (ed)[J]. Raven press, New York, 1981, PP：1407-1434.

［6］Hawkep CJ, Rampton DS. prostaglandins and the gastrointestinal mucosa：are they important in its function[J]. disease or thretment Gastroent erology, 1985, 89：1162-1188.

［7］Robert A. Cytoprotection by prostaglandins[J]. Gastroenterology, 1979, 77：761-767.

［8］Hillier K, et al. Duodenal mucosa synthesis of prostaglandins in duodinal ulcer disease[J]. Gut, 1985, 26：237-240.

［9］傅启良，等. 前列腺素 E 在胃疾患方面的实验研究 [J]. 中华消化杂志，1985，5（4）：218-219.

［10］Sharon p. Rose of prostaglandins in ulceratioecolitis：Enhaned production during active disease and inhitition by Suifasalaine[J]. Gastroenterology, 1978, 75：638-640.

［11］Gonld ST. Increased protaglandia production in ulcerative colitis[J]. Lancet, 1977, 2：98.

［12］Harris D W. Increased synthesis of prostaglandins in ulcerative colitis[J]. Lancet, 1977, 2：19.

［13］朱玟，等. 中医虚证与血浆前列腺素含量的变化——前列腺素 E、前列腺素 $F_{2\alpha}$ 含量的测定 [J]. 中医杂志，1983，（1）：75-77.

558 例消化性溃疡临床表现和
自主神经机能状态观察

赵荣莱　王　立　赵子厚　危北海　金敬善　李淑珍　李惠云　任蜀兵

消化性溃疡 558 例，系我院内窥镜室纤维胃镜诊断，其中 476 例做了胃黏膜活检病理。男性 443 例（79.39%），女性 115 例（20.6%）；<40 岁的 315 例（56.45%），41～60 岁的 187 例（33.51%），>61 岁的 56 例（10.03%），年龄最小的 16 岁，最大的 77 岁。可见溃疡病以男性患者为多，男女比例为 3.9∶1，这与我们观察的慢性胃炎男女比例为 1.1∶1，有明显差别。

一、临床表现

558 例中疲乏 93 例，自汗 16 例，胃痛 512 例，胃胀 367 例，胃寒 387 例，泛酸 276 例，胃灼热 243 例，腹胀 220 例，进食少 245 例，恶心 202 例，大便不调 273 例，嗳气 38 例，呕吐 41 例，呕血 25 例，胁胀 22 例，另有急躁 200 例，郁闷 121 例，黑便 190 例。由上可见，溃疡病以胃痛（91.75%）、胃胀（65.77%）、胃寒（69.35%）为最突出症状。溃疡病患者胃痛较胃胀为多，而我们观察到的慢性胃炎中，胃胀（72.4%）和胃痛（80.8%）发生率相近。胃部寒冷、怕进冷食的胃寒表现也较慢性胃炎（52.2%）多见。胃灼热（43.54%）、泛酸（49.96%）等显示胃酸分泌过多的症状也很普遍，嗳气、恶心、呕吐等逆蠕动表现，多系胃肠蠕动功能不协调引起。当副交感神经兴奋占优势时，出现泛酸、饥饿、胃痛、怕冷、流涎、苔白等寒象，此时胃痛可由于迷走神经功能亢进、平滑肌痉挛所致。迷走神经与胃泌素共同作用的结果，可促使胆囊收缩、幽门括约肌舒张、胃酸分泌增多，若有逆蠕动，则可有口苦反酸。迷走神经亢进，还可抑制心跳，收缩冠状动脉，而出现胸闷不舒。脘闷腹胀、纳呆，与餐后胃运动功能减弱有关。当交感兴奋占优势时，则可见口干、怕热，舌红苔黄等热象。本组舌质 66.84% 为淡红舌，淡舌 56 例（8.3%），红舌 95

例（17.02%），暗舌 34 例（6.09%），瘀斑 1 例。舌苔薄白占 61.29%，腻苔占 34.58%，黄苔占 11.64%，苔少或无或剥苔占 2.1%，苔有裂纹占 3.2%，舌体胖大占 9.6%，舌有齿痕 31.72%，脉象沉细 27.06%，细滑 99.2%。结合上述临床表现及舌脉，辨证为脾虚 251 例（44.98%），脾虚湿郁 210 例（37.63%），阴虚胃热 98 例（8.6%），瘀血阻络 14 例，肝胃不和 35 例（6.27%）。可见本组有82.61%具有脾虚证候。与广州中医学院报道的 92.2% 相接近。庞宁海报道 62例中有热象的 23 例，包括虚热、湿郁化热、气郁化热、血瘀化热等。本组 22例脾虚湿蕴者中，有 81 例化热而出现湿热证候。加上阴虚胃热 48 例，故有热象者共 129 例。

脾虚属气虚阳虚范畴，气阳虚则阴寒盛，故中焦虚寒为本病的主要病机。但有时同一病人，既有脾虚中寒的表现，又有胃灼热、急躁、舌红苔黄等热象。如我们随意统计 191 例患者，发现胃寒 107 例，胃灼热 75 例，其中胃寒、胃灼热同时存在的 58 例。这种寒热夹杂的情况，属于本寒标热，是溃疡病临床特点之一。临床常用的左金丸为治肝郁化火、肝火犯胃而出现的胁痛、呕吐吞酸之方，方中黄连苦寒以泻火清热，佐吴茱萸辛热以疏肝解郁，一寒一热相反相成，起到辛开苦降作用。确对本病寒热夹杂的病理，十分相符。

二、胃镜所见及，黏膜活检病理

本组胃溃疡 93 例（16.66%），十二指肠溃疡 407 例（72.93%），复合溃疡54 例（9.67%），残胃溃疡 9 例（0.7%）。十二指肠溃疡极大部分发生在球部，以前壁为最多，后壁次之，或前、后壁均有，形成对称溃疡。溃疡周围充血水肿，有时可见大小弯之间的黏膜集中形成桥梁状，这时前壁往往形成假憩室，有时在桥梁上有线状溃疡，线状溃疡可占据前壁、小弯侧及后壁，有时甚至可围绕一周。在 407 例十二指肠溃疡中有霜斑溃疡 233 例（57.24%），这是一种浅溃疡，在充血黏膜上，复有霜斑样白苔。

黏膜活检病理发现轻度炎症 40 例（8.4%），中度炎症 301 例（63.2%），重度炎症 135 例（28.28%），与同期观察 1290 例慢性胃炎中的轻度炎症 26.4%，中度炎症 54.8%，重度炎症 18.8% 相比，溃疡病时中、重度炎症的发生率较原发性胃炎为高。本组尚见到痘疮糜烂 87 例（15.59%），急性活动炎症 17 例（3.5%），腺体萎缩 26 例（5.40%），肠上皮化生 71 例（14.91%）。慢性胃炎与胃溃疡常同时存在，胃溃疡常发生在慢性胃炎的基础上。1986 年 9 月在巴西召开的第八次世界胃肠病学大会上正式提出幽门弯曲杆菌感染（CP）是慢性胃炎和消化性溃疡的重要原因之一。日本学者和荷兰学者发现100%球溃疡、95%胃溃疡都有幽门弯曲杆菌感染。我们的资料也发现溃疡病 CP 阳性率为 92.86%，慢性胃炎 CP 阳性率为 55.68%，且发现中、重度炎症 CP 阳性率为 89.36%，较轻度炎症时（17.07%）明显为高。这些资料均为溃疡病发病机理中的感染学说提供了佐证。

三、胃液 pH 测定

我们在胃镜检查时，抽取患者空腹胃液，以 pHs-1 型数字式酸度计测定 pH。对照组 23 例 pH 为 2.60±0.04。消化性溃疡病人 29 例，pH 为 2.48±0.04。虽较许国铭报道的 1.85～1.95 为高，但与本组对照组相比，有显著差异（$P<0.05$），和萎缩性胃炎（pH 为 0.67±0.32）相比差异更显著。即比正常人低，比萎缩性胃炎更低。

四、皮肤电位活动测定

我们对 42 例消化性溃疡病人的皮肤电位进行测定，结果为 22.52±29.00，与正常组（30 例）的 31.9±14.5 比较，皮肤电位活动较低，有明显差别（$P<0.05$）。我们以往的工作发现中医辨证为虚寒时皮肤电位活动为 9.8±1.9，有热象时为 48.0±8.2，本组溃疡病皮肤电位活动总的趋势是偏低，表示交感神经兴奋不足，皮肤电位 <30 者 28 例，占 66.66%，其中 12 例未见到皮肤电活动。但有 9 例皮肤电位 >50，其中 2 例分别为 113 及 122，说明少数病人皮肤电活跃，交感神经兴奋亢进。

五、血中乙酰胆碱含量和胆碱酯酶水平

胆碱能神经支配胃的壁细胞和胃窦 G 细胞，通过迷走神经冲动和胃壁神经丛的短反射而被激动，胃酸分泌的头相、胃相均兴奋迷走神经，迷走神经机能偏亢在十二指肠球溃疡的发病中起重要作用。我们对部分溃疡病人测定血中乙酰胆碱和胆碱酯酶水平，18 例溃疡病人血中乙酰胆碱水平为 42.55±3.47μg/mL，与对照组（69 例）的 32.39±1.28μg/mL 相比，有明显差异（$P<0.01$），12 例溃疡病人血胆碱酯酶水平 759.25±64.91 酶单位 /100mL，与对照组（47 例）的 1134.4±32.79 酶单位 /100mL 相比，差异十分明显（$P<0.001$）。

六、血浆环核苷酸含量

我们测定 40 例溃疡病人的血浆环核苷酸含量，发现 cAMP 为 20.1 ± 1.3，较正常组（22.9 ± 0.17）为低，有统计学意义（$P<0.05$），cGMP 为 14.75 ± 1.04，较正常组（11.40 ± 0.39）明显为高（$P<0.01$）。cAMP/cGMP 比值为 1.75 ± 0.26，比正常组（2.04 ± 0.11）为低，但无统计学意义（$P>0.05$）。这一结果，结合上述血中乙酰胆碱和胆碱酯酶含量变化，均表明溃疡时，有副交感兴奋性偏亢。但本病时，血浆环核苷酸含量，各作者报告的结果不一。金益强的 59 例溃疡病血浆 cAMP 较对照组低，与本组相似，用中药治疗后 cAMP 较治前升高，cGMP 较治前下降。而牟德俊的 64 例消化性溃疡，胃型 cAMP 偏低，脾型及寒型血浆 cGMP 降低，与本组观察结果不一致。

七、讨论

自主神经机能失调在溃疡病发病机理中的作用毋庸置疑，传统的看法是副交感神经机能偏亢，与中医气虚阳虚证相吻合。

黄贤樟检测十二指肠球部溃疡患者的多项生化与电生理指标。如用红细胞乙酰胆碱酯酶来反映副交感神经功能，试餐前后血清 PP 测定来反映患者腹腔迷走神经功能。试餐前后血清胃泌素测定来检测餐后胃泌素的分泌，餐后体表胃电幅度反映胃运动功能，冷刺激后皮肤电位测定反映交感神经兴奋水平。发现只有 21.7% 的患者其发病机制与餐后胃泌素分泌过多有关，说明餐后胃泌素的高分泌，并非是球部溃疡的共同特征。有肝郁为主型患者，试餐后有迷走神经功能亢进、胃泌素上升幅度过大与胃运动功能亢进等病理生理改变。脾虚型有餐后胃运动功能减弱的病理生理变化。他对绝大多数球部溃疡患者同步检测三项以上指标，综合分析的结果表明，球部溃疡发病机制呈多样性，可以是某一种或多种因素协同作用的结果。

以上资料表明，本病时自主神经机能状态并不只是副交感神经偏亢这一种类型，而是像陈国祯、连至诚等指出的那样，可有副交感神经偏亢、交感神经偏亢、交感、副交感神经均偏亢、交感兴奋不足、迷走兴奋不足等多种类型。

At how 对球部溃疡患者通过胰岛素刺激试验，观察到患者高峰酸排量和血中皮质醇水平都比正常组高，故球部溃疡患者可能与丘脑下部和垂体机能活动有关，胃酸分泌增多不单是迷走神经张力亢进所致，因此本病不是一种病因很明确的单一病变。不但胃溃疡和十二指肠溃疡的发病机理不完全相同，而且十二指肠球部溃疡也可根据其不同的病因和发病机制区分为若干亚型。中医证型不同，为本病亚型的存在提供依据，中医证型的传统划分办法，主要根据病人的外在表现而定，难免掺杂医、患双方的诸多主观因素。本文结合临床表现较为客观地从自主神经机能活动来阐明本病中虚、实、寒、热的发病机理。

微量元素测定的临床意义及其
与中医辨证的关系探讨

罗小石　赵荣莱　危北海　于凤华　金敬善　沈慧安　常志文

微量元素和人体健康的关系及患某些疾病时微量元素的变化，受到医学界的广泛关注。从 1959 年以来，在锌酶研究及缺锌的临床表现方面取得了很大进展，但探讨体内微量元素的变化与中医证型的关系报道尚少，本文通过测定慢性胃炎、溃疡病，老年病患者的血清和头发微量元素的含量，来探讨其与中医证型的内在联系和表现规律。

一、观察对象

测血清铜、锌含量计有慢性胃炎 64 例、溃疡病 16 例、老年病 134 例；另有 286 例（包括慢性胃炎、溃疡病、老年病）测定了头发铜、锌、铁、锰。

二、方法

血：受试者血清 0.5mL，加去离子水稀释，仔细混匀，避免起泡沫。然后采用 GFN-201 原子吸收分光光度计测试。

头发：在头枕部取发根根部头发 0.1g，用干法消化，0.1N 硝酸定溶至5mL，用原子吸收分光光度计测定。

中医辨证标准：均按全国高等学院内科统编教材所规定的辨证标准确定中医证型。

三、结果

1. 慢性胃病时血清铜、锌含量改变

80 例慢性胃炎、溃疡病人测定了血清铜、锌含量及其比值。其结果如表 1。

表 1		慢性胃病与正常人血清铜、锌含量比较		
	例　数	Cu（μg/dl）	Zn（μg/dl）	Cu/Zn
正常人	60	71.84 ± 24.95	58.82 ± 12.63	1.24 ± 0.41
轻度胃炎	19	104.02 ± 34.46	67.81 ± 16.01	1.57 ± 0.44
中度胃炎	45	104.89 ± 26.93	69.59 ± 13.56	1.56 ± 0.62
溃疡病	16	87.50 ± 16.70	68.51 ± 12.78	1.34 ± 0.47

所测慢性胃炎和溃疡病的血清铜含量均较正常组高（P 值分别 <0.01 和 <0.001），血清锌含量也较正常组高，有统计学显著性。Gu/Zn 比值虽较正常组高，但差异不显著（$P>0.05$）。血清铜含量，慢性胃炎为 104.89 ± 26.93，溃疡病为 87.50 ± 16.70，差异显著（$P<0.01$）。本组慢性胃炎的血清铜值不仅比溃疡病要高，而且较我们所测的老年心脑血管病的 97.25 ± 22.17、老年糖尿病的 96.96 ± 21.81、老年恶性肿瘤的 86.92 ± 31.36 都高。表明慢性胃病的血铜升高，并不一定提示其病变恶性。

2. 老年病人血清铜、锌含量变化的分析

本文测定正常老年组 41 例，老年心脑血管病组 78 例，糖尿病 25 例，恶性肿瘤 31 例。

其结果如表 2。

表 2		老年病人血清铜、锌含量测定结果分析		
	例　数	Cu（μg/dl）X ± SD	Zn（μg/dl）X ± SD	Cu/Zn
正常老年人	41	81.17 ± 13.59	60.60 ± 10.62	1.38 ± 0.29
老年人心脑血管病	78	97.25 ± 22.17	55.16 ± 12.11	1.64 ± 0.59
老年人糖尿病	25	96.96 ± 21.81	54.56 ± 12.26	1.89 ± 0.70
老年人恶性肿瘤	31	86.92 ± 31.36	51.80 ± 12.78	1.76 ± 0.71

由表 1、表 2 可见本组 60 岁以上正常老人和正常成人比较，血清 Cu 明显增高（$P<0.05$），Zn 含量无显著差别，Cu/Zn 比值增高。

老年人心脑血管病和糖尿病组病人，血清 Cu 含量明显增高（$P<0.001$），Zn 含量则明显减低（$P<0.05$），Cu/Zn 比值明显增高，（二组分别为 $P<0.001$，$P<0.01$）。

恶性肿瘤，血清 Cu 含量改变不明显，Zn 含量明显低于正常（$P<0.01$），Cu/Zn 比值明显高于正常（$P<0.01$），Cu/Zn 比值接近 2 或超过 2 的有 13 例，占

42%。其中胃癌 5 例（占胃癌的 38.4%），肺癌 3 例（占肺癌的 30%），肠癌 4 例（占肠癌的 66.6%），膀胱癌 1 例。本组 41 例正常老年人，无一例 Cu/Zn 比值超过 2。

3. 中医辨证与铜、锌、铁、锰含量的关系

80 例慢性胃病中医辨证为脾虚的 35 例，脾湿 31 例，气阴不足 14 例，各种中医辨证时血清铜锌含量见表 3。

表 3 　　　　　　　　　血清铜、锌含量与中医证型关系分析

	例　数	Cu（μg/dl）X ± SD	Zn（μg/dl）X ± SD	Cu/Zn
脾　　虚	35	94.87 ± 19.51	67.22 ± 13.28	1.46 ± 0.41
脾　　湿	31	95.12 ± 30.45	66.87 ± 18.05	1.56 ± 0.53
气阴不足	14	104.59 ± 31.51	76.45 ± 22.35	1.41 ± 0.55

可见脾虚型、脾湿型铜、锌含量相差不多。气阴不足的血 Cu 较脾虚型高，但无统计学差异。三种类型中血锌均不降低，均较正常值明显增高，经统计学处理 $P<0.05$，有明显差异。

本文另测定 286 例患者头发中四种微量元素锌、铜、铁、锰的含量，其与中医证型的关系，见表 4。

表 4 　　　　　头发锌、铜、铁、锰含量与中医证型关系分析

	Zn	Cu	Fc	Mn
脾气虚证 n=168	189.55 ± 43.57	12.05 ± 2.72	9.41 ± 4.04*	2.71 ± 1.31
肝胃不和证 n=43	197.98 ± 40.27	13.17 ± 3.05	10.04 ± 4.16*	2.62 ± 1.27
肝脾不和证 n=26	184.95 ± 58.78	13.16 ± 6.95	11.34 ± 6.53*	1.82 ± 1.06
肝肾阴虚证 n=49	187.75 ± 46.29	9.96 ± 3.14	—	—
正　常　值 n=30	174.89 ± 54.91	11.78 ± 3.79	21.69 ± 4.47	2.18 ± 0.07

注：* 与正常值比较 $P<0.01$

其中 49 例肾虚老年人的头发锌、铜含量均低于正常值，脾气虚证、肝胃不和证、肝脾不和证铁含量明显降低，脾气虚证、肝胃不和证和肝脾不和证三者之间锌、铜含量比较则无明显差异，但均高于正常值。

四、讨论

铜、锌是人体所必需的微量元素，人体内有 80 多种含锌酶，主要有碳酸酐酶，胸腺嘧啶核苷酶，PNA 聚合酶，RNA 聚合酶，碱性磷酸酶。这些酶的组成成分或激活因子直接参与体内核酸，蛋白质，脂质的代谢过程。在机体代谢及组织呼吸和体内生化过程中占重要地位，与内分泌密切有关。

铜也参与很多酶的合成及活化，对体内电子的传递，氧化还原，新陈代谢，内分泌腺机能，激素及神经递质的形成均有重要作用。

本文正常老年人血清 Cu，Cu/Zn 比值较正常成人组明显增高，而 Zn 改变不明显，当老年人患心脑血管病、糖尿病时，血清 Cu 增高，Zn 明显降低，老年恶性肿瘤组，血清 Zn 含量降低，三组病例的 Cu/Zn 比值均明显增高，Cu/Zn 比值超过 2 的分别占心脑血管病、糖尿病、恶性肿瘤病人的 28.2%、56% 和 42%。

许多学者研究锌与胃癌的关系，发现胃癌病人血锌下降，血铜升高，Cu/Zn 比值增大。

本组 80 例慢性胃炎和溃疡病的铜锌比值均未超过 1.86，所以，我们认为慢性胃病患者，如 Cu/Zn 比值超过 1.86，尤其是超过 2 时，主要由 Zn 低引起，应高度警惕有发生胃癌的可能。

体内微量元素含量的改变，与中医辨证虽有一定的相关性，但各种证型数量、元素含量的具体变化，则取决于多个因素，主要可能与病种有关。其次，病情的轻重、疾病发展的阶段及药物的作用等，亦是影响因素。本文所观察的 49 例肝肾阴虚均为老年人，其头发锌、铜多明显降低，尤以锌下降更明显。

本组脾气虚、肝胃不和、肝脾不和等证，主要为慢性胃病，其头发铁含量较正常值明显降低，可能与消化吸收功能低下有关。

胃十二指肠疾病血、尿 PGE_2 和 $PGF_2\alpha$ 含量及其与中医证型的关系

金敬善　赵荣莱　危北海　胡彩钦　胡玉芳

张声生　杨素茹　郑锦章　何俊仁　陶　毅

【摘要】本文在过去工作的基础上对脾虚证与 PG 的关系做了探索，发现脾虚证病人血中 PGE_2 水平明显升高，$PGF_2\alpha$ 明显降低。尿中 PGE_2 水平和 PGE_2/$PGF_2\alpha$ 比值明显升高。本文还观察了健脾益气糖浆对脾气虚证病人，气滞胃痛冲剂对肝胃不和病人的疗效，发现治疗前后血中 PGE_2 和 $PGF_2\alpha$ 水平均无明显变化。比较临床脾虚证病人和实验性脾虚大鼠血中 PG 水平，发现 $PGF_2\alpha$ 含量两者匀下降，脾虚病人 PGE_2 升高，脾虚大鼠 PGE_2 下降，说明两者同中有异，符合对中医动物模证的评价。

【关键词】胃疾病；血液；十二指肠疾病；前列腺素 E 类

前列腺素（PG）存在于人体及其他哺乳动物的许多重要组织和体液中，具有广泛的生物活性。随着人们对 PG 研究的深入，发现 PGE_2 和 $PGF_2\alpha$ 对消化系统的作用不同或相反。近 20 年来的研究表明，脾虚证与消化系统功能失调有关，但脾虚证与 PG 的关系，至今国内外都未见报道。本研究试图在过去工作的基础上[1]，结合血、尿和组织 PGE_2 和 $PGF_2\alpha$ 水平的测定，进一步探讨脾虚证的发生机理。

一、资料与方法

1. 一般资料

本文共观察 248 例，其中慢性胃炎 207 例，男 95 例、女 112 例，年龄 21 ~ 73 岁；消化性溃疡 41 例，男 29 例、女 12 例，年龄 21 ~ 69 岁。所有病例均为北京中医医院、北京市第六医院和北京市中西医结合医院的门诊和住院病

人。被选择的病人，抽血留尿前 1 周禁服吲哚美辛、阿司匹林等影响前列腺素代谢的药物，女性避开月经期。胃十二指肠疾病患者均由胃镜和病理检查确诊。对照组 47 例，为北京中医医院职工，均健康无病，经中医辨证无脾胃虚弱和湿热征象，近 1 周未服任何中西药，女性避开月经期，年龄与观察病例相近。

2. 中医辨证标准

参照沈氏[2]、徐氏[3] 和庞氏[4] 的辨证分型方法，将所观察的病例分别分为脾气虚型 119 例，肝胃不和型 102 例和脾胃湿热型 27 例。

表 1　　　　　　　　　胃、十二指肠疾病患者血 PG 水平（M ± SE）

组　别	例数	PGE_2	$PGF_{2\alpha}$	$PGE_2/PGF_{2\alpha}$
胃炎组	89	762 ± 84**	197 ± 14	4.47 ± 0.49***
溃疡组	22	595 ± 113*	196 ± 22	3.65 ± 0.69**
对照组	47	280 ± 19	237 ± 19	1.57 ± 0.16

注：与对照组比较：*$P<0.05$，**$P<0.01$，***$P<0.001$

表 2　　　　　　　　　胃、十二指肠疾病患者尿 PG 水平（M ± SE）

组　别	例数	PGE_2	$PGF_{2\alpha}$	$PGE_2/PGF_{2\alpha}$
胃炎组	80	1877 ± 132*	157 ± 14	15.96 ± 1.52*
溃疡组	22	1373 ± 201*	115 ± 17	16.43 ± 3.12*
对照组	47	570 ± 32	216 ± 48	4.49 ± 1.00

注：* 与对照组比较 $P<0.001$

3. 检测方法

血、尿 PGE_2 和 $PGF_{2\alpha}$ 的放射免疫测定：将其中的甲苯闪烁液改为二氧六环闪烁液，采用中国医学科学院基础医学研究所药理室提供的方法，试验药盒亦由该所提供[5]。人尿肌酐的测定参照 Norbert 氏[6] 苦味酸显色法进行。

二、结果

1. 血、尿 PGE_2 和 $PGF_2\alpha$ 水平及 $PGE_2/PGF_2\alpha$ 比值

检测慢性胃炎 80 例（简称胃炎组），消化性溃疡 22 例（简称溃疡组）。表 1 和表 2 示，胃炎组和溃疡组患者血、尿 PGE_2 水平和 $PGE_2/PGF_2\alpha$ 比值均明显高于正常对照组，有显著性差异（$P<0.05 \sim P<0.001$），而血、尿 $PGF_2\alpha$ 均稍低于正常对照组，但无显著性差异（$P>0.05$）。

2. 慢性胃病患者血、尿和组织中 PGE$_2$ 和 PGF$_2$α 水平及 PGE$_2$/PGF$_2$α 的比值

检测慢性胃炎 8 例，消化性溃疡 3 例，结果发现血、尿 PGE 和 PGE$_2$/PGF$_2$α 比值明显高于相应的正常对照组（$P<0.01$），而血、尿 PGF$_2$α 与正常对照组比较无显著性差异（$P>0.05$）。表 3 示，慢性胃病患者胃窦部 PGE$_2$ 和 PGF$_2$α 水平及 PGE$_2$/PGF$_2$α 比值与胃体部比较，均无显著性差异（$P>0.05$）。尿中 PGE$_2$/PGF$_2$α 比值明显高于血中和胃窦、胃体部组织中 PGE$_2$/PGF$_2$α 比值。

表 3　　　　慢性胃病患者胃黏膜组织中的 PG 水平（M±SE）

部　位	PGE$_2$	PGF$_2$α	PGE$_2$/PGF$_2$α
胃　窦	292±55（11）	72±11（10）	3.77±0.44（10）
胃　体	302±61（9）	80±18（9）	4.11±0.48（9）

表 4　　　　血浆 PG 水平（Pg/mL）与中医证型的关系（M±SE）

组　别	例数	PGE$_2$	PGF$_2$α	PGE$_2$/PGF$_2$α
脾气虚组	119	486±42$^{**\triangle}$	183±11*	2.66±0.16$^{\triangle\triangle}$
肝胃不和组	102	441±36$^{**\triangle\triangle}$	183±12	2.41±0.34$^{\triangle\triangle\triangle}$
脾胃湿热组	27	909±151**	191±26	5.74±0.82**
对照组	47	280±19	237±19	1.57±0.16

注：与对照组比较：$^{*}P<0.05$，$^{**}P<0.001$；与脾胃湿热组比较：$^{\triangle}P<0.05$，$^{\triangle\triangle}P<0.01$，$^{\triangle\triangle\triangle}P<0.001$

3. 血浆 PG 水平与中医辨证分型的关系

表 4 示，脾气虚组 PGE$_2$ 明显高于对照组（$P<0.001$），PGF$_2$α 明显低于对照组（$P<0.05$）。肝胃不和组 PGE$_2$ 明显高于对照组（$P<0.001$）。脾胃湿热组 PGE$_2$ 均明显高于对照组（$P<0.001$）、脾气虚组（$P<0.05$）和肝胃不和组（$P<0.01$）。脾胃湿热组 PGE$_2$/PGF$_2$α 比值亦均明显高于对照组（$P<0.001$）、脾气虚组（$P<0.01$）和肝胃不和组（$P<0.001$）。

4. 尿中 PG 水平与中医辨证分型的关系

表 5 示，脾气虚组、肝胃不和组和脾胃湿热组尿中 PGE$_2$ 和 PGE$_2$/PGF$_2$α 比值均显著高于对照组，经统计学处理均有显著性差异（P 均 <0.001）。

表 5　　　　　　　　尿中 PG 水平（pg/mg 肌酐）与中医证型（M ± SE）

组　别	例数	PGE_2	$PGF_{2\alpha}$	$PGE_2/PGF_{2\alpha}$
脾气虚组	42	$1718 \pm 299^*$	154 ± 19	$14.41 \pm 2.26^*$
肝胃不和组	37	$2182 \pm 253^*$	156 ± 21	$16.10 \pm 2.37^*$
脾胃湿热组	27	$1759 \pm 287^*$	150 ± 21	$16.80 \pm 2.15^*$
对照组	12	570 ± 32	216 ± 48	4.49 ± 1.00

注：* 与对照组比较 $P<0.001$

表 6　　　　　　　　临床脾虚病人血浆中 PG 水平（M ± SE）

组　别	例　数	PGE_2	$PGF_{2\alpha}$	$PGE_2/PGF_{2\alpha}$
脾虚组	119	$486 \pm 42^{**}$	$183 \pm 11^{**}$	$2.66 \pm 0.34^*$
对照组	47	280 ± 19	237 ± 19	1.57 ± 0.16

注：与对照组比较：$*P<0.01$，$**P<0.001$

表 7　　　　　　　　实验性脾虚大鼠血浆中 PG 水平（M ± SE）

组　别	动物数	PGE_2	$PGF_{2\alpha}$	$PGE_2/PGF_{2\alpha}$
脾虚组	11	$2382 \pm 271^*$	$87 \pm 17^*$	27.38 ± 4.81
对照组	8	3775 ± 318	198 ± 28	19.07 ± 4.01

注：* 与对照组比较 $P<0.01$

5. 临床脾虚病人和实验性脾虚大鼠（大黄模型，由中国科学院生物物理研究所提供）血浆中 PG 水平

表 6 和表 7 示，临床脾虚病人血浆中 PGE_2 明显升高（$P<0.001$），但实验性脾虚大鼠血浆中 PGE_2 明显下降（$P<0.01$），二者结果相反。血浆中 $PGF_2\alpha$ 水平，临床脾虚病人和实验性脾虚大鼠都明显下降（$p<0.001$ 和 $P<0.01$），但临床脾虚病人下降幅度更大。

三、讨论

人体是一个整体，依靠神经和体液系统的调控维持机体内环境的稳定。PG 广泛存在于人体的组织和体液中，具有多种生理功能，对于胃十二指肠疾病患者，PGE_2 的主要生理功能是抑制胃液分泌，保护消化道黏膜细胞不受胃酸等因子的损害，维持消化道的正常功能[7]。本研究结果表明，慢性胃炎和消化性溃疡病人的血、尿 PGE_2 水平和 $PGE_2/PGF_2\alpha$ 正常比值因 PGE_2 的升高而遭到破坏。其原因可能是由于胃黏膜慢性炎症和病变、疼痛等因素刺激了内源性 PGE_2 的合成，使血、尿 PGE_2 水平升高，由此激活了 K^+-Na^+-ATP 酶，促进 Na^+ 从胃肠黏膜侧向浆膜侧转运，有利于消除水、Na^+ 在黏膜细胞内潴留，即消除黏膜水肿，保护黏膜细胞和黏膜下血管的完整性，防止黏膜细胞进一步坏死和黏膜出血，这是一种自我反馈调节。

同步观察血、尿和组织中 $PGE_2/PGF_2\alpha$ 的比值表明，尿中 $PGE_2/PGF_2\alpha$ 比值明显高于血和组织中比值，说明尿中 PGE_2 的升高更明显。因为体内 PGE_2 的代谢物都从尿中排泄，所以尿中 PGE_2 含量，除了反映血和胃窦、胃体组织中 PGE_2 的含量外，还反映其他组织如肾脏组织和体液中的 PGE_2 代谢物水平。

本研究观察了血、尿 PG 水平与三组中医证型的关系，发现脾气虚组、肝胃不和组和脾胃湿热组 PGE_2 水平均明显高于对照组，其中以脾胃湿热组升高最明显，而且明显高于脾气虚组和肝胃不和组。$PGE_2/PGF_2\alpha$ 比值，脾胃湿热组也明显高于对照组、脾气虚组和肝胃不和组。三组证型的尿中 PG 水平与血中 PG 水平有类似的变化，这可能与血中 PG 经代谢灭活后从尿中排泄有关。

脾气虚证病人 PGE_2 明显升高，对偏亢了的副交感神经功能有抑制作用，有利于自主神经系统功能的恢复。本文结果初步说明，虽然 PGE_2 水平的变化对脾气虚证不是特异的，但也提示脾气虚证形成过程中也有 PGE_2 参与调节。至于脾胃湿热证患者血、尿中 $PGE_2/PGF_2\alpha$ 的变化更明显，可能是脾胃湿热证病人湿热之邪较盛，正邪之争剧烈，炎症较重，刺激 PGE_2 的合成和分泌也较多的缘故。

大岛良雄等[8]曾报道了东洋医学的证和 PG 的关系，探讨 PG 在维持人体阴阳平衡过程中的作用。他们发现，气阴两虚组 $PGF_2\alpha$ 水平较正常对照组明显升高，气滞血瘀组 PGE_2、$PGF_2\alpha$ 水平明显升高，肾虚组 PGE_2 水平也明显升高。国内毕增棋等[9]报道了慢性胃炎肾阴虚、肾阳虚病人 PGE_2 水平明显高于正常人。李恩等[10]报道了肾性高血压阴虚和阴阳两虚病人 $PGF_2\alpha$ 水平明显升高。以上结果初步说明，在病理状态下 PG 多数升高，与我们的研究结果有相似之处，说明 PG 作为中医证型的客观指标目前还看不到有什么规律性，有待进一步探索和研究。

中药复方对 PG 水平的影响国内也有报道，梁晓春等[11]用清下中药茵虎黄煎剂、抗炎 9 号治疗胆系感染家兔，中药组治疗后家兔胆囊组织内 PGE、cAMP 水平显著低于单纯感染组，与正常对照组接近。我们曾用健脾益气糖浆治疗脾气虚证病人，不但临床症状有明显改善，而且实验室检查指标，例如反映小肠吸收功能的 D- 木糖试验和反映消化功能的尿淀粉酶活性和苯替酪胺试验等也有明显升高，说明该药能改善脾气虚证病人的消化吸收功能，疗效是肯定的。但本文总结的脾气虚证和肝胃不和证病人，用两组中药复方治疗后，发现血中 PGE_2 和 $PGF_2\alpha$ 水平无明显变化。日本学者对六君子汤类药剂进行了机理研究，发现六君子汤有抑制胃酸分泌作用，其黏膜细胞保护作用与 PGE_2 无关。本文所用健脾益气糖浆的组成除了健脾益气糖浆的黄芪代替六君子汤的制半夏外，其他五味中药均与六君子汤相同，推测其作用机制可能与六君子汤相似，所以治疗前后 PGE_2 和 $PGF_2\alpha$ 均无明显变化。

在我们的研究中还发现，临床脾虚证病人血中 PGE_2 水平明显升高，而实验性脾虚大以鼠血中 PGE_2 水平明显降低，二者结果正好相反。初步说明临床病人多因素导致脾虚证的形成过程与大鼠以大黄单一因素导致脾虚证的形成过程是不同的。这也说明大黄致脾虚证大鼠模型的不足之处。另外，临床脾虚证病人血中 $PGF_2\alpha$ 水平与实验性脾虚大鼠的血中 $PGF_2\alpha$ 水平有相似的变化，均明显降低，两者又有相同之点，这也符合目前专家们对中医各种证型动物模型的评价。

参考文献

[1] 金敬善，等. 老年人和脾虚患者消化系统功能的观察 [J]. 中西医结合杂志，1984，4（3）：164.

[2] 沈自尹，等. 中医虚证辨证参考标准 [J]. 中西医结合杂志，1986，6（10）：598.

[3] 徐景藩，等. 胃脘痛 400 例临床证候分析 [J]. 江苏中医杂志，1982，2（6）：13.

[4] 庞宁海. 254 例胃十二指肠疾病的中医辨证和舌面 pH 值观察 [J]. 北京中医，1986，（3）：16.

[5] 程锦轩，等. PGE 放射免疫测定方法 [J]. 中国医学科学院学报，1987，9（3）：229.

[6] W.T.Notbert.Fundatementals of Clinical Chemistry, W, B[M].Sanuder Company, 1970.724.

[7] 吴子平，等. 前列腺素在消化系统中的细胞保护作用 [J]. 国外医学外科学分册，1985，（4）：193.

[8] 大岛良雄，等. 东洋医学的证和前列腺素的关系 [J]. 国外医学中医中药分册，1985，7（3）：1.

[9] 毕增祺，等. 慢性胃炎血浆前列腺素、环核苷酸含量与中医肾虚的关系 [J]. 中国医学科学院，1981，3（4）：283.

[10] 李恩，等. 肾性高血压中医分型与血浆前列腺素、肾素、血管紧张素 Ⅱ、环核苷酸变化的观察 [J]. 中西医结合杂志，1990，10（3）：165.

[11] 梁晓春，等. 前列腺素与中医中药 [J]. 中西医结合杂志，1990，10（3）：185.

慢性胃炎和消化性溃疡患者血与
尿前列腺素 E_2 及前列腺素 $F_{2\alpha}$ 水平的研究

张声生　金敬善　赵荣莱　何俊仁　危北海

【摘要】用放射免疫法对 106 例慢性胃炎和消化性溃疡患者血与尿前列腺素 E_2（PGE_2）和前列腺素 $F_{2\alpha}$（$PGF_{2\alpha}$）水平进行了研究，并对其与中医辨证的关系做了探讨。初步发现：和健康对照组比较，慢性胃炎和消化性溃疡患者血与尿 PGE_2 皆明显增高（$P<0.01$），但 $PGF_{2\alpha}$ 无明显差异（$P>0.05$）；中度慢性胃炎患者尿 PGE_2 和 $PGF_{2\alpha}$ 皆明显高于轻度慢性胃炎（$P<0.05$），但血 PGE_2 和 $PGF_{2\alpha}$ 在两者之间无明显差异（$P>0.05$）；慢性胃炎和消化性溃疡的脾胃湿热证患者血 PGE_2 和 $PGE_2/PGF_{2\alpha}$ 及肝胃不和证患者血 $PGE_2/PGF_{2\alpha}$ 皆明显高于脾胃虚弱证（$P<0.05$），和健康对照组比较，血 PGE_2/ 尿 PGE_2 比值的下降幅度及血 $PGF_{2\alpha}$/ 尿 $PGF_{2\alpha}$ 比值的上升幅度均表现为：脾胃虚弱证＞肝胃不和证＞脾胃湿热证。提示慢性胃炎和消化性溃疡主要与 PGE_2 关系密切，血与尿前列腺素（PG）的变化并不完全一致，PG 在中医的辨证中可能是一个有益的客观指标。

【关键词】慢性胃炎；消化性溃疡；前列腺素 E_2；前列腺素 $F_{2\alpha}$

慢性胃炎和消化性溃疡是中医脾胃病中最常见的疾病。本文观察了慢性胃炎和消化性溃疡患者血与尿前列腺素 E_2（PGE_2）及前列腺素 $F_{2\alpha}$（$PGF_{2\alpha}$）水平，并对其与中医辨证的关系进行探讨。

一、资料与方法

1. 中医的辨证标准

参照南京徐景藩及北京庞宁海等的辨证分型标准[1,2]，将所观察的 106 例患者分别辨为脾胃虚弱证 42 例、肝胃不和证 37 例和脾胃湿热证 27 例。

2. 健康对照组及病例的选择

健康对照组均选自北京中医医院职工，共 47 例，男 25 例，女 22 例，年龄为 20 ~ 65 岁，平均 45 岁。选择标准是健康无病，根据中医理论无脾胃虚弱及湿热征象，近 1 周内未服用任何中西药物，女性避开月经期。

所有观察病例均来自北京中医医院内科门诊和病房。被选择的病例，抽血、留尿前 1w 内不得服用阿司匹林等药物，女性避开月经期。所有病例皆经胃镜和病理检查确诊。观察的 106 例患者中，慢性胃炎 83 例，男 38 例，女 45 例，年龄为 21 ~ 78 岁，平均 55 岁，消化性溃疡 23 例，男 19 例，女 4 例，年龄为 21 ~ 69 岁，平均 45 岁。

3. 血与尿 PGE_2 和 $PGF_2\alpha$ 的放射免疫测定（RIA）

方法和药盒由中国医学科学院基础所药理室提供[3]，所不同的是将其中的甲苯闪烁液改为二氧六环闪烁液。

4. 人尿肌酐（Cr）的测定

参照 Norbert 氏苦味酸显色法[4]。

二、结果

根据 RIA 测定的结果，运用两均数比较的 t 检验进行统计学处理。为了避免留尿的误差对实验结果的影响，对尿 PGE_2 和 $PGF_{2\alpha}$ 进行了矫正，即用每毫克尿肌酐所含的毫微克（Pg/mg Cr）表示。

1. 慢性胃炎、消化性溃疡血 PGE_2 和 $PGF_{2\alpha}$ 水平及其在不同中医辨证中的变化，见表 1。

表 1　　　　各组和各证血 PGE_2 及 $PGF_2\alpha$ 水平比较（$\bar{x} \pm S_{\bar{x}}$）

组　别		例数	PGE_2	$PGF_{2\alpha}$	$PGE_2/PGF_{2\alpha}$
			（pg/mL）		
健康对照		47	280 ± 19	237 ± 19	1.57 ± 0.16
慢性胃炎		83	760 ± 84***	197 ± 14	4.47 ± 0.49***
消化性溃疡		23	595 ± 113***	196 ± 22	3.65 ± 0.69***
慢性胃炎	轻度炎症	41	767 ± 132***	198 ± 19	4.78 ± 0.70***
	中度炎症	42	735 ± 96***	195 ± 20	4.75 ± 0.71***
中医辨证	脾胃虚弱	42	566 ± 97**	210 ± 17	3.06 ± 0.53**
	肝胃不和	37	796 ± 110***	289 ± 19	5.22 ± 0.71*** △
	脾胃湿热	27	909 ± 151*** △	191 ± 26	5.74 ± 0.82*** △△

注：与正常对照组比较 *$P<0.05$，**$P<0.01$，***$P<0.001$；与脾胃虚弱证比较△ $P<0.05$，△△ $P<0.01$

表 1 显示，慢性胃炎和消化性溃疡及其中医各证的血 PGE_2、$PGE_2/PGF_{2\alpha}$ 皆明显高于健康对照组，但 $PGF_{2\alpha}$ 变化不明显；脾胃湿热证的 PGE_2、$PGE_2/PGF_{2\alpha}$ 及肝胃不和证的 $PGE_2/PGF_{2\alpha}$ 明显高于脾胃虚弱证。

2. 慢性胃炎、消化性溃疡尿 FGE_2 和 $PGF_{2\alpha}$ 水平及其在不同中医证型的变化，见表 2。

表 2　　　　　各组和各证尿 PGE_2 及 $PGF_{2\alpha}$ 水平比较（$\bar{x} \pm S\bar{x}$）

组　别		例数	PGE_2（pg/mgCr）	$PGF_{2\alpha}$（pg/mgCr）	$PGE_2/PGF_{2\alpha}$
健康对照		12	570 ± 32	216 ± 48	4.49 ± 1.00
慢性胃炎		83	$1877 \pm 173^{**}$	157 ± 14	$15.96 \pm 1.52^{**}$
消化性溃疡		23	$1378 \pm 201^{**}$	115 ± 17	$16.43 \pm 3.12^{**}$
慢性胃炎	轻度炎症	41	$1426 \pm 173^{**}$	$123 \pm 17^{*}$	$14.65 \pm 2.38^{*}$
	中度炎症	42	$2238 \pm 303^{** \triangle}$	$186 \pm 21^{\triangle}$	$15.51 \pm 2.03^{**}$
中医辨证	脾胃虚弱	42	$1718 \pm 299^{*}$	154 ± 19	$14.41 \pm 2.26^{*}$
	肝胃不和	37	$2182 \pm 287^{**}$	156 ± 21	$16.80 \pm 2.15^{**}$
	脾胃湿热	27	$1759 \pm 253^{**}$	150 ± 21	$16.40 \pm 2.37^{**}$

注：轻度慢性胃炎与中度慢性胃炎比较，$^{\triangle}P<0.05$

表 2 显示，慢性胃炎、消化性溃疡及其不同辨证的尿 PGE_2、$PGE_2/PGF_{2\alpha}$ 皆明显高于健康对照组，但 $PGF_{2\alpha}$ 除轻度慢性胃炎明显降低外，其余各组和各证与健康对照组比较皆无明显差异；中度慢性胃炎尿 PGE_2、$PGF_{2\alpha}$ 水平皆明显高于轻度慢性胃炎。

3. 慢性胃炎、消化性溃疡及其不同中医辨证的血与尿同步的 PGE_2、$PGF_{2\alpha}$ 比值变化，见表 3。

表 3　　　　各组和各证血与尿同步的 PGE_2 与 $PGF_{2\alpha}$ 比值变化（$\bar{x} \pm S\bar{x}$）

组　别		例数	血 PGE_2/ 尿 PGE_2	血 $PGF_{2\alpha}$/ 尿 $PGF_{2\alpha}$
健康对照		12	2.44 ± 0.57	0.73 ± 0.11
慢性胃炎		83	$0.88 \pm 0.20^{**}$	2.00 ± 0.27
消化性溃疡		23	$0.63 \pm 0.15^{***}$	$2.23 \pm 0.28^{***}$
慢性胃炎	轻度炎症	41	$0.46 \pm 0.07^{***}$	$2.34 \pm 0.40^{*}$
	中度炎症	42	$0.44 \pm 0.08^{***}$	1.57 ± 0.25
中医辨证	脾胃虚弱	42	$0.67 \pm 0.17^{***}$	$1.96 \pm 0.23^{**}$
	肝胃不和	37	$0.67 \pm 0.26^{**}$	$1.93 \pm 0.31^{*}$
	脾胃湿热	27	1.01 ± 0.42	2.36 ± 0.56

表 3 显示，不同辨证的血 PGE_2/尿 PGE_2 和血 $PGF_{2\alpha}$/尿 $PGF_{2\alpha}$ 虽无明显差异，但与正常组比较，血 PGE_2/尿 PGE_2 下降及血 $PGF_{2\alpha}$/尿 $PGF_{2\alpha}$ 上升的幅度都表现为：脾胃虚弱证 > 肝胃不和证 > 脾胃湿热证。

三、讨论

1. PG 与慢性胃炎、消化性溃疡的关系

从表 1 和表 2 可以看出，慢性胃炎、消化性溃疡患者血与尿 PGE_2 及 PGE_2/$PGF_{2\alpha}$ 比值皆明显高于健康对照组，但 $PGF_{2\alpha}$ 无明显变化。这说明慢性胃炎、消化性溃疡的发病主要与 PGE_2 分泌代谢有关。慢性胃炎与消化性溃疡患者之间比较，血和尿 PGE_2、$PGF_{2\alpha}$ 皆无明显差异，可能由于两者病位都在胃，而且消化性溃疡常伴有慢性胃炎所致[5]。

从所观察的病例血与尿 PGE_2 皆高于健康对照组的结果来看，血 PG 与尿 PG 可能有一定的关系。我们进一步观察到慢性胃炎中的中度炎症患者尿 PGE_2、$PGF_{2\alpha}$ 明显高于轻度炎症，但在血 PGE_2、$PGF_{2\alpha}$ 却无明显变化。为了探讨血 PG 与尿 PG 的关系，我们对实验结果进行了相关分析，发现 106 例慢性胃炎和消化性溃疡患者的血 PGE_2 与尿 PGE_2 的相关系数 r 为 0.159，血 $PGF_{2\alpha}$ 与尿 $PGF_{2\alpha}$，相关系数 r 为 0.138。说明血 PG 与尿 PG 无明显相关性，即血 PG 与尿 PG 变化并不完全一致。这可能与尿中 PG 一部分来自整体（机体组织的 PG 灭活后主要由尿中排出），另一部分则来自肾脏本身[6,7]有关。

2. PG 与中医辨证的关系

中医学认为：人体是一个处于动态平衡中的有机整体。当这种平衡遭到破坏时，就发生了疾病，并表现出一定的证。故脾胃虚弱证、肝胃不和证、脾胃湿热证血 PGE_2、PGE_2/$PGF_{2\alpha}$ 比值皆明显高于健康对照组。其中，脾胃虚弱证 PG 变化与大岛良雄等观察到的虚证 PG 变化[8]基本一致。我们还发现：与正常对照组比较，血 PGE_2/尿 PGE_2 比值下降的幅度及血 $PGF_{2\alpha}$/尿 $PGF_{2\alpha}$ 上升的幅度均表现为：脾胃虚弱证 > 肝胃不和证 > 脾胃湿热证；脾胃湿热证血 PGE_2、PGE_2/$PGF_{2\alpha}$ 及肝胃不和证血 PGE_2/$PGF_{2\alpha}$ 皆明显高于脾胃虚弱证。由此可见，PG 在慢性胃炎和消化性溃疡的中医辨证中可能是个有益的客观指标。根据有关文献[9,10]，以及我们胃镜下肉眼所见，脾胃虚弱证多属正虚邪弱，正邪交争不剧，此时胃镜下多见胃黏膜苍白，部分透见黏膜下血管，局部炎症充血水肿较轻，分泌物较少；脾胃湿热证多属正盛邪实，正邪剧争，此时胃镜下多见黏膜红、充血水肿明显，甚则糜烂，分泌物较多；肝胃不和证多属病之初起阶段，正邪交争伊始，胃镜下所见介于上述两证之间。这似乎提示 PG 水平的高低与机体正邪抗争的剧烈程度有关。

综上所述，我们的研究初步提示慢性胃炎和消化性溃疡在 PGE_2、$PGF_{2\alpha}$ 两者之间，主要与 PGE_2 关系密切；血与尿 PG 变化并不一致；PG 有可能是其中医辨证有益的客观指标。

参考文献

［1］徐景藩，等.胃脘痛 400 例临床证候分析 [J].江苏中医杂志，1982，2（6）：18.

［2］庞宁海.254 例胃十二指肠疾病的中医辨证和舌面 pH 值观察 [J].北京中医，1986，（3）：16.

［3］程锦轩，等.前列腺素 E_2（PGE_2）放射免疫测定方法 [J].中国医学科学院学报，1987，9（3）：229.

［4］Norbert W. Fundatementals of Clinical Chmietry[J]. W B, asunder Company, 1970：724.

［5］张培，等.消化性溃疡与慢性胃炎和十二指肠球炎 [J].中华消化杂志，1987，7（1）：49.

［6］李恩.前列腺素与现代医学 [M].北京：人民卫生出版社，1985.124.

［7］Jurgen C, et al. Urinary prostaglandina, Identification and Origin[J]. J Clia Inves, 1975, 55：763.

［8］大岛良雄，等.东洋医学的证和前列腺素的关系 [J].国外医学中医中药分册，1985，7（3）：2.

［9］郭庆，等.脾胃虚弱及肝胃不和型胃脘痛胃黏膜病变的比较观察 [J].中西医结合杂志，1985，7（3）：1.

［10］陈泽民.慢性胃炎、溃疡病近年来中西医结合研究概况 [C].第二次全国消化系统疾病学术交流会论文汇编，1989，331.

慢性胃炎中医证型的分级量化研究

柯清林　赵荣莱　危北海　金敬善　赵子厚

李乾构　鲍友鲜　王　立　陈飞松　张炳厚

【关键词】胃炎；代谢；慢性病；中医证型

对慢性胃病证候特异性的研究正日益引起中西医胃病专家的关注。本文对149 例慢性胃炎的病人证候逐个进行定量化观察，同步检测木糖吸收试验、苯替酪胺、类乙酰胆碱物质和乙酰胆碱酯酶等 4 项指标。对脾胃虚弱（寒）证和肝胃不和证进行分级量化，目的在于探讨慢性胃病的证候特异性及其分级量化，以便为中医辨证分型的客观化、量化提供依据。

一、资料与方法

1. 观察对象

观察病例均选自门诊和住院患者，共 149 例，其中慢性浅表性胃炎 115 例，慢性萎缩性胃炎 15 例，慢性浅表性胃炎合并消化性溃疡 19 例。全部病例均经纤维胃镜诊断并有胃黏膜活检病理证实。

2. 辨证标准

按 1989 年中国中西医结合研究会消化系统疾病专业委员会制定的慢性胃炎中西医结合诊断、辨证和疗效标准进行评定。

3. 证候量化

参照有关资料，设计制定慢性胃病中医辨证量化观察表，对观察对象逐个登记，详细记录有关症状、舌象和脉象。由于对证候量化尚无统一标准，经有关专家多次讨论商定，对常见证候采用计分法，其标准为：胃痛、食少、脘腹胀满、大便溏稀或秘结等症，轻度 7 分，中度 9.5 分，重度 12 分，在各证出现的相对特征性症状的给分标准为轻度 5 分，中度 6.5 分，重度 8 分。舌脉基本符合该证记 10 分。难以确定其辨证的不给分，对症状轻中重程度难以区分者不给分。

核算平衡各证的积分最高为 100 分，最低为 50 分。50～66 分为轻度，67～83 分为中度，84～100 分为重度。

4. 测定方法

D- 木糖试验按金敬善改良法测定苯替酪胺试验按周志超法测定。血中类乙酰胆碱物质及乙酰胆碱酯酶测定采用化学法。

二、临床表现

1. 症状

对慢性胃炎的临床症状表现，国内目前有影响的几本教科书及胃肠学专著均未系统描述。本组 149 例中，有胃痛者 127 例（共中胀痛 86 例，灼痛 11 例，隐痛 20 例，刺痛 10 例），胃脘胀满者 135 例，食少者 138 例，口干者 46 例，性情急躁者 85 例，两肋胀痛者 51 例，呃逆嗳气者 112 例，胃灼热反酸者 77 例，恶心欲吐者 73 例，腹痛者 36 例，腹胀者 27 例，面色萎黄者 24 例，神疲气短者 88 例，肌肉消瘦者 64 例，畏寒喜温者 54 例，大便溏者 44 例，大便干者 50 例，大便溏秘交替者 8 例，便血者 2 例，腰酸背痛者 17 例，五心烦热者 12 例，尿短而黄者 37 例，口舌生疮者 12 例，口苦口臭者 26 例。以上分析可见，食少（92.6%），胃痛（85.2%），胃脘胀满（90.6%），大便不调（68.5%），呃逆嗳气（75.2%），神疲气短（59.1%）为最常见症状。表 1 可见：慢性浅表性胃炎的病人以胃痛（87.0%）、胃脘胀满（87.8%）多见；慢性萎缩性胃炎的病人以胃脘胀满（100%）、胃痛（86.7%）多见；消化性溃疡的病人以胃脘胀满（100%）、胃痛（73.7%）、胃灼热吞酸（63.2%）多见。胃痛、胃脘胀满、胃灼热吞酸均以中、重度为多见。

表 1　　　　　　　　　　几种胃病的主症统计

病　种	总例数	胃　痛	胃脘胀满	胃灼热吞酸	大便不调
浅表性胃炎	115	100（87.0）	101（87.8）	59（51.3）	79（68.7）
萎缩性胃炎	15	13（86.7）	15（100）	6（40.0）	10（66.7）
消化性溃疡	19	14（73.7）	19（100）	12（63.2）	13（68.4）
合　计	149	127（85.2）	135（90.6）	77（51.7）	102（68.5）

注：表内数字上行为例数，下行括弧内为%

2. 舌脉象

本组患者见有舌边齿痕者 20 例，舌淡者 25 例，舌红者 23 例，中裂者 2 例，舌暗者 12 例，瘀斑者 10 例，苔薄白者 110 例，白厚腻者 4 例，薄黄者 22 例，黄厚者 1 例，黄腻者 4 例，少苔者 8 例。脉象沉细者 63 例，细滑者 27 例，弦细者 23 例，弦细滑者 13 例，弦者 10 例，弦滑者 12 例，滑数者 1 例。舌质以淡红者居多，舌苔以薄白（73.8%）多见，薄黄（14.8%）次之，黄苔发生率较文献报道明显为低。脉象以沉细（42.3%）、细滑（18.1%）多见，弦细（15.4%）和弦细滑（8.7%）次之，弦滑（8.1%）更次之。表明慢性胃炎以虚脉多见。

三、辨证分型和证候特异性观察

1. 肝胃不和证

共 58 例。其临床表现有胃脘胀痛者 52 例，痛窜两胁者 51 例，食少者 58 例，性情急躁者 50 例，呃逆吸气者 49 例，胃灼热吞酸者 40 例，恶心欲吐者 30 例，舌苔白者 50 例，苔黄者 6 例，脉弦细者 21 例，弦滑者 17 例，弦者 6 例，弦细滑者 4 例。从中可见，食少（100%）、胃脘胀痛（89.7%）、痛窜两胁（87.9%）、性情急躁（86.2%）、呃逆嗳气（84.5%）、胃灼热吞酸（69%）为最常见症状。舌脉以舌苔白（86.2%）、脉弦细（36.2%）为多见，弦滑（29.3%）次之。

2. 脾胃虚弱（寒）证

共 45 例。其临床表现有胃痛者 40 例（隐痛 19 例，胀痛 20 例，刺痛 1 例），胃脘胀满者 41 例，食少者 41 例，神疲气短者 40 例，大便不调者 39 例（大便溏 25 例，大便干 19 例），畏寒喜温者 29 例，肌肉消瘦者 27 例，面色萎黄者 19 例。舌淡边有齿痕者 16 例，苔白者 40 例，苔黄者 5 例。脉沉细者 41 例，弦滑者 4 例。从中可见，食少（91.1%）、胃痛（88.9%）、神疲气短（88.9%）、大便不调（86.7%）、胃脘胀满（91.1%）为最常见症状。舌脉以苔白（88.9%）、脉沉细（91.1%）为多见。

3. 脾胃湿热证

共 22 例。其临床表现有胃脘胀满者 22 例，食少者 21 例，胃脘胀痛者 17 例，口苦口臭者 16 例，尿短而黄者 12 例，呃逆嗳气者 16 例，胃灼热吞酸者 10 例，渴不欲饮者 8 例，恶心欲吐者 11 例，大便溏者 8 例，大便干者 7 例。

舌苔黄者 14 例，黄腻者 8 例。脉弦细滑者 19 例，沉细、弦、濡各 1 例，从中可见，胃脘胀满（100%）、食少（95.5%）、胃脘胀痛（77.3%）、呃逆嗳气（72.7%）、口苦口臭（72.7%）与最常见症状。舌脉以舌苔黄（63.6%）或黄腻（36.4%）、脉弦细滑（86.4%）为多见。

4. 脾胃阴虚证

共 14 例。其临床表现有食少者 14 例，口干者 13 例，胃脘灼痛者 8 例，胃脘胀满者 13 例，五心烦热者 11 例，大便秘结者 9 例，尿短面黄者 11 例，口舌生疮者 7 例，盗汗者 2 例。舌红少苔者 10 例，中裂者 1 例，苔黄者 1 例。脉细滑者 13 例，沉滑者 1 例。从中可见，食少（100%）、口干（92.9%）、胃脘胀满（92.9%）、尿短而黄（78.6%）、大便秘结（64.3%）、胃脘灼痛（57.1%）为最常见症状。舌脉以舌红少苔（71.4%）、脉细滑（92.9%）为多见。

5. 瘀血阻络证

共 10 例。其临床表现有胃脘刺痛、痛有定处者 9 例，食少者 9 例，胃脘胀满者 8 例，神疲气短 7 例，畏寒喜温 6 例，大便不调者 5 例，便血者 1 例，肌肉消瘦者 4 例，舌暗或边有瘀点者 10 例，苔白者 10 例，脉沉细涩者 4 例，沉细者 2 例，弦细者 2 例，沉滑者 1 例，沉弦者 1 例。从中可见，胃脘刺痛、痛有定处（90%）、食少（90%）、胃脘胀满（80%）、神疲气短（70%）、畏寒喜温（60%）为最常见症状。舌脉以舌暗或边有瘀点（100%）、苔白（100%）、脉沉细涩（40%）为多见。

四、中医证型的分级量化

1. 中医证型分级及其与胃黏膜病理分级量化关系

我们对 149 例慢性胃病患者进行了中医证型分级量化观察，并对其中 132 例患者进行了胃黏膜活检，观察其胃黏膜病理诊断与中医证型分级量化的关系。表 2 示，除瘀血阻络证外，其余证型的中度病人比例均高于轻度和重度，表 3 结果亦表明，除瘀血阻络证外，其余证型的胃黏膜病理变化亦均以中度者占多数，与临床辨证分级为中度者的符合率达 79.7%。

表2		慢性胃病149例的辨证分级统计		
中医辨证	总例数	中 医 证 型 分 级		
		轻 度	中 度	重 度
肝胃不和	58	15（25.9）	35（60.3）	8（13.8）
脾胃虚寒	46	10（22.2）	25（65.6）	10（22.2）
脾胃湿热	22	2（9.1）	15（68.2）	5（22.7）
脾胃阴虚	14	1（7.1）	10（71.4）	3（21.4）
瘀血阻络	10	6（60.0）	3（30.0）	1（10.0）
合 计	149	34（22.8）	88（59.1）	27（18.1）

注：表内数字为例数（%），表3同

表3		慢性胃病132例的中医辨证与胃黏膜病理分级关系		
中医辨证	总例数	胃 黏 膜 病 理 分 级		
		轻 度	中 度	重 度
肝胃不和	53	14（26.4）	34（64.2）	5（9.4）
脾胃虚寒	40	9（22.5）	24（60.0）	7（17.5）
脾胃湿热	22	2（9.1）	14（63.6）	6（27.3）
脾胃阴虚	7	1（14.3）	4（57.1）	2（28.6）
瘀血阻络	10	6（60.0）	3（30.0）	1（10.0）
合 计	132	32（24.2）	79（59.8）	21（15.9）

2. 中医辨证与木糖、苯替酪胺、类乙酰胆碱物质和乙酰胆碱酯酶4项指标的关系

从表4、表5结果中发现，除脾胃湿热证组木糖排泄率接近正常人组外，其他证型组的木糖、苯替酪胺、乙酰胆碱酯酶均明显低于正常人组。除瘀血阻络组外，其他证型组的类乙酰胆碱物质含量均明显高于正常人组。此外，还发现脾胃虚弱（寒）证组和脾胃湿热证组的类乙酰胆碱含量均明显高于肝胃不和证组。

表4	中医辨证分型与木糖排泄率、苯替酪胺含量的关系	
组 别	木糖（%）	苯替酪胺（%）
正 常 人	26.37 ± 0.70（32）	74.57 ± 1.47（36）
肝胃不和	19.35 ± 1.69（57）	48.15 ± 2.45（57）
脾胃虚寒	19.95 ± 1.44（45）	53.11 ± 2.12（45）
脾胃湿热	24.17 ± 2.21（22）	50.38 ± 2.55（22）
脾胃阴虚	19.86 ± 2.73（14）	51.47 ± 5.47（14）
瘀血阻络	16.57 ± 3.26（10）	47.70 ± 4.48（10）

注：表内数字为 M ± SE（n），表5、表7~表10同

表5　　　　中医辨证分型与类乙酰胆碱含量、乙酰胆碱酯酶活性的关系

组　　别	类乙酰胆碱（μg/mL）	乙酰胆碱酯酶（U%）
正常人	32.40 ± 1.20（69）	1134 ± 34（69）
肝胃不和	37.21 ± 2.03（58）	695 ± 26（58）
脾胃虚寒	45.00 ± 3.09（46）	716 ± 27（45）
脾胃湿热	47.34 ± 3.63（22）	726 ± 29（22）
脾胃阴虚	41.73 ± 5.26（14）	751 ± 45（14）
瘀血阻络	36.90 ± 4.16（10）	779 ± 60（10）

3. 脾虚证的分级量化与木糖、苯替酪胺、类乙酰胆碱和乙酰胆碱酯酶水平的关系

脾虚证包括脾胃虚弱（寒）和脾胃阴虚共59例。从表6可见，脾虚证病人的木糖排泄率随脾虚证加重而降低，脾虚证愈重排泄率愈低。脾虚证分级量化对苯替酪胺、类乙酰胆碱含量和乙酰胆碱酯酶活性变化都未见有规律性。

表6　　脾虚证分级量化与木糖（%）、苯替酪胺（%）、类乙酰胆碱（μg/mL）
　　　　和乙酰胆碱酯酶（U%）的水平关系

生化指标	轻度（10例）	中度（39例）	重度（10例）
木　糖	21.91 ± 2.42	19.86 ± 1.73	16.81 ± 2.62
苯替酪胺	51.22 ± 3.09	52.75 ± 2.56	49.78 ± 5.10
类乙酰胆碱	49.17 ± 6.47	45.24 ± 3.51	45.01 ± 4.70
乙酰胆碱酯酶	762 ± 42	691 ± 37	765 ± 53

注：表内数字为 M ± SE

4. 脾胃虚弱（寒）证几种主症分级量化与木糖排泄率（%）、苯替酪胺含量（%）的关系

脾胃虚弱（寒）证患者，主症有食少、胃脘胀满、大便不调、神疲气短等。表7示，除大便不调轻症（轻度）外，木糖排泄率在各主症分级量化中均低于正常值（26.37 ± 0.70%，见表4），且随症状的加重，木糖排泄率逐渐降低。表8示，苯替酪胺含量在各主症分级量化中均显示低于正常值（74.57 ± 1.47%，见表4），但症状轻重与苯替酪胺含量变化未见有规律性。

表7 脾胃虚弱（寒）证几种主症分级量化与木糖排泄率（%）的关系

主 症	轻 度	中 度	重 度
食 少	25.64 ± 3.28（6）	20.50 ± 1.93（27）	16.31 ± 2.89（8）
胃脘胀满	22.29 ± 3.89（8）	20.68 ± 2.16（25）	19.18 ± 3.24（8）
大便不调	27.36 ± 3.32（4）	20.07 ± 2.29（24）	16.31 ± 2.39（11）
神疲气短	23.01 ± 3.65（7）	19.79 ± 2.33（25）	17.21 ± 3.72（8）

表8 脾胃虚弱（寒）证几种主症分级量化与苯替酪胺含量（%）的关系

主 症	轻 度	中 度	重 度
食 少	53.29 ± 4.53（6）	53.76 ± 2.83（27）	51.93 ± 5.37（8）
胃脘胀满	50.60 ± 5.22（6）	53.31 ± 3.74（25）	45.39 ± 5.60（8）
大便不调	58.36 ± 5.53（4）	51.73 ± 3.48（24）	51.92 ± 5.37（11）
神疲气短	51.59 ± 4.28（7）	52.23 ± 3.42（25）	49.21 ± 6.81（8）

5. 肝胃不和证几种主症分级量化与木糖排泄率（%）、苯替酪胺含量（%）的关系

表9和表10的结果显示，肝胃不和证患者，其主症如胃灼热吞酸、两胁胀痛、呃逆嗳气、性情急躁等，不论轻度、中度、重度，患者的木糖排泄率、苯替酪胺含量均低于正常值。其中苯替酪胺含量，随症状的加重逐渐下降，而木糖排泄率的变化则未见有规律性。

表9 肝胃不和证几种主症分级量化与木糖排泄率（%）的关系

主 症	轻 度	中 度	重 度
胃灼热吞酸	15.15 ± 6.02（6）	17.19 ± 1.87（27）	24.73 ± 6.95（7）
两胁胀痛	21.94 ± 5.88（10）	18.78 ± 1.59（34）	24.73 ± 6.95（7）
呃逆嗳气	17.43 ± 4.52（13）	18.33 ± 1.65（29）	24.73 ± 6.95（7）
性情急躁	21.36 ± 5.18（12）	17.50 ± 1.71（31）	24.73 ± 6.98（7）

表10 肝胃不和证几种主症分级量化与苯替酪胺含量（%）的关系

主 症	轻 度	中 度	重 度
胃灼热吞酸	68.40 ± 8.91（6）	48.05 ± 3.18（27）	43.81 ± 9.02（7）
两胁胀痛	49.03 ± 5.93（10）	47.30 ± 8.42（34）	43.81 ± 9.02（7）
呃逆嗳气	49.59 ± 5.99（13）	47.10 ± 2.96（29）	43.81 ± 9.02（7）
性情急躁	53.45 ± 5.61（12）	46.70 ± 2.70（31）	43.81 ± 9.02（7）

五、讨论

由于本组有的证型例数较少，故本文重点观察了脾胃虚弱（寒）证和肝胃不和证，发现前者以食少、胃脘胀满、大便不调、神疲气短等症的出现率最高，后者以两胁胀痛、性情急躁、呃逆嗳气、胃灼热吞酸等4症的出现率较高。脾胃虚弱（寒）证4主症都随着症状的加重，木糖排泄率都逐渐下降；而肝胃不和证4个主症则都随着症状的加重，苯替酪胺逐渐降低。说明脾胃虚弱（寒）证病人以吸收功能低下为主，肝胃不和证病人则以消化功能失调为主。脾胃虚弱（寒）证和肝胃不和证，一虚一实，反映在生化指标方面也不相同。

本文发现临床辨证为中度证型的病人与胃黏膜活检病理诊断为中度慢性炎症的一致率为79.7%，说明证候定量化有一定的病理依据，表明宏观辨证与微观辨证相结合的必要性。肝胃不和证多发于慢性胃病早、中期，此期正虚不明显，邪气侵入不深，病较轻浅，反映在生化指标上苯替酪胺试验和乙酰胆碱酯酶都较正常人降低，说明胰外分泌功能下降，自主神经功能紊乱，病人的消化机能失调。脾虚证多见于慢性胃病中、后期，此期正气已虚，邪亦不盛，病情相对较重，反映在生化指标上木糖试验降低，说明已影响到小肠吸收功能。

中医辨证的准确性，决定治疗的有效性。以往中医对症候的分析，缺乏量的概念，因而也就缺乏病情程度的分级。但症候是病人的主观感觉，对症候的判断，难免掺入医患双方的主观性，因而症候量化，是中医证的客观化和定量化的需要。症候的量化标准，是疗效评判的前提，近年来已引起中医界和中西医结合工作者的普遍关注。但这一工作难度很大，起步较晚，可资借鉴和参考的材料不多，本研究在这方面的探索，仅为中医证的分级量化的可行性提供了一些参考依据，值得进一步研究。

消化性溃疡中西医结合研究动态

赵荣莱

一、胃黏膜防御与幽门螺杆菌

1. 胃黏膜防御机制

胃黏膜防御机制受损在消化性溃疡病中占有重要地位，胃黏膜表层上皮分泌黏液和碳酸氢盐，表面和隐窝表面上皮产生的黏液是不溶性黏液（腺体分泌的为可溶性黏液），在黏膜表面形成一保护层，可防止胃蛋白酶弥散，但不能防止 H^+ 侵入，胃黏膜细胞尖端表面膜可防止 H^+ 向细胞内弥散，且胃黏膜细胞紧密连接，防止酸的透入，此黏液和黏膜屏障维持一个从胃腔的酸性环境到黏膜上皮内接近中性（PG>6）的 PG 梯度。碳酸氢盐是缓冲剂，来自血浆、壁细胞泌酸时的碱潮。十二指肠球部黏膜的黏液和碳酸氢盐主要由 Brunner 腺分泌。酸、乙醇、甾体类抗炎药（NSAID）及反流的胆汁破坏上皮细胞，为溃疡形成创造条件。黏膜血液循环和上皮细胞更新是保持黏膜完整所必需，3～5 天更新 1 次，表皮生长因子 EGF 及转化生长因子在黏膜愈合及恢复中起重要作用，溃疡病人唾液和胃液中的 EGF 降低。如胃角附近的胃肌，尤其是其斜肌束特别发达，收缩时容易关闭黏膜下层血管，这是胃溃疡好发于胃角附近的原因之一。外源性前列腺素有细胞保护作用，能防止乙醇、胆盐、阿司匹林等引起胃黏膜损伤，促进黏液和 HCO_3^- 分泌，加强黏膜血流和蛋白质合成，增强上皮细胞更新。NSAID 能抑制 PG 合成，部分患者溃疡旁黏膜内 PG 缺乏。故内源 PG 合成障碍可能是溃疡形成的机理之一。PG 还可松弛胃平滑肌，起到保护作用。

2. 幽门螺杆菌和 NSAID

幽门螺杆菌（HP）和 NSAID 是破坏黏膜防御机制的重要因素。现在基本肯定 HP 是慢性活动性胃炎的病原菌，并与消化性溃疡的发病有密切关系。贾博琦等对 30 例 HP 阳性十二指肠球溃疡用庆大霉素治疗，21 例（70%）溃疡愈合，17 例（56.7%）HP 清除，22 例（73.3%）合并的慢性胃窦炎症好转，而

30 例安慰剂组，3 项指标分别为 12 例（40%）、1 例（3.3%）和 2 例（6.7%），差异非常显著。可能间接参与溃疡的发生。

NSAID 对胃肠道损伤可自出血点、出血、糜烂以至溃疡形成。NSAID 对黏膜局部有刺激作用，也有全身作用，如用阿司匹林胃肠外给药，直肠投药，虽不产生浅表性胃黏膜损伤，却可产生慢性溃疡和溃疡并发症。国外资料表明在服 NSAID 的人，溃疡病发生率及出血、穿孔等并发症均在上升。在胃窦炎和有 HP 定居的黏膜上，溃疡可因 NSAID 的应用而加剧。NSAID 抑制 PG 的生成。NSAID 相关溃疡病往往在停用 NSAID 后很快愈合。米索前列醇能防止用 NSAID 的人患溃疡病，NSAID 引起的溃疡，约 50% 没有症状，但出血等并发症并不少见。

二、消化性溃疡的治疗

1. 药物治 10 多年来，抗溃疡药物有很大进展

主要有 H_2 受体拮抗剂（我国已有西咪替丁、雷尼替丁和法莫替丁），质子泵（H^+–K^+–ATP 酶）拮抗剂（奥美拉唑，商品名洛赛克）和胶体次枸橼酸铋（商品名 De-Nol）。这些药物均有效，使用方便，每天只用 1~2 次，病人容易接受。奥美拉唑较 H_2 受体拮抗剂有更强的抑制酸分泌作用，一般剂量（20~40mg/d）可抑制 24h 酸分泌的 90%，对十二指肠溃疡 2 周愈合率达 90%。

硫糖铝是一种八硫酸蔗糖的氢氧化铝盐，在酸性环境下，有些分子的氢氧化铝可离子化与硫酸蔗糖复合离子分离，后者可聚合成不溶性带负电的胶体与溃疡面带正电的蛋白质渗出物相结合形成一保护膜，促进溃疡愈合，本药还能促进内源性 PG 合成，吸附 EGF 使之在溃疡灶浓集，故有黏膜保护作用。

胶态次枸橼酸铋（得乐），在酸性环境下，可结合蛋白质形成一层保护膜，作用、疗效与硫糖铝近似，但由于其能杀抑 HP，故治疗 HP 相关的胃十二指肠溃疡疗效显著，且复发率低。

2. 中医药治疗

中医治溃疡病有极丰富的临床经验，辨证论治一般分肝胃不和证、脾胃虚寒证、气滞血瘀证、肝胃湿热证、寒热夹杂证，用四逆散加减疏肝和胃、黄芪建中汤加减健脾温中、失笑散加味理气化瘀、小陷胸汤加味清热化湿、左金丸加味辛开苦降、寒热并调。

黄芪建中汤治疗溃疡病是秦伯未在 1950 年首次提出的，其疗效业已肯定。左金丸是朱丹溪常用方，抑制胃酸有效。最近陈蔚文等报告用左金丸加味明显抑制大鼠基础泌酸功能，对五肽胃泌素刺激的泌酸也有短时间（45min）的抑制作用。

海螵蛸、牡蛎、瓦楞子、螺蛳壳等都有制酸作用，乌贝散治溃疡病疗效较好，能明显加速小鼠胃溃疡愈合，治疗 10 天，溃疡面积为 2.3 ± 2.0mm，而用西花胶悬液作对照，溃疡面积为 9.9 ± 9.7mm。乌贝散有抑制胃液消化蛋白质，以及明显吸附胃蛋白酶和中和胃酸的作用。

章次公从辨西医病与中医证入手，既用复方又注意有效单方，用凤凰衣、玉蝴蝶、马勃、象贝、血余炭、琥珀粉共研细末治溃疡病。而且善用杏仁治胃痛，用杏仁之氢氰酸制痛、杏仁油弛张胃肌痉挛。

郑芝田用呋喃唑酮治疗消化性溃疡有效，且复发率低，经研究呋喃唑酮有效杀灭 HP 是主要作用机理。用中药清热解毒药治疗本病的日益增多。被认为有抑制 HP 的中药有黄连、大黄、三七、桂枝、厚朴、金银花、连翘、蒲公英、白芷等。宋希仁等用单味大黄片（每片 0.25g，相当于生药 1g），治疗 40 例 HP 相关性消化性溃疡，愈合 24 例（60%），有效 15 例（32.5%），而西咪替丁对照组 30 例，治愈 20 例（66.6%），有效 8 例（26.7%），两组疗效相似，但 HP 阴转大黄组 90%，对照组仅 3.3%；1 年后复发大黄组 11%，对照组 60%，均有显著差异。西咪替丁加抗生素，可提高治愈率、降低复发率。用 De-Nol 时复发率较用西咪替丁为低，表明对消化性溃疡的治疗要考虑 HP 的杀灭问题，清除 HP 可明显降低复发，巩固疗效，这无疑为中药在杀灭 HP 上发挥作用，提供理论依据。HP 在清除后仍可从隐伏处重新生长，故治疗应达到根除的目的。有人用甲硝唑加四环素或阿莫西林再加得乐三联疗法，两周可使 HP 根除率达 80%～90%，但副作用较大。

3. 维持治疗

H_2 受体阻断剂治愈的病人，1 年内复发率为 70%～80%，如接受维持治疗的病人，复发率为 20%～25%。复发的原因过去认为是反跳性泌酸增高，最近认为此药不能杀灭 HP。1988 年第 13 届国际胃肠病会议上提出，持续性维持治疗特别适用于①每日吸烟超过 10 支，②男性，③有频繁复发史，④既往曾发生溃疡并发症，⑤疾病迁延持久，⑥老年人，⑦有严重伴随病，⑧发生并发症死亡率可能较高的人。

防止复发有 3 种选择：①症状复发时，重复治疗，②用维持量预防复发，如睡前服西咪替丁 400mg，③自我症状控制，即病人自觉有症状时，服用 H_2 受体阻断药控制症状。在进行维持治疗时要注意药物的疗效和安全性。枸橼酸铋钾用药 1 个月，在体内存留时间较长，值得注意。

李方儒等发现经中西医结合系统治疗，内镜确定溃疡愈合后行间歇性或持续性维持疗法至少 1 年的 88 例，未复发的 73 例，偶尔复发 14 例，多次复发 1 例；虽经治愈，仅短期维持治疗自行停药的 373 例，71 例偶尔复发，302 例多次复发。可见维持治疗确有必要。中医中药能否防止复发的资料尚少，但在这方面发挥作用的可能性是存在的。

4. 中医药治疗溃疡病出血

中医认为溃疡出血的病因病机，主要为血热、瘀血，不论何种病因，瘀血内阻为必有之病理变化。全国中医急证研讨会分为胃中积热、脾虚不摄、肝火犯胃、气衰血脱 4 型。气衰血脱型为出血性休克阶段，抢救目标为急气固脱，重点在于固脱。从止血这一角度，可简要归纳以顾选文为代表的益气温摄法和以焦东海为代表的清热泻火、大黄直折法。此外用验方、合剂、止血粉、单味中草药止血的文献屡有报道，且多能取效。近年又通过胃镜直视下局部喷洒中药药液，达到止血的目的。

由于 75% 的溃疡病出血患者，在入院 48h 内可自行止血，若不做急诊胃镜，在中药治疗后把本已止血的患者，也算作中药止血，则疗效人为地提高。如 12h 作紧急胃镜，可在 42% 的病人查到活动出血，中医药治疗应将这部分病人作为治疗对象。另一方面，如在内镜下看到小动脉喷血，或是 Dieulafoy 病变，不应选用中医药治疗，而应在内镜下采取电凝、激光止血，如仍不能奏效则必须手术治疗。

按："胃痛"是指胃脘近心口窝处发生疼痛为主的病证，多见于溃疡病等。根据溃疡病证候，常归属于"胃脘痛""吐酸"范畴，《素问·举痛论》说："寒气客于肠胃，厥逆上出，故痛而呕。"其病因病机有饮食不节，食滞中阻，胃失和降而痛，外受寒邪，过食生冷而痛，情志不畅，久郁伤肝，肝气犯胃，胃失和降而痛，素体脾胃虚弱或劳倦过度，伤及脾胃，中虚运呆，无力和降而致虚寒胃痛。

本集有关溃疡病的文章较多，如一批 558 例，其中胃溃疡 93 例，十二指肠溃疡 407 例，复合溃疡 54 例，残胃溃疡 4 例，内镜发现本病常与慢性胃炎并存。用空腹胃液 pH、三羟胆酸、胃液、胃黏膜的己糖胺含量、血浆坏核苷酸含量、乙酰胆碱含量、胆碱酯酶水平、皮肤电位活动作指标，来阐明本病寒热虚实的病机。

溃疡病胃部寒凉怕进冷食的胃寒表现较多，当副交感神经占优势时出现泛酸、饥饿、痛、怕冷、流涎、苔白等寒象，此时胃痛可由迷走神经亢进、平滑肌痉挛所致。

HP 和 NSAID 是破坏黏膜防御机制的重要因素。是慢性活动性胃炎的病原菌，与溃疡病发病密切相关，甚至认为"无 HP 即无溃疡"。有效抗 HP 治疗，可促进溃疡愈合。我们检测了空腹胃液 pH、三羟胆酸（代表侵袭因子）及胃液、胃黏膜的己糖胺含量（代表防御因子）。溃疡病空腹胃液 pH 明显降低，三羟胆酸升高。胃液糖蛋白含量作为黏液分泌量的指标，以己糖胺作为中性黏液物质的代表，在慢性胃炎溃疡病及各中医证型间，己糖胺含量无明显变化。说明防御机制中黏液分泌尚无明显损害。

胃病Ⅰ号方治疗胃排空障碍的临床观察和实验研究

任金刚　赵荣莱　任蜀兵　李惠云

【摘要】对 45 例患有消化系统疾病的患者，用同位素法对其胃排空时间进行测定，并设正常对照组。结果发现溃疡病及慢性胃炎患者餐后固体胃排空时间较正常人为慢（$P<0.01$），胃病Ⅰ号对这类患者有明显疗效。动物实验证明胃病Ⅰ号对胃肠排推有显著效果，提示胃病Ⅰ号对损伤的胃黏膜有修复能力，且有兴奋胃肠平滑肌的功能。

【关键词】胃肠运动障碍；胃病Ⅰ号方；同位素法

从中药中开发胃动力药是一项很有发展前景的课题。本文依据中医理论和现代中西医结合研究成果，对胃病Ⅰ号进行临床和实验观察，现报道如下：

一、临床部分

收集 45 例患有慢性胃炎、胃及十二指肠溃疡的住院病人，年龄在 20 ~ 70 岁之间，其中男性 35 例，女性 10 例，均经胃镜及胃黏膜活检确诊，患慢性浅表性胃炎者 22 例，胃溃疡 4 例，十二指肠球溃疡 19 例。同时设正常对照组（在性别、年龄等方面与治疗组大致相同）。用同位素法对其胃排空时间进行测定，然后予胃病Ⅰ号治疗，疗程为 20 ~ 30 天，治疗后复查其胃排空时间。对照组只测 1 次。

1. 同位素法

将 1 ~ 3 微居的 I^{131} 液体 0.01 ~ 0.05mL 装入胶囊中，令患者晨起吃试餐后口服，服后立即用 Y 测量仪，将探头对准食道位置跟踪检查，直至入胃，然后间隔 20 分钟测量胶囊在胃的位置，直至出胃，从而得出胃排空时间。

2. 胃病Ⅰ号方

由香砂六君子汤合左金丸加减而成，系赵荣莱主任医师在多年临床实践中总结出来的有效方药，具有益气健脾、和胃行气化滞、祛瘀止痛之效。

3. 结果见表 1、表 2

表 1　　　　　　　　　45 例患者治疗前后胃排空时间对比（X±SD）

	n	治疗前	治疗后	P 值
治疗组	45	227.56 ± 71.37	158.00 ± 30.57	<0.01
对照组	39		148.00 ± 34.28	

表 2　　　　　　　　　治疗组各病种治疗后胃排空时间下降值

	n	X ± SD	P
十二指肠球部溃疡	19	65 ± 74.31	<0.01
慢性浅表性胃炎	22	66 ± 58.42	<0.01
胃溃疡	4	106 ± 95.16	<0.01

二、实验部分

1. 非造模组

取健康昆明种小鼠 50 只，雌雄各半，体重 20～30g，随机分治疗组和对照组，每组 25 只，治疗组灌喂胃病 I 号糊，对照组灌喂炭末糊。受试小鼠于实验前空腹 16 小时后，分别灌喂 0.5mL，15 分钟后处死小鼠，即刻解剖，取出幽门至直肠末端肠管，剥开大网膜，量计全长，并记录炭末移行长度，最后计算移动百分率（炭末移动长度/肠全长 ×100%）。结果见表 3。

表 3　　　　　　　　　两组小鼠用药后移动百分率比较

	n	X ± SD
治疗组	25	59.68 ± 7.31
对照组	25	27.89 ± 3.15

注：*$P<0.05$

2. 造模组

取昆明种小鼠 60 只，随机分设治疗组、对照组和正常对照组，每组 20 只，雌雄各半，体重 20～30g。前二组皮下注射吗啡 2.5mg/kg，10 分钟后，治疗组灌喂胃病 I 号糊（30g/kg），治疗组、对照组和正常对照组均灌喂炭末糊 0.5mL。40 分钟后处死，解剖，测量幽门至直肠长度及炭末前端到达距离，并计算各组炭末推进率。结果见表 4。

表 4 三组小鼠用药后炭末推进率比较

	n	X ± SD
治疗组	20	36.51 ± 3.76
对照组	20	16.33 ± 3.12
正常对照组	20	40.15 ± 5.26

注：*$P<0.05$

三、讨论与体会

胃肠运动障碍是现代医学的病名，中医学对此病的记载散见于胃疼、呕吐、呃逆、腹痛等病中，其发病本为脾胃虚弱，以正虚为本，气滞、血瘀、寒凝、湿热为标，属于本虚标实证。据我们临床观察，这类疾病以脾胃虚寒兼气滞血瘀及脾胃虚弱、湿热中阻为突出。这点与脾胃的现代实验研究相吻合。

胃运动障碍以脾胃虚弱为本，饮食不节、情志内伤、外邪侵袭等外因通过内因而起作用，所以治疗时应该注意内在功能的调整，通过益气健脾和胃可使脾的运化、升清和胃之纳食腐熟通降功能恢复正常。气滞得以理顺，脾胃功能协调，水谷精微正常运行，胃肠运动也可归于正常，而理气和胃，更可使升降协调，胃肠排推功能恢复正常。

本研究提示，慢性浅表性胃炎、十二指肠球部溃疡、胃溃疡均有不同程度的胃排空障碍，胃病Ⅰ号方对慢性浅表性胃炎、胃溃疡、十二指肠球部溃疡活动期的胃排空有明显的增快作用。

按：从食管到直肠的消化道是一肌性管道，除食管上段和肛门外括约肌为骨骼肌外，其余各段均为平滑肌。整个胃肠道运动在体内除了受平滑肌细胞自身自律性活动的影响外，还受到神经体液等因素的精密调控。因此胃肠运动是一个十分复杂的过程。国内对胃肠道动力障碍性疾病的研究起步较晚，但进展速度很快。

动力障碍主要表现为动力亢进、低下和紊乱，而以低下多见。其中主要是胃排空和肠道推进性蠕动，例如肠道在腹泻时推进性蠕动增快，便秘时减慢。再如严重功能性消化不良病人胃窦部记录到异常电活动，包括慢波系列节律性和非节律性颤动频度异常增高。胃排空延缓等胃轻瘫是胃排空延缓及胃窦十二指肠运动不协调。胃食管反流病的酸反流可能是多因素包括动力障碍所致，如LES 压力减低，与吞咽无关的 LES 一过性松弛。食管下端蠕动减弱，胃排空延缓。我们参照 Kashavarzian A 的方法，用 ^{131} 碘化钠胶囊作标志物，检测几批病人的胃排空，其应用价值相当于标志物钡条。

本集有多篇讨论胃肠运动障碍及介绍中药治疗的文章，而 FD、IBS、慢性胃炎、溃疡病、慢性结肠炎、泄泻、便秘、胃食管反流病的发病都与胃肠动力变化有关。因五脏六腑，脾胃居中，脾胃为气机冲和之脏，胃受水谷，脾主运化，生血生气，脾将津液营卫之气运行周身，为身体所用，将糟粕排出体外。胃与大肠，均属阳明，主通主降，通降则生化有源，出入有序。否则胃失和降，肠失传导，则发病，但这类病人又多有脾胃虚弱作为其病理基础，故健脾胃对人体气机之宣通流畅十分重要，脾升与胃降不可分，脾升是胃降的前提。古训"脾胃之气无所伤，而后能滋养元气，若胃气之本弱，饮食自倍，则脾胃之气既伤，而元气又不能充，而诸病之所由生也"，信哉！

奥美拉唑临床应用进展

赵荣莱

【关键词】奥美拉唑；$H^+–K^+–ATP$ 酶；抑制酸形成

奥美拉唑（商品名洛赛克，losec），1982 年科学研究用于临床以来，提高了消化性溃疡的愈合率。1991 年中华消化杂志与瑞典 Astra 公司在南京召开了第一届胃酸泵抑制剂国际学术讨论会（简称南京会议），上海、北京等地 17 所市级医院组织协作（简称协作组），统一用奥美拉唑每晨口服 20mg，治疗消化性溃疡 924 例，其中十二指肠溃疡（DU）654 例，胃溃疡（GU）270 例，DU 4 周愈合率 97.8%，GU 6 周愈合率 97.7%。1992 年 Astra 公司（香港）上海代办处征文，1993 年在太原对获奖论文进行颁奖和交流，并编成获奖论文集。本文做一介绍。

一、对消化性溃疡病的疗效

1. 近期疗效

国外资料提示 20 ~ 40mg/d 奥美拉唑，在多数病例可抑制 24h 酸分泌的 90%。Donna 收集西方国家 1986 ~ 1991 年间 18 篇报告，20mg/d 奥美拉唑 DU 2 周治愈率为 75%，安慰剂组为 27%。国内对 DU 2 周治愈率奥美拉唑临床治疗协作组为 80.8%，张尚志组为 88.6%，陈村龙组为 68.4%；4 周治愈率奥美拉唑协作组为 97.8%，陈村龙组为 94.7%，李壮申组为 94.7%，许燕萍组为 97%。奥美拉唑 2 周愈合率张尚志组为 75.6%，治疗已接近西咪替丁 4 周疗效。南京会议综合各家报道为 45.6% ~ 84.6%，对 GU 4 周愈合率为 77.6%，赵亚丽等报道为 86.4%，南京会议资料为 81.25% ~ 100%。6 周愈合率奥美拉唑协作组为 97.7%，南京会议报道为 85.1% ~ 100%。提示奥美拉唑治 GU，需考虑增量为 40mg 或延长疗程为 6 至 8 周。

奥美拉唑对疼痛缓解迅速。湖北应城医院 41 例 DU 服药 1 天疼痛消失率为

63.4%，服药后疼痛持续天数中位数 DU 为 1 天，GU 为 2 天，多数作者认为服药后疼痛在 3 天内消失。

2. 远期结果

陈村龙组对活动性 DU 用奥美拉唑 20mg 每晨口服或西咪替丁 800mg 每晚服，2～4 周治愈后，减量维持治疗 2 周停药，随访 6 个月，复发率分别为 21% 和 29%，平均复发时间分别为 229±108 天和 205±105 天。陈定陶组服奥美拉唑 20mg 4 周，DU 6 个月复发率为 2.5%，1 年复发率为 5%，而雷尼替丁组 6 个月复发率为 54%，1 年复发率为 90.4%，奥美拉唑组的复发率较 H_2RA 为低的原因可能是因为降低 H^+-K^+-ATP 酶活性，抑制酸形成，刺激 G 细胞产生大量胃泌素，后者升高可增加胃黏膜血流量，而雷尼替丁在抑酸过程中降低胃黏膜血流量，而且奥美拉唑可使 HP 阴转，而雷尼替丁无此作用。

最近陈寿坡将 257 例 DU 分为西咪替丁治疗组和预防组，奥美拉唑治疗组和预防组，预防组西咪替丁每晚 400mg，奥美拉唑每星期一和星期四各服 20mg，持续 1 年，6 个月复发率，甲治、洛治、甲防、洛防组依次为 44.1%，23.6%，22.2%，4.8%，12 个月复发率依次为 75.5%，36.1%，27.8%，5.3%，说明洛治组、洛防组的复发率比甲治组、甲防组为低。可见每周用 2 次奥美拉唑间歇维持作为预防 DU 复发是可行的。

3. 难治性溃疡

对 36 例难治性溃疡用奥美拉唑治疗，每日 20mg，DU 4 周愈合率 90%，12 例 GU 6 周愈合率 83.3%，4 例复合溃疡治 6 周有 2 例愈合，另 2 例 DU 消失。哈医大将系统 H_2RA 无效的溃疡，用奥美拉唑 20mg/d 治疗 44 例，6 周后 20 例 DU 愈合率 90%，5 例复合溃疡 80%，8 例幽门管溃疡为 75%，3 例球后溃疡为 33%。奥美拉唑获奖论文集计有难治性溃疡 200 多例，经用奥美拉唑 20mg 治疗后，2 周愈合率 60%～95%，4 周愈合率 85.7%～93.3%。若 GU、DU 分别计 4 周治愈率 DU 为 83.3%，GU 为 66.7%。

4. 溃疡出血

顾同进用奥美拉唑和雷尼替丁各治 32 例。结果奥美拉唑组 32 例止血均成功，而雷尼替丁止血成功 26 例，论文集中用奥美拉唑止血的病人 372 例，其中顾同进组 100%，许国铭组 97.8%，李祥组 97.6%，戴希真组 68% 在 24h 止血，92% 在 2 天内止血，较国产法莫替丁（3 天显效 65.4%）为优。是目前较为理想的对溃疡出血的有效药物。

5. 肝原性溃疡出血

PU 是肝硬化常见的肝外表现，Jann 称之为肝原性溃疡，迁延难愈，并发症多，病死率高，张亚林 36 例肝硬化合并 PU（DU 24，GU 12），其中 26 例有不同程度出血，每晨口服奥美拉唑 20mg 2 周，DU 愈合 83.9%，GU 愈合 65.0%。

二、对急性胃黏膜出血的疗效

陈凯将急性胃黏膜出血（AGMB）病人分为两组，一组用奥美拉唑口服，另一组用西咪替丁静注，结果西咪替丁组有 24% 出血，而奥美拉唑组无 1 例出血。刘鹏熙等对大中型腹部择期手术病人观察用奥美拉唑口服和 25% 葡萄糖对胃黏膜的保护作用，发现在术中低血压发生率相似情况下，用药组黏膜损害明显减轻。术前口服奥美拉唑 60mg 者比口服 20mg 者显示效更明显。黄佑杰等对 22 例 AGMB 从胃管注入奥美拉唑 20～40mg，2 次 / 天，直到胃液变清，大便转黄，便潜血阴性后停药，另 13 例用 50mg 雷尼替丁静脉滴入，2 次 / 天，结果有效率奥美拉唑 90.9%，雷尼替丁组 46.1%。奥美拉唑组无死亡，而雷尼替丁组 2 例死亡，二军大长海医院制作大鼠应激性溃疡，用奥美拉唑治疗组溃疡指数明显低于生理盐水和 H_2RA 治疗组，病理上溃疡底部坏死程度及中性拉细胞浸润在奥美拉唑组也低于其他各组。

三、对食管病的疗效

1. 反流性食管炎

国外安慰剂、20mg、40mg 奥美拉唑治疗 4 周后，治愈率依次为 60%、70% 和 82%。H_2RA 治疗的治愈率为 60%。随机对照研究发现奥美拉唑 4 周治愈率为 57%～74%，8 周治愈率为 78%～87%。而用雷尼替丁分别为 27%～43% 和 28%～56%。症状完全缓解率奥美拉唑组为 61%～74%，H_2RA 组为 12%～33%。胃灼热消失率奥美拉唑组 82%～94%，H_2RA 组为 31%～55%。同济医大 10 例反流性食管炎 I 级 1 例，II 级 5 例，III 级 4 例，6 例进行 24h pH 监测，5 例呈病理性反流，用 20mg/d 奥美拉唑治疗后症状在 1～4 周开始缓解，治疗 3～8 周症状基本消失者 4 例，明显减轻 5 例，减轻 1 例。内镜复查 5 例，见食管内充血、糜烂、渗血明显好转，合并溃疡者未完全消失。2 例复查 24h pH 监测无病理性反流。王子芳报告 24 例用奥美拉唑治疗，

91.7%痊愈，灼热感和胸骨后痛分别在治疗后 1～2 天明显缓解，11 例在 6 个月后复查，2 例复发（18%），同时用雷尼替丁治疗的 24 例，治愈率为 46.8%，复发率为 75%。张莲芝 17 例胃镜见到食管下段 10cm 范围内模糊、充血、糜烂，3 例有浅表性溃疡，经奥美拉唑治疗后 11 例症状消失，6 例明显缓解，胃镜复查 10 例愈合，6 例好转，1 例未愈。张少鹤报告 34 例，31 例反酸者 30 例消失，22 例胃灼热者 18 例消失，12 例脚痛，7 例消失，胃镜下 26 例色调变化型 20 例恢复正常，6 例糜烂溃疡型 5 例愈合，1 例趋于愈合，2 例隆起增厚型无明显变化。

2. Barret 食管

李辉对 22 例 Barret 食管，随机用奥美拉唑（11 例）和西咪替丁（11 例）治疗 6 个月，两组 LESP 治疗前后均无显著变化，症状缓解率，治疗 1 周后奥美拉唑组为 77%，西咪替丁组为 45%，差异显著，而 6 个月后，奥美拉唑组（87%）和西咪替丁组（75%）差异不显著。表明奥美拉唑有快速缓解症状的优点，该组病例均做 24h 及食管 pH 同步监测，显示奥美拉唑对胃酸的抑制有高效、持久的作用。

3. 食管源胸痛

弥漫性食管痉挛、钳形食管、高压性 LES 和非特异性食管运动障碍等食管蠕动失调和高张性食管，临床上以脚痛为主要特点，罗金燕用奥美拉唑口服治疗 78 例，重度疼痛 21 例，19 例有效（90.4%），中度疼痛 43 例，36 例有效（83.7%），轻度疼痛 14 例，9 例有效（64.3%），提示奥美拉唑对疼痛严重者止痛效果更明显。食管运动障碍患者（LESP 高压型或食管体部运动高张力型）40 例，随机分奥美拉唑 20mg/d 加硝苯地平 10mg 3 次 / 天，以及硝苯地平 10mg 3 次 / 天两组，止痛效果前者 71.4%，后者 36.8%，有明显差异。表明奥美拉唑和钙通道阻滞剂联合应用，比单用钙通道阻滞剂为佳。食管运动障碍如食管痉挛或异常运动的根本触发器是酸及食管黏膜感性增加，故强力抑酸可制止脚痛的发作。

四、胃泌素瘤

胃泌素瘤是奥美拉唑的适应证。南大医学院鼓楼医院报告 1 例胃泌素瘤做胃切除术，术后吻合溃疡用雷尼替丁 70mg/d 不能控制症状，改用奥美拉唑 20mg/d，1 天后症状消失，第 3 天已能吃正常饮食。

五、奥美拉唑与 HP

北医三院用银染法染色检查 20 例 PU 的 HP，阳性率为 75%，经奥美拉唑治疗后阳性率减少为 50%，感染程度明显减轻。上海新华医院 58 例物阳性的 PU 患者，奥美拉唑治疗 DU 中 HP 阴转率 80%，GU 的 HP 阴转率 88.9%。严清和 50 例 PU HP 感染率从奥美拉唑治疗前的 64% 降为治疗后的 42%。熊碧芳 50 例 HP 阳性 PU，治疗后阴转率为 62%。陈曦 32 例，治疗后阴转率，DU 为 72%，GU 为 60%，徐伟建的 28 例 DU，HP 阴转率为 78.6%，7 例 GU，阴转率 85% ~ 71%。张尚志 255 例消化性溃疡，用奥美拉唑治疗 168 例，西咪替丁治疗 87 例，用尿素酶测定法，治后阴转率奥美拉唑组 58.6%，西咪替丁组为 22.4%，差异非常显著，该作者还认为延长疗程或加大剂量可提高 HP 阴转率。诸丞讳 114 例阳性的 DU，随机分为奥美拉唑组、法莫替丁组、雷尼替丁组，治疗后 HP 清除率及根治率分别为 55.8% 及 30%，2.6% 及 0，6.3% 及 0。可见 H_2RA 对 HP 没有影响。陈中和 84 例 HP 阳性 DU，HP 阴转率奥美拉唑组 60%，庆大霉素组 52.2%，奥美拉唑加庆大霉素组 83.3%，提示奥美拉唑和庆大霉素有协同作用。杨元胜观察到奥美拉唑可使 HP 感染密度明显降低，治疗后 HP 分度为 Ⅱ、Ⅲ 级的减少，0、Ⅰ 级的增加。但感染阳性率并不减少。而雷尼替丁组在两方面均无明显改变。杨元胜等认为奥美拉唑强力抑酸，胃内 pH 上升，从而影响 HP 的生存环境，再由于大大的削弱攻击因子，黏膜损害得到修复，从而使 HP 的生长繁殖受到影响。上述结果是否为奥美拉唑对 HP 直接杀灭作用，尚需进一步研究。

六、毒副作用

报道中较常见副作用有头痛、头昏、失眠、口干、腹胀、腹痛、便秘、瘙痒、荨麻疹、纳差、疲乏，部分报告检查血、尿、便常规及肝、肾功能，均无异常。王正对男性 DU 以奥美拉唑 4 周治疗后，用自身前后对比观察方法，发现对性激素无明显抑制作用，故奥美拉唑治疗不会引起男性性机能紊乱。长期用奥美拉唑强力抑酸引起的胃泌素升高，曾考虑是否有发生胃类癌的可能，故早年美国 FDA 曾规定，除胃泌瘤外，对溃疡病治疗一般不要超过 8 周。笔者认为难治性溃疡或反流性食道炎治疗需较长疗程时，应定期做胃镜检查有无胃黏膜肿瘤增生。

消化性溃疡与幽门螺杆菌感染关系的
中西医结合研究

赵荣莱　王　立　陈飞松

【摘要】经过纤维胃镜检查的 3610 例病人中有 778 例为消化性溃疡病人。对其中 401 例消化性溃疡病人胃窦部黏膜做了幽门螺杆菌（HP）检测。HP 阳性者为 356 例，阳性率为 86.6%。与同期检测胃炎组阳性率 55.1% 相比明显为高，差异显著。HP 被认为是慢性胃窦炎的主要病因，也是消化性溃疡的重要致病因素。根除 HP 可提高 DU 治愈率，降低 DU 复发。HP 阳性率在中医证型中表现为非脾虚组明显高于脾虚组，其中以脾胃湿热组最高。

【关键词】消化性溃疡；幽门螺杆菌；感染；湿热中阻；脾虚

经过纤维胃镜检查的 3610 例病人中，有 778 例为消化性溃疡。对这批病人的临床症状及内窥镜表现进行了观察，并检测了部分病人的胃窦部黏膜的幽门螺杆菌。

一、一般资料

778 例病人中，男性 619 例（79.56%），女性 159 例（20.44%）。<40 岁的 433 例（55.66%），41 岁~60 岁的 265 例（34.06%），>61 岁的 80 例（10.28%）。年龄最小的 14 岁，最大的 80 岁。男女之比 3.89:1，与同时观察的慢性胃炎男女之比 1.1:1 有明显不同。

二、临床表现和中医证型

778 例中，胃痛 666 例，胃胀 538 例，胃寒 525 例，泛酸 384 例，胃灼热 328 例，腹胀 271 例，进食少 328 例，恶心 282 例，大便不调 310 例，黑便 180 例。溃疡病以胃痛（85.60%）、胃胀（69.15%）、胃寒（67.48%）为突出症状。随意统计 191 例患者中，胃寒 105 例，胃灼热 75 例，其中胃寒、胃灼热同时存在的 58 例。

舌脉：本组 70.15% 为淡红舌，16.20% 为红舌，暗舌 6.31%，淡舌 7.34%，瘀斑 2 例。舌苔薄白占 54.90%，腻苔占 32.41%，薄黄苔 10.44%，舌苔少、无苔或剥苔占 2.3%，苔有裂纹 4.63%，舌胖大占 11.83%，舌边有齿痕 30.35%。脉沉细 28.86%，细滑 44.6%，细弦或弦占 28.54%。

中医分型：综合以上临床表现及舌脉进行中医分型，共分以下五型：脾胃虚弱型占 45.0%，脾虚湿热型占 35.35%，阴虚胃热型占 10.00%，瘀血阻络型占 2.70%，肝胃不和型占 6.80%。本组共有 80.35% 具有脾虚证候。

三、胃镜所见和胃黏膜活检病理

本组胃溃疡 124 例（15.94%），十二指肠溃疡 580 例（74.55%），复合溃疡 67 例（8.64%），残胃溃疡 7 例（0.90%）。十二指肠溃疡病人占溃疡病人的大多数，而十二指肠溃疡绝大多数发生在球部，以前壁为最多，占本组球部溃疡的 60.48%，依次为大弯（18.95%），小弯（14.51%），后壁（6.04%）。本组见到前、后壁或大小弯侧同时出现溃疡，形成对口溃疡。十二指肠溃疡形态一般为圆形、不规则形、线形和霜斑样四种。较大的溃疡常呈圆形或椭圆形，溃疡较深，上披白苔。不规则者呈三角形或星形，多伴有球变形。线状溃疡可以是原来的形态为线状，也可以是椭圆形溃疡愈合过程中形成，常在形成皱襞桥上见到周围充血的一条白线。

本组 666 例做了胃黏膜活检，病理检查发现轻度炎症 80 例（12.01%），中度炎症 440 例（66.07%），重度炎症 146 例（21.92%），与同期观察的 1800 例慢性胃炎中的轻度炎症 26.4%，中度炎症 54.8%，重度炎症 18.8% 相比，溃疡病时中度、重度炎症的发生率较原发胃炎为高。

四、幽门螺杆菌感染

对 401 例消化性溃疡病人胃窦部黏膜做幽门螺杆菌（HP）检测，采用革兰染色，改良吉姆萨染色，培养及快速尿素酶试验 4 种方法。上述 4 种方法检查阳性率的符合率 >98%，经统计学处理无显著差异，为了减少假阳性和假阴性，以两项或两项以上检查阳性作为阳性标准，则本组消化性溃疡患者中检测到 HP 的有 356 例，其阳性率为 86.6%，而在同期检查的 870 例慢性胃炎中，479 例检测到 HP，其阳性率为 55.1%，两者相比，$P<0.01$，表明 HP 阳性率 PU 显著

高于慢性胃炎。病人主诉有胃痛，脘胀，恶心，反酸、胃灼热，口臭症状者，其阳性率依次为 67.90％，72.1％，74.8％，71％，87％。而在薄白苔、薄黄苔、白腻苔、黄腻苔、黄厚苔时，其 HP 阳性率依次为 41.1％，83％，78.6％，93.3％，89.5％。说明病人有气机失调或湿热中阻时，较易检出 HP。这一发现，进一步证实我们以往的看法，即 HP 阳性率在非脾虚组明显高于脾虚组，其阳性率在各型中依次为脾胃湿热、肝胃不和、脾虚、胃阴不足。

五、讨论

消化性溃疡患者胃痛较胃胀为多，胃部寒冷、怕进冷食的胃寒表现也较多见。胃灼热反酸等显示胃酸分泌过多的症状，也很普遍。当副交感神经占优势时，出现泛酸、饥饿、胃痛、怕冷、流涎、苔白等寒象，此时胃痛可由迷走神经亢进、平滑肌痉挛所致。迷走神经与胃泌素共同作用的结果，可促使胆囊收缩，幽门括约肌舒张，胃酸分泌增多，若有逆蠕动，则可口苦反酸，迷走神经亢进，还可抑制心跳，收缩冠状血管，则可有胸闷不适。脘闷腹胀、纳呆与餐后胃运动功能减弱有关。当交感神经兴奋占优势时，则可见口干、怕热、舌红苔黄等热象。当然，有的热象如胃部烧灼、胸骨后烧灼等是胃酸过多反流到食道所引起。

HP 阳性的患者，其胃黏膜改变多为充血、水肿、糜烂、出血及消化性溃疡，这可能是 HP 感染时的局部免疫反应，HP 产生的高活性尿素酶，HP 及其鞭毛破坏胃黏膜屏障而致胃黏膜损害；另一方面可能是胃黏膜在其他致病因素的作用下发生的损害，微氧环境有利于 HP 的生长，而 HP 的感染又进一步加重胃肠黏膜损害。HP 被认为与 PU 特别是 DU 的发病有一定关系，通过根除 HP 可使溃疡病愈合率明显提高，并且明显降低复发率。前已提到消化性溃疡患者表现为邪实者（如肝胃不和、脾胃湿热），不但 HP 阳性率较正虚组为高，而且 HP 阳性（＋＋）级和（＋＋＋）级者，湿热组（84.L％）也较脾虚组（53.3％）为高，显然 HP 感染的存在，损伤和削弱胃黏膜屏障，降低其防御机能，可能在促进溃疡形成上起重要的作用。患者主诉及舌象所见，有助于推测胃黏膜 HP 感染的存在与否及菌量密度之多少。因此检测 HP，用中西医药结合方法消灭和根除 HP，在消化性溃疡的治疗中，具有十分重要的意义。

奥美拉唑对酸相关性疾病的疗效

赵荣莱

奥美拉唑（商品名 Losec，Astra）自 1982 年应用于临床以来，提高了消化性溃疡（PU）、反流性食管炎等酸相关性疾病的疗效。据讯奥美拉唑治疗的累计总人数至今已超过 7500 万，本品被列为全球 5 个销售量最大的药品之一。

一、对 PU 的疗效

1. 近期疗效

国外资料提示每日 20～40mg 奥美拉唑，在多数病例可抑制 24 小时酸分泌的 90%。国内治疗十二指肠溃疡（DU），2 周愈合率为 80.8%～88.6%，4 周愈合率为 94.7%～97.8%；治疗胃溃疡（GU）4 周愈合率为 77.6%～86.4%，6 周愈合率为 97.7%。提示对 GU 的治疗，需增量为每日 40mg，或延长疗程为 6～8 周。本品对疼痛缓解迅速，多数患者认为服药后疼痛在 3 天内消失。

2. 远期疗效

用本品每日 40mg 治疗 4 周，DU 半年复发率为 2.5%，1 年复发率为 5%，而雷尼替丁组半年复发率 54%，1 年复发率 90.4%。

陈寿坡等将 257 例 DU 分为西咪替丁治疗组（A）和预防组（B），奥美拉唑治疗组（C）和预防组（D），预防组给予西咪替丁每晚 400mg，奥美拉唑每周一、周四各 20mg 口服，持续 1 年。结果 6 个月复发率 A，B，C，D 组依次为 44.1%，22.2%，23.6%，4.8%，12 个月复发率依次为 75.5%，27.8%，36.1%，5.30%。说明本品治疗组和预防组比西咪替丁治疗组和预防组复发率为低。可见每周 2 次奥美拉唑间歇维持治疗预防 DU 复发的方案是可行且实用的。

3. 难治性溃疡

对 36 例难治性溃疡用本品治疗，每日 20mg，20 例 DU4 周愈合率为 90%，12 例 GU6 周愈合率为 83.3%，复合溃疡治疗 6 周，2 例愈合，另 2 例的十二指肠球部溃疡愈合。

4. 溃疡病出血

顾同进等用本品和雷尼替丁各治疗 32 例，结果用本品均止血成功，而雷尼替丁组 26 例止血成功。具体用法静脉注射本品 40mg，每 12 小时 1 次，连续 3 天，然后口服每日 1 次，每次 20mg。

二、对急性胃黏膜出血的疗效

陈凯将急性胃黏膜出血病人分为两组，一组口服本品，另一组静脉注射西咪替丁，结果西咪替丁组 24% 出血，口服本品组无出血。刘鹏熙等对大、中型腹部择期手术病人进行观察，发现口服本品对胃黏膜有保护作用，术前口服 60mg 者比口服 20mg 者效果更明显。

三、对食管疾病的疗效

1. 反流性食管炎

用安慰剂及本品 20mg、40mg 治疗 4 周后，治愈率依次为 6%，70%，82%。H_2 受体拮抗剂（H_2RA）的治愈率为 60%。症状完全缓解率本品为 61%~74%，H_2RA 为 12%~33%。胃灼热消失率本品为 82%~94%，H_2RA 为 31%~55%。

2. Barret 食管

将 22 例患者随机分为两组，每组 11 例，分别用本品和西咪替丁治疗 6 个月。治疗 1 周后症状缓解率本品组为 77%，西咪替丁组为 45%，两组比较有显著性差异，6 个月后，本品组症状缓解率为 87%，西咪替丁组为 78%，两组比较无显著性差异。说明奥美拉唑有快速缓解症状的优点。

3. 食管源性胸痛

弥漫性食管痉挛、钳形食管、食管下括约肌高压、非特异性食管运动障碍等食管蠕动失调和高张性食管，临床以胸痛为主诉，有时酷似心绞痛。罗金燕用口服本品治疗 78 例，其中重度疼痛 21 例，19 例有效（90.5%），中度疼痛 43 例，36 例有效（83.7%），轻度疼痛 14 例，9 例有效（64.3%），提示本品对胸痛重者止痛效果更明显。

四、胃泌素瘤

本病是应用奥美拉唑的适应证。南京鼓楼医院报告 1 例胃泌素瘤，行胃切除术后，吻合口溃疡用雷尼替丁治疗每日 700mg，不能控制症状，改用本品每日 20mg，1 天后症状消失，第 3 天即可正常饮食。

五、对根除幽门螺杆菌（HP）的作用

国内外资料表明本品治疗后，DU 的 HP 阴转率为 72%～80%，GU 中的阴转率为 60.0%～88.9%，有人观察到用本品后，HP 感染密度明显降低，治疗后 HP 分度为 Ⅱ、Ⅲ 级者减少，0、Ⅰ 级者增多。国外资料用本品每日 2 次，每次 40mg，阿莫西林每日 2 次，每次 1g，用 2 周，HP 的根除率可达 80%。

六、副作用

报道中较常见的副作用有头痛、头昏、失眠、口干、腹胀、腹痛、便秘瘙痒、荨麻疹、纳差及疲乏等，检查血、尿、便常规及肝、肾功能，未发现异常。长期应用，强力抑酸引起胃泌素增高，曾考虑是否有发生胃类癌的可能，故早年美国 FDA 曾规定，除胃泌素瘤外，对 PU 治疗一般不要超过 8 周。

胃排空检测法的建立及其临床应用

赵荣莱　李惠云　任蜀兵　王　立

胃排空障碍主要指各种原因引起的胃排空延迟，尤其是固体食物的排空延迟，常见于糖尿病性胃轻瘫，手术后胃轻瘫，特发性胃轻瘫和慢性胃炎。临床上表现有胃脘胀满甚或早饱、嗳气等消化不良症状。为探索研究一种简便可行而又价格合理的方法。我们建立了口服 [131] 碘化钠胶囊，用 GV302 型功能仪探测同位素胶囊排空时间的方法，测试结果如下。

一、对象与方法

1. 对象

共观察 56 例，其中 46 例为胃病者，10 例为非胃病者。46 例经胃镜和胃黏膜活检病确诊的病例，慢性浅表胃炎 32 例，胃溃疡 1 例，十二指肠溃疡 11 例，复合溃疡 2 例，男 32 例，女 14 例，年龄 24 ~ 72 岁（<40 岁 18 例，41 ~ 60 岁 27 例，>60 岁 1 例）。主诉胃胀满 37 例，腹胀 33 例，早饱 19 例，纳呆 21 例，嗳气 10 例，恶心 8 例，胃痛 24 例，胃寒 29 例。舌象：薄白苔 29 例，黄苔 6 例，白腻苔 8 例，黄厚腻苔 2 例，2 例有剥苔。10 例非胃病患者中神经官能症 2 例，糖尿病 2 例，支气管炎 1 例，甲状腺病 2 例，冠心病 2 例，关节炎 1 例。其中男 5 例，女 5 例，年龄 24 ~ 78 岁（<40 岁 4 例，41 ~ 60 岁 3 例，>60 岁 3 例）。10 例中胃胀 4 例，胃痛 2 例，便秘 3 例。黄厚腻苔 1 例，其余苔多薄白。

2. 方法

放射性同位素胶囊的制备：将 [131] 碘化钠液体，滴入一无毒乳胶囊内，用丝线结扎封口，整个胶囊体积等于 0.2cm × 0.5cm × 1.0cm。然后将它装入普通胶囊内备用。此胶囊在消化道内不被吸收。

服胶囊及测定时间：受试者于早餐后即吞服放射性胶囊 6 粒，服胶囊后即刻、每 15 分钟做作连续动态观察。

测定方法：甲 GV302 型功能仪（或扫描仪），将探头对准上腹部和左右季肋部位，寻找放射胶囊在腹部表面显示的位置。根据局部解剖位里和在体表的投影，胶囊移行的路线如下：服胶囊后即刻，胶囊位于左季肋部肋弓上锁骨中线附近，以后向剑突下移动，至右锁骨中线内侧肋弓下，此时表明胶囊已从胃排出，进入十二指肠。以后再向左上腹返回，再向下腹部移动，只要连续观察，都可追踪到这一固定路线。将放射性同位素封装在塑料导管前端约 0.2cm 长。通过胃镜器械插口插入，将装有同位素的小段塑料管露出于胃镜前端。当胃镜前端分别置于贲门部、胃体中部、胃窦部、十二指肠球部时，用 GV 302 型功能仪也在腹部测得上述走行。

测定 3 粒或 3 粒以上同位素胶囊排出胃腔所需时间，为胃排空时间，测定结束后，给病人双醋酚酊 5~10mg，促使胶囊排出体外。

二、结果

胃排空时间 40 分钟 1 例，90 分钟 2 例，均为球部溃疡；120 分钟 4 例中慢性胃炎 3 例，胃溃疡 1 例，150 分钟 3 例中 2 例慢性胃炎，1 例复合溃疡；180 分钟 14 例中慢性胃炎 10 例，球溃疡 3 例，复合溃疡 1 例；195 分钟 3 例中 2 例慢性胃炎，1 例吻合口炎；210 分钟 14 例中 12 例慢性胃炎，2 例球溃疡；240 分钟 4 例均为慢性胃炎；最慢 1 例（270 分钟排出）为慢性胃炎并习惯性便秘者。10 例非胃病 120 分钟排出的 1 例，180 分钟排出的 2 例，210 分钟排出的 3 例，240 分钟排出的 4 例。在检测过程中，56 例中有 38 例同位素胶囊入胃后，分别测到 2~5 个点，5 个点的 1 例，4 个点的 2 例，3 个点的 16 例，2 个点的 23 例。其余吞胶囊后在胃内只能测到一个点，以后也不分开，最终一起排出，实际上是全部排出。

三、讨论

Kashavarzian A 等（1993 年）报告一种检测胃排空的方法，将聚氨酯肠饲管剪下 10 段，每段长 lcm，在硫酸钡内浸饱，作为不透 X 线的小标志物，定时（每隔 30 分钟）观察标志物排出数，是一种简便测定胃固体排空的方法。

我们曾用 [131] 碘化钠胶囊，测定正常人和数批慢性胃炎、溃疡病人的胃排空，取得与临床相一致的结果，但当时只有 1 粒同位素胶囊，其排出可能有偶然性，为了尽可能减少偶然性，我们这次改用吞服 6 粒同位素胶囊作标志物，可以避免 X 线照射，所用仪器较 X 线装置小得多，可以携带使用方便。本法可以较短时间间期连续观察，所得结果更为精确。可以认为本法测定的胃排空时间比较可信，比较符合生理状态，有临床实用价值。无疑为中医界对胃动力障碍性疾病的研究及胃促动力中药的开发提供一个有用的方法。

中医胃脘痛的生化多指标研究

金敬善　邓新荣　易崇勤　王丽华　赵荣莱

王和天　王　立　周　垄　常　彪　任艺波

【摘要】对 62 例胃脘痛患者进行多项生化指标观察，并与正常人做了比较，发现胃脘痛者胃动素、总羧基明显升高，体液免疫明显下降，经过各指标间相关分析，发现胃泌素与 IgA、IgM 呈正相关，生长抑素与 IgG 呈负相关，总羧基与 IgA、IgG 与 IgA 呈正相关。提示这些可能是胃脘痛的病理机理之一。

【关键词】胃脘痛；胃肠激素；总羧基；体液免疫

胃脘痛是临床上常见病、多发病，表现为以上腹胃脘部近心窝处经常发生疼痛为主要症状的一类证候。胃脘痛因胃气郁滞、气血不畅所致。在现代医学中大体包括了急慢性胃炎、消化性溃疡、胃癌、胃神经官能症、食道裂孔疝等疾患。应用现代生化技术多指标、多系统观察胃脘痛的病理机理，为临床诊疗提供参考是本文的研究目的。

一、对象与方法

1. 对象

胃脘痛组：62 例观察对象选自北京中医医院消化科门诊和病房。其中胃、十二指肠溃疡 24 例，慢性胃炎 20 例，慢性结肠炎 10 例，胰腺炎 8 例。均为胃脘痛病人。其中女 20 例，男 42 例，年龄 23～72 岁，平均年龄 43 岁，青壮年患者占多数。

诊断依据国家中医药管理局发布的中医病证诊断疗效标准。胃脘部疼痛、常伴痞闷或胀满、嗳气、泛酸、嘈杂、恶心呕吐等症；发病常与情志不畅、饮食不节、劳累、受寒等因素有关；上消化道钡餐 X 线检查、纤维胃镜及组织病理活检等可见胃、十二指肠黏膜炎症、溃疡等病变；大便或呕吐物阴血试验强阳性，提示并发消化道出血。

正常对照组：来自本院实习生、职工，均经体检合格。

2. 方法

晨起空腹于肘正中处抽取静脉血 4mL，置含有 10% 的乙二胺四乙酸二钠（EDTA）50ul 和抑肽酶 30ul 的试管中，摇匀，4℃离心 15min（3500rpm），取血浆于 –20℃冰箱保存。

3. 观察指标

胃泌素：促进胃酸分泌和胃肠运动，放免法测定；胃动素：促进胃肠运动，放免法测定；生长抑素：抑制胃酸分泌和胃肠运动，放免法测定；胰高血糖素：升血糖、抑制胃肠运动，放免法测定；总羧基：通过测定羧基水平表征蛋白质分子是否受到活性氧氧化损伤，紫外分光光度法测定；体液免疫指标：IgG，IgA，IgM，酶标法测定。

二、结果

正常对照组与胃脘痛组血中各项指标的比较见表 1。

从表 1 可见，胃脘痛患者胃动素、总羧基均有明显升高（$P<0.001$），而 IgG、IgA、IgM 均明显降低，其他三项胃肠激素变化不大（$P>0.05$）。

胃脘痛患者各项指标相关分析比较见表 2。

从表 2 可见，胃脘痛患者各项指标之间有一定的相关性，其中胃泌素与 IgA、IgM 有正相关，生长抑素与 IgG 呈负相关，总羧基与 IgA，IgG 与 IgA 呈正相关。

表 1   正常人与胃脘痛患者血中各项指标的比较（$\overline{X} \pm S$）

	正常对照组（n）	胃脘痛组（n）	P 值
胃泌素（pg/mL）	82.5 ± 31.4（30）	97.8 ± 60.5（58）	>0.05
胃动素（pg/mL）	345 ± 77（22）	580 ± 237（62）	<0.001
生长抑素（pg/mL）	33.7 ± 9.9（12）	31.5 ± 7.3（18）	>0.05
胰高血糖素（pg/mL）	271 ± 66（39）	283 ± 114（48）	>0.05
总羧基（μmol/mL）	31.24 ± 1.46（29）	34.69 ± 3.64（48）	<0.001
IgG（mg/mL）	11.2 ± 3.2（50）	9.10 ± 1.26（48）	<0.001
IgA（mg/mL）	1.70 ± 0.56（50）	1.32 ± 0.38（48）	<0.001
IgM（mg/mL）	1.35 ± 0.59（50）	0.95 ± 0.23（48）	<0.001

表2 胃脘痛患者各项指标相关分析比较

	n	r	*P* 值
胃泌素 –IgA	44	0.3169	<0.05
胃泌素 –IgM	44	0.3137	<0.05
生长抑素 –IgG	12	−0.6119	<0.05
总羧基 –IgA	48	0.3153	<0.05
IgG–IgA	48	0.4926	<0.01

三、讨论

维持内环境稳定是人体维持生命的必要条件，目前认为内环境的稳定受神经内分泌免疫网络的调控。本文结果说明，胃脘痛患者内环境的稳定性遭到某种程度的破坏，表现在 4 个胃肠激素[1]（又叫脑 – 肠肽）中。胃动素明显升高，胃肠运动加速，可能是胃脘痛的诱因之一。

总羧基的升高，预示自由基对蛋白质分子的破坏加速，也影响到免疫球蛋白的明显下降，说明自由基对内环境的稳定性也有破坏作用。

经相关分析，发现胃泌素与 IgA、IgM 呈正相关，生长抑素与 IgG 呈负相关，总羧基与 IgA 呈正相关，说明神经内分泌对体液免疫系统存在着相关性。本文结果提示神经内分泌免疫网络是客观存在，某一环节的失衡可能是某种疾病的病理机理。胃脘痛患者胃动素、总羧基升高，体液免疫系统下降可能是胃脘痛的病理机理之一。

参考文献

[1] 朱文玉 . 浅谈脑 – 肠肽 [J]. 生物学通报，1993, 28（3）: 1.

食管胃底静脉曲张破裂出血内科治疗评价

赵荣莱

上消化道出血是肝硬化尤其是门脉性肝硬化最常见的并发症，常以呕血为主，出血量大，食管静脉曲张破裂出血占肝硬化上消化道出血的50%以上。在肝性脑病、肝肾综合征及严重感染等情况下，胃肠黏膜受毒性代谢产物刺激及缺血、缺氧，可引起急性糜烂出血性胃炎，而静脉曲张的胃黏膜更易受损，这种情况称为门脉高压性胃病（Portal hypertensivegastropathy，PHG）。1993年Gostout等将其分为轻、重两型，内镜下轻型为近胃窦处黏膜浅表红斑、红疹、黏膜呈镶嵌样（mosaic）或蛇皮样，轻型不伴出血；重型呈樱桃红斑或出血性胃炎。该作者在3年间共收治1496例消化道出血者，300例有肝病，其中142例为静脉曲张破裂出血，67例同时有PHG，原发病为PHG者12例（0.8%），与食管静脉曲张破裂相比，这类病人出血量较少。诊断除内镜检查外，有人认为小量出血（以黑便为主）、肝功能严重失代偿、三腔管填压无效、有感染等应激因素者，有助本病诊断。

一、常规治疗

1. 食管胃底静脉曲张破裂出血者，其出血多严重而持续，1/3病人在住期间可再出血，由于其基本病变（肝硬化）常有伴随的心、肾、免疫方面的异常，死亡率极高。静脉曲张破裂出血的紧急抢救措施同上消化道出血一样，为众所熟知，故不赘述。但补液宜适量，不宜过多，否则可使门脉压增高而再次出血，病人抢救过程中的紧急内镜及安置三腔管，常可引起吸入性肺炎。因此应给心、肺监测。

2. 1950年Senstaken和Blackmore首次用三腔二囊管填塞，已得到普遍应用。以后对三腔管做过一些改进，具有食管和胃的吸引孔，以吸出食管分泌物，以免分泌物误吸进入气道。其止血成功率为70%~94%，但填塞一般用12~24h，最长不超过72h。而三腔管放气或取出后仍可再出血，故填塞起到止血作用，使患者血液动力系稳定后，宜采取硬化治疗，或内镜下食管曲张静脉结扎术。

3.药物治疗：垂体加压素（血管加压素，VP）有显著收缩肠系膜动脉和其他内脏血管的作用，使流入门脉系统的血流量减少，从而降低门脉压，以持续静脉点滴及肠系膜上动脉滴注，疗效较好。剂量 0.2～0.8U/min 可使门脉压下降35％和奇静脉血流量减少，但这一剂量有使其他血管收缩、增加血管阻力和心脏做功致心肌缺血和其他血管床缺血的副反应。三甘氨酰赖氨酸加压素（GLV）为合成的血管加压素，结构与 VP 类似，本身无生物活性，但裂解后可释放出有生物活性的赖氨酸加压素，与精氨酸加压素作用相同，有人报告 60 例随机分为安慰剂组与 GLV 组，用 GLV 2mg 静滴，随后每 4h 重复一次，直到 24～36h，再行内镜硬化治疗，结果安慰剂组止血成功 12/29，GLV 组止血成功 29/31，差异显著。治疗期间安慰剂组输血量明显超过治疗组，且 GLV 副反应较少。VP 与扩血管药合用的目的是保持内脏血管收缩的同时对抗缩血管效应。异丙肾上腺素和硝普钠虽可降低周围血管阻力，但可增加心率和心搏出量，有可能增高门脉压，而硝酸甘油使周围血管扩张，通过降低门侧支循环阻力，使门脉压进一步降低。VP 用量一般主张静滴 0.2～0.6U/min，l2～24h 后无继续出血，可减半量滴注，硝酸甘油可口含 0.4～0.6mg，每半小时一次，或 1～2个 10mg 含量的贴膜，几小时换贴一次，或静注开始 40ug/min，每次增加 40ug/min 直到增加到 400ug/min（收缩压需维持在 13.3kPa 以上）。止血效果：合用 65％，单用 48％；副反应：合用 7％，单用 17％。硝酸甘油与 GLV 合用效果相同。

普萘洛尔。肝硬化患者长期服用普萘洛尔，可减少心排出量，降低门脉压，从而预防曲张静脉破裂出血。也有人认为因能使肝血流量减低。损害肝功能，诱发肝性脑病，故仅在出血停止后，预防再次出血时用。但也有普萘洛尔与 EST 合用的报告。在硬化治疗前用普萘洛尔。可增加硬化疗法的安全性和有效性。

生长抑素（SS）及其人工合成物（Ot）更选择性地直接作用于肠系膜动脉平滑肌，使内脏循环血流量和肝动脉血流量减少，减少门脉血流量，从而降低门脉压，副作用少，但半衰期短，剂量是首次静注 50ug，继之 250～500ug/h 静滴。有人比较 SS 与 VP 对静脉曲张性上消化道出血的止血成功率，分别为 72％和 44％，而副作用分别为 3％和 18％，Kraretz 经内镜证实的 61 例，30 例用 SS 治疗，26 例止血，4 例复发；用 VP31 例，23 例止血，5 例复发，故 SS 疗效优于 VP。随机观察 Ot 治疗与食管压迫治疗，结果两组疗效相似，用人工合成的奥曲肽治疗简便易行（25mg/h，输入 8h），副作用少。

二、胃镜下硬化治疗

胃镜下做硬化治疗，50 多年前即有报告，由于技术限制，未能推广。由于门腔分流对本病疗效不理想，随着纤维内镜的广泛开展，对硬化治疗再次引起兴趣。常用的硬化注射剂有 5% 鱼肝油酸钠，氨乙醇油酸盐，0.5% ~ 1.5% 14 羟基硫酸钠，1% 或 1.5% 乙氧硬化醇等，注射于曲张静脉或曲张静脉周围。分析 572 例胃镜下硬化治疗对急性出血的控制率为 92%，止血效果与用三腔管填塞相似，但再出血率减少，硬化治疗的再出血率为 20% ~ 30%，VP 或三腔管填塞为 50% ~ 60%。与硬化治疗有关的并发症有穿孔（1.0% ~ 4.3%）和食管溃疡（6.0% ~ 13.0%），后者有引起再出血的可能，因此有的作者主张做硬化治疗时，同时用 H_2RA 或硫糖铝。于中麟等报道用凝血酶及 5% 鱼肝油酸钠对 15 例食管静脉破裂出血患者进行一次性硬化治疗，先在曲张静脉基底部注入 1 ~ 1.5mL（凝血酶 200 ~ 300U），待曲张静脉胀大变白后，再注入 5% 鱼肝油酸钠，亚甲蓝 1 ~ 2mL，使静脉变蓝色。栓塞治疗后 15 例全部止血。4 个月内复查无再出血或死亡。金瑞等对 22 例急诊内镜确诊的食管曲张静脉出血者单用凝血酶食管静脉内一次性注射栓塞，共治 89 条食管静脉，一次栓塞治疗后，6 周末曲张静脉消失率高达 82%。凝血酶作用于凝血过程第三阶段，当其与断裂血管创面接触时，促使纤维蛋白原转变为纤维蛋白，使血液凝固，堵塞出血道，阻止血液外流。在食管静脉硬化治疗过程中，由于门脉压力高，患者凝血机制差，约有 30% 病人在治疗中发生针孔明显出血，吴云林用巴曲酶和乙氧硬化醇做食管曲张静脉内序贯注射，有效地减少注射针孔出血，作者报告 49 例食管静脉曲张患者，术前肌内注射巴曲酶 2kU，静脉内硬化剂注射治疗过程顺利，针孔出血少，4 例各有一条大的曲张静脉拔针后发生喷血，持续半分钟未见止血，遂行袖张静脉内注射巴曲酶 2kU，止血全部获得成功。由于酶性止血剂与硬化剂混合会使酶失活，因此两药宜分先后注射，不要混合后注射。刘晓丹等对三腔管填塞治疗无效的 11 例食管胃底静脉曲张破裂出血病人，用内镜做紧急硬化治疗，术前 30min 肌内注射巴曲酶 2kU 紧急硬化剂治疗后，立即止血。10 例观察 2 周均无出血。1 例于第 7 天突然发生再出血死亡。

三、胃镜下食管曲张静脉结扎术

国外报告认为胃镜食管曲张静脉结扎与硬化治疗同样有效，而并发症较少。最近沈云志等报告用曲张静脉结扎术共治疗 16 例食管静脉曲张破裂出血病人，共进行 41 例次 370 处，随着手术的完成，曲张静脉充盈度立即变小，在治疗中未发现与治疗有关的非出血性并发症，2 例在治疗后有轻度咽下困难，故认为曲张静脉结扎术可以代替硬化治疗。

克糖降脂丸治疗 2 型糖尿病的临床观察

张声生　金敬善　林瑞云　罗晓石　王丽华　于风华

何俊仁　陈　明　王　立　周志诚　赵荣莱

根据我们多年的临床经验，遵循中医辨证施治的原则，在益气养阴的基础上应用化瘀解毒之品拟定克糖降脂丸，治疗 2 型糖尿病 125 例，取得了较好的效果，现报道如下。

一、资料和方法

1. 对象选择

所有病例来自本院门诊和病房，符合世界卫生组织（WHO）确定的 2 型糖尿病诊断标准[1]。中医辨证参照卫生部制定的《中医新药临床研究指导原则》及祝谌予制定的标准[2]属气阴两虚血瘀阻滞夹杂证。克糖降脂丸观察组 104 例，其中男 43 例，女 61 例；年龄 29 ~ 74 岁，平均 50.89 ± 10.84 岁（$x \pm S$，下同）；病程 0.5 ~ 32 年，平均 4.38 ± 4.55 年；合并冠心病 16 例；合并高血压 19 例；合并视网膜病变 18 例；合并蛋白尿者 30 例（其中 3 例合并高血压，4 例治疗过程中合并泌尿系感染，1 例合并心力衰竭，此 8 例患者均不在蛋白尿观察之列）。另按上述标准选 41 例无严重并发症患者做克糖降脂丸与格列喹酮疗效对比观察，按就诊时间将其随机分为两组。克糖降脂丸组 21 例，男 9 例，女 12 例；年龄 29 ~ 66 岁，平均 44.24 ± 8.64 岁；病程 0.5 ~ 14 年，平均 3.23 ± 2.12 年；体重平均 62.54 ± 8.66kg；治疗前空腹血糖 11.70 ± 3.25mmol/L。格列喹酮平组 20 例，男 8 例，女 12 例；年龄 30 ~ 69 岁，平均 43.44 ± 8.50 岁；病程 0.5 ~ 12 年，平均 3.42 ± 2.06 年；体重平均 61.58 ± 10.0kg；治疗前空腹血糖 11.24 ± 3.42mmol/L。两组间在性别、年龄、病程、体重及治疗前空腹血糖水平无明显差异（$P > 0.05$）。

二、观察方法

（1）治疗方法

本组所观察的病例多为曾先后服用多种中西药而效果欠佳者。取得患者合作后，进行糖尿病知识教育并严格控制饮食[3]。停服中西药4周，分别于停药后的第3、4周测空腹血糖。两次空腹血糖值接近者列入本观察组，并取其两次平均值作为血糖的自身对照。其间共3例患者出现酮尿不列入本观察组。观察期间患者维持原来规定的饮食。克糖降脂丸为水丸，每袋含生药6g，由本院中药制剂室提供。方剂主要由黄芪、北沙参、三七、大黄、黄连、牡丹皮、大青叶等组成。服法：1~2袋/次（空腹血糖8.3mmol/L者，2袋/次），每日服3次，餐前温开水送服。格列喹酮组服格列喹酮（北京第六制药厂生产）每次>30mg，每日2次，餐前0.5h服。疗程均为3个月。

（2）观察项目及方法

104例患者治疗前后查①空腹血糖（FBG），采用真糖法。②糖化血红蛋白（HbA1C），国产微柱法。③C肽（C-peptide），放射免疫法，药盒由美国DPC公司提供。④血清脂结合唾液酸（Lipid-associated Sialic acid. 简称LSA）比色法，参照第二军医大学附属长海医院朱翔等确立的方法[4]。⑤总胆固醇（TC），甘油三酯（TG），高密度脂蛋白（HDL-C），酶学法。⑥血、尿、大便常规及心电图、肝功能、肾功能检查。

（3）统计学处理

采用样本均数差异的显著性t检验或两组间比较的x^2检验。

二、结果

1.疗效评定标准

（1）临床疗效评定标准

参照《中药新药临床研究指导原则》，以空腹血糖为指标。空腹血糖小于7.2mmol/L或下降30％以上为显效；空腹血糖在7.2~8.3mmol/L或下降10％~29％为有效；空腹血糖无变化，或者升高，或者下降低于10％为无效。

（2）症状疗效评定标准

本组病例主要观察口渴、乏力、多汗、肤痒、胸闷痛、肢麻疼痛、咽喉肿痛、便秘8个症状。将症状程度分为轻、中、重3级。轻度指有此症状，但不明显，往往在医生的暗示下发现，不影响生活和工作；重度指症状明显，持续存在，影响生活和工作：介于轻、重之间者为中度。治疗后症状减轻两级以上或症状消失者为显效；减轻不足 1 级者为无效；介于显效和无效之间者为有效。

（3）蛋白尿疗效评定标准

用尿蛋白定性评价。尿蛋白消失或者减少 ≥ ++ 者为显效；尿蛋白减少 + 者为有效；尿蛋白加号无减少或增多者为无效。

2. 104 例糖尿病患者服用克糖降脂丸治疗前后空腹血糖、糖化血红蛋白、C 肽及血清脂结合唾液酸的比较

见表1。治疗后，FBG、HbA1c 及 LSA 皆明显下降（P 均 <0.001），C-peptide 则明显上升（P<0.01）。

表1 104 例患者治疗前后空腹血糖、糖化血红蛋白、C 肽及唾液酸比较（$\overline{X} \pm S$）

	FBG（mmol/L）	HbA$_1$c（%）	C-peptide（mmol/L）	LSA（μg/mL）
治 前	12.75 ± 3.75	12.52 ± 4.28	0.64 ± 0.25	217.46 ± 30.55
治 后	8.31 ± 2.05***	8.22 ± 2.31***	0.82 ± 0.24**	186.41 ± 25.44***

注：与治疗前比较：*$P<0.05$，**$P<0.01$，***$P<0.001$，下表同

3. 治疗后疗效评价

（1）临床疗效

观察的 104 例患者中，显效 59 例，有效 33 例，无效 12 例，总有效率为 88.46%。与格列喹酮对比疗效分析显示：克糖降脂丸组（21 例）显效 12 例，有效 8 例，无效 1 例；格列喹酮组（20 例）显效 12 例，有效 5 例，无效 3 例。两组间用 χ^2 检验，无明显差异（$P>0.05$）。22 例糖尿病蛋白尿患者中，显效 5 例，有效 11 例，无效 6 例，总有效率为 72.73%，无一例恶化。

（2）症状疗效

104 例糖尿病患者中，口渴 55 例（占 52.88%），显效 28 例，有效 18 例，有效率83.64%；多汗 93 例（占 89.42%），显效 58 例，有效 23 例，有效率87.10%；肤痒 37 例（占 35.58%），显效 15 例，有效 16 例，有效率83.78%；乏力 104 例（占 100%），显效 40 例，有效 49 例，有效率85.58%；胸闷痛 42 例（占 40.38%），显效 14 例，有效 21 例，有效率83.33%；肢麻疼痛 82 例（占 78.85%），显效 38 例，有效 34 例，有效率87.80%；咽喉肿痛 54 例（占 51.92%），显效 42 例，有效 6 例，有效率为 88.89%；便秘 47 例（占

45.19%），显效 40 例，有效 5 例，有效率 95.74%。

4. 104 例糖尿病患者服用克糖降脂丸治疗前后血脂的变化

见表2。治疗后 TC 和 TG 皆明显下降（$P<0.01$，$P<0.05$），但 HDL-C 无明显变化。

表2 104 例患者治疗前后血中总胆固醇、甘油三酯和高密度脂蛋白的比较（$\overline{X} \pm S$）

	TC（mmol/L）	TG（mmol/L）	HDL-C（mg%）
治疗前	6.22 ± 0.88	3.04 ± 2.54	46.42 ± 3.06
治疗后	4.94 ± 0.76**	2.52 ± 1.92*	45.84 ± 2.97

5. 安全性指标的检测

治疗前后比较心、肝、肾功能检查未见不良反应。本组观察病例治疗期间未见低血糖反应，但 8 例出现轻度腹泻，2 例出现轻度腹痛，继续服药症状消失；2 例出现一次性单项 SGPT 轻度升高，余未见不良反应。

三、讨论

糖尿病属于中医的"消渴病"。大量的临床研究已证实阴虚是其本，血瘀贯穿于糖尿病的整个过程。益气养阴、活血化瘀是近年来最常见的治疗大法，但疗效不甚令人满意。阴虚日久则化热，热盛为火，火极为毒，热与瘀交结则成瘀毒。热毒炽则口渴、汗多、肤痒、咽喉肿痛、便秘；瘀毒盛则胸闷、肢痛、舌暗红少津、上有瘀斑甚则溃烂。本病日久不愈则变证由生，造成严重后果。所以我们在既往益气养阴、活血化瘀的基础上重用清热解毒之品，拟定了克搪降脂丸。方中黄芪益气助阴，北沙参滋阴润燥，三七活血化瘀，大黄荡涤热邪兼能活血排毒，黄连、大青叶清气泻火解毒，牡丹皮凉血化瘀解毒。全方共奏益气养阴、化瘀解毒之效。

克糖降脂丸有明显的降糖作用。治疗后空腹血糖、糖化血红蛋白皆明显下降（$P<0.001$）。而随着血糖的下降，C 肽水平明显上升（$P<0.01$）。说明本研究所观察的 104 例 2 型糖尿病患者的胰岛功能尚可，这与文献报道的 2 型糖尿病患者胰岛 β 细胞功能减退但未完全消失相符[5]。克糖降脂丸可能通过促进 β 细胞分泌胰岛素而使血糖降低。但胰岛素在细胞水平的作用，首先要与位于细胞膜上的胰岛素受体结合，胰岛素受体的缺陷，可直接影响其在体内的作用[6]。血清脂结合唾液酸是一种存在于细胞膜上的特异性糖蛋白，其增高说明细胞可

能有不同程度的增殖与损坏。克糖降脂丸治疗后，唾液酸明显下降，说明损伤的细胞可能得以修复或改善。为了进一步证实克糖降脂丸的降糖作用，我们将其与第二代磺脲类降糖药格列喹酮临床疗效进行了对比分析。结果显示克糖降脂丸与格列喹酮之间疗效无显著性差异（$P>0.05$）。在降低血糖的同时，克糖降脂丸还能较好地改善其临床症状，对口渴、多汗、肤痒、乏力、胸闷痛、肢麻疼痛、咽喉肿痛、便秘等具有较好的效果。

糖尿病的各种并发症是造成糖尿病死亡的最主要原因。高脂血症和糖尿病肾病是糖尿病的两个较常见的并发症。高脂血症又是糖尿病产生动脉粥样硬化病变的重要原因之一。本研究表明克糖降脂丸明显降低血总胆固醇和甘油三酯（$P<0.05$）。但高密度脂蛋白治疗前后变化不明显，这可能是因为治疗时间较短，糖尿病所致的脂质代谢紊乱尚难在短时间内得予全面恢复。糖尿病肾病是一个临床病名，是根据持续蛋白尿而诊断的目前尚无特殊疗法[7]。104 例患者中合并蛋白尿者 22 例，有效 11 例，总有效率为 72.73%，本研究所观察的治疗后显效 5 例，无一例恶化。

参考文献

[1] WHO Study group.Diabetes mellitus：Technic report series 727[J]. Geneva, 1985, 10：44-49.

[2] 祝湛予，郭赛珊，梁晓春 . 对糖尿病中医辨证指标及施治用药的探讨 [J]. 上海中医药杂志，1982，（6）: 5.

[3] 池芝盛 . 糖尿病的防治及自我护理 [M]. 上海：上海科学技术出版社，1992. 54-74.

[4] 朱翔，李平升 . 一种改良硫代巴比妥酸显色法用于血清脂结合唾液酸测定 [J]. 中华医学检验杂志，1991，14（4）: 203.

[5] 史爱兰，朱承谟，王麒玉，等 .C 肽和胰岛素放免释放试验研究糖尿病患者 β 细胞功能 [J]. 中华核医学杂志，1993，13（3）: 160.

[6] 毛晓明，张家庆 . 胰岛素受体基因在 2 型糖尿病中的研究进展 [J]. 国外医学内分泌分册，1993，13（2）: 70-72.

[7] 向红丁 . 特尿病肾病的诊治 [J]. 中国实用内科杂志，1993，13（11）: 684.

非溃疡性消化不良（功能性消化不良）
的中西医结合治疗

赵荣莱

非溃疡性消化不良（简称 NUD）又称功能性消化不良，为国外学者习用的诊断术语，早在 1951 年 Doll 等对 6000 名伦敦几个公司的雇员进行调查，结果 30% 在调查前 5 年间有过消化不良史，在处于负责地位的人中，消化不良的发生率较高[1]，流行病学调查美国人群中每年有 25% 消化不良，因此消化不良在人群中占有相当比例。为了推动中西医对这一常见多发病的临床诊治与科研工作的国际学术交流，建议采用 NUD 诊断概念，开展中西医结合研究。

一、NUD 定义

消化不良与由于消化酶类缺乏引起消化吸收不良而主要表现为大便溏薄的概念不同，是指慢性上腹部或胸骨后痛不适、饱胀、嗳气、恶心、呕吐、胃灼热等上消化道症状群。消化不良分器质性和功能性两种，后者即 NUD。诊断标准为：①消化不良症状持续 4 周以上。②内镜检查排除消化性溃疡及食管和胃内肿瘤。③X 线及 B 超排除肝、胆、胰病变。④追踪 2~5 年，并两次以上胃镜复查，未发现新的器质性病变。⑤无糖尿病、结缔组织病、腹部手术史。

二、NUD 分类

1989 年在芝加哥召开国际专题会议上将 NUD 分为反流样、运动障碍样、溃疡样、吞气症和特发性五种类型，1995 年在荷兰举行的专题讨论会，分为反流样、运动障碍样、溃疡样及复合型四种。反流样型常被诊断为食管炎，但 32% 有反流症状者，其食管完全正常，100 例有反流症状病人，其严重程度与食管炎程度间并无联系，因此不能把 NUD 的反流症状诊断为反流性食管炎。廖常奎等对 NUD 与反流性食管炎之间关系做了观察和分析，当胃内压超过 LESP 时诱发反流，该组 87 例反流型 NUD 经追踪有 32 例发展为反流性食管炎，因此认为反流型 NUD 与反流性食管炎之间有一定因果关系。一般若只有胃灼热和胸骨后痛而无其他上腹部症状出现应是胃食管反流病，若胃灼热同时有上腹部症状，应属反流样消化不良。溃疡样型有周期性上腹痛、夜间痛并可因进食或服用抗酸剂缓解等溃疡样症状，而内镜未能发现溃疡。运动障碍样消化不良，常与 IBS 有重叠。复合型是不属于上述三型者。1991 年 Tally NJ 将功能性消化不良分为溃疡样消化不良、动力障碍样消化不良及非特异性消化不良三型[2]。

三、NUD 的常见症状

根据 1985 年 17 版西氏内科记载，NUD 常见症状上腹痛占 52%～73%，右胁痛为 4%，左胁痛为 5%，痛放射到背 24%～28%，夜间痛 24%～32%，进食 30min 内痛 32%，进食后痛加重 45%，进食痛缓解 4%～32%，痛与进食关系不明确 22%～65%，碱性药痛缓解 26%～75%，厌食 23%～36%，体重减轻 18%～32%，恶心 43%～60%，呕吐 26%～34%，胃灼热 28%，厌油腻 53%，胀气 52%，嗳气 60%[3]。慢性消化不良症状常可由胆囊炎和胆结石引起，曾对 142 例有消化不良史的女性进行前瞻性研究，只有 24 例有胆结石或口服胆囊造影胆囊不显影，胆囊造影正常的 118 例中 63 例（53%）仍诉有消化不良。上述症状也常在胃溃疡和十二指肠溃疡病人出现，因此，单从上述症状不能与消化性溃疡或胆石症相区别[4]。根据 Tally N J 的意见，溃疡样消化不良的主要症状是上腹疼痛，在 1 年中至少有 6 次以上上腹痛、饭前或饥饿痛、夜间痛醒、疼痛位置固定呈周期性，疼痛可由进食或抗酸剂所缓解。动力障碍样消化不良，主要为上腹不适感，每月至少有 1 次以上恶心、干呕或呕吐，虽然无明显腹胀，但自感上腹胀满，经常早饱，进食或喝牛奶常加重上腹疼痛和上腹不适，餐后上腹痛或上腹不适。非特异性消化不良型，其消化不良症状不能归入上述二型。除此以外，大约 1/3 功能性消化不良病人有结肠症状，如 1 年中有 6 次以上腹痛，腹痛多在中下腹，大便后腹痛可缓解，腹痛伴稀软便，大便频次。可见腹痛腹胀、便后不尽、黏液便等符合肠易激综合征（IBS）[2]。

四、NUD 的胃动力学改变

胃压力测定可反映平滑肌张力及蠕动功能，Rees 等对不明原因上腹沉重感和嗳气多年的男性病人测压，发现病人进食固体、液体餐后，胃窦部收缩较正常人呈现振幅较低的时相收缩波压力改变，该类型压力波与胃对固体食物排空明显延缓有关。用放射性同位素测定胃排空，显示 50% NUD 胃排空延迟，特别是固体胃排空，女性排空延长多于男性。冯英明等对 11 例 NUD 进行胃内各部位（球部、幽门、胃窦、胃体、胃底、贲门）基础压力和总压力测定，与 10 名正常人比较，各项指标均低于正常组，并有胃蠕动功能紊乱，可能是上腹饱胀隐痛的病理生理基础。

体表胃电图能检出胃平滑肌的慢波电活动，胃电参数可间接反映胃的运动情况，NUD 患者胃动力异常可表现出反流、动力低下和动力亢进。沈鹰等报告 100 例 NUD 的胃电图改变主要表现为频率减慢和波幅降低，餐后胃体部波幅明显低于正常组，提示大多数 NUD 患者胃平滑肌在食物负荷情况下兴奋性不足，可能导致胃平滑肌动力低下、胃排空延缓，食物在胃内停留时间延长从而产生上腹不适。胃电活动受体内神经和体液因素的调节，其中迷走神经张力是影响餐后胃电波幅升高的主要因素之一，NUD 表现为脾胃虚弱者，餐后胃电波明显低于正常组，提示对迷走神经有效刺激反应不足，NUD 表现为肝气犯胃者，餐后胃电波幅高于脾虚组，与正常组无明显差异，提示对迷走神经的有效刺激反应较高，与国内王建华早年对慢性胃病的研究结果相似。

五、NUD 与幽门螺杆菌（HP）

文献报道 NUD 患者 HP 检出率为 39%～87%，虽然 HP 可引起急性自限性消化不良症状，但 HP 在 NUD 症状产生中的作用仍不清楚。对 HP 感染本身是否能产生慢性消化不良症状，尚存在不同看法，国外文献中有几篇报告表明随着 HP 感染被清除，临床症状明显好转。但 Patchett 等认为用药物消除胃窦 HP 感染 4 周后对 NUD 患者症状改善情况与仍有 HP 感染患者相似，因此认为短程治疗清除 HP 与症状改善程度并无关系。为了观察长期根除 HP 后对 NUD 症状的影响，McCarthy C 等对 83 例分 3 组治疗，1 组单用胶体铋（120mg，每日 4 次，共 4 周）；1 组用甲硝唑（400mg，日 3 次，1 周）+阿莫西林（500mg，日 4 次，1 周）；1 组用胶体铋（120mg，日 4 次，4 周）+甲硝唑（400mg，日 3 次，1 周）十阿莫西林（500mg，日 3 次，1 周）。治疗前、治疗后 4 周，1 年分别从上腹痛（白天、夜间）、恶心、呕吐、上腹不适（食欲不振、早饱）、反流等 6 个症状计算其症状积分。83 例中 75 例随访 1 年（8 例失去联系），41 例（49%）4 周后 HP 根除，24 例（29%）1 年后仍未见 HP 感染，症状积分治疗前为 6.80，4 周后为 2.16（$P<0.01$），1 年后为 3.70（$P<0.05$）。在 HP 根除的患者中上腹痛消失最为明显。该组有 13 例再感染 HP，其症状积分为 2.2，较 1 年后 HP 仍然阴性的 24 例的 1.4 为高，因此作者认为长期观察后，HP 感染对 NUD 的症状，尤其是上腹痛起到十分重要的作用[5]。

六、NUD 对生活质量的影响

Tally NJ 等曾研究 NUD 患者的生活质量，对 73 例 NUD、214 例器质性胃病（67 例胃溃疡、29 例十二指肠溃疡、118 例胃食管反流病）及 444 例其他消化系疾病者（28 例胃癌、90 例急性胃溃疡、67 例慢性肝病、20 例胆结石、9 例胰腺炎、26 例炎症性肠病、5 例肠梗阻、3 例吸收不良、7 例非心源性胸痛、7 例胃肠出血）用医学结果调查法（medical outcomesurvey，MOS）从体力功能、作用功能、社会功能、心理功能、健康感知、疼痛等 6 个方面用问卷方式进行调查，发现 NUD 患者的生活质量较其他疾病患者为差，在 NUD 各型中，动力障碍样消化不良的生活质量较溃疡样消化不良为差[2]。

七、NUD 与中医证的联系

NUD 主要表现为上腹痛和上腹胀满，这也是中医脾胃病最常见的两个症候，即："胃脘痛"和"痞满"。对于"胃脘痛"，自 20 世纪 70 年代以慢性胃炎为主要对象的研究开始，进行了广泛而深入的临床研究，对于"痞满"也已引起学者的重视，卫生部 1993 年《中药新药临床研究指导原则》将"痞满"证定义为"以病人自觉胃部饱胀、胀满或腹痛不适，伴食少、纳呆、嗳气、大便溏或排便不爽为主要表现的常见肠胃疾病，通常反复发作在两个月以上者"，其内涵与 NUD 定义基本相同。而"便溏，排便不爽"可能有 IBS 重叠。

八、开展对 NUD 的中西医结合研究

国内胃动力学已从实验研究阶段转向临床。1993 年在北京召开了国际胃肠激素与胃肠动力学会议，多潘立酮、西沙必利等胃促动力药物已引进并广泛在临床应用，便携式 24hpH 监测仪、高分辨胃肠功能测定仪、胃电图仪等精密仪器国内市场亦有销售，与胃肠动力有关胃肠激素试剂盒也已在国内投产；介绍有关胃肠动力基础生理和临床实践知识与信息的《动力（Motility）杂志（中文版）》也已在国内发行。但是，与当今胃病研究的 3 个热点：分泌功能变化及治

疗、HP 感染及其根除、胃动力障碍及其防治中前两个相比，国内胃动力研究远不够活跃。当前与胃肠病防治至关重要的动力障碍机理及其相应药物研究，有其紧迫性和可行性。而中医中药对胃动力调节和改善，有极其丰富的治疗经验及相应的理论基础，无疑是可以发挥作用的，具有中医"痞满"证证候的 NUD 是较为典型的胃动力障碍性疾病，故中医和中西医结合工作者接受并采用 NUD 诊断概念，有利于开展 NUD 的中西医结合治疗研究和开发消痞除满的中西新药。

参考文献

［1］Jones R. Dyspeptic symptoms in the community[J].Gut,1989,30：893.

［2］Telley NJ, Weaver AL, Zinsmeister AR. lmpact of functional dyspepsia on quality of life [J]. Dig Dis Sci, 1995, 40 (3)：584.

［3］Schiller LR. Epidemiology, clinical manifestations and diagnosis (of peptic ulcer). In Wyngaarden JB, Smith LH. Cecil textbook of medicine[J].17th edition,WB：Saunders Company, 1985, 685-688.

［4］Carbone J V,13raudborg LL, Silverman S. Alimentary tract and liver[J]. In：Krupp MA. Chatton MJ. Current. medical diagnosis and treatment, 1980, 405.

［5］McCarthy C, patchett S. Collins RM.Longterm Prospective study of Helicobacter pylori in nonulcer dyspepsia[J]. Dig Dis Sci, 1995, 40 (1)：114.

脾气虚证与神经内分泌免疫网络相关性的研究

金敬善 邓新荣 邹世洁 易崇勤 胡彩钦 陈小野 李伍善

赵荣莱 王天和 王　立 周　垒 周　斌 李乾构 王丽华

本研究遵循中医理论，整体联系，综合分析，从保持和完善中医的独特体系出发，在过去研究脾气虚证的基础上[1]，重点观察神经介质、胃肠激素、白细胞介素 II 受体、免疫球蛋白等指标与脾气虚证的相关性，结果报告如下。

一、临床研究

1. 病例来源

96 例观察对象选自北京中医医院消化科门诊（占二分之一）和病房（占二分之一），其中脾气虚证病人 40 例，男 25 例，女 15 例，最大年龄 67 岁，最小年龄 16 岁，平均年龄 43 岁。其他证型 46 例（肝胃气滞 10 例，胃热炽盛 12 例，瘀阻胃络 14 例，胃阴亏虚 10 例），男 29 例，女 17 例，最大年龄 72 岁，最小年龄 20 岁，平均年龄 37 岁。

2. 胃脘痛的诊断依据

证候分类根据《中医病证诊断疗效标准》[2]。

3. 观察指标

（1）胃泌素：促进胃酸分泌和胃肠运动，放免法测定。

（2）胃动素：促进胃肠运动，放免法测定。

（3）生长抑素：抑制胃肠运动和胃酸分泌，放免法测定。

（4）胰高血糖素：升血糖，抑制胃肠运动，放免法测定。

（5）总羧基：天然蛋白质分子中氨基酸残基，不含有羧基，但活性氧在金属离子介导下，可使氨基酸残基中自由氨基或亚氨基氧化最终生成 NH_3 和相应羧基衍生物。通过测定羧基水平可以表征蛋白质分子是否受到活性氧氧化损伤，紫外分光光度法测定。

（6）体液免疫指标：IgG，IgA，IgM，酶标法测定。

（7）白细胞介素Ⅱ受体（IL–2R）：免疫功能及炎症介质，酶标法测定。

受试者晨起空腹于肘正中处抽取静脉血4mL，置含有10%的乙二胺四乙酸二钠（EDTA Na$_2$）50ul和抑肽酶30ul的试管中，摇匀，4℃离心15分钟（3500rpm），取血浆于–20℃冰箱保存。

以上各项指标的正常对照组均由本实验室测定。正常人来自本院实习的大学生、本院职工、经体检为正常人者。

表1   正常人与脾气虚证、非脾气虚证之间的比较 $\overline{X} \pm SD$（n）

组　别	正　常　组	脾气虚组	非脾气虚组
胃泌素（pg/mL）	82.5 ± 31.4（30）	93.5 ± 48.7（37）	118.5 ± 80.1*（43）
胃动素（pg/mL）	345 ± 77（22）	538 ± 212***（40）	570 ± 243***（46）
生长抑素（pg/mL）	33.7 ± 9.9（12）	30.5 ± 8.3（18）	30.4 ± 7.6（17）
胰高血糖素（pg/mL）	271 ± 66（39）	288 ± 135（31）	296 ± 159（38）
总羧基（μmol/mL）	31.24 ± 1.46（29）	33.84 ± 2.68***（31）	35.11 ± 3.80***（38）
IgG（mg/mL）	11.2 ± 3.2（50）	9.49 ± 1.45***（31）	9.61 ± 2.59*（38）
IgA（mg/mL）	1.70 ± 0.56（50）	1.34 ± 0.30**（31）	1.36 ± 0.40**（38）
IgM（mg/mL）	1.35 ± 0.59（50）	0.97 ± 0.20**（31）	0.99 ± 0.25**（38）
IL–2R（γ/mL）	240 ± 100（30）	224 ± 90（28）	291 ± 138（44）

注：与正常人组比较：*P<0.05，**P<0.01，***P<0.001，（）内为例数

由表1可知，脾气虚证病人血中胃动素、总羧基明显升高，体液免疫系统明显下降。非脾气虚证病人胃泌素、胃动素、总羧基明显升高，体液免疫系统也明显下降。

虽然在表1见到脾气虚证和非脾气虚证之间指标变化有相似之处，但经相关分析，发现二种证型之间有明显差异。表2所示，脾气虚证病人胃动素与胰高血糖素，胃动素与IgA之间呈正相关性，生长抑素与IgG和IgA之间呈负相关性。非脾气虚证，发现胰高血糖素与IgG，胃泌素与IgA和IgM之间呈正相关性。

表2　　　　　　　　　　　　　脾气虚证与非脾气虚证之间相关性比较

组　别	指　标	n	r	P
脾气虚证	胃动素 – 胰高血糖素	31	0.6315	<0.01
	胃动素 –IgA	31	0.5700	<0.01
	生长抑素 –IgG	12	−0.6304	<0.05
	生长抑素 –IgA	10	−0.6189	<0.05
非脾气虚证	胰高血糖素 –IgG	38	0.3903	<0.05
	胃泌素 –IgA	37	0.3364	<0.05
	胃泌素 –IgM	37	0.3894	<0.05

我们用胃胀冲剂对运动障碍型消化不良病人进行了治疗，发现治疗前后血浆胃肠激素均有变化，胃泌素、胃动素升高，胰高血糖素降低，运动和吸收功能改善，临床症状明显好转[3]，见表3。

表3　　　　　　　　　　　胃胀冲剂治疗前后胃肠激素的比较

组　别	n	治疗前	治疗后	P 值
胃泌素	12	23.42 ± 2.54	39.00 ± 0.23	<0.01
胃动素	12	8.17 ± 0.72	237.75 ± 252.32	<0.01
胰高血糖素	12	482.67 ± 113.41	211.42 ± 72.55	<0.001

二、动物实验

1. 脾虚动物模型与血中胃肠激素的关系

（1）动物：选用 Wistar 大鼠（由中国药品生物制品检定所提供），雄性，体重 220 ~ 250g。

（2）药物：实验所用单味药均购自北京同仁堂药店。

①四君子汤：由人参、白术、茯苓、炙甘草按 10∶9∶9∶6 组成，先用蒸馏水浸泡 2 小时，煮沸后文火煎煮两次，每次 40 分钟，过滤，合并滤液加热蒸发至含生药重约 1g/mL 浓缩液。

②大承气汤：由大黄、枳实、厚朴、芒硝按 18∶9∶9∶3 组成，先将枳实、厚朴蒸馏水浸泡 2 小时，煎煮两次，每次 20 分钟，后下大黄，煮沸后，过滤去药渣，再加入芒硝使其溶解，过滤，加热蒸发至含生药量约 3g/mL 浓缩液。上述两种水煎剂均存在于 0℃ ~ 4℃冰箱中待用。

（3）实验分组：将实验动物分为正常对照组，脾气虚证模型组和治疗组。正常对照组：常规饲养，用等量生理盐水代替大承气汤或四君子汤煎剂。模型组：每日上午10时灌饲大承气汤煎剂4mL/200g体重，半量进食，随意饮水。

四君子汤组：每日上午先灌喂四君子汤煎剂10g/kg体重，1～2小时后，灌喂大承气汤煎剂（剂量同模型组）。

大鼠自眼眶取血，加EDTA和抑肽酶抗凝，胃肠激素测定同临床研究。

由表4得知，大承气汤组胃泌素低于正常对照组（$P<0.05$），胃动素高于正常对照组（$P<0.01$），四君子汤治疗组胃动素下降，胃泌素仍低于正常组，与大承气汤组比较无统计学意义。

表4　　　　　　　　不同组别三种胃肠激素的比较 pg/mL $\overline{X} \pm SD$（n）

组　别	正常对照组	大承气汤组	四君子汤组
胃泌素	58.5±9.9（11）	45.8±13.1*（10）	39.2±9.3***（11）
胃动素	249.4±38.0（10）	300.4±41.3**（10）	278.0±19.9*（11）
胰高血糖素	420.6±36.6（9）	441.2±67.6（10）	397.8±49.9（11）

注：与正常对照组比较：*$P<0.05$，**$P<0.01$，***$P<0.001$，括号内为例数

2. 病证结合脾虚动物模型与脑中神经介质、血中胃肠激素关系

（1）动物：Wistar 雌性大鼠，320只，购自北京医科大学实验动物科学部，普通级［合格证号:（京动字）第8910R016号］，体重198.7±23.71g（X±S）。医学实验动物环境设施一级合格证（医动字第01-2072号）。动物购回后预养一周。

（2）造模方法模型由中国中医研究院基础所提供。

①CAC（慢性萎缩性胃炎）造模方法：采用去氧胆酸钠和阿司匹林水溶液隔周交替做饮水至实验结束。同时在实验第10天，第24天和第48天做胃黏膜匀浆免疫注射。造模时间45周。

②脾虚造模方法：在实验第6周开始，采用耗气破气加饥饿失常法，用厚朴、枳实、大黄水煎液灌喂。同时隔日喂饲，造模时间40周。

③肝郁造模方法：在实验第8周开始，采用钳子夹大鼠尾部激怒法，30分钟/天，同时辅以肾上腺激素腹侧皮下注射，造模时间38周。

④肾虚造模方法：在实验第6周开始，用甲硫氧嘧啶加入去氧胆酸钠溶液或阿司匹林溶液自饮，造模时间40周。

（3）分组及处置：动物按配对随机法分为对照组（60只），胃炎组（65只），脾虚胃炎组（65只），肝郁胃炎组（65只），肾虚胃炎组（65只）。对照组：正常饲养；胃炎组：CAG造模；脾虚胃炎组：CAG造模加脾虚造模；肝郁胃炎组：CAG造模加肝郁造模；肾虚胃炎组：CAG造模加肾虚造模。

（4）解剖取样：于第35周、45周解剖取样。

表5　　　　　　　　　各组脑 5-HT 比较 ng/g 脑重 $\overline{X} \pm SD$（n）

分　组	第　一　批	第　二　批
对　　照	502.3±9.46（15）	492.6±11.94（15）
胃　炎	515.4±13.87（15）	477.7±8.47（15）
脾虚胃炎	534.1±21.61（14）	474.1±18.82（14）
肝郁胃炎	507.0±7.25（15）	485.4±8.80（15）
肾虚胃炎	503.9±10.80（14）	500.8±12.85（15）

注：P 值：各组间均>0.1。

表6　　　　　　　　　各组脑 5-HIAA 比较 ng/g 脑重 $\overline{X} \pm SD$（n）

分　组	第　一　批	第　二　批
对　　照	686.1±30.44（15）	626.6±30.36（15）
胃　炎	768.8±34.58（15）	632.2±20.58（15）
脾虚胃炎	746.6±27.14（14）	756.3±48.39（15）[*]
肝郁胃炎	688.1±15.49（15）	697.6±50.87（15）
肾虚胃炎	850.5±45.95（14）[**]	726.0±41.57（15）[*]

注：与对照组比较：*$P<0.05$，**$P<0.01$

表7　　　　　　第二批各组血浆胃泌素与胃动素比较 pg/mL $\overline{X} \pm SD$（n）

分　组	胃　泌　素	胃　动　素
对　　照	204.6±38.79（15）	188.8±14.9（15）
胃　炎	136.8±9.69（14）	192.1±7.52（15）
脾虚胃炎	114.4±4.89（15）	232.9±32.9（15）
肝郁胃炎	138.8±8.78（15）	196.1±16.4（15）
肾虚胃炎	129.1±11.73（15）	166.7±19.4（15）

注：与对照组比较：*$P<0.05$，**$P<0.01$

三、讨论

1.本文同步观察了脾气虚证、非脾气虚证病人和正常人之间神经内分泌网络的变化，发现两种证型患者血中胃动素、总羧基均明显升高，体液免疫系统明显下降，其他指标变化不大，说明正常人与两种证型患者之间存在着这种网络的差异。

2. 脾气虚证与非脾气虚证之间比较，发现非脾气虚证病人血中胃泌素明显升高。曾有人报道，实证病人胃泌素明显升高[4]，本文观察的非脾气虚证病人实证占多数，可能是胃泌素升高的原因。任平等报道脾虚泄泻组血浆胃动素明显低于非脾虚泄泻组，本文结果也看到脾气虚证血浆胃动素低于非脾气虚证，但二组证型均明显高于正常人，说明两种证型患者胃肠运动加速。

3. 本文观察了运动障碍型消化不良病人，发现胃泌素、胃动素明显降低，胰高血糖素明显升高。用胃胀冲剂治疗后，胃泌素、胃动素升高，胰高血糖素降低，运动障碍得以改善，临床症状明显好转，说明中药胃胀冲剂治疗运动障碍型消化不良确有疗效。

4. 从脾气虚证与非脾气虚证相关分析结果来看，这两种证型之间有较大差异（见表2），脾气虚证胃动素与胰高血糖素，胃动素与 IgA 之间有正相关性，生长抑素与 IgG，生长抑素与 IgA 之间有负相关性。而非脾气虚证则反应胰高血糖素与 IgG，胃泌素与 IgA，胃泌素与 IgM 之间有正相关性，说明各种证型之间网络的内在差异，这种差异也是由证的变化引起的。

5. 四君子汤作为经典的补益方剂，是现代中西医结合方药研究的首选对象，迄今为止对该方已做了大量工作，证实了本方具有改善紊乱的胃肠道功能的作用。实验结果发现，大承气汤模型胃泌素低于正常对照组（$P<0.05$），胃动素则高于正常对照组（$P<0.01$），表明模型组动物胃肠蠕动加快，胃黏膜营养缺乏，对营养物质的消化吸收不完全，故而出现疲乏、消瘦、溏便等一系列脾虚症状。而四君子汤治疗组胃动素介于模型组与对照组之间，表明四君子汤能在一定程度上抑制大承气汤引起的胃肠蠕动增加。

6. 病证结合脾虚动物模型。全脑中 5-羟色胺（5-HT）和 5-吲哚乙酸（5-HIAA）含量用荧光分光光度法测定。表5所见，5-HT 含量各组间差异不大，但表6所示，5-HIAA 含量，脾虚胃炎组和肾虚胃炎组均明显升高，5-HIAA 是 5-HT 的代谢产物，在 5-HIAA 明显升高的同时，5-HT 并不减少，提示 5-HT 在脑内的合成明显增加。最近报道：老年动物脑内神经递质不平衡主要表现在 5-HT 升高，破坏了各种生物节律的同步化，也影响到各种生理生化过程，加速衰老。脾虚动物脑内 5-HT 和 5-HIAA 的变化与老龄化的变化有某种相似之处。脾虚胃炎组胃泌素水中最低，胃动素水平最高。

维持内环境稳定是人体维持生命的必要条件，是与中医的整体联系，综合分析相符合的。目前认为内环境的稳定受神经内分泌免疫网络的调控。本文结果提示，神经内分泌免疫网络是客观存在的，某一环节的失衡可能是某种疾病或某种证的病理机制。

本研究通过临床同步观察和相关分析提示：脾气虚证胃动素升高，免疫球蛋白下降可能是脾气虚证的病理机制之一；非脾气虚证胃泌素、胃动素升高，免疫球蛋白下降，可能是非脾气虚证的病理机制之一；运动障碍型消化不良病胃泌素、胃动素下降，胰高血糖素升高可能是运动障碍型消化不良病的病理机制之一。以上结果都说明了中医证和西医病与神经内分泌免疫网络之间有一定的内在联系。

参考文献

［1］金敬善，王丽华，陈桂君，等.老年人和脾虚患者消化功能的观察 [J]. 中西医结合杂志，1984，4（3）: 164.

［2］国家中医药管理局.中医病证诊断疗效标准 [M].南京大学出版社，1994.

［3］周斌，李乾构.胃胀冲剂治疗障碍型消化不良的临床研究 [C].北京市中医研究所硕士研究生毕业论文，1996.

［4］金敬善.胃肠激素的研究进展及其中西医结合的关系 [J].中国中西医结合脾胃杂志，1993，1（1）: 63.

胃食管反流病药物治疗进展

赵荣莱

胃食管反流病（GERD）的内科治疗，可大致分为生活方式的改善和药物治疗两个方面，近年来仍未能寻求出新的治法。药物治疗对减弱攻击因素（如酸刺激）或提高防御功能（抗反流屏障、清除机制、上皮抵抗力），均具有十分重要的作用。近年来临床在减少反流物对组织的损害、减轻刺激引起的胃食管反流（GER）症状、促进炎症愈合及抑酸剂 H_2 受体拮抗剂（H_2RA）和酸泵抑制剂的应用等方面，均取得很大进展，积累了相当丰富的经验。以西沙必利为代表的促进动力药物在改善动力、增强抗反流机制和清除机制方面，已显示出其增加食管下端括约肌压（LESP）和食管蠕动收缩幅度、缩短食管酸暴露时间、促进胃排空和减少反流等有效作用。

一、抑酸治疗

H_2RA 治疗酸反流的标准剂量是：西咪替丁（Cim）、雷尼替丁（Ran）、法莫替丁和尼扎替丁分别为每日 800mg，300mg，40mg 和 300tng，连服 4～6 周（严重患者 Cim800mg 每日 2 次，4 周内镜愈合率为 29%）。有报告用 H_2RA12 周，食管炎愈合率为 50%。对消化性狭窄者仍须定期扩张，炎症愈合后停药或小剂量维持治疗者的复发率较高，仍需足量 H_2RA 维持。

二、酸泵抑制剂

从 1977～1992 年间发表的 43 篇论文中，共有 3710 例内镜诊断 2 级以上反流性食管炎（RE）患者分别用奥美拉唑（Ome）、H_2RA、硫糖铝、促胃动力药或安慰剂治疗 12 周，结果 Ome 的愈合速度较快，愈合率较高，859 例应用 Ome5 年的患者表明，Ome 耐受性好且安全。国内用 Ome 治疗 RE 的经验表明，与 Ran 相比，Ome 不仅能迅速缓解症状，促进愈合，且能预防 GERD 复发。国外有人对至少经 3 个月足量 H_2RA 治疗仍有 RE 的患者，用 Ome40mg/d

和 Ran300mg2 次 / 天做为期 4 ~ 12 周治疗，结果内镜治愈率 Ome 组 90%，Ran 组 49%，内镜 2 级治愈率和 3 级治愈率分别为 Ome 组 29/30 和 14/17，Ran 组 16/27 和 5/17，表明 Ome40mg/d 比大剂量 Ran 疗效为佳。兰索拉唑（Alan）为新一代酸泵抑制剂，治疗 GERD 安全、有效，疗效高于 Ran，与 Ome 相似，30mg/d 治疗 4 周 RE 愈合率 63% ~ 84%；38 周为 85% ~ 92%。国外对 50 例用标准剂量 H_2RA 治疗 12 周无效的患者，用 Lan30 ~ 60mg/d 治疗 2 周、6 周、8 周、12 周的治愈率分别为 59%、90%、92%、94%；8 周时 4 例未愈，均为 3 ~ 4 级，其中 1 例每日再用 60mg，4 周后治愈。与 Ran 相比，Lan15mg/d 及 30mg/d 具有明显延长复发时间及不复发可能性的作用，与 Ome 有相似的治愈率。国内研究酸泵抑制剂对胃内 pH 的影响发现，Lan 的抑酸作用较 Ome 强。国外对 3 ~ 4 级 RE 用 Ome 不能治愈患者进行食管酸接触状况的研究表明，未愈合者在治疗期间 24 小时中食管酸接触时间显著多于愈合者，在正常范围内的例数减少；治疗后酸接触时间平均减少百分数，未愈合组明显少于愈合组，表明 Ome 由于酸抑制不足，不能使 RE 愈合。

三、胃动力药

西沙必利（Cis）为第三代胃肠动力药。Cis 治疗 GERD 的药效学机制是，位于肠肌神经丛的胆碱能神经元和运动神经的 5-HT$_4$ 受体为 Cis 的靶受体，两者相互作用导致乙酰胆碱释放增加，增加 LESP，刺激食管原发性蠕动波幅度，从而有效缩短食管酸接触时间，促进胃固体和液体排空，增强胃窦十二指肠协调性。Cis 对症状消除和病变愈合的疗效与 H_2RA 相似。国内多中心双盲对照的临末观察表明，Cis 10mg4 次 / 天和 Ran150mg2 次 / 天分别治疗 RE，4 周查内镜未愈，8 周再内镜观察，Cis 组愈合率 62.8%，Ran 组 50.0%；Cis 组和 Ran 组治疗前 2 ~ 3 级 RE 分别占 69.7% 和 66.7%，4 周后为 32.6% 和 29.0%，8 周后为 9.3% 和 6.8%，Cis 组疗效显著。对 8 例早产儿（平均孕期 33 周）24 小时监测食管 pH 发现，5 例有 GER 用 Cis 治疗 10 天后，pH<4 的时间从治疗前的 37.66% 降至 7.26%，说明 Cis 对早产儿 GER 有明显疗效。

四、抑酸剂与其他药物联合应用

国外认为，酸泵抑制剂加胃动力药可最大限度地改变 RE 的病理生理状态，Cis 合用 Cim 的内镜愈合率明显优于安慰剂加 Cim。国内用 Ran 加 Cis 的症状缓解率88%，而Ran组58%；合用组pH监测有效率84.6%，Ran组50%。Ome合用Cis与单用Ome的观察结果表明，合用组症状和指标改善均优于单用组。国内有人先用Ome和Ran治疗4~8周，食管炎愈合后停药6个月，Ome组和Ran组的复发率分别为83.3%和89.5%。复发者再治愈后，用Ome 20mg/d及Ran150mg/d，同时合用多潘立酮10mg 4次/天维持治疗1年，12个月复发率Ome组22.2%，Ran组57.9%，表明在应用胃动力药的基础上，Ome维持治疗效果优于Ran。国外对已治愈的RE分别用铋剂、Ran、Ome、Ran+铋和Ome+铋5种方案维持治疗12个月，结果持续缓解率铋剂组54%、Ran组49%、Ome组80%、Ran+铋组66%、Ome+铋组89%，可见联合用药可起到优势互补的作用。

五、其他药物

盖胃平为抗酸剂－藻朊酸盐合剂，可中和胃酸减轻症状，用于辅助治疗。硫糖铝用于减轻RE症状，能在糜烂、溃疡面上形成一层单电荷屏障，局部存留时间较长，全身吸收少。十六角蒙脱石含天然硅铅酸盐，具有加强消化道黏膜屏障、促进上皮再生、吸附气体病毒、平衡肠道菌群、缓冲酸和抗蛋白酶活性作用，治疗GERD效果巩固。

总之，对治疗GERD的药物疗效，应从消除症状提高生活质量、改善pH参数、治愈黏膜病变三个方面评估疗效。反流可造成症状，引起病变，但也可反流症状很明显而黏膜完好，或症状已消失而病变持续。前者称反流异常，后者称隐匿性反流病变。有学者指出，不可觉察的隐匿病变对GERD的预后和进展有潜在重要性，在经Ome与Ran治疗后症状缓解的病人中，Ome组发生隐匿病变者远比Ran组为少，而且可使生活质量正常化。

胆汁反流性胃炎中西医研究概况

王和天　张大炜　王　北　张卫红　赵荣莱

【关键词】 胆汁反流性胃炎

胆汁反流性胃炎（BRG）是常见消化道疾病，是幽门功能不全或胃大部切除术后，含胆汁酸的十二指肠液反流入胃，引起胃黏膜充血、水肿、糜烂或（和）呈萎缩样改变等的病变。现就其发病机制及中西医治疗进展概况综述如下。

一、现代医学研究概况

1. 胆汁反流性胃炎的病因与发病机制

幽门螺杆菌（HP）是引起各类胃炎和消化性溃疡的主要病因，目前 HP 胃炎和 BRG 被视为组织病理学上的一种区域性改变[1]。HP 可引起十二指肠胃反流的发生，并且 HP 与胆汁酸和溶血卵磷脂皆为攻击因子，使胃黏膜的疏水性降低，减弱胃黏膜防御能力，破坏胃黏膜屏障，使上皮细胞直接与胃腔内攻击因子如胆汁酸、酶类和药物等接触，从而形成炎症，与此同时 HP 还通过免疫介导性损害参与这一过程。HP 虽不能确定是 BRG 的致病菌，但却可加重胃黏膜的损伤[2]。

胃、十二指肠与胆囊在解剖和生理上关系密切，功能失调相互影响，胆囊壁的平滑肌结构与胃肠道一样，其支配神经同属于肠神经系统，迷走神经参与二者的共同调节。Wyatt 发现胃与胆囊存在着胃窦 – 胆囊反射。在神经体液和内分泌激素方面，两者有着共同的兴奋物质，如乙酰胆碱、胃泌素（Gas）、胃动素（MT）；抑制性物质如去甲肾上腺素、多巴胺、血管活性肠肽（VIP）、脑啡肽（ME）等。有文献报道 BRG 合并慢性胆囊炎 / 胆石症占 44.9% ~ 51.4%，慢性胆囊炎 / 胆石症合并 BRG 的占 63.3%[3、4]。慢性胆道疾患常导致 Oddi 括约肌松弛，Oddi 括约肌紧张性低下是造成十二指肠内容物增多以致反流入胃的重要原因。胃、十二指肠反流是一个恶性循环，反流的胆盐不仅损伤胃黏膜，亦可引起 H^+ 反弥散，碱性的十二指肠液中和胃酸，从而使胃酸降低，胆盐及低酸可刺激血清促胃酸激素分泌，从而抵消缩胆囊素的效力和幽门的紧张度，加重了胃、十二指肠的反流[5]。

胃大部切除术后，吻合口不具有括约肌功能，十二指肠液极易反流入残胃中，尤以 B-Ⅱ式易发生，因 B-I 式（胃十二指肠吻合）较接近正常生理状况，B-Ⅱ式（胃空肠吻合）胆汁易进入胃，故多数学者认为残胃炎与十二指肠反流有关[6~9]。胆汁反流的严重程度与术式直接有关，B-Ⅱ式为 64% ~ 90%；B-I式 36% ~ 54%；Roux-en-Y 式 0%（$P<0.01$）。胃大部切除使其多种内分泌功能受挫，Gas 减少 50% ~ 70%。

胆囊切除术后，胆道运动功能紊乱与 Oddi 括约肌不能正常放松，产生痉挛，使胆汁排泄障碍、失调。有学者认为胆囊术后，胆总管呈代偿性扩张，以取代胆囊的功能，当这一代偿功能失调时，胆汁则无节制地向十二指肠内排泄，当胃内无食物保护时，胆汁向胃内反流[10]。有研究表明[5]，当胆汁反流与组织学上发现活动性胃窦炎相关时，胃十二指肠反流与胆囊切除后综合征呈正相关。

有研究表明 BRG 患者胃肠激素异常，表现为 SS、VIP 含量明显减少，MT、AVP 含量亦降低，ME、β-EP 含量显著增加，胃黏膜病变程度与 ME 和 AVP 含量呈正相关，与 β-EP 及 MT 呈负相关，提示黏膜胃肠激素参与胃、幽门和十二指肠运动的调节及 BRG 的发生[11]。现已知道 CCK 可使胆囊收缩和 Oddi 括约肌的松弛，并可抑制近端胃收缩，使胃底平滑肌松弛，加强幽门收缩，抑制胃排空，而内源性胆盐对 CCK 释放有负反馈作用，Gas 可使胃底舒张，胃窦收缩，VIP 则被公认为非肾上腺素胆碱能（NANC）抑制系统的神经介质，对胃运动具有明显的抑制作用。有认为当 Gas 分泌增多或 CCK 和（或）促胰酶素分泌减少，这三者之间失去平衡时，可导致幽门张力降低，十二指肠液反流[12]。

BRG 与 CAG 密切相关，胆汁反流被认为是 B 型胃炎的致病因子。有文献报道 BRG 合并 CAG 的占 14.1% ~ 24.1%[13]，合并非典型增生的占 38.9% ~ 72%[14]，残胃合并 CAG 占 27%，合并肠化生占 37%，合并假幽门腺化生占 3%[15]。据报道胃镜与病理活检发现胃癌伴有 BRG 的占 53% ~ 97%，伴肠上皮化生的占 49% ~ 88%[16]，胃内胆汁酸浓度高的 HP 胃炎患者，其上皮化生的发生率极高，HP 可直接影响或间接通过对 HP 的免疫 / 炎症反应而影响上皮细胞增生率，胆汁反流对癌基因有一定影响，黏膜增生的增强，增加了上皮细胞出现肿瘤克隆的可能性，尤其是有上皮细胞慢性损伤伴有胆汁反流的地方[17]。动物实验亦表明，长期的胆汁反流可造成CAG，由CAG再逐渐转化成胃癌。目前国外研究多偏重胃切除术后的患者，首先其患者胃癌的危险性高于普通患者[18]。

胆汁破坏胃黏膜屏障作用与胃液pH值和胆汁浓度有关，胆盐和胆酸对上皮细胞损伤机制有所不同，胆盐是通过溶解细胞膜磷脂破坏胃黏膜屏障，胆酸可能是通过与细胞膜和细胞器结合，干扰细胞代谢，提高黏膜通透性造成胃黏膜损伤，卵磷脂和胆固醇竞争性抑制牛磺胆酸钠对上皮细胞膜磷脂的溶解，可显著降低牛磺胆酸钠对胃黏膜的损伤，抑制牛磺胆酸钠造成H^+反向扩散和Na^+、K^+外流，但对胆酸则无效[18]，溶血卵磷脂亦是通过溶解上皮细胞膜磷脂破坏胃黏膜屏障。

2. BRG 的治疗进展

由于已认识到胆盐及HP所引起的炎症反应和胃动力障碍为其主要原因，因此治疗的重点已从单纯的缓解症状转向综合治疗。由于BRG是胃动力紊乱的疾病，多用甲氧氯普胺、多潘立酮、二甲硅油等促进胃动力。甲氧氯普胺和多潘立酮能提高胃窦收缩频率和强度，促进胃排空，减少胆汁反流。二甲硅油可与胆汁结合成分子团，后者被吸附而吸收，从而减轻胆汁反流[19]。

去氧胆酸可减轻胆汁反流引起的疼痛及病症发作的频率，但由于其有腹泻的副作用等，限制了某些患者的使用[20]。前列腺素（PG）对胃黏膜屏障有保护作用，但有报道前列腺素E对胃大部切除术后胆汁反流性胃炎的患者无效[19]。硫糖铝与胶体次枸橼酸钾作为胃黏膜保护剂在对本病的治疗中亦有一定的作用。此外，胆固酰胺、硝苯地平等作为对BRG的治疗药物常见临床报道[21]。

目前在国外对胃大部切除术后症状较重的患者多行胆道转流术（Roux-en-Y吻合术），此一向被认为是唯一有效的治疗方法，但近来发现约30%～50%的患者手术后症状未见改善，但有研究表明[22、23]碱性灌注试验阳性的患者对其手术反应良好，而阴性患者则不支持手术。

二、中医研究进展

BRG属中医"胆瘅""痞证""胃脘痛""嘈杂""呕苦""呕胆"等范畴，近年来中医药BRG的研究在病因病机探讨、临床证治疗效及机理研究等方面均取得了一定的进展，显示出中医药防治本病的极大优势，但仍亟待进一步深入研究。

1. 病因病机研究

大多数学者认为本病的主要病因为情志不调、饮食不节、脾胃虚弱及手术损伤脾胃。其主要病理机制为肝胆脾胃气机运化失调，寒热及虚实错杂。现越来越多的学者更进一步重视其胆胃的相关性[3、34~36]。

2. 中医治疗近况

笔者对近年来 59 篇 3136 例 BRG 的临床报道进行了粗略统计，其中有明确分型的 577 例，共分为 14 个证型，其中以肝胃不和型最为常见（130 例，占 22.53%），余依次为湿热中阻，胆胃不和（52 例，占 9.01%）；肝郁脾虚，寒湿犯胃（49 例，占 8.49%）；胃阴不足（49 例，占 8.49%）；肝气犯胃，胃失和降（48 例，占 8.32%）；肝郁脾虚（44 例，占 7.63%）；脾胃虚寒（38 例，占 6.59%）；脾胃虚弱（31 例，占 5.37%）；胆胃郁热（30 例，占 5.19%）；寒热错杂，中焦虚损（30 例，占 5.19%）；热淫肝胆（28 例，占 4.85%）；寒热夹杂（19 例，占 3.29%）；阴气不足（2 例，占 0.347%）；湿热内蕴（1 例，占 0.17%）。常用的方剂有四逆散、小柴胡汤、半夏泻心汤、柴胡疏肝散、旋覆代赭汤、一贯煎等，这与上述辨证分型是一致的。另有 2533 例临床报道为成方的应用，亦多为应用上述方剂的化裁，临床上取得良好的疗效。以四逆散为主方的临床总有效率为 86%~94.4%，以半夏泻心汤为主方的临床总有效率为 83.30%，以小柴胡汤为主方的临床总有效率为 85.00%，以大柴胡汤为主方的临床总有效率为 96.67%，与应用其他自组成方相比较（临床总有效率为 83.50%~96.70%）无显著性差异，比应用西药者（总有效率为 61.70%~66.60%）比较有显著性差异[37、38]。提示应用中医药防治本病有非常广阔的前景。

近年来运用中医药防治 BRG 的研究从细胞保护、杀灭 HP 到胃动力单味药及成方的研究，都有了可喜的发展。实验动物模型的建立亦有很大发展，较突出的是以小柴胡汤、香砂六君子汤和大黄甘草汤水煎剂对大鼠实验性反流性胃炎保护作用等的研究[39、40]，其结果表明，3 个方剂均能显著抑制胃黏膜水肿、充血及瘀血等病变，减轻炎性细胞浸润及腺体增生性改变。

三、中西医结合研究 BRG 存在的问题

近年来中医药对 BRG 的研究、临床疗效及疗效机制探讨等方面均取得了一定的进展，尤其在临床疗效上，大多数临床观察总有效率均达到83％以上，显示了中医药治疗本病具有较大优势，但尚面临一些问题。①多中心临床研究、随机双盲研究不多，实验设计规范化尚显不足。从目前的临床研究报告看，入选实验的诊断标准及疗效评价标准已基本统一，但治疗方法有的采用单纯中药治疗，有的在保持原有西药基础上加用中药治疗，有的在中药治疗过程中停减西药作为疗效参考评定标准，方法的多样性给中医药治疗 BRG 的疗效评价带来困难。②中医药 BRG 治疗疗效机制研究相对滞后，对 BRG 多因子介导的慢性炎症这一基本病理生理特征认识及系统研究不足，对 BRG 缺乏综合性研究。③实验动物模型的建立有很大的发展，为反流性胃炎的研究提供基本条件，目前应用的造模方法有灌注胆汁法、幽门内置弹簧扩张法、胃空肠吻合法等 3 种方法[39～41]，但对于 BRG 这一十二指肠胃反流的胃运动失调的疾病，则显得不完善，以上 3 种造模方法仅能说明胆汁对胃黏膜的损害及对残胃的胆汁反流性胃炎的研究，而对胃动力障碍所造成的 BRG 在方法学上则显得缺乏。建立新的造模方法则有待于研究。

综上所述，BRG 是开展纤维胃镜检查以来发现的疾病，目前对其研究还非常少，对 BRG 的研究将越来越引起世界各国的重视。目前西医尚缺乏疗效较好的药物，中医药治疗在这方面表现出的优势已经越来越为人们接受和重视。今后中医药治疗 BRG 的研究需要更加科学合理的实验设计，更加重视中医药治疗的疗效机制系统，深入地研究，对 BRG 综合治疗与预防是一个亟待开发的领域，因此深入地研究 BRG 将具有重要的价值。

参考文献

［1］Sobala G M, U' Connor R J.Bile rellux and inleslinal melaplasis in gastric[J]. J Chin Palhol, 1993, 46：235.

［2］郑晓光，潘崇兰，杨连文，等."调胃冲剂"治疗胆汁反流性胃炎 200 例临床报告 [C]. 中国中西医结合学会第八届全国消化系统疾病学术研讨会论文汇编，1996，10：84.

［3］李宝山，李桂珍，程俊立，等.胆与胃疾关系初探 [J].实用中西医结合杂志，1996，5（9）：280.

［4］吴红铃.自拟利胆和胃汤治疗胆汁反流性胃炎 35 例 [J].浙江中医杂志,1996,31（3）:
104.

［5］蔡青.胆汁反流性胃炎的临床特征 [J].中华内科杂志,1989,28（2）:89.

［6］孟宪墉.胃手术后并发症 [J].交通医学,1993,（7）:266.

［7］Lawson H.Effect of duodenal contents on the gastric mucosa under expeprimental condition[J].
Lancet,1964,331:469.

［8］赵世民.180 例 Billroth 胃肠吻合术纤维胃镜结果分析 [J].内镜,1986,（3）:29.

［9］徐步月.胃大部切除术后残胃黏膜的改变以及与癌变关系的探讨 [J].中华消化杂志,
1989,9（1）:22.

［10］魏玮.清热通降汤治疗胆囊切除术后胆汁反流性胃炎 30 例分析 [J].中医药研究,1992,
（5）:37.

［11］陈仁珠,张忠兵,荆文科,等.胆汁反流性胃炎患者胃、十二指肠黏膜胃肠激素含量及
其意义研究 [J].新消化病学杂志,1993,4（1）:208.

［12］潘国宗.胃肠生理学 [M].北京:科学出版社,1991.678.

［13］田养年.调胃消胀丸治疗胆汁反流性胃炎 220 例 [J].浙江中医杂志,1996,31（10）:
440.

［14］李康,李天太,汪耀华,等.小柴胡汤加味治疗胆汁反流性胃炎近期疗效观察 [J].中医
杂志,1983,24（5）:41.

［15］詹文华.术后反流性胃炎病因的研究 [J].中华外科杂志,1983,21（1）:10.

［16］王惩党.胃肠激素与胃运动 [J].国外医学消化系疾病分册,1995,15（2）:77.

［17］张正坤,郭进华.残胃病变 513 例临床分析 [J].临床消化病杂志,1996,3（8）:135.

［18］Duane.W C.Bile acid and bilt disrupt gastric mucosal barrier in the dog by different
mechanis[J].Am J Physiol,1982,242:95.

［19］杨泽之,邵雪峰,张晓萍,等.二甲硅油治疗胆汁反流性胃炎的临床实验室研究 [J].临
床消化病杂志,1997,9（2）:70.

［20］唐振铎.熊去氧胆酸治疗胆汁反流性胃炎的疗效观察 [J].中华消化杂志,1990,10（5）:
279.

［21］张龙文.硝苯地平治疗胆汁反流性胃炎 50 例 [C].中国中西医结合学会第八届全国消化
系统疾病学术研讨会论文汇编,1996,10:217.

［22］马利川.残胃癌的研究 [J].新消化病学杂志,1997,5（5）:333.

［23］Rul Iedge P L.Warshsw AL.Diagnosis of symplomlic alkaline reflux gaslilis and prediction of response to bile diversion operation by inlragaslric alkali provocation[J]. Am J Stirg, 1988, 155: 82.

［24］Bechi P, Amorosi A.Mazzanli A, et al.Shod-Term effects of bile diversion postgastrectomy gastric hisloolgy[J]. Dig Dis Sci, 1988, 33: 1288.

［25］黄龙辉.胆胃汤治疗慢性胃炎伴胆汁反流 48 例疗效观察 [J]. 中国中西医结合脾胃杂志, 1997, 5（1）: 46.

［26］杨晋翔.董建华老中医从通降论治胆汁反流性胃炎的经验 [J]. 新中医, 1997, 29（1）: 8.

［27］宋旭东.辛开苦降法治疗胆汁反流性胃炎 [J]. 实用中医内科杂志, 1996, 10（1）: 7.

［28］毛建平.加味半夏泻心汤治疗胆汁反流性胃炎 36 例 [J]. 广西中医药, 1997, 2（20）: 1.

［29］王秉良.通降安胃汤治疗胆汁反流性胃炎 56 例 [J]. 福建中医药, 1996, 27（2）: 35.

［30］雷耀成.蒿芩清胆汤加味治疗胆汁反流性胃炎 52 例 [J]. 四川中医, 1996, 14（6）: 28.

［31］倪克中, 秦岚.自拟胃康 1 号冲剂治疗胆汁反流性胃炎临床及实验研究 [J]. 上海中医药杂志, 1995,（11）: 8.

［32］张俊峰.疏理通降汤治疗胆汁反流性胃炎的体会 [J]. 江苏中医, 1992,（5）: 8.

［33］刘琳娜, 刘兴山.胆汁同治法治疗胆汁反流性胃炎 36 例 [J]. 中国中西医结合脾胃杂志, 1996, 4（3）: 176.

［34］刘学兰.胆汁反流性胃炎诊治体会 [J]. 云南中医中药杂志, 1997, 18（2）: 38.

［35］陈泽民, 朱红杰, 邓水明, 等.治疗 25 例碱性反流性胃炎疗效观察 [J]. 湖北中医杂志, 1983, 5（1）: 14.

［36］王水明, 全坤山, 刘庆春, 等.小柴胡加旋覆代赭汤治疗胆汁反流性胃炎 100 例 [J]. 福建中医药, 1994, 25（3）: 1.

［37］金先红, 李浩.加味清胃散治疗胆汁反流性胃炎 112 例 [J]. 新中医, 1996, 28（9）: 19.

［38］宋国增, 苏国琳, 张忠惠, 等.中西医分组治疗胆汁反流性胃炎 54 例 [J]. 中西医结合杂志, 1987, 7（6）: 354.

［39］侯家玉, 赵凤志, 洪缨, 等.三种方剂水煎剂对大鼠实验性反流性胃炎保护作用的研究 [J]. 中国中药杂志, 1992, 17（11）: 682.

［40］顾海鸥, 侯家玉, 赵凤志, 等.小柴胡汤对大鼠实验性反流性胃炎的作用 [J]. 中国中西医结合杂志, 1993, 13（7）: 420.

［41］赵凤志, 顾海鸥, 侯家玉, 等.大鼠实验性慢性萎缩性胃炎形态学研究 [M]. 北京: 北京中医学院科研学术资料汇编, 1989.79.

健脾温肾丸治疗慢性腹泻的临床与实验研究

王 立 赵荣莱 任艺波 刘晋生 李乾构

【摘要】应用健脾温肾丸治疗慢性腹泻患者 179 例，另与 60 例应用附子理中丸治疗者作对照。结果健脾温肾丸对脾胃虚弱、脾肾虚寒及肾阳虚弱型的腹泻，总有效率达 95.5%，对照组疗效为 88.3%。实验证明：健脾温肾丸对番泻叶所致小鼠虚性腹泻有止泻作用，能抑制番泻叶致腹泻小鼠的肠运动，并无毒副作用。

【关键词】腹泻；脾肾虚寒；健脾温肾丸

慢性腹泻为消化科的常见病，病因复杂，西医疗效不十分满意，为系统观察此病的中药疗效，自 1992 年 1 月～1996 年 12 月我们应用健脾温肾丸治疗慢性腹泻 179 例，结果报告如下。

一、临床研究

1. 资料与方法

（1）一般资料

选择大便每天 3 次以上，为稀溏便者，症状持续 2 个月以上或间歇在 2～4 周内复发性腹泻者 239 例，年龄 20～65 岁，不包括消化道肿瘤患者。治疗组 179 例，其中男 92 例，女 87 例；年龄 20～40 岁 69 例，41～60 岁 76 例，61～65 岁 34 例；病程 2～6 个月 32 例，6～12 个月 48 例，1～3 年 71 例，>3 年 28 例。中医辨证分型为脾胃虚弱型 66 例，脾肾虚寒型 72 例，肾阳虚弱型 26 例，肝郁乘脾型 15 例。对照组 60 例，其中男 32 例，女 28 例；年龄 20～40 岁 24 例，41～60 岁 28 例，61～65 岁 8 例；病程 2～6 个月 18 例，6～12 个月 27 例，1～3 年 14 例，>3 年 1 例。

对 239 例患者进行纤维结肠镜检查（141 例）和钡灌肠造影检查（98 例）。结肠镜所见以充血、黏液多、水肿、血管走行不清等炎症表现为多见，其中有

24 例糜烂，17 例溃疡。对 141 例做结肠镜检查者均取肠黏膜做病理检查。其中轻度炎症 48 例，中度炎症 72 例，重度炎症 21 例，肠镜下未见异常者 31 例，但病理报告为 16 例轻度炎症，15 例中度炎症。可见轻中度炎症占绝大多数（85.0%）。98 例下消化道造影，结果 56 例为慢性炎症，42 例未见异常。对 63 例做了大便培养未见致病菌。

（2）治疗方法

健脾温肾丸由党参 10g，茯苓 15g，肉桂 6g，补骨脂 15g，炒白芍 10g，诃子肉 10g，木香 10g，乌药 10g，红藤 20g 组成，由我院制剂室自制水丸，每瓶 60g，成人每次 6g，每天 3 次。4 周为 1 个疗程，治疗 1～2 个疗程判断疗效。对照组服附子理中丸（市场出售），每丸 9g，成人每次 1 丸，每天 2 次，疗程同治疗组。

（3）疗效标准[1]

症状消失，理化检查恢复正常为治愈；大便恢复正常，理化检查好转为显效；大便次数减少，理化检查无变化为好转；临床症状及理化检查均无好转为无效。

2. 结果

治疗组与对照组疗效比较见表 1。中医各证型治疗结果见表 2。

表 1　　　　　　　　　　　两组的疗效比较

组　别	总例数	治愈（%）	显效（%）	好转（%）	无效（%）	总有效（%）
治疗组	179	65（36.6）	48（26.8）	58（32.4）	8（4.5）	171（95.5）
对照组	60	0	20（33.3）	33（55.0）	7（11.7）	53（88.3）

注：χ^2 检验，两组比较 $P<0.01$

表 2　　　　　　　　　健脾温肾丸对中医各证型治疗结果

中医证型	总例数	治愈（%）	显效（%）	好转（%）	无效（%）
脾胃虚弱	66	25（37.9）	10（15.2）	28（42.4）	3（4.5）
肾阳虚弱	26	5（19.2）	14（53.8）	7（30.0）	0
脾肾虚寒	72	35（48.6）	20（27.8）	17（23.6）	0
肝郁乘脾	15	0	4（26.7）	6（40.0）	5（33.3）

表 2 所示，健脾温肾丸对虚性腹泻效果明显，对脾肾虚寒及肾阳虚弱型的腹泻，其疗效均为 100%，总有效率达 95.5%，与对照组对比，疗效明显高于

对照组（ $P<0.01$ ）（表 1 ）。

20 例肠黏膜有糜烂及 12 例溃疡性结肠炎患者口服健脾温肾丸治疗 6～8 周后进行复查，20 例糜烂中 12 例治愈，8 例好转；12 例溃疡中 8 例治愈，4 例好转。全部好转病例大便性状恢复。对于结肠镜下未见糜烂及溃疡的患者未复查结肠镜。

二、实验研究

1. 健脾温肾丸对番泻叶所致小鼠虚性腹泻止泻作用

（1）材料与方法

昆明小鼠 20 只，雌雄各半，体重 18～22g，购自中国医学科学院实验动物繁育所，动物先于本室饲养 3 天（室温 25℃左右），以适应本实验的环境，然后将小鼠随机分为二组，每组 10 只，雌雄各半。健脾温肾组：每天上午 80g/L 番泻叶按体重 0.02mL/g 灌胃 1 次，下午 100% 健脾温肾清膏。0.02mL/g 灌胃 1 次，连续 3 天。番泻叶致虚组以 80g/L 番泻叶 0.02mL/g 连续灌 3 天，本组小鼠表现为粪便稀溏，无异臭，纳差畏寒，被毛枯糙，符合陈奇主编《中药药理研究方法学》中所述"虚泻"模型的要求。

（2）结果

番泻叶致虚组小鼠湿便增加，湿便数（ 14.0 ± 2.17 ）滴 /24 小时，表现为泄泻状。健脾温肾组小鼠湿便明显减少，湿便数（ 7.1 ± 2.8 ）滴 /24 小时。表明健脾温肾丸对番泻叶所致小鼠腹泻有止泻作用。

2. 健脾温肾丸对小鼠肠运动的影响

（1）材料与方法

昆明小鼠 40 只，雌雄各半，来源同前，分为 4 组。应用炭末推进法，将小鼠禁食 24h，用 0.05g/mL 炭末与阿拉伯胶制成悬液，给小鼠灌胃（0.02mL/g），给药后 30min 脱颈椎处死，即可剖腹取出幽门至回盲部的消化管，测其全长和炭末前沿至幽门的距离，计算其与全长的百分比。

（2）结果

见表 3。

表3		健脾温肾丸对小鼠肠运动的影响（$\overline{X} \pm S$）		
组　别	动物数	小肠总长度（cm）	炭末推进距离（cm）	炭末推进率（%）
正常对照组	10	59.45 ± 5.56	36.35 ± 4.20	66.85 ± 6.58**
健脾温肾组	10	60.35 ± 6.49	35.30 ± 4.04	58.37 ± 5.33
番泻叶致虚组	10	60.27 ± 6.32	49.55 ± 5.30	86.45 ± 3.94
番泻叶＋健脾温肾组	10	63.66 ± 5.19	46.44 ± 3.50	74.53 ± 3.19*

注：与番泻叶致虚组比较 *$P<0.05$，**$P<0.01$

结果表明健脾温肾丸能抑制番泻叶致腹泻小鼠的肠运动。

3. 健脾温肾丸的急性毒性实验

（1）材料与方法

昆明种小鼠40只，雌雄各半，体重18～22g（来源同前）。实验前禁食14h，自由饮水，然后将小鼠随机分为两组，每组20只，雌雄各半，对照组口服常水0.01g/g，实验组以3g/mL健脾温肾丸清膏［最大浓度及最大允许容积0.06mL/（g·d）］口服，每日3次。给药总量0.18g/（g·d）灌胃，观察末次给药后7日内各鼠一般行为、摄食、活动及有否中毒表现。

（2）结果

结果表明给药7日内，两组小鼠外观行为、摄食、活动及饮水均无异常表现，体重增加与对照组无差异，未见死亡。临床使用健脾温肾丸每次（按常人50kg体重）6g，3次/天，即0.36g/（kg·d）。而实验小鼠口服健脾温肾丸为180g/（kg·d），为临床应用药量的500倍。小鼠对健脾温肾丸最大耐受量为180g/（kg·d）。因此认为其最小致死量大于180g/（kg·d）。说明临床口服健脾温肾丸是安全的。

三、讨论

引起慢性腹泻的疾病混杂，最常见的有非特异性溃疡性结肠炎、肠易激综合征（IBS）、小肠吸收不良等。慢性腹泻属中医学"泄泻"中"久泻"范畴。同其他疾病一样也分虚实寒热。久病必虚，我们认为这种疾病的本质是虚的，有时也出现虚中夹实的表现，其主要病变于脾胃与大小肠，与肾、肝密切相关，因久病泄泻中焦虚寒，水湿久踞致脾病及肾，肾阳虚衰不能温养脾阳，或脾阳久虚不能充养肾阳，终成脾肾虚寒证。故我们认为治疗久泄脾肾虚寒患者必须健脾温肾才能提高疗效。近年来许多学者亦持有此种观点，比如毛水龙等[3]用肠炎康治疗316例慢性结肠炎，方中除含有红毛七、朱砂七等清热解毒化瘀药外，还含有生黄芪、狗脊等健脾补肾药，疗效达98.1%。俞小蒲等[4]用健脾温肾方（党参、白术、茯苓、生甘草、炮姜、肉豆蔻、五味子、诃子、石榴皮）治疗慢性腹泻68例，总有效率95%。我们应用的健脾温肾丸具有健脾温肾、涩肠止泻的作用，于其中又加一味红藤，寓清于温，起到清热活血的作用，因为脾虚泄泻日久，湿邪留恋不去，有郁久化热之势。程杏轩在《医述》中对泄泻的治疗指出："补虚不可能纯用甘温。太甘则生湿。"所以本方甘药较少，又在温补脾肾药中加用清热解毒之品，以起到补虚而不留邪的作用，又不影响健脾温肾大法。另外在观察中发现，本方对肝郁乘脾型腹泻有效率较低．为66.7%，虽然病例较少，但仍可看到临床上辨证施治，证药相合，方可提高疗效。

参考文献

［1］危北海，赵荣莱，李乾构 . 中医脾胃学说应用研究 [M]. 北京：北京出版社，1993.328.

［2］张锦坤，周殿元，张尚志，等 . 全国慢性腹泻讨论会纪要 [J]. 中华消化杂志，1987，713：159.

［3］毛水龙，程莉珍，王雅琴 . 肠炎康治疗慢性结肠炎316例临床疗效观察及实验研究 [J]. 中国中西医结合脾胃杂志，1994，2（1）：14.

［4］俞小萍，张桂芳，王瑚明 . 健脾温肾方治疗慢性腹泻的临床观察 [J]. 中国中西医结合脾胃杂志，1994，2（1）：40.

慢性胃病与胃黏膜细胞保护因子的相关性研究

翟兴红　赵荣莱　赵子厚　王立　张锁雅　梁代英　李春森

【摘要】通过检测慢性胃病时胃黏膜病变与非蛋白巯基物质（NPSH）、谷胱甘肽过氧化物酶（GSH-px）、过氧化氢酶（CAT）含量水平的变化，研究慢性胃病时胃黏膜损伤的有关机制。结果表明，GSH-px 与慢性胃黏膜病变程度有一定的负相关性，轻度 CSG 组和中重度 CSG 组 GSH-px 分别为（35.12 ± 3.06）U/mg 和（34.52 ± 2.00）U/mg。GU 组则降低为（20.99 ± 3.63）U/mg，与前二组比较 $P<0.05$。中医脾胃湿热证 NPSH 及 GSH-px 水平在各脾胃证型组中最低，分别为（0.01 ± 0.01）pg/mg 及（17.45 ± 4.80）U/mg。结果提示，脾胃湿热时胃黏膜损伤较为明显，脾虚时胃黏膜防御能力有所减弱。

【关键词】胃疾病；胃黏膜损伤；非蛋白巯基；谷胱甘肽过氧化物酶

胃黏膜细胞保护作用在消化系统疾病的研究中具有重要意义，近年来胃黏膜细胞保护因子如非蛋白质巯基物质（NPSH）、谷胱甘肽过氧化物酶（GSH-px）、过氧化氢酶（CAT）与胃黏膜病变及中医脾胃病证的相关性研究已渐为国内外学者所关注。1993～1995 年，我们根据胃黏膜细胞保护学说及中医学的相关理论，研究了慢性胃病时胃黏膜损伤的有关机制，现将结果报告如下。

一、资料与诊断标准

1. 一般资料

观察病例来自北京中医医院门诊或病房经纤维胃镜和活体组织病理检查，诊断为慢性胃炎或消化性溃疡的患者共 193 例，其中男 106 例，女 87 例，年龄 18～77 岁，病程 1～30 年。疾病类型分为慢性胃炎 144 例（慢性浅表性胃炎 139 例，慢性萎缩性胃炎 5 例），消化性溃疡 49 例（胃溃疡 12 例，十二指肠溃疡 37 例）。中医辨证证型分布为脾气虚证 38 例，胃阴虚证 30 例，肝胃不和证 50 例，胃络瘀血证 18 例，脾胃虚寒证 21 例，脾肾虚寒证 9 例，脾胃湿热证 27 例。

将病理诊断为轻度慢性浅表性胃炎的病例作为相对正常对照组，与中重度慢性浅表性胃炎及消化性溃疡患者胃黏膜 NPSH，GSH-px，CAT 的含量或活性进行比较，并做胃病不同中医证型间相互对照比较。

2. 诊断和辨证标准

根据《实用内科学》有关慢性胃炎和消化性溃疡诊断标准和悉尼胃炎新分类规定，将临床病例分为慢性浅表性胃炎（CSG）、慢性萎缩性胃炎（CAG），胃溃疡（GU）、十二指肠溃疡（DU），同时参照 1989 年 11 月全国中西医结合研究会消化系统疾病专业委员会制定的《慢性胃炎中西医结合诊断、辨证和疗效标准》，1986 年全国中西医结合虚证专业委员会修订的《中医虚证辨证标准》，辨证分为虚、实二大类，7 个证型，虚证包括脾气虚弱、脾胃虚寒、脾肾虚寒、胃阴虚；实证包括肝胃不和、脾胃湿热及胃络瘀血[2]。

二、检测指标及方法

1. 标本的制备

胃黏膜标本分别取自患者的胃窦及胃小弯或病变周边部，每个部位取 2 块，一块送常规病理组织学检查，另一块组织用 4℃生理盐水冲洗，滤纸吸干，立即置入 4℃生理盐水 2mL 制备匀浆，低温离心 3000r/min，15min，上清 –20℃保存供用，保存期不超过 3 天。

2. 检测方法

NPSH 测定参照李铁等改进的 Ellmen 方法[3]，GSH-px 为微量荧光分光光度法[4]，CAT 采用 Nelson 的方法[5]，均以每毫克蛋白内含的酶活性单位（U）或 ug 重量表示。Lowry 法测定蛋白含量。

3. 统计学处理方法

数据处理采用 t 检验。

三、结果

1. 慢性胃炎、消化性溃疡胃黏膜 NPSH，GSH-px 及 CAT 的变化

慢性胃炎 144 例（CSG139 例、CAG5 例）及消化性溃疡 49 例（GU12 例、DU37 例）胃黏膜 GSH-px 测定结果分别为（34.4±1.6）U/mg 和（23.5±2.47）U/mg，两者比较差异有显著性意义（$P<0.05$）。而 NPSH 及 CAT 在两组间无显著性差异。中重度 CSG、CAG、GU、DU 组与相对正常对照组比较，胃黏

膜 NPSH 及 CAT 的含量水平基本接近，无统计学意义。CAG 和 GU 组胃黏膜 GSH-px 活性明显降低（$P<0.05$），中重度 CSG 和 DU 组与相对正常组比较则无明显差异（表1）。

表1　　DU、GU 患者胃黏膜 NPSH，GSH-px、CAT 含量的变化（$\overline{X} \pm S$）

组　别	n	NPSH（μg/mg）	GSH-px（U/mg）	CAT（U/mg）
CSG 组	179	1.28 ± 0.02	34.52 ± 2.00	10.91 ± 1.48
CAG 组	5	0.01 ± 0.01	17.36 ± 5.19*	14.45 ± 1.47
DU 组	37	0.04 ± 0.01	29.92 ± 4.23	9.38 ± 1.35
GU 组	12	0.05 ± 0.02	20.99 ± 3.63*	24.16 ± 6.75
对照组	60	0.03 ± 0.01	31.12 ± 3.06	14.59 ± 2.32

注：与对照组比较 *$P<0.05$

2. 中医证型与胃黏膜 NPSH，GSH-px 及 CAT 含量之间的关系

表2　　中医证型与胃黏膜 NPSH、GSH-px 及 CAT 之间的关系（$\overline{X} \pm S$）

组　别	n	NPSH（μg/mg）	GSH-px（U/mg）	CAT（U/mg）
脾胃湿热组	27	0.01 ± 0.01 △△▲	17.45 ± 4.80	9.36 ± 1.92
肝胃不和组	50	0.04 ± 0.01** △△▲	24.60 ± 3.68	14.66 ± 3.48
胃络瘀血组	18	0.06 ± 0.01**	34.21 ± 8.84	8.37 ± 1.94
脾气虚组	38	0.03 ± 0.01** △△▲	33.31 ± 5.27*	15.19 ± 3.21
脾胃虚寒组	21	0.03 ± 0.01** △△▲	29.09 ± 6.44	13.13 ± 3.09
脾肾虚寒组	9	0.01 ± 0.01 △△▲	32.31 ± 8.17	9.09 ± 1.90
胃阴虚组	29	0.10 ± 0.02**	33.61 ± 6.26*	9.37 ± 2.47

注：与脾胃湿热组比较 *$P<0.05$，**$P<0.01$；与胃阴虚组比较 △△$P<0.01$；与胃络瘀血组比较 ▲$P<0.05$

四、讨论

本研究结果表明，慢性胃病患者胃黏膜 NPSH，GSH-px 及 CAT 之间无明显的相关关系，但中重度 CSG、CAG、GU 患者的胃黏膜 GSH-px 活性有所下降，显示 GSH-px 活性与慢性胃黏膜病变程度有一定的负相关性。DU 组患者与相对正常对照组比较活性无显著变化，可能与黏膜钳取自胃窦而非溃疡周边部位有关，CAT 和 NPSH 与慢性胃黏膜病变各疾病间的关系不明显。

胃黏膜 NPSH 及 GSH-px 与中医证型之间存在着一定的相关性。脾胃湿热证患者，NPSH 及 GSH-px 明显低于其他证型，可能是导致胃黏膜损伤的原因

之一，湿热邪盛，正邪交争剧烈，局部黏膜炎症加重致使 GSH-px 的活性呈下降趋势。胃阴虚时，NPSH 及 GSH-px 明显高于其他证型，可能与胃阴不足，尚未伤及脾胃之气有关。中医学认为，脾胃通过经脉络属而互为表里，脾主运化，胃主受纳，"脾为胃行其津液"。《脾胃论·脾胃虚实传变论》云："元气之充足，皆为脾胃之气无所伤。而后能滋养元气，若胃气之本弱。饮食自倍，则脾胃之气既伤，而元气亦不能充。而诸病之所由生也。"《景岳全书》亦云："胃气无损，诸可无虑。"

　　脾虚证是慢性消化系统疾病的主要证型，有报道[4]，消化性溃疡患者中有 60% ～ 70% 表现为脾胃虚弱或脾胃虚寒证型，慢性胃炎中有 1/3 左右表现为脾虚证。1979 年 Boyd 等[5] 发现，胃黏膜上皮细胞中富含 NPSH，其中 95% 以上为 GSH，后者具有清除代谢过程中产生的过氧化物、过氧化氢和自由基的作用，对于防止生物膜脂质过氧化，维持细胞膜的整合性具有重要意义，因而被认为是局部的重要防御因子。CAT 和 GSH-px 均属预防性抗氧化物质，亦可存在于胃黏膜细胞中，前者可特异性地催化 H_2O_2 形成 H_2O 和 O_2，从而避免 H_2O_2 进一步与 O_2 在铁离子的催化下还原产生活性更强的轻自由基[7]，后者是一种含硒酶蛋白，具有较强的清除有机氢过氧化物自由基作用，对防止体内自由基引起的膜脂质过氧化过程尤为重要。本研究显示，脾气虚证胃黏膜中所含 NPSH 及 GSH-px 均有明显降低的趋势，表明脾虚时胃黏膜防御功能确有所减弱。

参考文献

［1］中国中西医结合研究会消化系统疾病专业委员会 . 慢性胃炎中西医结合诊断、辨证和疗效标准（试行方案）[J]. 中西医结合杂志，1990，10（5）：318.

［2］沈自尹，王文建 . 中医虚证辨证参考标准 [J]. 中西医结合杂志，1986，6（10）：598.

［3］李铁 . 张席锦 . 巯基参与胃黏膜防御机制 [J]. 生理学报，1990，42（6）：571.

［4］唐爱国，杨锡兰，王继贵，等 . 血清（浆）谷胱甘肽过氧化物酶荧光测定法 [J]. 临床检验杂志，1991，9（2）：75.

［5］Nelson D P.Kiesow L A.Enthalpy of decomposition of hydrogen peroxide by catalase at 25℃ (with molar extinction cofficient of H_2O_2 solutions in the UV)[J]. Ann Biochem, 1972, 49：474.

［6］韩百灵 . 胃的脉象探讨 [J]. 中医药学报，1979，2：20.

［7］王志均，朱文玉 . 细胞保护 [M]. 北京：北京医科大学中国协和医科大学出版社 .1995.11-12.

胃食管反流性疾病的研究进展

赵荣莱

【关键词】胃食管反流；氢离子浓度；食管炎，消化性；十二指肠溃疡；胆囊切除术；综述文献

  胃食管反流病（GERD）相当多见，胃内容反流入食管，尤其在餐后是一种生理现象，只有当反流产生症状或并发症时，才被称为胃食管反流病，反流通过 LES 致继发食管黏膜损伤，产生炎症、糜烂或溃疡，称反流性食管炎（RE），有反流症状而无组织学病变称反流异常（reflux disorder）。本病在我国相当多见，北京协和医院 1986 年内镜调查 RE 占 5.8%[1]。我国老人、儿童、早产儿中均有 GER 报道。Mc Dongall 等[2] 对 152 例 1～3 级食管炎患者用邮政调查或电话询问的方式进行至少 10 年的随访（121～160 个月），70% 以上患者仍有胃灼热，每天都有的 32%，每周有胃灼热的 19%，需每日抑酸治疗的 20%。2 例发展为食管狭窄，1 例有巴氏食管。用 short-form36 测量生命质量评分的 8 例中，2 例明显低于当地人口记录的相应数据。近年对本病的临床研究受到重视，取得较大进展。

  GERD 是一种原发的动力紊乱，酸损伤为本病发病的中心环节。GERD 曾被认为是酸相关性疾病[3]，反流入食管的酸和胃蛋白酶活性损伤食管黏膜，食管炎严重程度与食管酸暴露和持续时间有关，当胃液 pH 升到 4 时，胃蛋白酶活性迅速下降，对食管黏膜侵袭力也迅速下降。因此酸损伤无疑在本病发病中起主要作用[3,4]，但反流发作常由于 LES 功能不良，表现为 LES 自发性松弛、LESP 下降，$LESP/GP<1$，原发性食管体部蠕动缺乏或波幅低下，廓清能力下降，不能及时从食管清除酸性反流物，使食管暴露于酸环境的时间延长，相当数量患者胃排空延缓，又间接影响反流。凡此种种表明反流主要是由动力障碍引起的。因此 1996 年上海国际胃肠病会议已将 GERD 定为原发性动力紊乱性疾病[5]。

一、生理性反流和病理性反流

1. 正常人食管 24hpH 监测 [6~9]

近年大量临床研究认为食管酸暴露的表达包括 3 项基本内容和 6 项指标。总酸暴露时间（24h 总的、立位和卧位 pH<4 的时间%）；酸暴露频率（pH<4 的次数）；酸暴露持续时间（反流持续时间 5min 的次数和最长反流持续时间）。国内对 6 项参数已有较多资料，现将各家监测结果，列表如下。

表 1　　　　　　　　　　　　正常人食管 24h pH 参数

	DeMecster	戈之铮	熊鹰	龚均	朱有玲	高萍	向成荣
pH<4 次数	<50	<24.49	<20	<23	<22.11	<60	<23.97
pH<4 时间%	<4.2	<4.06	<2.54	<1.4	<1.86	<3.4	<3.38
立位 pH<4 时间%	<6.3	<5.79	<4.12	<2	<2.42	<4.3	<4.06
卧位 pH<4 时间%	<1.2	<2.96	<1.2	<0.2	<1.0	<4.3	<2.62
pH<4 大于 5min 次数	<3	<1.83	<2	0	0	≤ 2	<2.05
最长反流时间	<9.2	<10.36	<6.78			<16	<8.24
R1	<16.7				<15		

2. 核素测定反流指数

邹磊等 [10] 用核素检测 GER，以胃食管反流指数（GERI）表示反流量程度，GER 组（2.42 ± 0.83）较正常组（1.43 ± 0.35）为高。正常组总反流量低，只见短暂反流（T<90s），长反流（T ≥ 180s）只见 GER 组，认为短暂反流为 LES 自发松弛，长反流有 LESP 降低、腹内压增高和 LES 反应差等多个因素。

3. 食管 pH 参数

区别生理性和病理性反流用 24hpH<4 的时间% <4.2% 作为区别两者的阈值，DeMeester 等报告酸反流的诊断敏感性为 90.3%、特异性为 90%，Schindlbeck 等以直立时间% 为 10.5%，卧位时间% 为 6% 作为阈值，敏感性为 93.3%、特异性 92.9% [11]。向成荣 [8] 以 x ± 2s 为正常值上限，GER 组 pH<4 时间%，反流次数、最长反流持续时间超出正常的阳性率依次为 75%，80% 和 50%。朱有玲等 [6] 综合食管酸暴露时间、频率、时间%、暴露 >5min 以上次数的总计分为反流指数（RI），正常应 <15，用 RI 的最高阈值（x ± 2s）判断生理和病理性反流，则 GERD 组明显高于正常组，82 例 GER 患者，按症状积分法

分轻中重三组，其 RI 分别为 18.5 ± 4.93，27.1 ± 5.86 和 36.4 ± 6.54。提示 RI 的高低与症状轻重有关，RI 为评价 LES 功能、衡量清酸能力的定量指标。

4. pH 波动和反流发作

Zhu[11] 将 pH<4 ~ 2 持续 >20s 称 pH 波动，pH<2 持续 >20s 称反流发作。对照组、GER 无食管炎组、RE 组 pH 波动时间 % 依次为 2.8%，9.5% 和 12.7%，反流发作时间 % 为 0.18%，2.04% 和 3.12%。用接受 – 生效 – 特征曲线法（receiver operating characteristic curve），将 pH 波动 <6.7%、反流发作 <0.1% 作为诊断生理性和病理性 GER 的复合阈值，则诊断敏感性 RE 为 96.7%，非食管炎 GER 为 90%，对诊断异常 GER 的特异性为 100%。

5. 夜间反流

Johnson 等[12] 认为严重食管炎往往有卧位或夜间反流的增加。Orr[13] 认为睡中 >5min 反流发作数与糜烂性食管炎有关。睡眠中卧位，食管清酸时间延长，反流物有向食管近段移动可能，甚至有吸入气道的危险。

二、GERD 的胃食管动力学研究

一般认为 LESP 和 LES 腹内段长度是胃食管反流屏障的重要因素，国人对 LES 已有较多研究。罗金燕[14] 组正常人 LESL 为 3.45cm ± 0.69cm。Xie[15] 测得腹内段长度老年人较年轻人为短（1.3cm ± 0.13cm，对 2.4cm ± 0.17cm），腹内段 / 胸内段长度比也较年轻人为小（0.8 ± 0.13 对 1.9 ± 0.15），认为是增龄有关的生理性变化。Zou[16] 测得正常人 LES 及腹内段长度为 2.87cm ± 0.33cm 及 2.06cm ± 0.61cm，GERD 患者，2 个长度均明显缩短。食管测压罗金燕组 LESP 为 3.42kPa ± 1.10kPa，食管蠕动压中段为 5.54kPa ± 1.80kPa，下段为 6.78kPa ± 2.71kPa。林志辉组[17]LESP 在症状性反流者（1.59kpa ± 0.59kPa）和 RE 患者（1.21kPa ± 0.57kPa），均明显低于对照组（2.59kPa ± 0.73kPa）。隋瑞林组[18]RE 时 LESP、LESRP（舒张剩余压）明显低于对照组（1.0kPa ± 07kPa 对 2.0kPa ± 1.0kPa；0.1kPa ± 0.4kPa 对 0.4kPa ± 0.2kPa）。食管中、远段振幅亦低于对照组（干咽：4.6kPa ± 3.3kPa 对 6.5kPa ± 2.6kPa；5.3kPa ± 3.7kPa 对 9.1kPa ± 3.7kPa。湿咽：5.3kPa ± 3.3kPa 对 8.9kPa ± 3.6kPa；6.1kPa ± 4.6kPa 对 1.24kPa ± 4.5kPa）。该组 LESL 和 LESL1 均较对照组短（2.9cm ± 0.9cm 对 3.5cm ± 0.6cm，1.7cm ± 0.8cm 对 2.6cm ± 0.9cm）。表明 RE 患者 LESP 低下，LESL1 过短，食管体中、远段动力低下。Liu[19] 测定 MMCiv，（一七）、（一四）期 LESP，健康人为 3.10kPa ±

0.399kPa，3.89kPa ± 0.399kPa 和 7.10kPa ± 0.81kPa，RE 为 2.14kPa ± 0.36kPa，4.06kPa ± 0.55kPa 和 5.77kPa ± 0.79kPa，两组间不同期间有明显差异。健康人餐后 1hLESP 明显下降为 1.56kPa ± 0.37kPa，而 RE 无明显下降（1.83kPa ± 045kPa）。餐后 1hRE 与正常相比，蠕动波幅中段为 7.29kPa ± 0.98kPa 对 9.39kPa ± 0.79kPa，远 1 段为 10.37kPa ± 1.22kPa 对 14.06kPa ± 1.02kPa，远 2 段为 8.29kPa ± 1.49kPa 对 12.57kPa ± 1.02kPa，餐后 2h 仍保持以上数值。表明远段食管原发蠕动功能失调，推进蠕动功能不足，食管排空清酸功能下降。近年还发现与吞噬无关的一过性 LES 松弛在 GERD 发病中起重要作用。食管测压是观察食管体部蠕动最生理方法。如以 LESP 大于或小于 1.33kPa 来区别正常人或 GER，存在低敏感性（58%）和高特异性（84%），LES 在一天中不断变化，且与进食及吸烟有关，LES 又有个体差异，单一 LES 基础压不能真实反映某一天中的情况[9]，因此认为对 GER，特别是正接受药物治疗者，常规测压并非必要。食管测压的阳性标准是符合以下之一：LESP ≤ 0.67kPa，LESP<1.33kPa，>0.67kPa，同时有 2 次以上 LES 一过性松弛；LESP<1.33kPa，>0.67kPa，同时食管远段（LES 以上 5cm 处）收缩幅度 ≤ 3.33kPa。

GERD 的胃电图峰值、频率（cpm）较对照组少，胃窦部为 1.80 ± 1.01 对 2.90 ± 0.42，胃体部为 1.75 ± 0.98 对 2.73 ± 0.54[17]。胃电节律过缓、过速，均可出现胃排空障碍。卢干[20] 报告 43 例 RE，胃排空延缓 27 例（62.8%），明显高于对照组，较国外报道的排空延缓率（42%）也高。胃排空延缓，胃内食物潴留使胃底胀气和牵张，反射性 LES 松弛或因胃扩张使 LESL 缩短，若胃内压升高超过 LESP 时，可产生 GER。

三、临床疾病

1. 反流性食管炎（RE）

诊断主要依靠内镜，食管炎时内镜可见条纹红斑、局限性或广泛融合性糜烂或溃疡。日本食管病研究会认为有黏膜色调改变（充血、白色混浊）、黏膜缺损（糜烂、溃疡）、黏膜小隆起等三类改变[21]。对 RE 严重程度分级，近年国外多分为 5 级[23,24]，0 级黏膜无异常，1 级见红斑、充血、黏膜易脆，未见糜烂，2 级鳞状上皮黏膜远侧 5cm 处出现糜烂的范围 <10%，3 级此处黏膜有10% ~ 50% 出现糜烂或溃疡，4 级食管某处有 1 个以上深的 >0.5cm 消化性溃疡或鳞状上皮远侧 5cm 处有 >50% 的融合性糜烂。1991 年第九届世界胃肠病大会分为 4 级[22]，1 级黏膜垂直糜烂或孤立性糜烂或浅溃疡，2 级融合性糜烂，3 级融合成环形糜烂或溃疡，4 级瘢痕狭窄。1992 年我国消化内镜学会制定 RE 内镜诊断标准[25]：轻度：红色条纹和红斑，累及食管下 1/3；中度：糜烂 <1/2 食管圆周，累及食管中下段；重度：1 级，糜烂累及 >1/2 食管圆周，或已累及上段，或形成溃疡 <1/3 食管圆周，在食管任何部位；2 级，溃疡形成累及 >1/3 食管圆周，任何部位。并发症：食管缩短；狭窄；巴氏食管。组织学诊断参照日本食管病研究会标准：必要条件：急性炎症：中性粒细胞浸润，糜烂，上皮缺损。慢性炎症：间质纤维化。参考条件：毛细血管增生扩张，肉芽形成，乳头延长，上皮再生，基底细胞增殖，黏膜肌层肥厚消失，中性粒细胞以外炎性细胞浸润，水肿。

2. 碱性反流性食管炎

碱性反流液引起食管黏膜损伤，临床常见于腹部手术后，如胃切除、幽门成形术、迷走神经切断术及胆囊切除术等。也有少数为非手术性碱性反流性食管炎[26]。碱性反流液的有害成分是有活性的胰酶和胆盐。在酸性 pH 时，结合胆汁酸损害食管黏膜。pH 为 5～8 时，非结合胆汁酸损害食管黏膜。pH 为 7 时，胰蛋白酶会引致损害效应[27]。故本病为非结合胆汁酸和胰酶所致。临床上胃灼热、胸痛与酸性 RE 相似，但服抗酸剂后不缓解，可呕出胆汁样液体，频发和严重反胃[26,27]。

食管碱反流的诊断很难。Pellegrini[27] 用 24h 食管 pH 检测研究 GERD 的酸反流和碱反流，食管下段 pH<4 称酸反流，pH>7 称碱反流。Attwood[28] 对 50 名志愿者测 24h 食管 pH，在 94% 时间内 pH 在 4～7 之间，正常人很少有超出这一范围的（即 <4 或 >7）。但食管 pH>7 尚需考虑以下情况：食管本身分泌 HCO_3^{2-}、唾液中的 HCO_3^{2-}，牙龈感染唾液 pH 增大，食管梗阻、唾液积贮有细菌生长 pH 值增大，胃液被碱性饮料中和，低酸性胃液（用抑酸剂治疗，胃切除，迷走神经切断术）。因此单做食管 pH 监测意义不大。Ball[29] 报告 24h 胃和食管同步监测 pH 可以鉴别。如胃、食管 pH 均偏酸，表示胃高酸分泌，胃液 pH 高有低酸分泌。如胃液基础 pH<2，直立餐间有碱性胃液（pH>4），表示存在 DGR，如此时食管 pH 值高，表示为十二指肠胃反流的结果，为碱性液反流。所观察 100 例有典型 GER 症状者中，测得高酸分泌 21 例，低酸分泌 5 例，DGR9 例。近年有人测食管液中胆酸浓度、研制胆盐电极、进行 24h 监测，来研究碱性反流。

3. 食管裂孔疝对 GER 的影响

除 LESP 外，食管胃连接部的特殊结构，如食管胃底间的 His 角形同活瓣、横膈的弹簧夹作用、贲门口黏膜花瓣样聚拢，都有抗反流作用。有时可见贲门食管接合部闭不紧，裂孔疝对 GER 的影响，认识不一。如北美超过 50 岁人群中 50％有裂孔疝，其中 15％经常有反流症状。Clagett 报道裂孔疝在一般人群中的发生率比在 GERD 高[30]。Park[31]1010 例有消化道症状患者内镜检出裂孔疝 5.4％，RE4.1％。Dyer 报告裂孔疝发生率，无症状受检者中为 33％，GERD 为 16％。而 DeMeester 的 102 例 GER 中，52％有裂孔疝。Jian[32] 报告 35 例 GER 儿童，有裂孔疝 12 例。Zhu[30]197 例 GER，36％有裂孔疝，发现 RE 发病率在裂孔疝患者（57.7％）明显高于无裂孔疝患者（27.8％），裂孔疝患者卧位反流时间％、夜间 5min 以上反流发作数、白天夜间均反流等指标，均明显多于无裂孔疝患者。

4. GERD 与十二指肠溃疡 [33～36]

1993 年日本医学论坛报提出 RE 与十二指肠溃疡（DU）有相关性，RE 常伴有 DU 发生。国内报道计有 263 例。RE 占 DU 的 13.2％～16.7％。栗鹏[33] 的 155 例 RE 并 DU，活动期（26/155）、愈合期（11/155）共 37 例（23.7％），瘢痕期 118 例（76.1％），其中红色瘢痕期 82 例（52.9％）。梁国士组[34] 球腔形态异常（嵴、假憩室、伸展不良、流出道受阻）40 例中 37 例胃排空延缓，幽门形态异常（扭曲变形、不开放、关闭不全或持续开放）的 41 例中，胃排空延缓 39 例。DUGERD 在临床上缺乏典型 DU 症状，以上腹胀满（91.6％），食后饱胀（87.7％）、胃反流胃灼热（90.3％）为明显，半数有胆汁反流，窦部炎症明显。

5. 胆囊切除术与 GERD [37,38]

胆囊切除术后，典型胆痛常可解除，约 10％患者继续有消化不良、胀气等症状，称为胆囊切除术后综合征[37]。近年发现胆囊切除术后 GER 的发生率增高，提示上消化道症状可能为食管源性。李辉[38] 报告 37 例胆囊切除术后 3 个月，17 例仍有上消化道症状，15 例为 GER，2 例为胆系残余结石。食管 pH 监测，术前 35％有轻度 GER，术后增至 78％，且严重程度增加。术后食管 pH 异常者，症状组（17 例）（88％）较非症状组（20 例）（60％）为高。表明术后病理性 GER 发生率明显增高。胆囊切除后胆汁贮存受影响，幽门括约肌功能不全，DGR 明显增加，如胃压增高、高酸分泌及呕吐等原因，均可引起病理性 GER。

参考文献

［1］柯美云.胃食管反流病的研究现状［J］.中华消化杂志，1994，14（2）：63-64.

［2］McDongall NI, Johnston BT, Collins JSA, Me Fazland RT, Love AHG.反流性食管炎的自然史［J］. Gastroenterol Hepatol（中文版），1996，3：4.

［3］李增烈.胃酸相关性疾病，治疗选择上获得进展，维也纳国际专题研究会［J］.中华消化杂志，1994，14（4）：226-228.

［4］Gelfand MD.Gastroesophageal reflux disease[J]. Med Cli n NorthAm, 1991, 75(4): 923-937.

［5］Wu XN.Highlights in mechanism and therapies of gastroint estinal and hepatic diseases, 1996, Shanghai international gastroenterology conference[J]. China NatlJ New Gastroenterol, 1997, 3(1): 1-2.

［6］朱有玲，罗金燕，王学勤，龚均，杨芳.国产24h食管持续pH监测仪的临床应用［J］.新消化病学杂志，1996，4（10）：560-561.

［7］高萍，许国铭，邹多武.50例健康人24h食管pH监测［J］.中华消化杂志，1996，16（1）：32-34.

［8］向成荣.24h食管pH监测30例分析［J］.新消化病学杂志，1995，3（特刊4）：29-31.

［9］戈之铮，莫剑忠，李中华，潘家谱，金建宏，肖树栋，等.自制持续24h食管pH监测系统的临床研究［J］.中华消化杂志，1994，14（3）：143-146.

［10］邹磊，赵景涛，吕豪.核素测定胃食管反流20例分析［J］.新消化病学杂志［J］，1995，3（2）：120.

［11］Zhu HM, Por ro GB, Sang alett i O, Pace F.Thresholds of GER in the diagnosis ofesophag eal diseases[J]. China NatlJ New Gastroenterol, 1996, 2(1): 9-12.

［12］Johnson LF, DeM eester TR.24 h pH monitor ing of a distal esophagus: a quantitativemeasure of g astroesophag eal reflux[J]. AmJ Gastroenterol, 1974, 62(2): 325-332.

［13］Orr WC.The mode of sleep in the pat hog enesis of gastroesophageal reflux diseaseand its complications[J]. China NatlJ New Gastroenterol, 1996, 2 (Suppl 1): 1-2.

［14］罗金燕，董蕾，朱有玲，王勇，王进海.食管测压的临床应用［J］.中华消化杂志，1993，13（3）：135-137.

［15］Xie P, Ren J, Bandan E, Kezm M, Shaker R.Compariso n of the lower esophag ealsphincter in healthy young and alderly subjects[J]. China NatlJ New Gastroenterol, 1996, 2 (Suppl 1): 101.

［16］Zou L, Zhao JX, Zhao JT. Changes of eso phag eal and lower esophag eal sphinct erlengt h in gastro esophageal reflux disease[J]. China NatlJ New Gastroenterol, 1996, 2 (Suppl 1)：119.

［17］林志辉，潘秀珍，王马辛，陈登科，何利平 . 胃食管反流患者的食管下括约肌压力及胃电图的变化 [J]. 新消化病学杂志，1996，4（10）：550-551.

［18］隋瑞林，许国铭，邹多武 . 食管测压对反流性食管炎的诊断价值 [J]. 新消化病学杂志，1997，5（1）：33-34.

［19］Liu HM, Ke MY, Wang ZF, Guc M, Chen YF.Esophageal motor pattern dur ingfasting and postprandial stat es in no nsev ere reflux esophag it is[J]. China NatlJ New Gastroenterol, 1996, 2(Suppl 1)：104.

［20］卢干，梁国士，党彤，康交阳 . 反流性食管炎食管 pH 及胃动力 [J]. 新消化病学杂志，1996，4（10）：564-565.

［21］崎田隆夫，小黑八七郎，多贺须幸男，大森皓次，福田久之，三轮刚 . 消化管内视镜研修实际 [M]. 中外医学社，东京：昭和 55 年 . 495-496.

［22］姚光弼 . 第九届世界胃肠病学大会概况 [J]. 国外医学消化分册，1991，11（1）：2-3.

［23］Robinson M, Campbell DR, Sont ag S.Treatment of esosive reflux esophag it is resistantto H2 recept or antag onist therapy[J]. Dig Dis Sci, 1995, 40 (3)：590-597.

［24］Ho lloway RH, Dent J, N orielv ata F, M ackinnon AM. 重症反流性食管炎患者食管酸接触与奥美拉唑治疗食管炎的关系 [J]. 消化道 (中文版), 1997, 1 (2)：41-46.

［25］于中麟 . 反流性食管炎内镜诊断及协作治疗方案（试行）[J]. 内镜，1993，10（1）：48.

［26］李辉，姚松朝 . 碱性反流性食管炎的诊疗现状 [J]. 新消化病学杂志，1996，4（10）：553.

［27］王清国，张益荣，王宝珠 .GERD 反流在食管黏膜损伤的机制 [J]. 新消化病学杂志 , 1997, 5.

［28］At twood SEA, Bar low AP, DeMeester TR.24h esophageal pH monitoring.Anin-Depth study o f 50 normal subject. in：Little AG, Furguson MK, Skinner DB[J]. Diseases of the esophague, Future publishing compary, NY, 1990: 43-56.

［29］Ball CS, Jenkinem LR, Nozmis T L.The value of simult aneous 24h ambulat oryesophageal and gastric pH monit oring-an analysis of 100 investigation.in：LittleAG, Furguson MK, Skinner DB.Diseases of esophagus[J]. Futura publishing company, NY, 1990: 56-61.

［30］Zhu HM.Study of influence of hiatus hernia on GERD[J]. China NatlJ New Gastroenterol, 1997, 3 (1)：27-30.

［31］Park HJ, Yeom JS, Jang JK, Pard J.Reflux esophagitis in Korea and its relat ionshipto hiatus hernia[J]. China NatlJ New Gastroenterol, 1996, 2 (Suppl 1)：102.

［32］Jian M Z, Ye RY, On BY.24h ambulatory esophageal pH monitoring of GER inchildren[J].

China NatlJ New Gastroenterol, 1996, 2 (Suppl 1)：122-123.

［33］栗鹏，梁国士，张坚，陈谐，孟宪梅，刘文英．十二指肠溃疡伴胃反流性食管炎 155 例 [J]. 新消化病学杂志，1995，3（特 4）: 111.

［34］梁国士，卢干，党彤，康交阳．十二指肠球溃疡反流性食管炎 58 例胃动力 [J]. 新消化病学杂志，1996，4（10）: 566-567.

［35］马志强，高巨才，樊晓春，郭玉玺，王吉凌．反流性食管炎 61 例 [J]. 新消化病学杂志，1996，4（10）: 565.

［36］刘诗，侯晓华，易梓琼．十二指肠溃疡伴反流性食管炎 31 例 [J]. 新消化病学杂志，1996，4（10）: 597.

［37］Soloway RD.Postcholecystectomy syndrome.in：Wyngaazden HB, Smith LH[J]. Cecil Text book of Medicine, 17thed.W.B.Saumders Compary Philadelphia, 1985: 864-865.

［38］李辉，姚松朝，张章瑜．胆囊切除术后 37 例的食管功能 [J]. 新消化病学杂志，1996，4（10）: 570-571.

克糖降脂丸对糖尿病及高血脂动物模型的实验研究

张声生　金敬善　罗小石　赵荣莱　李乾构

梁秀敏　杨廷松　李长平　张　靖

【摘要】克糖降脂丸明显降低四氧嘧啶大鼠、小鼠糖尿病模型的血糖（$P<0.01$），无论是高剂量组还是低剂量组在用药第 9 天以后降糖作用皆明显优于西药格列喹酮，对于大鼠、小鼠高血脂模型，克糖降脂丸皆能明显降低其胆固醇及甘油三酯，其中高剂量组作用明显优于多烯康，而低剂量组与多烯康作用相似（$P>0.05$）。急性毒理实验表明克糖降脂丸无明显毒性。

【关键词】克糖降脂丸；动物模型；血糖；血脂

糖尿病是临床常见的疾病，发病仅次于肿瘤和心脑血管病居第三位。随着人们生活水平的提高、社会老龄化等原因，发病率逐步上升。对本病的治疗，中医有其独特的优势。从"益气养阴、化瘀解毒"立论研制的纯中药制剂——克糖降脂丸，是根据我们多年的临床经验总结出来的治疗 2 型糖尿病的有效方剂。对此，我们曾进行过小结[1,2]。为了进一步评价其治疗糖尿病的作用，我们对其进行了实验研究，现将结果报告如下：

一、材料与方法

1. 实验材料

Wistar 大鼠（150～200g），昆明小鼠（18～25g）皆由北京医科大学实验动物饲养中心提供。其他试剂、溶剂购自北京化学试剂公司等。血糖、血脂测定试剂盒由中科院生物物理研究所中生生物工程高技术公司提供。克糖降脂丸由北京中医医院中心制剂室生产提供，动物实验时打成粉剂备用。

2. 实验方法

（1）糖尿病模型的实验方法

参照徐淑云等提供的方法[3]，分别取健康小鼠、大鼠 80 只（雌雄各半），抽血测定正常血糖值。然后禁食 36 小时，分别从腹腔注射四氧嘧啶生理盐水溶液小鼠 200mg/kg 体重、大鼠 250mg/kg 体重。72 小时后测定动物血糖值。小鼠血糖高于 15mmol/L、大鼠血糖高于 10mmol/L 者分别作为小鼠、大鼠糖尿病模型。分别取小鼠、大鼠模型各 40 只，并各随机分为 4 组（雌雄各半），每组 10 只。于当天灌胃给药（克糖降脂丸和格列喹酮）。克糖降脂丸组又分为高剂量组（6.0g/kg 体重）和低剂量组（3.0g/kg 体重）。每天上午给药一次（克糖降脂丸高剂量组上、下午各给药一次）。连续观察 12 天，每 3 天抽血一次，每次抽血测血糖前禁食 12 小时。

（2）高血脂模型的实验方法

参照吴春华等提供的方法[4,5]，取健康大鼠、小鼠各 50 只（雌雄各半）。大鼠、小鼠各分成 5 组：正常对照组、高脂模型组、药物对照组（多烯康胶丸）、低剂量克糖降脂丸组和高剂量克糖降脂丸组。每组 10 只动物，5 个组的实验同时进行。

正常对照组：自由进食普通饲料，每天灌胃等体积的蒸馏水。

高脂对照组：自由进食高脂饲料（配方：4%胆固醇、10%猪油、0.02 甲硫氧嘧啶、86%基础饲料，下同）。

药物对照组：自由进食高脂饲料。每天灌胃多烯康：大鼠 200mg/kg，大鼠 300mg/kg。

低剂量克糖降脂丸组（简称低克组）：自由进食高脂饲料。每天灌胃克糖降脂丸，大鼠给药 3.0g/kg，小鼠 4.5g/kg。

高剂量克糖降脂丸组（简称高克组）：自由进食高脂饲料。每天灌胃克糖降脂丸，大鼠给药 6.0g/kg，小鼠为 9.0g/kg。

以上各组连续进行 10 天，克糖降脂丸配制成克糖降脂丸蒸馏水混悬液，小鼠灌胃为 1mL，大鼠为 2.5～6.0mL，如灌胃量超过常规给药体积者，上下午两次给药。给药 10 天后，禁食 12 小时，抽血测定血脂参数：胆固醇（TC）、甘油三酯（TG）、低密度脂蛋白（LDL）、高密度脂蛋白（HDL）。

（3）急性毒理实验方法

实验前，将大白鼠饲养、观察一周，选其健康者作为实验动物。每组 10 只，雌雄各半，两个剂量组：低剂量组为 5g/kg，约为人日口服剂量的 25 倍；高剂量组为 10g/kg，约为人日口服量的 50 倍。以灌胃途径给药，灌胃量在 2.5mL/ 只以下，一次性灌完，在 2.5mL/ 只以上者，分两次灌完，中间间隔 10 分钟。给药后，观察动物中毒症状并记录 72 小时动物死亡率。

二、结果

1.1 克糖降脂丸对糖尿病模型血糖的作用

见表 1、表 2。

表 1　　　　克糖降脂丸对实验性糖尿病小鼠血糖值的影响（$\overline{X} \pm s$）

组别	剂量（g/kg）	动物数（只）	血糖值（mmol/L）					
			正常	模型值	给药后（d）			
					3	6	9	12
模型	蒸馏水	10	6.2 ± 1.4	26.9 ± 6.0	27.5 ± 4.1	26.6 ± 4.6	25.8 ± 4.7	25.1 ± 5.2
格列喹酮	0.12	10	6.7 ± 1.1	26.5 ± 5.8	21.9 ± 5.0	19.5 ± 3.5	16.3 ± 3.6	13.6 ± 3.7
克糖降	6.0	10	6.6 ± 1.0	26.6 ± 6.5	17.9 ± 4.4*	13.5 ± 2.9*	10.2 ± 2.3**	8.6 ± 1.2**
脂　丸	3.0	10	6.9 ± 1.4	25.9 ± 5.6	23.3 ± 5.6	14.0 ± 3.9*	10.8 ± 0.9**	9.1 ± 1.6**

注：与格列喹酮组比较，*$P<0.05$，**$P<0.01$

表 2　　　　克糖降脂丸对实验性糖尿病小鼠血糖值的影响（$\overline{X} \pm s$）

组别	剂量（g/kg）	动物数（只）	血糖值（mmol/L）					
			正常	模型值	给药后（d）			
					3	6	9	12
模型	蒸馏水	10	5.3 ± 1.6	17.8 ± 3.1	18.4 ± 2.8	17.8 ± 3.7	17.6 ± 3.6	16.4 ± 4.1
格列喹酮	0.12	10	5.2 ± 0.8	17.9 ± 3.6	13.9 ± 2.3	13.6 ± 2.3	12.2 ± 2.3	11.7 ± 2.4
克糖降	6.0	10	5.2 ± 0.9	18.1 ± 3.8	12.7 ± 2.2*	10.7 ± 1.9*	9.2 ± 1.4**	8.3 ± 1.7**
脂　丸	3.0	10	5.3 ± 1.0	16.9 ± 4.6	15.3 ± 3.0	14.3 ± 2.9	9.5 ± 1.2**	9.2 ± 1.2**

注：与格列喹酮组比较，*$P<0.05$，**$P<0.01$

克糖降脂丸和格列喹酮都有明显地降低小白鼠和大白鼠由四氧嘧啶型引起的高血糖，与模型组比较（P 皆 <0.01）。而高剂量克糖降脂丸的降血糖效果在第 3、6、9、12 天皆明显优于格列喹酮片（$P<0.01$）；低剂量克糖降脂丸在给药第 9 天后的降血糖效果也明显优于格列喹酮片（$P<0.05$）。高、低剂量的克糖降脂丸的降血糖效果 9 天后在两者之间无显著性差异。

2. 克糖降脂丸对动物高血脂的作用

见表 3。

组 别	动物数（只）	剂量（g/kg）	血脂值变化 mmol/L	
			TC	TG
正常对照	10	蒸馏水	2.53 ± 0.37	1.50 ± 0.28
高脂模型	10	蒸馏水	9.10 ± 1.46	5.01 ± 0.59
多烯康	10	0.2	7.23 ± 0.99	4.02 ± 0.51
克糖 低	10	4.5	7.10 ± 0.96**	3.95 ± 0.44**
降脂丸 高	10	9.0	6.09 ± 0.94**△△	3.47 ± 0.46**△△

表 3 克糖降脂丸对实验性糖尿病小鼠血糖值的影响（$\bar{X} \pm s$）

注：与高脂模型组比较，**$P<0.01$，与多烯康组比较△△ $P<0.01$

低、高剂量克糖降脂丸对治疗实验性高脂血症小鼠血脂有明显降脂效果，TC、TG 与高脂对照组比较均有非常明显的降低作用（$P<0.01$），高剂量克糖降脂丸组比低剂量克糖降脂丸组的降脂效果要好。与对照组多烯康相比，低剂量克糖降脂丸降低 TC、TG 的作用相当于多烯康（$P>0.05$），高剂量组克糖降脂丸降脂效果优于多烯康（$P<0.01$）。

与高脂对照组相比，多烯康和克糖降脂丸对实验性大鼠高血脂（TC、TG 与 LDL）有明显降低作用（$P<0.01$），对 HDL 影响不大，明显提高 HDL/TC 的比值。低剂量克糖脂丸组对 TC、TG、LDL 的降低作用及对 HDL/TC 升高作用与多烯康的效果基本相同，而高剂量克糖降脂丸组明显优于多烯康（$P<0.01$）。

3. 急性毒理实验情况

低剂量组为 5g/kg，约为人日口服剂量的 25 倍，高剂量组为 10g/kg，约为人日口服量的 50 倍，两个剂量组的 20 只大鼠给药后，72 小时未观察到任何症状和死亡现象。

三、讨论

克糖降脂丸是在我们多年临床治疗糖尿病经验基础上，从"益气养阴、化瘀解毒"立论而研制成的一种治疗糖尿病的新型制剂。方中黄芪益气助阴、托毒外出；北沙参滋阴润燥；三七"善化血瘀""一切瘀血皆破"；水蛭破瘀散结、以毒攻毒；大黄荡涤热邪，兼能活血排毒，予瘀毒于出路，牡丹皮凉血化斑、解毒；黄连、大青叶清气泻火解毒；薏苡仁健脾渗湿化浊，清热排脓解毒，使瘀毒从小便而出。诸药相辅相成，标本兼顾，气血同治，共奏益气养阴、化瘀解毒之功。方中重用化瘀解毒之品，意在祛除瘀毒这一中心病理环节，瘀得化得散则血脉通畅，毒热无以所附，毒热得清得解则瘀无以相搏。瘀毒或从腠理或从小便而出，或从大便而祛。瘀毒得祛，正气得复，则病可趋愈。现代药理研究表明[6,7]：黄芪能促进机体蛋白代谢，提高机体免疫力；大黄的主要成分蒽醌衍生物大多与葡萄糖结合成蒽醌而影响糖代谢；三七对糖代谢有双向调节作用；牡丹皮、薏苡仁有明显降糖作用；大黄、黄连能降血脂。这些也为我们组方提供了现代理论依据。

　　我们的实验结果表明：无论是大鼠还是小鼠四氧嘧啶糖尿病模型，也无论是低剂量组（3.0g/kg体重）还是高剂量组（6.0g/kg体重），克糖降脂丸皆能明显降低其血糖（$P<0.01$），而且随用药时间的延长，降糖作用增强。与格列喹酮比较，高剂量组大、小鼠模型第三天起明显优于格列喹酮（$P<0.05$），而低剂量组大、小鼠模型则分别是在第9天和第6天后明显优于格列喹酮（$P<0.05$）。同时急性毒理实验表明克糖降脂丸无明显毒性。这些结果为我们临床运用克糖降脂丸治疗糖尿病提供了实验依据。至于其降糖作用的机制则有待进一步研究。

　　糖尿病治疗的主要目的之一就是延缓或阻断并发症的发生。糖尿病血管病变是其主要的并发症之一，而高血脂则是这一并发症的重要原因。因此，及时纠正糖尿病患者脂质代谢紊乱具有十分重要的意义。本研究表明：克糖降脂丸除降低血糖外，有明显降低小鼠、大鼠高脂模型的TC与TG（$P<0.01$），而且能明显提高大鼠模型HDL/TC比值。与多烯康比较，高剂量组作用皆明显优于多烯康（$P<0.01$），但低剂量组却无明显差异。这些结果说明：克糖降脂丸有明显的降脂作用，而且作用的强弱可能与用药的剂量有关，提示这种制剂用于糖尿病并发症的治疗可能具有良好的前景。

参考文献

［1］张声生，金敬善，林瑞云，等.克糖降脂丸治疗2型糖尿病的临床观察[J].中国中西医结合杂志，1996，16（8）：494-496.

［2］Zhang Sheng sheng, Zhao Ronglai, Jin Jingshan, et al.Effect of ketang jianzhiw an in diabtes[J]. (美国)AMJ, 1996, (6): 43-46.

［3］徐淑云，卞如濂，陈修主编.药理实验方法[M].北京：人民卫生出版社，1991.269-1279.

［4］吴春华，陈琼华.毛木耳多糖的抗凝血和降脂作用[J].中国药科大学学报，1991，22（3）：164-166.

［5］史菊敏，毛良，施建玲，等.糖尿宁对NIDDM大鼠降糖、降脂及抗氧化作用[J].中成药，1993，15（4）：25-26.

［6］阴健主编.中药现代研究与临床运用[M].北京：中国古籍出版社，1995.

［7］王筠默主编.中药药理学[M].上海：上海科学技术出版社，1986.

速效止泻丸治疗暴泻（急性腹泻）的作用观察

姚　伟　陈飞松　赵荣莱　刘晋生　肖淑琴

杨淑英　李桂兰　任蜀兵　李春梅

【摘要】本文观察了 386 例暴泻患者应用速效止泻丸后的疗效，并与小檗碱的治疗作用进行比较，发现速效止泻丸止泻效果明显，总有效率分别为：湿热 97.2%，寒湿 96.3%，食滞 94.3%。其发挥止泻作用的平均时间、改善症状、证候等均较小檗碱有明显差异（$P<0.05$），说明速效止泻丸对暴泻有很好的疗效。

【关键词】暴泻；速效止泻丸

自 1993 年开始，我们用速效止泻丸对 368 例暴泻进行治疗观察，现报告如下。

一、病例入选标准

凡来医院就诊，具有以下症状的患者：①大便次数增多，每日在 3 次以上，伴有大便量和性状的改变（每日大便量超过 300g 以上，为不成形稀便），或在一定时间内频繁的水样便；②症状持续在 1 日以上。

二、中医辨证

根据 1993 年中华人民共和国卫生部制定颁发的《中药新药临床研究指导原则》进行。

三、疗效判定标准

成人腹泻根据中医四诊和西医各项指标检查结果进行综合评定疗效。中医各证的主症均按轻、中、重三级作为判定疗效的依据。

1. 痊愈泄泻症状消失，大便成形，每日 1～2 次；中医证候的主症、次症消失，舌苔基本恢复正常，与泄泻相关的疾病其相应的客观指标证实确有显著改善。

2. 显效大便次数每日2～3次，近似成形，或便溏而每日仅1次；中医证候的主症、次症改善程度在2级以上，与泄泻相关的西医疾病其相应的客观指标已接近正常。

3. 有效大便次数和质，中医证候的主症、次症均有好转；与泄泻相关的西医疾病其相应的客观指标有好转。

4. 无效症状无改善或有加重；与泄泻相关的疾病其相应的客观指标均无改善。

四、一般情况

全部368例，其中5～14岁儿童77例，男32例，女45例，平均年龄7.8岁；年龄18～60岁的患者，男15例，女136例，平均年龄41.6岁。均按就诊号（能被8整除为对照组，其余为治疗组）随机分为治疗组和对照组。

五、给药方法

治疗组给予速效止泻丸，成人每次6g，每日3次；按年龄儿童每次2～5g，每日3次。对照组给予小檗碱，成人每次0.3g，每日3次；儿童每次0.15～0.3g，每日3次。均2天为一疗程。

六、结果

1. 速效止泻丸对急性腹泻的作用：见表1。

表1　　　　速效止泻丸发挥止泻作用的平均时间（h=小时，$\overline{X} \pm s$）

组别/名称	n	止泻时间（h）	P值
治疗组（成人）	245	12.6±2.5*	<0.01
治疗组（儿童）	77	22.8±4.1	>0.05
对照组	46	21.5±3.2	

注：* 与对照组比较

2. 速效止泻丸对临床主疾的作用：见表2。

3. 不同中医证型速效止泻丸的疗效：见表3。

4. 不同疾病速效止泻丸的疗效：见表4。

表2 速效止泻丸对临床主症的作用（例数）

		腹痛	乏力	胸闷	肠鸣	畏寒	食少	小便不利	舌苔薄腻	舌苔厚腻	苔黄厚腻
治疗前	1	317	226	216	282	194	273	185	108	115	99
	2	42	31	32	38	27	36	24	15	18	13
治疗后 治愈	1	268	187	205*	211	158*	223*	162	87*	76	65
	2	32	24	19	32	17	26	18	8	10	7
显效	1	31	26	11	53	22	36	23	10	21	11
	2	6	3	6	6	6	4	4	5	3	2
有效	1	18	8	0	18	14	14	0	11	15	9
	2	3	2	3	0	2	2	2	2	2	1
总有效率（%）	1	100	97.8	100	100	100	100	100	100	97.4	88.9
	2	97.6	93.5	87.5	100	92.6	88.9	100	100	83.3	76.9

注：1：治疗组；2：对照组；* 与对照组比较，$P<0.05$

表3 不同中医证型速效止泻丸的疗效（例数）

疗效		组别	湿热（%）	食滞（%）	寒湿（%）	其他（%）
治疗前		治疗组	107	122	81	12
		对照组	18	9	12	7
治疗后	治愈	治疗组	88（82.2）*	96（78.6）*	55（67.9）	3（25.0）
		对照组	12（65.7）	5（55.6）	4（33.3）	2（28.6）
	显效	治疗组	14（13.1）	10（8.2）	1（21.0）	3（25.0）
		对照组	4（22.2）	1（11.1）	3（25.0）	1（14.3）
	有效	治疗组	2（1.9）	9（7.4）	6（7.4）	2（16.7）
		对照组	1（6.5）	1（11.1）	3（25.0）	2（28.6）
总有效率		治疗组	97.2%	94.3%*	96.3%*	66.7%
		对照组	94.4%	77.8%	83.3%	71.2%

注：* 与对照组比较，$P<0.05$

表4   不同疾病速效止泻丸的疗效

疗效		疾病名称		
	组别	急性肠炎（%）	消化不良（%）	其他（%）
治疗前	治疗组	195	56	71
	对照组	25	10	11
治疗后 治愈	治疗组	145（74.4）*	38（67.9）*	34（48.9）
	对照组	12（48.0）	4（40.0）	5（45.4）
显效	治疗组	33（19.9）	13（23.2）	21（30.0）
	对照组	8（32.0）	3（30.0）	3（27.3）
有效	治疗组	17（8.7）	4（7.1）	10（14.1）
	对照组	5（20.0）	2（20.0）	2（18.2）
总有效率（%）	治疗组	100%	98.2%	90.9%
	对照组	100%	90.0%	91.5%

注：* 与对照组比较，$P<0.05$

七、讨论

暴泻为常见病、多发病。四季均可发病，以夏秋两季为多见。暴泻发病急，排便次数增多，便质清稀甚至如水样[1]。在急性肠炎、秋季腹泻和食物中毒等病中多见，急性腹泻多属实证，其病因多为外邪、饮食所伤，人体感受外邪，损伤脾胃，引起湿胜和脾胃功能障碍所致。外来湿邪最易困脾，脾胃升降失运，水谷混杂而成泻。湿胜是导致急性腹泻的重要因素，故有"无湿不成泻"之说。和胃化湿是治疗泄泻最主要的方法。多年来，我们利用中医药治疗急性、慢性腹泻，取得了较好的疗效，积累了丰富的经验。中医认为，由于脾虚湿热而致大肠湿热和胃肠气机紊乱，从而引起泄泻。我们根据中医理论和临床经验相结合，选用藿香、木香、黄连等8味中药制备的速效止泻丸，其主要功效为调和胃肠、化湿清热、化滞止泻。我们临床观察的结果表明，速效止泻丸治疗急性腹泻有较好的疗效。成人组速效止泻丸产生止泻作用的时间较对照组有明显的差异，$P<0.05$；而儿童组与对照组之间无显著性差异。在改善临床症状及中医证型方面，速效止泻丸对胸闷、食少、畏寒和薄腻苔的消失（治愈）较对照组有明显的差异，$P<0.05$；对于急性腹泻的湿热证、食滞证治愈的疗效明显高于对照组，$P<0.05$。同时，速效止泻丸对于属于西医诊断的急性肠炎和消化

不良（以儿童多见）的临床治愈率亦明显高于对照组，$P<0.05$。我们认为：速效止泻丸的某些治疗作用强于小檗碱治疗的对照组，是因为小檗碱的作用较为单一，对机体的整体无调节作用，也就是说小檗碱的作用仅能发挥单纯止泻剂的作用[3]，而速效止泻丸可以发挥中医调和胃肠、化湿清热、化滞止泻的功效，因此，对于食滞、湿热证型的治疗作用较为显著。

参考文献

［1］陈佑邦，等.中医急诊医学 [M].福州：福建科技出版社，1995.

［2］陈贵廷.实用中西医结合诊断治疗学 [M].北京：中国医药科技出版社，1991.

［3］蒋产永主编.胃肠疾病临床手册 [M].北京：人民卫生出版社，1992.

益气养阴化瘀解毒方治疗 2 型糖尿病的临床与实验研究

张声生　金敬善　吴少刚　陈明　唐伯祥　赵荣莱　李乾构

梁秀敏　杨廷松　李长平　张　靖

【关键词】益气养阴；化瘀解毒；2 型糖尿病；临床研究；实验研究

糖尿病是临床常见的疾病，属于中医"消渴"的范畴。我们在总结多年治疗糖尿病经验的基础上，参阅大量文献，拟益气养阴化瘀解毒方（主要由黄芪、北沙参、三七、大黄、黄连、牡丹皮、薏苡仁等组成）治疗 2 型糖尿病取得了较好的效果。现报告如下：

一、实验研究

1. 材料与方法

Wistar 大白鼠（体重 150～200g）由北京医科大学实验动物饲养中心提供。格列喹酮［批号：94（卫药准字 J-08）号］由北京第六制药厂生产提供。血糖测定药盒由中科院生物物理研究所生物工程高技术公司提供。四氧嘧啶等试剂及其他溶剂购自北京化学试剂公司。造模及给药方法参照徐淑云等提供的方法。

2. 结果见表 1

表 1　　　　化瘀解毒方对实验性糖尿病大鼠血糖值的影响（$\bar{X} \pm s$）

组　别	剂量（g/kg）	动物数（只）	血糖值（mmol/L）					
			正常值	模型值	给药后（d）			
					3	6	9	12
模　型	蒸馏水	10	5.3±1.6	17.8±3.1	18.4±2.8	17.7±3.7	17.6±3.6	16.4±4.1
格列喹酮	0.12	10	5.2±0.8	17.9±3.6	13.9±2.3	13.6±2.3 ☆☆	12.2±2.3	11.7±2.4
化　瘀	6.0	10	5.2±0.9	18.1±3.8	12.9±2.2*	10.7±1.9** ☆☆	9.2±1.4**	8.3±1.7**
解毒丸	3.0	10	5.3±1.0	16.9±4.6	15.3±3.0△△	14.3±2.9△△☆	9.5±1.2*	9.2±1.2*

注：与格列喹酮组比较，*$P<0.05$，**$P<0.01$，高、低剂量组比较，△△$P<0.01$，给药后第 6 天与第 12 天比较，☆☆$P<0.01$

从表 1 可以看出化瘀解毒方和格列喹酮皆能明显降低四氧嘧啶糖尿病模型的血糖。化瘀解毒方高剂量组第 3、6、9、12 天降糖作用皆明显优于格列喹酮（$P<0.05$）；低剂量组在第 3、6 天与格列喹酮作用相似（$P>0.05$），但在第 9、12 天作用明显优于格列喹酮（$P<0.05$）。无论高剂量组还是低剂量组，给药 12 天与给药第 6 天比较，血糖值有明显差异（$P<0.01$）。

二、临床研究

1. 对象和方法

（1）病例选择

观察的所有病例来自北京中医医院专科门诊，符合 WHO 确定的 2 型糖尿病诊断标准（1985 年）。对比疗效观察组共 50 例。玉泉丸组 20 例，化瘀解毒方组 30 例。此两组间治疗前均衡性检验无明显差异（$P>0.05$）。

（2）观察方法

取得患者合作后，进行糖尿病知识教育并严格控制饮食。停服中西药 4 周，分别于停药后的第 3、4 周测空腹血糖。两次空腹血糖值接近者列入本观察组，并取其两次平均值作为血糖的自身对照。观察期间患者维持原来规定的饮食。化瘀解毒方每袋含生药 6g，由本院中心制剂室生产提供。服法：1～2 袋，日服 2 次，餐前温开水送服。玉泉丸组予玉泉丸，每次 9g，每日 4 次。

（3）疗效评定标准

参照 1993 年卫生部制订的《中药新药临床研究指导原则》。

2. 结果

化瘀解毒方组显效 19 例，有效 9 例，无效 2 例，总有效率 93.33%；玉泉丸组显效 5 例，有效 7 例，总有效率为 60%。二组间比较差异显著（$P<0.01$），化瘀解毒方既能降低空腹血糖、餐后 2 小时血糖，又能降低空腹血脂，而玉泉丸仅能降低空腹血糖，而对餐后 2 小时血糖及空腹血脂无明显影响（见表 2）。

表 2　化瘀解毒方与玉泉丸治疗后 FBG、PBG、TC、TG 的变化（mmol/L，$\overline{X} \pm s$）

组别	N		FBG	PBG	TC	TG
玉泉丸组	20	治疗前	10.46 ± 2.74	12.20 ± 3.47	5.18 ± 0.81	2.56 ± 1.24
		治疗后	9.24 ± 2.06*	11.76 ± 3.11	4.96 ± 0.80	2.44 ± 1.55
化瘀解毒方	30	治疗前	11.12 ± 2.96	12.23 ± 3.75	5.34 ± 0.72	2.52 ± 1.18
		治疗后	8.87 ± 2.91**	10.47 ± 3.62**	4.25 ± 0.71*	1.78 ± 1.12*

注：与治疗前比较，*$P<0.05$；**$P<0.01$

3. 结论

研究结果表明玉泉丸能明显降低空腹血糖，总有效率为 60.0%，但对餐后 2 小时血糖及空腹胆固醇、甘油三酯影响不大。而益气养阴化瘀解毒方不仅能明显降低空腹血糖，总有效率为 93.33%，而且能降低餐后 2 小时血糖及空腹胆固醇和甘油三酯。这与我们以前观察结果基本相符。与玉泉丸对比疗效显示二组间疗效差异明显（$P<0.01$），其疗效明显优于玉泉丸。

功能性消化不良的药物治疗现状

赵荣莱

功能性消化不良（FD）占消化性疾病的 20% ~ 40%，多数学者主张将其分为运动障碍样型、溃疡样型和不定型。FD 的病因和发病机制涉及多种因素，其中动力障碍和胃肠对扩张的敏感性增高是最主要的病理生理改变。对 FD 临床虽无特异疗法，但药物治疗已有相当进展。

一、抗酸剂和抑酸剂

内镜下无论是否有溃疡所见，溃疡样型 FD 是应该治疗的，应用常规抗酸剂治疗，症状缓解并不比安慰剂明显。国外对 414 例 FD 进行的多中心研究发现，西咪替丁（Cim）治疗 2 周症状完全缓解率明显高于安慰剂组，4 周后腹痛天数明显少于安慰剂组，有效率分别为 77%、57%。一组 251 例 FD 中 115 例用雷尼替丁（Ran）治疗，136 例用安慰剂，6 周后 Ran 组 80% 症状消失，明显高于安慰剂组。国内研究显示，Ran 对溃疡样型 FD 有效率为 100%，运动障碍样型为 8.33%。此外，奥美拉唑（Ome）对溃疡样型 FD 亦有一定作用，兰索拉唑（Lan）对消化道早饱、腹胀、上腹痛、胃灼热症状有明显改善作用，总有效率 92.0%，比 Ran 组的 57.3% 明显为优。

二、黏膜保护剂

胶体铋、硫糖铝、米索前列醇、麦滋林 S 等单一使用效果欠佳，可作辅助治疗。

三、胃动力药

胃动力药通过促进胃排空及增加胃近端张力而提高胃肠运动功能，是治疗运动障碍样型 FD 的主要药物。①甲氧氯普胺（甲氧氯普胺 MCP），作用于延髓髓质内化学感受触发区的多巴胺受体，为多巴胺受体拮抗剂，具有强力止吐、周围促动作用，从而促进胃蠕动，改善胃排空。一组 69 例随机进行的 MCP 和抑酸剂的疗效比较显示，二者对胃灼热、上腹痛的疗效相似，对早饱、恶心、呕吐 MCP 可明显缓解，而抑酸剂无效。但 MCP 可透过血脑屏障，常引起锥体外系症状，故 FD 患者不宜长期使用。②多潘立酮（吗丁啉 DOM），为外周多巴胺受体拮抗剂，极少中枢作用，约 50% 患者胃排空迟缓症状得到缓解，可增加食管下端括约肌压力（LESP），加强胃尤其是胃窦收缩使幽门管扩大，提高胃排空能力，促进胃窦十二指肠协调运动。DOM10～20mg，3 次 / 日，2～4 周可缓解 FD 症状，作用显著优于安慰剂组。DOM 对运动障碍样型 FD 的治愈率为 91.7%，对溃疡样型无效。有人先以 DOM 10mg，3 次 / 日，服用 4 周，停药 4 周，再用西沙必利（Cis）5mg，3 次 / 日，共 4 周。结果 Cis 和 DOM 的有效率 2 周时为 75.4% 对 66.44%，4 周时为 86.11% 对 67.11%，提示 Cis 更为有效。结果表明，二者均可使延长的胃排空时间缩短，而 Cis 更明显。③西沙必利（普瑞博思 Cis），为 20 世纪 80 年代合成的胃肠动力药，有全胃肠道促动作用，刺激肠肌神经丛中 5-HT$_4$ 受体，引起肠肌神经丛乙酰胆碱释放增加，从而增强胃肠运动。Cis 口服或静脉给药可明显增强胃十二指肠收缩，改善胃排空，增加 LESP 和食管收缩波振幅，缩短结肠转运时间，但不影响胃分泌。有 80%～90% 的 FD 患者连续 4 周口服 Cis 对上腹不适、饱胀、恶心、嗳气、胃灼热、反酸、食欲减退及呕吐等消化不良症状有良好或极佳疗效。国外学者对 118 例 FD 进行了双盲随机对照研究，结果 2 周后症状改善良好或很好者，安慰剂组 28%，Cis 组 65%；4 周后为 31% 和 81%。总的印象是 Cis 在缓解上腹烧灼疼痛、反流、腹胀等方面均明显优于安慰剂。国内有许多学者报道用 Cis 治疗 FD，有效率在 89%～100%。20 省市 500 所医院 8896 例 FD 的多中心研究资料显示，Cis 5mg，3 次 / 日，2 周后症状明显减轻，4 周后作用更为明显。FD 症状愈重、持续时间愈长，Cis 的疗效愈好。观察期间 1743 例（19.6%）曾出现软便、肠鸣增加、一过性腹痛等不良反应，但反应轻微，不需治疗。有学者分别观察 Cis 应用前后体表胃电的变化，发现 Cis 可使胃电恢复正常形态，胃电频率变快，振幅增加，节律性好转。④红霉素（ERY），是一种分布于平滑肌细胞的胃动素受体激动剂，引起类似于胃动素作用的动力学效应，刺激消化间期移行性复合运动（MMC）1 期收缩的发生，对胃十二指肠有强力促动作用。ERY 对兔肠段有浓度依赖性收缩作用，肠段对 ERY 的敏感性依次为十二指肠 = 空肠 > 升结肠 > 回肠，升结肠环形肌比纵形肌更为敏感。同样的收缩效应和肠段特异性可见于低浓度胃动素。有人以等长收缩形式研究家兔离体胃和十二指肠纵形肌收缩，发现ERY可直接作用于胃窦十二指肠平滑肌，产生收缩效应，并呈剂量依赖性关系，不被阿托品、六甲溴胺、普萘洛尔、酚妥拉明、纳洛酮阻断，而可被维拉帕米所阻断。对20例FD患者用导管灌注技术测胃窦和十二指肠压力，发现有8例未出现MMC-Ⅲ期，仅Ⅰ期、Ⅱ期交替出现，ERY可诱发其中5例出现MMC-Ⅲ期，2例胃窦十二指肠均出现从胃窦向十二指肠传导，3例只出现胃窦MMC-Ⅲ期，表明部分患者消化间期胃窦十二指肠缺乏MMC-Ⅲ期，动力低下，静脉滴注ERY可以诱发MMC-Ⅲ期，促进胃十二指肠运动功能。另有人观察到口服ERY250mg，4次/日，一周后胃角蠕动次数明显增加。ERY常可引起恶心、呕吐等不良反应，故一般不作首选胃动力药，多用于对MCP、DOM或Cis无效的病例。

四、抗幽门螺杆菌（HP）治疗

文献报道FD患者HP检出率为39%～87%，HP可引起急性自限性消化不良症状，但HP对FD症状产生的作用仍不清楚，对HP感染本身是否能产生慢性消化不良症状，尚存在不同看法。有报告称，随着HP感染被清除，临床症状可明显好转。有人发现，在64例非溃疡性消化性疾病中，有62例HP阳性（96.9%），经用得乐治疗2个月后复查，HP阳性率下降到22.2%（14/62），上腹胀、上腹痛、嗳气、胃灼热、反酸、食欲减退及恶心等症状治疗后均明显改善。但国外学者用药物治疗HP感染4周后，症状改善与仍有HP感染者相似。还有人用铋剂、甲硝唑、阿莫西林治疗HP感染者83例，75例随访1年，其中41例4周后HP根除，24例1年后仍未见HP感染，症状积分治疗前为6.80，4周后为2.16，1年后为3.70。在HP根除的患者中，上腹痛消失最为明显。研究认为，长期观察HP感染情况，对症状改善尤其对上腹痛是十分重要的。国外有学者最近指出，HP感染的FD患者经根除治疗后，即使只有3/10获效也是值得的。几个长程治疗结果表明，HP根除治疗后几个月内往往效果不显著，但1年后即能看到明显疗效，说明对有HP感染的FD患者应该进行积极治疗。目前我国治疗HP的方案多种多样，第二届全国幽门螺杆菌专题学术研讨会推荐了4种药物治疗的基本方案：铋剂十硝基咪唑类抗生素（或呋喃唑酮）+四环素（或阿莫西林）、质子泵阻断剂+新大环内酯类抗生素+硝基咪唑类抗生素、铋剂+新大环内酯类抗生素+硝基咪唑类抗生素、H_2RA+铋剂+抗生素。

五、其他

对内脏感觉过敏的 FD 患者，有人用三环类抗抑郁药阿米替林进行治疗，以改变内脏过敏性状态，也有人试用 Fedotozine 作用于外周 K 阿片受体，提高对胃扩张所致不适的感觉阈。

苍脂颗粒剂对鼠胃黏膜细胞保护作用的研究

翟兴红　赵子厚　赵荣莱　张锁稚　梁代英　李春森

【摘要】为了探讨苍脂颗粒剂治疗脾胃病的胃黏膜保护作用，采用利舍平模拟的大鼠脾虚证及亚急性阿司匹林胃黏膜损伤模型，测定其对非蛋白质巯基物质（NPSH）、谷胱甘肽过氧化物酶（GSH-px）、过氧化氢酶（CAT）、超氧化物歧化酶（SOD）及血浆过氧化脂质（LPO）等具有胃黏膜细胞保护作用物质的含量或活性的影响。结果显示，苍脂颗粒剂可以明显改善脾虚伴慢性胃黏膜病变大鼠及亚急性阿司匹林胃黏膜损伤大鼠的黏膜损伤程度，显著提高胃黏膜NPSH（$P<0.01$）、GSH-px（$p<0.01$）等细胞保护物质的水平，提示苍脂颗粒剂具有一定的胃黏膜细胞保护作用。

【关键词】苍脂颗粒剂；胃黏膜细胞；大鼠

有关活性氧代谢产物对细胞膜和线粒体的脂质过氧化产生的细胞损伤及胃黏膜细胞内含有的某些巯基化合物，通过对自由基清除作用，参与黏膜局部防御机制的过程，已逐渐为人们所认识[1]。苍脂颗粒剂由苍术、补骨脂、石斛等组成，具有健脾温肾、和中、利膈的作用，为治疗脾肾不足、脾胃升降失常为主的慢性消化系统疾病的复方中药。此前研究证明，该方剂对大白鼠胃动脉结扎造成的缺血再灌注，自由基介导的胃黏膜损伤有一定的保护作用[2]。本研究通过观察苍脂颗粒剂对利舍平模拟脾虚证大鼠及亚急性阿司匹林胃黏膜损伤大鼠胃黏膜损伤程度及黏膜所含非蛋白质巯基物质（NPSH）、谷胱甘肽过氧化物酶（GSH-px）、过氧化氢酶（CAT）、超氧化物歧化酶（SOD）及血浆过氧化脂质（LPO）等物质含量的影响，探讨该方剂对胃黏膜细胞的保护作用。现将结果报道如下。

一、材料与方法

1. 材料

（1）动物

Wistar 大鼠，体重 250～300g，由中国医学科学院实验动物研究所繁育场提供。

（2）药品与试剂

①苍脂颗粒剂（由苍术 10g、补骨脂 15g、石斛 10g、吴茱萸 2g、厚朴 10g、肉桂 3g、川黄连 6g 等组成），全方以常水煎煮 3 次，合并煎液，适当浓缩成清膏，4℃保存，以常水稀释至一定浓度供用；四君子汤（党参、白术、茯苓、甘草以 1:1:1:0.5 比例制成清膏供用）；②二甲基亚砜（DMSO）、阿司匹林（ASP）由 Sigma 公司分装，西咪替丁（ame）由广东小榄制药厂生产，利舍平注射液（Resp）由广东侨光制药厂生产；③所用试剂除 GSH、DTNB 为 Sigma 公司提供外，其他均为国产分析纯。

2. 方法与结果

（1）对利舍平化大鼠模拟脾虚证的影响

大鼠 70 只，分为 6 组（正常对照组 14 只，病理模型组 15 只，DMSO 组 10 只，四君子汤组 1 只，苍脂颗粒高、低剂量组分别为 9、11 只）。各组动物性别力求保持雌雄各半。采用 Salim 法[4]，除正常对照组外，其余 5 组均于后肢肌肉注射 Resp 0.1mg/（kg·d），连续 6 周，于肌肉注射 Resp 1 周后，各组动物分别每天 1 次口服 100mL/L DMSO 10mL/kg，四君子汤 10.9g/kg，苍脂颗粒清膏 9.2g/kg 及 4.7g/kg，正常对照组及病理模型组口服常水 10mL/kg，共 5 周，于给药第 4 周收集 4h 尿液，测定 D- 木糖吸收率[4]。末次给药后动物禁食 24h，断头处死，迅速游离胃及十二指肠，沿大弯剖开，肉眼观察黏膜出血、糜烂或溃疡情况，收集胃黏膜于 4℃生理盐水 5mL 中制备匀浆，2000r/min，低温离心 15min，取上清供用。

NPSH 测定参照李铁等[5]方法，CAT 采用 Nelson 等[6]法，GSH-px 采用微量荧光光度法[7]，SOD 采用南京建成生物研究所药盒，LPO 为八木国夫法。所有单位为每毫克蛋白内含相应物质的 μg 或活性单位（U），统计学处理采用 t 检验。

结果显示，木糖吸收按 4h 尿排出量计算，正常对照组为（4.35±1.01）mg/mL，病理模型组为（3.37±1.12）mg/mL（P<0.05），其余 4 组分别为

（5.00±1.14）、（6.12±1.61）、（6.89±2.78）及（7.15±1.25）mg/mL，与病理模型组比较小肠木糖吸收率有一定增加（$P<0.05 \sim 0.01$）。肉眼所见，正常对照组动物胃及十二指肠黏膜完整、红润、皱襞光滑，未见溃疡或糜烂、出血现象。病理模型组15只动物中，6只表现胃溃疡，1只十二指肠溃疡，4只有严重的胃黏膜糜烂。DMSO及苍脂颗粒剂高剂量组均无胃及十二指肠溃疡出现，但分别有8只或6只动物出现程度不等的胃黏膜糜烂，其中DMSO组损伤程度高于苍脂颗粒剂组。而苍脂颗粒低剂量组11只动物中，仅有3只出现程度较轻的胃黏膜糜烂，未见溃疡现象发生。表明DMSO及苍脂颗粒剂均有不同程度的保护胃黏膜作用。

各组大鼠胃黏膜NPSH、SOD、LPO含量及GSH-px、CAT活性结果见表1。

结果表明，苍脂颗粒剂对利舍平模拟脾虚证大鼠胃黏膜NPSH、GSH-px等细胞保护性物质的减少有一定的改善作用。

（2）对大鼠亚急性ASP胃黏膜损伤的影响

大鼠50只，随机分为5组，每组10只，雌雄各半。动物禁食24h，自由饮水，翌日上午9时按100mg/kg剂量口服ASP悬液，lh后允许进食lh，随后动物继续禁食，依同样方法连续给予ASP 5次，每次ASP口服后立即给予药物，除正常对照组及病理模型组为常水10mL/（kg·d）、苍脂颗粒剂组剂量同前外，Cime组口服Cime50mg/kg，末次给药后禁食过夜，翌日断头处死，记录肉眼所见胃黏膜的损伤发生率，分离胃黏膜，依上法测定NPSH、GSH-px、CAT等。

表1　各组大鼠胃黏膜NPSH、SOD、LPO含量及GSH-px，CAT活性比较（$\overline{X} \pm s$）

组别	n	NPSH（μg/mg）	GSH-px（U/mg）	CAT（U/mg）	SOD（U/mg）	LPO（U/mg）
正常对照组	14	2.66±0.32	65.38±1.54	1.22±0.23	174.95±20.98	17.77±4.85
病理模型组	15	0.23±0.06△△	28.41±4.00△△	0.63±0.07△	163.32±14.99	18.06±3.05
DMSO组	10	1.66±0.12**	50.44±3.99**	0.99±0.58**	143.72±9.85	9.89±1.80**
四君子汤组	11	2.20±0.33**	50.09±9.28**	0.71±0.15	249.98±36.80**	9.17±1.75**
苍脂颗粒高剂量组	9	1.74±0.26**	55.37±9.43**	0.49±0.14	242.05±30.08*	14.60±2.34
苍脂颗粒低剂量组	11	2.31±0.42**	49.11±5.34*	0.38±0.05	182.49±19.34	20.63±1.65**

注：与治疗前比较，*$P<0.05$；**$P<0.01$

结果显示，病理模型组 9 只动物胃黏膜出现了点状和条索状出血，苍脂颗粒高剂量及 Cime 组虽然各有 6 只动物出现黏膜损伤，但就其损伤程度远较病理模型组为轻，苍脂颗粒低剂量组中有 8 只出现略轻于病理模型组的黏膜损伤。各组大鼠胃黏膜 NPSH、GSH-px、CAT、SOD 及 LPO 含量见表 2。

表 2   对亚急性 ASP 大鼠胃黏膜 NPSH、SOD、LPO 含量及
GSH-px、CAT 活性的影响（X ± s）

组别	n	NPSH（μg/mg）	GSH-px（U/mg）	CAT（U/mg）	SOD（U/mg）	LPO（U/mg）
正常对照组	10	2.69 ± 0.26	66.50 ± 2.54	0.54 ± 1.06	141.60 ± 44.78	0.59 ± 0.06
病理模型组	10	0.16 ± 0.02 △△	75.72 ± 2.44 △	0.62 ± 0.22	127.22 ± 15.56	0.47 ± 0.03 △△
Cime 组	10	2.28 ± 0.09**	72.65 ± 0.42 △△	0.56 ± 0.15	154.40 ± 15.50	0.48 ± 0.04
苍脂颗粒高剂量组	10	2.24 ± 0.15**	70.77 ± 0.76 △△	0.40 ± 0.06**	130.00 ± 19.87	0.47 ± 0.03
苍脂颗粒低剂量组	10	0.16 ± 0.02	78.85 ± 2.91 △	0.21 ± 0.22**	126.00 ± 16.00	0.75 ± 0.23 △△

注：与正常对照组比较△ $P<0.05$，△△ $P<0.01$；与病理模型组比较 * $P<0.05$，** $P<0.01$

二、讨论

近年来国内外大量文献报道，人及大鼠胃黏膜中含有丰富的 NPSH 物质，NPSH 参与胃黏膜防御过程，SOD、GSH-px、CAT 等作为黏膜细胞保护因子，具有清除自由基、抗黏膜上皮脂质过氧化的作用。

采用利舍平化动物模拟某些类似人类常见的以消化功能紊乱为主或伴有某些自主神经功能改变的脾虚症状的方法，已渐为人们接受。此前作者发现以小鼠注射 Resp 后，回肠对乙酰胆碱敏感性提高。大鼠口服 Resp 后小肠木糖吸收能力下降[4]。刘学松等[8]发现，大鼠肌肉注射 Resp 后除表现出脾虚证的胃肠功能紊乱外，还表现出空肠肌间神经丛超微结构改变，胆碱能神经终末清亮小泡含量增加。Salim 以大鼠肌肉注射小剂量 Resp 连续 6 周，动物在出现脾虚证的同时，胃及十二指肠黏膜均有不同程度的损伤，黏膜损伤率为 70% ~ 100%，此种损伤可被口服外源性疏基物质如 DMSO 减轻。本研究以 Salim 的 Resp 化动物观察了苍脂颗粒剂的胃黏膜保护作用，发现该方剂在减少胃黏膜损伤的同时，可以提高 NPSH 含量，并可不同程度地增加某些预防性抗氧化物质如

GSH-px、SOD 的活性水平。

一般认为 ASP 诱发胃黏膜损伤，主要与抑制胃黏膜细胞内环氧化酶，从而降低前列腺素类合成或在胃腔酸性环境下 ASP 对黏膜的直接作用有关。已有报道，非甾体类固醇抗炎药诱发胃黏膜微血管的损伤，有氧自由基参与[9]。小鼠限制进食性应激诱发急性胃黏膜损伤过程中，亦有氧自由基参与[10]。本研究选用 ASP 加进食限制性应激的方法，造成大鼠胃黏膜的亚急性损伤，观察苍脂颗粒剂对黏膜的保护作用，结果表明该方剂仅对病理模型动物 NPSH 的降低有明显的改善，GSH-px 活性与正常对照组比较，包括病理模型组在内的各实验组，均明显升高，此现象尚待进一步研究。

参考文献

［1］王志均，朱文玉．细胞保护 [M].北京：北京医科大学中国协和医科大学出版社，195.11-12.

［2］赵子厚，马丽红，张锁雅，等．中药治疗大鼠胃缺血再灌黏膜损伤 [J]. 新消化病学杂志，1997，5（9）：556.

［3］Salim A S.Role of oxygen-derived free radieals in mechanism of aeute and chronic duodenal ulceration in rat[J]. Dig Dis Sci, 1990, 35：73.

［4］赵子厚，张锁雅，梁代英，等．健脾益气方对大鼠胃肠功能的影响 [J]. 北京中医，1989，（6）：47.

［5］李铁，张席锦．巯基参与胃黏膜防御机制 [J]. 生理学报，1990，42（6）：571.

［6］Nelson D P, Kiesow L A.Enthalpy of deeomposition of hydrogen Peroxide by catalase at 25C (with molar extinetion cofficient of H_2O_2 solutions in the UV)[J]. Ann Bioehem, 1972, 49：474.

［7］唐爱国，杨锡兰，王继贵，等．血清（浆）谷胱甘肽过氧化物酶荧光测定法 [J].临床检验杂志，1991，9（2）：75.

［8］刘学松，黄树明，李炽，等．利舍平动物脾虚模型机制的研究 [J]. 中国医药学报，1989，（4）：38.

［9］Sato Y, Asaka M, Takeda H, et al.The mehanisms of Aspirininduced gastric mucosal injury[J]. J Clin Gastroenterol, 1993, 17 (Suppl l)：s1.

［10］Nakamura K.Aoike A, Rokutan K.et al.The Role of oxygen radicals in the pathogenesis of gastric mucosal lesions induced in mice by feeding-restriction strees[J]. Scand J Gastroenterol, 1989, 24 (Suppl162)：47.

功能性消化不良中医治疗进展

赵荣莱　　沈慧安

【关键词】功能性消化不良

功能性消化不良（简称 FD）临床常见，其临床亚型已从运动障碍型、反流样型、溃疡样型、吞气症、不定型 5 型，简化为运动障碍型、溃疡样型及非特异性 3 型[1]。近年对 FD 的研究，主要集中在运动障碍型。现将其中医治疗进展综述如下。

一、辨证分型及论治

已报告的 FD 辨证分型有肝郁犯胃（肝胃不和）、肝胃郁热、脾虚气滞（中虚气滞）、湿阻、阴虚、血瘀、脾胃虚弱、肾虚、肝郁脾虚、心脾两虚、寒热错杂等。有人提出，FD 辨证分为脾胃虚弱证、气滞血瘀证、食积证、寒热错杂证、混合证，治则为通补兼施、寒热并用，使脾气升运复常，胃气和降，肝气调达，以健脾消痞汤（党参、炒白术、茯苓、炙甘草、陈皮、半夏、枳实、厚朴、炒莱菔子、酒大黄、黄连、丹参）为基础，随症加减[2]。有人对肝郁气滞用四逆散合小承气汤加味疏肝和胃，肝郁胃热用小陷胸汤合小承气汤加味疏肝清热，肝郁湿阻用四逆散合平胃散疏肝化湿，肝郁脾虚用六君子汤合四逆散疏肝健脾，肝郁阴虚用金铃子散合沙参麦冬汤疏肝养胃，共治 62 例，痊愈 12 例，显效 32 例，有效 15 例，总有效率 95.2%[3]。有人报告 618 例，分肝胃不和（疏肝理气和胃）、脾胃虚弱（健脾和胃、理气止痛）、脾胃湿热（清热化湿、泄热和胃）、胃阴不足（养阴益胃）4 型论治，4 型有效率依次为 91%、90%、92%、90%[4]。有人用柴胡疏肝散治肝郁气滞，四逆散合手拈散治气滞血瘀，香砂六君子汤加味治脾虚气滞，一贯煎加味治阴虚夹气滞，厚朴温中汤合良附丸治寒凝气滞[5]。有人报告气滞用木香、枳壳、陈皮、乌药、佛手，虚寒用党参、黄芪、桂枝、良姜、炙甘草，阴虚用玉竹、生地黄、黄精、石斛、白芍，火郁用川黄连、蒲公英、生栀子、玄参、甘草，瘀血用丹参、赤芍、当归、莪术、降香，治疗 72 例，近期治愈 19 例，显效 28 例，有效 15 例，总有效率为 86.1%[6]。有人用苏梗、神曲、金不换、陈皮、赤芍、香附、腹皮、枳壳、丹参、三七行气止痛、通降和胃，治疗肝胃不和；用黄芪、陈皮、枳壳、神曲、山楂、赤白芍、金不换、干姜、桂枝、细辛、香附、三七、丹参温中健脾、和胃止痛，治疗脾胃虚寒；用法半夏、香附、黄芩、陈皮、枳壳、神曲、山楂、赤芍、金不换、黄连、丹参、三七清热化湿、和胃止痛，治疗湿热中阻。共治疗 74 例，治愈 20 例，显效 32 例，好转 15 例，总有效率 90.5%。虽分 3 型，均以通降胃气为法。3 方中均用金不换，消炎抗感染，抑制 HP[7]。

二、专方治疗

1. 健脾方

以健脾为主治疗 FD 有健脾益胃汤（四君子汤加白葱、枳壳、元胡）治疗 75 例，总有效率 93.33%[8]。用黄芪、白术、茯苓、山楂、丹参、首乌、党参、枸杞子治脾气虚 35 例，脾阳虚 35 例，脾阴虚 10 例，脾虚肝郁 2 例，总有效率依次为 97.14%、94.28%、90%、95%[9]。任金刚等[10]以香砂六君子汤加厚朴温中汤治疗有脾胃虚寒的胃排空障碍，脾胃同治[10]。用党参、山药、茯苓、炙甘草、升麻、枳壳、焦山楂、木香治疗 60 例有 FD 表现的胃下垂，治愈 22 例，有效 32 例，总有效率 90.0%[11]。向守蓉[12]用健脾和胃汤（白术、蔻仁、元胡、川楝子、法半夏、苏梗、大腹皮、炒莱菔子、海螵蛸、竹茹、甘草）治疗 67 例，痊愈 48 例，有效 19 例[12]。运脾动胃汤（苍术、枳壳、川朴、木香、陈皮、姜半夏、姜竹茹、丁香、莱菔子、白芍、甘草）、速效愈胃汤（生芪、太子参、北沙参、白术、茯苓、甘草、玉竹、枳实、女贞子、枸杞子、石菖蒲）也属健脾之方[15]。

2. 健脾疏肝方

治疗 FD 的健脾疏肝方有促排宁（四君子汤合四逆散），总有效率为 95.1%，胃排空改善率为 56.2%[14]；用六君子汤健脾，四逆散疏肝，总有效率 94.4%[15]；疏肝健脾方（柴胡、白芍、炒枳壳、党参、陈皮、白术、茯苓、山药、生山楂），近期治愈率 15.8%，总有效率 92.1%，并认为 72.2% 有精神症状，65% 有自主神经功能紊乱，精神神经功能紊乱与"肝郁"有高度相关性[16]。健脾和胃疏肝方治疗 122 例胃肠功能紊乱，总有效率 96.7%，服药 2~3

天上腹隐痛、胀满减轻，7～25 天消失，5～7 天反酸、嗳气消失[17]。对 67 例 FD 用柴胡、枳壳疏肝行气，白术、茯苓健脾，香附、郁金、佛手理气止痛，陈皮、半夏、枇杷叶和胃降逆，蒲公英、蛇舌草、黄连清热解毒，共起疏肝健脾调胃作用，总有效率 91.04%[18]。

3. 解郁方

解郁调神方（柴胡、香附、芍药、甘草、小麦、大枣、桂枝、龙骨、牡蛎、磁石、酸枣仁、川芎），治疗消化道功能紊乱 1363 例，显效 32.13%，有效 61.41%，总有效率 93.54%，是疏肝理气、养心安神、调和阴阳、和中缓急之方[19]。用理气解郁药（枳实、木香、香附）加西药多塞平制成解郁复胃散治疗 FD，显效 72.2%，总有效率 92.6%，较对照组（多潘立酮加雷尼替丁）疗效显著。由于焦虑或抑郁及应激状态在 FD 发病中有一定作用，故用解郁中药加多塞平消除焦虑、抗抑郁[20]。

4. 和胃方

健胃灵（陈皮、木香、藿香、神曲、黄连）对胃肠运动有双向调节作用[21]。以和胃为法，治气为主的和胃方用百合、枳壳、桔梗清其源，石菖蒲、莱菔子、决明子疏其流，治疗 45 例，4 周有效率为 95.6%，胃半排空时间从治疗前的（114±24）min 缩短为（91±11）min。

半夏泻心汤主治脾胃气机逆乱，升降失常，寒热错杂之痞症，它辛开苦降、寒热并用、通补兼施，起和胃降逆、消痞散结作用，也为和胃之方。李秀峰等[23]、渠凌等[24]、魏庆兴等[25]、何文扬[26]先后报告用本方治疗 FD。本方化裁后进行治疗的有参夏和胃宁和复方半夏胶囊[27,28]，胃康宁、胃康方[29,30]总有效率为 92%～96.7%。复方半夏胶囊（半夏、干姜、黄芩、甘草、人参）治疗 47 例，总有效率 91.5%，纳呆、腹胀、便溏、腹痛、恶心、嗳气的疗效依次为 79.8%，71.7%，76.3%，65.7%，90.9%，65.5%。胃康方由半夏、黄芩、黄连、党参、山药、葛根、瓦楞子、绿萼梅组成，治疗 118 例 NUD，取得 92.35% 的有效率。李胜利等[31]用半夏、陈皮、枳壳、香附等加多潘立酮治疗 30 例胃节律紊乱综合征患者，7 天为 1 个疗程，第 1 疗程有效率 73.3%，3 个疗程后，总有效率 97.3%。

5. 活血方

用活血化瘀法治疗本病的依据是"久病必瘀""久病入络"。以失笑散、丹参饮、左金丸合方，加三棱、莪术、赤芍行气活血，共治疗 FD47 例，显效 25

例，总有效率91.4%[32]，用《脾胃论》散滞气汤治疗FD，总有效率90.3%。此方在疏肝理气药中伍以红花、当归活血通络，对气滞络涩者，甚为恰当[33]。

6. 促胃肠运动方

用白芍、甘草加少量大黄组成的胃肠通，治疗胃功能紊乱64例，2周后患者呕吐、食欲不振、便秘、排便不畅、上腹饱胀等症状有不同程度改善，有效率在90%以上。芍药甘草汤酸甘化阴代表方，历来用于胃肠道解痉止痛，其抑制平滑肌似与促动作用矛盾。芍药有兴奋和抑制胃肠运动双向调节作用，可能抑制非推进性痉挛性收缩，减少阻力，从而促进胃肠运动[34]。

7. 其他

用黄芪建中汤合四逆散治疗23例胃轻瘫，与16例服多潘立酮对照组比较，总有效率提高39.13%。对40例胃排空障碍患者用越鞠保和冲剂治疗后，大多数临床症状消失，胃半排空时间、全排空时间明显缩短，胃窦收缩频率增快，收缩幅度增大，胃窦运动指数提高[35]。

三、促胃动中药的现代研究

笔者曾想从脾胃升降理论探讨开发胃动力中药[36]。张庆宏[37]、陈多等[38]、沙建飞[39]、黄可欣等[6]、单兆伟等[13]对促胃肠动力中药做过较为系统的评述。在短短5~6年里，中医界对胃动力药的研究做了不少工作。

1. 复方研究

枳实消痞丸在整体动物实验中，能促进炭末在小鼠胃和小肠的推进。酚红测定表明它能促进大鼠胃排空。本方由消（枳实、厚朴、麦芽曲）、补（人参、白术、茯苓、炙甘草）、和（黄连、姜、半夏曲）三组药组成。酚红残留量（μg）对照组为76.82±1.35，全方组为48.91±19.56，消组为56.78±25.05，补组68.39±15.39，和组为80.77±15.95；胃肠推进百分率（%），对照组为56.44±12.48，全方组68.4±8.66，消组64.98±9.00，补组57.20±9.82，和组58.14±13.04。表明本方对胃肠的推进作用，消组药物起主要作用[40]。

2. 实验研究

广州中医学院脾胃研究室研究健脾理气方药对脾虚小鼠胃肠推进功能的影响表明，四君子汤、木香、枳实合剂，丹参、川芎合剂均明显加快胃肠推进运动，其兴奋效应强弱依次为四君子汤＞木香枳实合剂＞丹参川芎合剂。由香砂六君子汤合厚朴温中汤组成的胃病Ⅰ号方[10]对小鼠胃肠推排有显著作用，注射吗啡后炭末推进明显减慢，但用本方后，炭末推进接近正常水平。以党参、白术、茯苓、甘草、黄芪、陈皮组成的健脾益气方及香砂六君子汤对胃肠运动有调节作用[41]。但也有报告香砂六君子汤抑制胆碱能兴奋性，对胃肠运动有抑制作用。发现慎柔养真汤能拮抗肾上腺素对肠管的抑制作用，又能抑制正常动物的胃肠运动，有双向调节作用[38]。脾阴虚患者血浆中血管活性肠肽（VIP）水平低于正常人，而养真汤中有 VIP 或 VIP 前体复合物，中药进入人体，VIP 解离出来，对人体产生调节作用[42]。胆胃方由大柴胡汤合温胆汤而成，明显增强小鼠胃肠推进，增加大鼠胆汁流量，明显保护大鼠胃黏膜损伤[43]。和胃方水煎醇沉液能增加大鼠胃底肌条平滑肌张力，此作用一部分通过胆碱能途径实现，大部分可能通过非胆碱能途径实现，对小鼠胃肠运动有推进作用[44]。益气活血方（黄芪、党参、白术、白芍、赤芍、丹参、红花、仙鹤草、檀香）可显著抑制新斯的明引起的小鼠胃肠推进运动亢进，对阿托品引起的小鼠胃肠运动抑制无明显影响。对因腹部手术后引起的小鼠胃肠抑制能显著增强其推进运动。分析本方中健脾药拮抗胆碱能递质兴奋性对小鼠胃肠推进呈抑制性影响，行气药对处于抑制的胃肠运动起促进作用，活血药改善黏膜血流和微循环起解痉镇痛作用[45]。旋覆代赭汤对正常小鼠胃排空有显著促进作用。小鼠用芬氟拉明后胃排空减慢，或用左旋麻黄碱抑制胃肠平滑肌运动，本方均能对抗，但对吗啡引起的胃排空抑制无效。表明本方可能与胃内肾上腺能受体、多巴胺受体阻断及 5– 羟色胺系统有关[46]。用旋覆代赭汤和橘皮竹茹汤治疗 FD，总有效率为 92.2%。在大鼠实验中发现对照组、治疗量组、5 倍治疗量组的胃排空时间（T1/2）依次为（84.93 ± 10.51）min、（43.00 ± 10.01）min、（152.7 ± 52.04）min，说明治疗量明显加速大鼠胃排空，超剂量使用反使排空延缓[47,48]。拆方研究胃肠通，全方明显缩短胃排空开始时间，纠正大鼠胃电节律失常。白芍疗效次之，甘草则延缓胃排空时间，对胃节律失常无效。胃节律失常模型大鼠 ACh 神经密度较正常组明显减少，一氧化氮合酶（NOS）较正常组明显增多，ACh/NOS 正常为 1.48 ± 0.38，模型组为 0.87 ± 0.20，白芍组 1.86 ± 0.52，甘草组 0.70 ± 0.17。故白芍与甘草作用相反，组方有利于胃窦肌间神经丛 ACh/NOS 比例趋向正常，协调发挥对胃节律失常和胃排空障碍的治疗作用[49]。

3. 单味药研究

一些理气药为陈皮、青皮、枳实、枳壳、乌药、厚朴、香附、木香均可降低实验动物离体肠管紧张性，对抗 ACh 引起平滑肌痉挛性收缩，而枳实、枳壳、乌药对在位肠管表明出兴奋效应，使胃肠运动节律增加，收缩加强。大腹皮可使离体肠管收缩加强，紧张性增高[50]。木香加速胃对钡剂的排空时间，从（142.4±5.6）min 缩短至（83.0±14.8）min。服木香煎剂30min 后，血胃动素水平从（210.4±54.5）pg/mL 升至（356.0±51.4）pg/mL，木香刺激胃黏膜。细胞产生内源性胃动素，加速胃排空[51]；人参明显增强肠道输送功能；白术也有增强趋势[38]；党参正丁醇提取物抑制应激引起的胃排空加速。白术丙酮提取物对大鼠胃排空功能有抑制作用。不同浓度白术水煎剂对离体豚鼠回肠平滑肌收缩的影响，发现给予6.25%白术1mL 时，抑制豚鼠回肠收缩，浓度增至12.5%、25%、50%、75%、100% 1mL 时则显著增强回肠收缩，并在一定范围内呈量效关系。0.1mL/10g 白术煎剂对小鼠胃肠运动的推进作用显著加强，阿托品可抑制白术的兴奋作用，酚妥拉明可部分拮抗白术的兴奋效应[52]。实验研究证实，大腹皮、鸡内金、砂仁胃内色素残留率较对照明显减少，山楂则增加，即前3味药对胃排空有促进作用，山楂有抑制作用。厚朴、大腹皮、麦芽有促进小肠的推进功能[53]。

总之，对中药的疗效要多实践、多总结，只有这样才能将对 FD 的中西医结合研究提高到一个新水平。

参考文献

［1］赵荣莱.非溃疡性消化不良（功能性消化不良）的中西医结合治疗 [J].中国中西医结合脾胃杂志，1996，4（3）：184.

［2］李乾构，周斌，任蜀兵，等.功能性消化不良辨证论治探析 [J].中国中西医结合脾胃杂志，1996，4（2）：115.

［3］余丽芳，连新崇.中医辨证论治非溃疡性消化不良的探讨 [J].中医杂志，1994，35（2）：89.

［4］陆维宏.朱曙东，陆维承.辨证治疗功能性消化不良618例疗效观察 [J].中国医药学报，1994，9（4）：31.

［5］王晞星.理气法在治疗非溃疡性消化不良中的应用 [J].中医药研究，1991，（6）：26.

［6］黄可成，陈寿菲.非溃疡性消化不良的中西医诊治研究进展 [J].中国中西医结合脾胃杂志，1996，4（2）：124.

［7］严光俊.通降胃灵汤治疗功能性消化不良74例 [J].中国中西医结合脾胃杂志，1996，4（4）：212.

［8］于映谋.扶脾益胃汤治疗非溃疡性消化不良 75 例 [J].陕西中医，1993，14：12.

［9］张永莲，陈文发.扶正固本治疗脾虚证胃功能性消化不良的研究 [C].北京：中国中西医结合学会第八届全国消化系统疾病学术研讨会论文汇编，196.183.

［10］任金刚，赵荣莱，任蜀兵，等.胃病 I 号方治疗胃排空障碍的临床观察和实验研究 [J].中国中西医结合脾胃杂志，1994，2（1）：25.

［11］屠森.中医药治疗功能性消化不良 60 例疗效分析 [J].中国中西医结合脾胃杂志，1997，5（3）：184.

［12］向守蓉，崔和敏.自拟"健脾和胃汤"治疗功能性消化不良 67 例 [C].北京：全国中医内科学会第八届脾胃病学术会议论文汇编，1996，132.

［13］单兆伟，吴静.中医药治疗功能性消化不良的回顾与展望 [C].北京：全国中医内科学会第九届脾胃病学术会议论文汇编，1997，19.

［14］邱倚玉，刘红.促排宁治疗非溃疡性消化不良的临床疗效初步评价 [C].北京：全国中医内科学会第八届脾胃病学术会议论文汇编，1996，13.

［15］陈寿菲，黄可成，程云帆.疏肝健脾法治疗功能性消化不良 71 例 [C].北京：全国中医内科学会第八届脾胃病学术会议论文汇编，1996，137.

［16］卜平，李登变，朱海航，等.疏肝健脾法治疗肝郁脾虚型功能性消化不良疗效观察 [J].中国中西医结合脾胃杂志，1996，4（3）：134.

［17］王立春.健脾益肠汤治疗胃肠功能紊乱的近期疗效观察 [J].中国中西医结合脾胃杂志，1997，5（2）：88.

［18］潘志恒，陈淡碧，陈国浩.疏肝调胃法治疗功能性消化不良 67 例疗效分析 [C].北京：中国中西医结合学会第九次全国消化系统疾病学术研讨会论文汇编，1997，146.

［19］余永淦.解郁调神方治疗消化道功能紊乱 [J].浙江中医杂志，1994，29（6）：252.

［20］唐家槐，许金宏.解郁复胃散治疗功能性消化不良 54 例疗效观察 [J].中国中西医结合脾胃杂志，1997，5（2）：110.

［21］李永渝，毛良和，叶绍贵，等.健胃灵作用机理的实验研究 [J].中国中西医结合杂志，1992，12（1）：32.

［22］单兆伟，吴静，石莹."和胃方"治疗动力障碍样功能性消化不良的临床研究 [C].北京：全国中医内科学会第八届脾胃病学术会议论文汇编，1996，126.

［23］李秀峰，宋光荣，闻保臣，等.半夏泻心汤对顽固性非溃疡性消化不良的胃动力学影响 [J].中国中西医结合杂志，1994，14（9）：672.

［24］渠凌，刘培元.辛开苦降法治疗胃脘痛 48 例 [J].山东中医杂志，1995，14（6）：247.

［25］魏庆兴，李世荣，荆尔宾，等.非溃疡性消化不良30例临床观察［J］.福建中医药，1991，22（5）：13.

［26］何文杨.半夏泻心汤对胃肠功能紊乱等疾病的临床应用［J］.中国中西医结合脾胃杂志，1997，5（3）：185.

［27］陈震，田桂卿，李世荣，等.参夏和胃宁治疗非溃疡性消化不良的临床与实验研究［J］.中国中西医结合杂志，1994，14（2）：83.

［28］陈震.李世荣.岳玉文，等.复方半夏胶囊治疗非溃疡性消化不良的疗效观察［J］.中医杂志，1994，35（5）：292.

［29］魏玮，刘光珍，李希圣，等.胃康宁治疗非溃疡性消化不良症的临床研究［J］.中医药研究，1994，（2）：12.

［30］付士政，李金辉，韩立新.胃康方治疗非溃疡性消化不良118例疗效观察［J］.中国中西医结合脾胃杂志，1996，4（4）：232.

［31］李胜利，郭宏春，张梅.中西药合用治疗胃节律紊乱综合征临床观察［J］.中国中西医结合脾胃杂志，1995，3（2）：87.

［32］梁风凌，周德端，段国勋，等.活血化瘀治疗功能性消化不良47例［C］.北京：中国中西医结合学会第八届全国消化系统疾病学术研讨会论文汇编，1996，182.

［33］张世明.散滞气汤治疗非溃疡性消化不良临床疗效观察［C］.北京：中国中西医结合学会第七届全国消化系统疾病学术会议论文汇编，1995，108.

［34］王振华，吕立生.中药胃肠通治疗胃肠功能紊乱［J］.新消化病学杂志，1997，5（7）：448.

［35］江汉才，余永红，沈梅芳，等.越鞠保和冲剂治疗胃排空障碍40例临床观察［J］.中国中西医结合脾胃杂志，1996，4（2）：76.

［36］赵荣莱.从脾胃升降理论探讨开发胃动力中药的设想［J］.中医杂志，1993，34（1）：51.

［37］张庆宏.胃肠动力障碍中药治疗的现状与展望［C］.北京：全国中医内科学会第七届脾胃病学术会议论文汇编，1995，95.

［38］陈多，王长洪，吴春福.消化道动力药物研究进展［J］.中国中西医结合脾胃杂志，1996，4（2）：120.

［39］沙建飞.胃动力中药初探［J］.中国医药学报，1994，8（6）：5.

［40］余林中，巴坤杰，凤良元，等.权实消痞丸对小鼠胃排空、肠推进运动的影响［J］.安徽中医学院学报，1995，36：463.

［41］赵子厚.健脾益气方对大鼠胃肠功能的影响［J］.北京中医，1989，（6）：4.

［42］顾宇春，陈德珍．中药复方慎柔养真汤中血管活性肠肽的探讨 [J]. 新消化病学杂志，1997，5（3）：158.

［43］许龙琪．胆胃方的实验研究 [J]. 实用中西医结合杂志，1992，5（7）：412.

［44］吴静，马聘，单兆伟．"和胃方"促动力作用的实验研究 [C]. 北京：全国中医内科学会第八届脾胃病学术会议论文汇编，1996，169.

［45］喜新，单兆传，毕建军．益气活血方对小鼠胃肠运动的影响 [J]. 中国中西医结合脾胃杂志，1995，3（4）：224.

［46］王长洪，陈多，吴福春，等．旋覆代赭汤对小鼠胃排空的影响 [C]. 北京：中国中西医结合学会第九次全国消化系统疾病学术研讨会论文汇编，l997，139.

［47］党彤，康交阳，张坚，等．旋花日服液治疗功能性消化不良症 [C]. 北京：中国第一届消化系疾病学术周（摘要汇编上卷），1997，238.

［48］卢干，张晔，党彤，等．旋花口服液对大鼠胃排空时间的影响 [C]. 北京：中国第一届消化系疾病学术周（摘要汇编上卷），1997，237.

［49］任文海，王振华．白芍和甘草对大鼠胃电节律及排空的作用及其机理的研究 [C]. 北京：中国第一届消化系疾病学术周（摘要汇编上卷），1997，221.

［50］王摘默．中药药理学 [M]. 上海：上海科学技术出版社，1985. 300.

［51］陈少夫，李宇权，何凤云，等．木香对胃酸分泌及血清胃泌素、生长抑素、胃动素水平的影响 [J]. 中国中西医结合杂志，1994，14：406.

［52］马晓松，樊雪萍，陈忠，等．白术对离体豚鼠回肠收缩的影响 [J]. 新消化病学杂志，1996，4（11）：603.

［53］李岩，孙思予，周卓．消食行气中药对小鼠胃肠动力的影响 [J]. 新消化病学杂志，1997，5（3）：153.

中医胃肠病学的研究进展

赵荣莱

中医胃肠病学是从中医传统理论与临床角度研究胃肠病的病因病机、辨证治疗的一门学科，是中医理论和临床实践的重要组成部分，是中医脾胃学说的基本内容。当食物被摄入后，必须通过消化、分解、吸收、化生精微、转变成气血津液，供全身脏腑组织利用。剩余的糟粕、废液则向下排泄。这一系列"化糟粕、转味而入出"的消化过程是在胃肠内完成的。而消化生理又离不开脾的运化和输布散精功能，即"脾主为胃行其津液"。可以认为脾、胃、肠与消化生理密切相关，但脾胃学说并不等同于胃肠病学。中医传统理论中所阐述的"脾"的生理功能除有主运化、主升清、主藏营统血、主益宗气、主大腹、司二便等与消化直接相关的生理外，还有脾藏意、主思、主肌肉四肢及脾坚则脏安难伤、脾"旺于四时"等功能。近年的研究表明，中医的"脾"，是一个生理学和病理学的概念，而不是单纯解剖学上的脾脏。脾的主要功能包括消化吸收、水盐代谢、能量转化，并涉及血液、神经、内分泌、免疫及运动等。

胃肠病是临床常见病，中医治疗有独到之处，在长期医疗实践中，中医对胃肠病治疗积累了丰富经验。近年来胃肠病学包括食管、胃、肠疾病在病因、流行病学、诊断、治疗等方面有许多重要的进展。

一、胃黏膜保护作用

自从发现前列腺素有胃黏膜细胞保护作用以来，该领域的研究十分活跃。胃黏膜保护是胃黏膜重要生理功能，对胃黏膜病变的防治有重要意义。健脾益气方能抗实验性胃黏膜损伤，如六君子汤、香砂六君子冲剂、四君子汤、参苓白术散、黄芪、党参等。有的中药和中药复方如党参煎剂、丹参、胃黏膜保护方（人参、黄芪、甘草、白芍等）、胃痛灵（大黄、白术、白及、香附、枳实等），均能增胃黏液、碳酸氢盐屏障，党参能增加胃黏膜氨基己糖含量。中药可以诱发内源性保护因子（如前列腺素）的产生和释放，发挥细胞保护作用。

如用黄芪、蒲公英、丹参、白芍、甘草组方治消化性溃疡，治疗后前列腺素（PGE_2、$GPF_{1\alpha}$、6Keto、$PGF_{1\alpha}$）显著增高、而血栓素（TXB）显著下降。胃黏膜血流量可随时带走反流入黏膜的氢离子，为新陈代谢的黏膜提供氧和营养。现已证明川芎煎剂和川芎嗪、复方丹参注射液均可改善胃黏膜血流和微循环。自由基生成过多和／或清除障碍，会对机体造成损害，丹参、胃痛灵、蜂花粉水提液、人参健脾丹、苍脂冲剂（苍术、补骨脂等）已证明可使超氧化物歧化酶（SOD）及谷胱甘肽（GSH-px）或非蛋白疏基（XPSH）活性增高而降低脂质过氧化物（LPO）水平。总之，胃黏膜屏障理论探讨的深入、临床和实验研究的广泛开展，必将推进这一领域研究工作的进展。

二、功能性胃肠病

近年对功能性胃肠病研究发现，其发病机制复杂，至今尚未完全明了，与多种因素有关，包括胃肠运动失衡、内脏感知过敏、对食物和胃肠内代谢物不耐受或过敏、胃肠道病原体（如幽门螺杆菌）感染、精神心理失调等。这些因素相互影响，在疾病发展的不同阶段起着不同作用。神经胃肠病学是一门快速发展的临床科学分支，肠神经丛对胃肠分泌、胃肠动力、血管活性甚至肠免疫功能的调节，是研究发展较快的全新领域，对许多功能性胃肠疾病的认识，有赖于肠神经系统神经生理学知识的不断完善。1988年罗马会议将功能性胃肠病分为食管病、胃十二指肠病、肠病、腹痛、胆病、肛门直肠病等6大类，包括21种疾病。显然，胃肠运动功能是消化道的重要生理功能，其功能紊乱是引起某些临床症状的原因。中医历来主张"脾气宜升、胃气宜降"。《伤寒论》用承气降胃通腑。诸泻心汤"泻心"消痞，开创通降之法。而叶天士认为"阳明燥土，得阴自安"，用甘平、甘凉濡润胃津，通降胃腑，倡润降之法。在这些法则指导下，新中国成立以来，用通里攻下法治急腹症取得重大进展。近年对胃肠运动的研究迅速发展，用中药治疗胃肠运动障碍性疾病已取得可喜成绩。中药对胃肠运动的调节作用的实验研究也已广泛开展。如促进胃运动的有越鞠保和冲剂、半夏泻心汤、复方半夏胶囊、胃病Ⅰ号方等；促进肠运动的有麻仁软胶囊（麻仁、乌药、大黄、厚朴、杏仁、蜂蜜）、郁李仁、山楂、大剂量白术煎剂等；同时促进胃肠运动的有五苓散、麻子仁汤、胃肠通（白芍、大黄、甘草）等；抑制胃肠运动的有枳实、枳壳挥发油、石菖蒲水提液、泻痢王胶囊（香连丸加味）、益气活血方（黄芪、党参、白术、白芍、丹参、红花、仙鹤草、檀香）、健脾温肾丸等；另外，发现某些药物对胃肠运动有双向调节作用，如枳实消痞丸促进小鼠胃排空、肠推进，对家兔离体小肠可因其功能状态和浓度不同而表现出既促进胃肠运动又降低胃肠平滑肌张力、解除痉挛的双向作用，润肠颗粒剂既对大鼠肠推进有促进作用，对家兔离体回肠又有解痉作用。可见，进一步加强这一领域的研究，可为开发胃肠动力中药新药创造广阔前景。

三、幽门螺杆菌的发现

幽门螺杆菌是 1983 年从慢性活动性胃炎病人胃黏膜黏液中分离出来的（简写为 HP）。它是慢性活动性胃炎的病原菌，是消化性溃疡的重要致病因子，胃黏膜相关淋巴组织淋巴瘤与幽门螺杆菌感染有一定关系，而胃癌可能是幽门螺杆菌长期感染与其他因素共同作用的结果。我国中医界从 20 世纪 80 年代后期开始研究 HP 感染与慢性胃疡的关系，对超过 1000 例 HP 相关性胃炎大样本的中医证型与 HP 关系的观察，发现 HP 阳性者以实证多见，其中湿、热、瘀明显者高于单纯脾虚组。用中药对 HP 感染的治疗报道颇多。对 HP 有抑菌作用的中药有黄连、大黄、桂枝、元胡、乌梅、三七、厚朴、党参、生地榆、枸杞子、连翘、马鞭草、旋覆花、铁树叶、蛇果草、血竭、黄芩、黄柏、地丁、土茯苓、山楂、槟榔、红藤、青黛、白花蛇舌草等药。任何三药联用，均较单药的抑菌作用为强。"药对""药组"符合中药学的"七情"学说，是临床中药学的重要内容，值得提倡。复方研究有康胃冲剂、三黄片、胃炎宁、营胃片、清幽汤、灭幽灵、益气活血剂、益气活血清热法、扶正祛邪中药等，多采用健脾、益胃、益气、理气、清热、化湿、凉血、活血等法则，HP 清除率在 36.7% ~ 76.6%。中药复方是根据 HP 感染后机体的证型变化而应用，符合中医辨证规律，又有清除 HP 作用，对消除症状有较好效果，显示中医药的优越性。对 HP 的治疗应以根除 HP 为目标，而迄今为止的报道，绝大多数的中药治疗只提供清除率数据，极少有根除率的资料。因此今后要在中医扶正祛邪理论指导下，从扶正（主要是健脾）、调中（主要是调理胃肠功能）、祛邪（根除 HP）三方面立法组方，精选药物，优化配组，以求获得确切疗效。

另外肿瘤是威胁人类的重要疾病，细胞凋亡涉及生命过程中衰老、增生和肿瘤等多种自然现象和疾病的发生机制，是近年又一热点课题。微生态学是"研究正常微生物结构和功能及与其宿主相互关系的学科"，人类胃肠道微生态学也有着迅猛的发展，现还认识肠道的生理菌被搜于肠黏膜上形成生理屏障，起到抵抗外来致病菌的作用（"定植抗力"）。生态制剂的应用，不只是恢复菌群平衡，还可提高机体免疫力、防癌、防衰老。

当然，应该清醒地认识到中医胃肠病学还很不完备，要进一步完善与充实这一学科，要在胃肠病的中医诊治上提高水平，必须在上述几个热点问题上有所建树，这些还有待在该领域工作的同仁们的不懈努力！

肠易激综合征的药物治疗进展

赵荣莱

【关键词】肠易激综合征

肠易激综合征（IBS）是常见消化系统疾病，其治疗主张包括心理治疗在内的综合措施[1]。患者易出现焦虑、忧郁等精神或心理学异常，因此，心理治疗占有重要位置，针对本病常见症状，其主要治疗药物有以下几种。

一、镇痛药[3,4]

对于顽固性腹痛的患者可用小剂量镇痛药。不透血脑屏障的鸦片类药，理论上对 IBS 有效，主要作用于肠道鸦片受体，不产生欣快和药物依赖性，如dextromethorphan 可减轻疼痛，trimebutine 为外周性脑腓肽类似物，对控制下腹痛发作次数和时间较美贝维林（mebeverine）为优。苯二氮类及麻醉性镇痛剂因有成瘾可能，不推荐用。

二、抗胆碱能药[1,3~5]

对以疼痛为主的 IBS 有效，可预防餐后腹痛。它能直接抑制消化道平滑肌收缩而改善肠道动力紊乱，降低脂肪餐引起的乙状结肠张力。国外常用舌下含化的 levsin 和栓剂 hyosyam ine，起效快。双环维林（dicyclomine）餐前用10~20mg，可缓解餐后腹痛，由 26 份随机对照试验的合成分析表明，平滑肌松弛剂（抗痛剂）和安慰剂相比，总有效率为 62% 对 35%，腹痛缓解为 64%对 45%。具有抗胆碱能活性的美贝维林对 60 例 IBS 有良好止痛效果，显效率 75%，总有效率 88.3%；腹胀、腹泻、便急、排便未净感、黏液便、恶心、呕吐有效率 88%~100%；便秘及块状便缓解率为 41.6% 和 5.5%。国外报道cimetropium 对 IBS 的疗效优于安慰剂。

三、钙拮抗剂^[4,6,7~9]

硝苯地平 10mg，日服 3 次，可减弱结肠动力和抑制胃－结肠反射，对腹痛腹泻有一定效果。钙拮抗剂显著抑制平滑肌收缩，降低肠腔内压力，解除胃肠痉挛以止痛。硝苯地平对 50 例胃肠痉挛性剧痛效果显著，其疗效与阿托品无显著性差异。硝苯地平、维拉帕林、硫氮酮均可促进回肠、结肠水钠回吸收，故对腹泻有效。得舒特（Pinaverium brom ide）和 Octylonium brom ide 为具有钙拮抗作用的季铵，匹维溴铵（Pinaverium brom ide）是一种选择性作用于胃肠道的钙离子拮抗剂。直接作用于肠道平滑肌细胞，阻断钙离子流入，防止平滑肌过度收缩，起到解痉作用。由于它不是通过自律神经系统起作用，故无抗胆碱能药物的作用。有人用得舒特对 28 例 IBS 治疗 1 个月，有效率为 73.3%，明显优于安慰剂（32.1%）。近年研究非特异性小鼠腹泻及便秘模型，表明得舒特均有明显治疗作用。

四、吲哚美辛^[7]

前列腺素 E_2（PGE_2）为一种致炎激素，其释放增加使结肠杯状细胞分泌黏液增多，并通过增加细胞内 cAMP 抑制结肠环行肌收缩，使纵行肌收缩加强而出现腹痛、便急和腹泻、黏液便，用 PGE_2 拮抗剂吲哚美辛保留灌肠治疗缓解。有人将硝苯地平与吲哚美辛合用治 IBS50 例，腹痛腹泻型疗效最好，其次为腹泻便秘交替型。

五、止泻剂^[2~4,10]

洛哌胺（loperam ide）增加肛门括约肌收缩力，减低结肠肌电活动，延长粪便在小肠运转时间，促进肠对水电解质重吸收，有助于止泻，缓解便意急迫，是治疗腹泻为主的 IBS 较理想药物，首次用 4mg，每泻用 2mg，一般每天用到 16mg，因不通过血脑屏障，副作用少。地芬诺酯（diphenoxylate）也常用。对腹泻型目前有用十六角蒙脱石、丽珠肠乐的。对继发于胆汁酸泻（bile acid catharsis）的顽固性腹泻，可用消胆铵（cholestyram ine），因它有胆汁酸隔离作用。

六、十六角蒙脱石（Smecta）[11～14]

为双八面体蒙脱石为主的药物，有较强消化道黏膜保护作用，对消化道可维护正常生理功能、吸附气体、降低过分敏感性。每日3次，每次3～6g，4周后总有效率为88.8％。腹痛、腹泻、腹胀、便秘、下坠的有效率依次为96％、100％、88.5％、66.7％、92.3％。十六角蒙脱石每日3次，每次3g，洛哌胺每日2mg，2周有效率分别为83.3％、80％。停药后2周内复发率，洛哌胺加十六角蒙脱石组明显少于洛哌胺组。有人用5–HT$_3$拮抗剂昂丹司琼（Ondastron）配合十六角蒙脱石治腹泻型IBS30例，3个月治疗有效率100％。

七、治便秘的药物[2～4,15]

增加粪便容积的有纤维素，如麦可夫（bran）和欧车前制品，可保持水分使粪便容积扩大，反射性地使肠道产生便意。如非比麦夫（fiberform）是从麦可夫中提取的，纤维素含量高达80％，有高效的通便功能。西沙必利是5-HT$_4$受体激动剂，选择性地增加肠肌神经丛节后乙酰胆碱释放，每日3次，每次5～10mg，治4周，16例功能性便秘，15例有效。促进结肠推进性运动，加速盲肠和升结肠通过时间，增加直肠敏感性和直肠肛门抑制反应的阈值。

八、抗抑郁药[4,7]

精神创伤已被认为是IBS的发病原因，精神和行为异常为其表现之一，由精神异常所引发的消化道乃至全身多器官功能改变是IBS发病机制之一。近年来抗抑郁药常用以治疗该病，特别是对症状严重而顽固，日常生活受到影响，伴有抑郁和惊恐发作者。抗抑郁药还有神经调节和止痛作用。曲米帕明（trimipramine）减轻腹痛、恶心和抑郁，但不改变排便次数。地昔帕明（desipramine）使腹痛、腹泻有改善，抗抑郁药去甲替林（nontriptyline）与抗焦虑药氟奋乃嗪（fluphenagine）合用可减轻腹痛腹泻，但对便秘和胀气无效。上述三环类药物虽有安慰剂对照，但其用量过小，不足以控制抑郁症，因此，有人认为三环类抗抑郁药可能通过其对肠道的抗胆碱能作用而取效的。选择性5–羟色胺再摄取抑制（SSR Is）对抑郁症的疗效与三环类相似，且极少毒副作用，仅影响5–羟色胺再摄取，不具抗胆碱能作用，抗组织胺作用或A$_1$肾上腺素能的阻滞作用，在美国已被批准用于抗抑郁的SSR Is，为氟西汀（flnoxetine 百忧解），帕罗西汀（paroxetine 赛乐特），舍曲林（sertraline 郁乐复），三药也已在我国上市。但 SSR Is 不能与 MAO Is 合用，否则可发生 5- 羟色胺综合征，甚可引起死亡。由于 IBS 为慢性病，因此，抗抑郁药不推荐作第一线药物使用，老年人或有心脏病的患者应慎重使用。

九、中医中药[16~18]

木郁克土、脾肾阳虚是本病泄泻型病因病机的传统立论。肝旺伤阴，脾胃阴虚不能下润大肠则便秘，或久泄失治亦可伤阴而便秘。中医辨证分型治疗者居多，已撰文做过总结，中医治则疏肝健脾、理气温肾最为常用，其次为清热、祛瘀、滋阴、活血。脾胃虚弱常用参苓白术散、七味白术散等健脾益气、和胃渗湿；肝旺乘脾用痛泻要方抑肝扶脾、调和气机；脾肾阳虚用附子理中汤、四神丸温补脾肾、固涩止泻；寒热夹杂用乌梅丸寒热同调；湿浊困脾用胃苓汤、二陈汤健脾和胃燥湿；肠络瘀阻用少腹逐瘀汤化瘀止痛；因便秘表现为脾胃阴虚多用麻仁丸，增液汤养阴润便。中医界对 IBS 腹泻型治疗经验已较丰富，基本可归纳为肝脾不和、脾肾阳虚两个证型。对便秘型包括大便频次减少、块状便、排便困难、排便后仍有便意等研究尚少，显然不能满足于单以脾胃阴虚立论。IBS 尚有腹痛、胀气等症状，临床有时颇感棘手。笔者曾对功能性便秘用润肠颗粒剂治疗，取得满意疗效，并经动物实验证明此颗粒剂既能对大鼠、小鼠在体内小肠推进运动有促进作用，对家兔离体空肠和结肠自由活动有明显抑制作用，提示本制剂既可促进肠蠕动，又可缓解肠痉挛。全方为调和气血、滋阴润肠之品。通过调畅气血，自可消除腹胀、腹痛。笔者认为中医界对 IBS 的治疗，当务之急是将 IBS 腹泻为主型和便秘为主型分别治疗，统一以 Manning 等总结的 IBS 临床特征为择例标准，有意识的对已总结出的证型、治则、方药进行验证。对便秘为主型，如结合腹痛、胀气、排便后腹痛缓解等情况，是否属气血失和、阴虚肠燥证，尚需进一步研究。

IBS 是一种功能性肠道疾病，病因不明，对其发病机制的研究很多[1,7]，但未能取得共识。有人总结为消化道动力学异常、内脏感觉异常、心理因素及小肠结肠内的激惹因子（如乳糖及其他糖、胆汁酸、短链脂肪酸、食物过敏原等）4 个方面[10]。由于 IBS 是一种良性的、慢性功能性疾病，故应避免长期用药。

参考文献

［1］李红梅，梁浩.肠易激综合征的研究进展［J］.华人消化杂志，1998，6（2）：168.

［2］Thomp son W G.Innitoble bow el pyndrome.in T Bayless［J］. Current therapy in gastroenterology and liren disease 4thedition, 1994, Mosby.

［3］Drossman DA, Thomp son W G.Irritable bow elayndrome.Revieur and a graduated mueticom2ponent treatment app rogch［J］. A nn.Intern, Med, 1992, 116 (12)：1009.

［4］D rossman DA, W h itehead W E.Irritable bow elsyndrome：A technical review for p raetice gaide2line development［J］. Gastroenterolog, 1997, 112：2120.

［5］杨迅，王惠吉.美贝维林治疗肠易激综合征的临床研究［J］.北京医学，1998，520（增）：178.

［6］侯延丽，李葆莉，赵菊梅.钙拮抗剂在消化系疾病应用的进展［J］.华人消化杂志，1998，6（特7）：95.

［7］陈仕珠.肠易激综合征发病机制研究进展［J］.华人消化杂志，1998，6（12）：1094.

［8］潘国宗.肠易激综合征［J］.北京医学，1998，20（增）：10.

［9］李红梅，梁浩，唐湖泉，等.匹维溴铵对小鼠功能性腹泻及便秘的治疗作用［J］.华人消化杂志，1998，6（1）：36.

［10］Cam illeriM, P rsather C M.The irrm itable bow el ayn2drow e：mechanism s and a p racticel appoaclr to manage2ment［J］. A nn, Intern, Med, 1992, 116 (12)：1001.

［11］陈清林.十六角蒙脱石治疗肠易激综合征临床疗效观察［C］.第一届中国消化疾病学术周摘要汇编（上卷），1997，266.

［12］张隆基，程荣，付艳环，等.十六角蒙脱石治疗肠易激综合征临床疗效观察［C］.第一届中国消化系统疾病学术周摘要汇编（上卷），1997，267.

［13］张希全.洛哌丁胺与十六角蒙脱石治疗腹泻型肠易激综合征的研究［C］.第一届中国消化系统疾病学术周摘要汇编（上卷），1997，271.

［14］庆梅梅，文淑琴.昂丹司琼、西沙必利对肠易激综合征分型的治疗［J］.北京医学，1998，20（增）：177.

［15］张信.西沙必利治疗功能性便秘［J］.华人消化杂志，1998，6（特7）：44.

［16］董子亮，赵荣莱.肠易激综合征的研究和中医药治疗［J］.北京中医，1997，16（6）：52.

［17］冯丹丹.中医对肠易激综合征的有关认识［J］.中国肛肠病杂志，1991，（1）：37.

［18］陈治水，闫红，路遥.肠易激综合征的中西医结合研究进展［J］，中国中西医结合脾胃杂志，1998，6（1）：58.

慢性腹泻患者中药治疗前后的心理变化研究

董子亮　王　立　王和天　赵荣莱

自 1879 年冯特在德国建立第一个心理实验室以来，心理学脱离了哲学形成了一门独立的科学。1890 年美国心理学家卡特首先提出心理测验的概念，心理与疾病的关系越来越受到人们的重视。我国自 1979 年恢复心理测验 20 年以来，心理学各方面的研究也有了长足的进步。近年来关于疾病发生的生理、心理、社会模式的提出，得到了广泛的认同。对于消化系统常见疾病，国内外不少学者也从心理学的角度进行了研究，然而有关中医辨证、治疗与心理状态关系方面的研究还不多见。本文对内科以腹泻就诊的肠易激综合征（IBS）和溃疡性结肠炎患者进行了心理方面的调查，旨在观察以腹泻为主的这两种疾病在心理方面的表现和心理与中医辨证、治疗的关系，进而探索治疗这类疾病更有效的疗法。现将近年来的观察结果报道如下。

一、临床资料

1. 一般情况

时间为 1997 年 5 月～1999 年 5 月，共调查 163 例，男 57 例，女 106 例，男：女 =1:1.86，年龄 18～65 岁，平均年龄 46 岁。其中溃疡性结肠炎 36 例，肠易激综合征 127 例。病程 3 月～12 年。

2. 观察方法

选择对象为已经确诊的病例，溃疡性结肠炎的诊断参照 1993 年太原制定的诊断标准；肠易激综合征的诊断标准依据 1988 年罗马标准。中医辨证分型按 1994 年 6 月 28 日国家中医药管理局发布的中医辨证诊断标准。

符合以上条件者，首次就诊时进行第一次自评，此次评定作为治疗前结果。治疗 1 个月后进行二次自评，作为治疗后结果。

治疗方法采取药物疗法，中药根据证型分别采用调肝运脾汤和健脾温肾汤，每日服 1 剂；对照组用十六角蒙脱石每次 3g，每日 3 次。

二、结果

1. 163 例患者中肝郁脾虚型 92 例，脾肾两虚型 35 例，未分型 36 例。各型的因子见图 1。

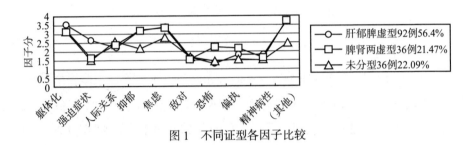

图 1　不同证型各因子比较

由上图可见，腹泻患者在 SCL-90 自评量表的 10 个因子中，以躯体化和其他为最多，其次是焦虑和抑郁。中医辨证分型以肝郁脾虚型最多（56.44%），脾肾两虚型次之（21.47%），二者占 77.91%，其余各型所占比例较少，总称为未分型，占 22.09%。

2. 对于不同年龄段的患者进行比较，其结果无明显差异（$P>0.05$），参见图 2。

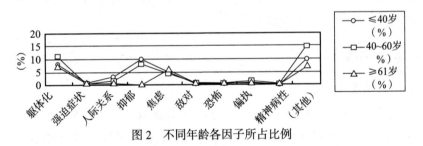

图 2　不同年龄各因子所占比例

3. 对不同性别各因子所占比例进行比较，显示女性在抑郁、焦虑和其他 3 个因子较男性为高，其中抑郁、焦虑和其他相差显著 $P<0.05$。（参见图 3）

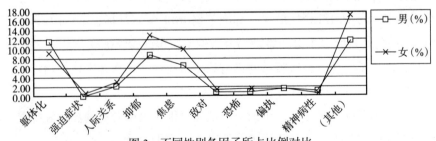

图 3　不同性别各因子所占比例对比

4. 将 IBS 与慢性结肠炎进行比较，各指标均无显著差异（P 均 >0.05）见表 1，但抑郁、焦虑、其他 3 因子方面 IBS 明显高于慢性结肠炎，而躯体化因子却是慢性结肠炎较 IBS 为高，见图 4。

表 1　　　　　　　　IBS 与慢性结肠炎症状自评比较（$\overline{X} \pm s$）

	n	平均总分	阳性项目	阳性总分	阳性均分
IBS	22	185.37 ± 37.42	50.26 ± 11.77	160.85 ± 34.56	3.2 ± 1.34
慢性结肠炎	41	176.39 ± 43.38	51.69 ± 13.45	157.65 ± 56.68	3.18 ± 1.12

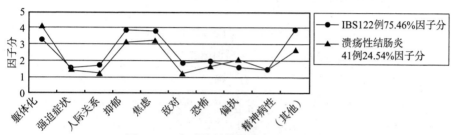

图 4　IBS 与溃疡性结肠炎各因子分比较

5. 对不同证型治疗前总体评定结果进行比较，结果见表 2。

表 2　　　　　　　　不同证型治疗前总体评定比较（$\overline{X} \pm s$）

	n	平均总分	阳性项目	阳性总分	阳性均分
肝郁脾虚型	92	183.41 ± 36.64	47.06 ± 9.56	161.43 ± 38.64	3.43 ± 1.32
肝脾两虚型	35	180.76 ± 36.45	60.89 ± 12.56	148.56 ± 45.23	2.44 ± 1.24
未分型	36	180.76 ± 36.45	49.74 ± 11.63	158.68 ± 42.12	3.19 ± 1.41

注：各型间无显著差别

6. 163 例中有 43 例在治疗 1 个月后进行复查，其中分别比较了不同疾病和不同证型的结果。

（1）不同疾病治疗前后 SCL-90 评定比较（参见表 3），显示慢性结肠炎阳性项目和阳性均分差别不显著外，其他皆有明显好转。尤以 IBS 患者变化为显著。

表 3 不同疾病治疗前后 SCL-90 评定对比（$\overline{X} \pm s$）

	IBS（32 例）		溃疡性结肠炎（11 例）	
	疗 前	疗 后	疗 前	疗 后
平均总分	187.65 ± 32.76	152.32 ± 34.23***	178.45 ± 31.21	143.23 ± 36.33*
阳性项目	49.05 ± 12.32	42.47 ± 11.56	47.30 ± 13.32	39.10 ± 12.46*
阳性总分	162.34 ± 28.54	112.57 ± 24.35***	153.24 ± 43.65	106.36 ± 35.42*
阳性均分	3.31 ± 1.42	2.65 ± 0.56**	3.24 ± 1.04	2.72 ± 0.89*

注：*$P<0.05$，**$P<0.01$，***$P<0.001$

（2）不同证型治疗前后 SCL-90 评定进行比较，结果如表 4。

表 4 不同证型治疗前后 SCL-90 评定比较（$\overline{X} \pm s$）

	肝郁脾虚型（29 例）		脾肾两虚型（14 例）		对照组（11 例）	
	疗 前	疗 后	疗 前	疗 后	疗 前	疗 后
平均总分	185.38 ± 34.56	148.42 ± 32.42***	172.78 ± 34.51	143.04 ± 37.65*	178.21 ± 30.24	159.33 ± 29.56*
阳性项目	50.06 ± 8.67	40.09 ± 12.54*	45.41 ± 11.32	45.12 ± 11.72	46.32 ± 10.23	44.54 ± 9.87
阳性总分	168.21 ± 36.85	110.65 ± 23.43***	133.50 ± 31.26	104.22 ± 32.68*	142.58 ± 42.22	123.82 ± 41.34
阳性均分	3.36 ± 1.24	2.76 ± 0.68**	2.94 ± 1.35	2.31 ± 0.78	3.08 ± 1.15	2.78 ± 1.06

注：*$P<0.05$，**$P<0.01$，***$P<0.001$

三、讨论

SCL-90 原设计者规定，该量表适用于精神科和非精神科门诊的成年患者。它对于神经症及综合性医院住院患者或心理咨询门诊的受检者，都有较好的自评效果，是能很快了解患者自觉症状的工具。临床主要用途是作为患者一般资料、入组标准和疗效评定。其中总分能反应病情严重度及其演变，阳性项目及阳性均分可反映自我不佳项目范围及其程度。现就本研究结果加以说明。

1. 不同证型间比较

不同证型的腹泻患者症状群特点基本一致，靶症状主要为躯体化、抑郁、焦虑和其他 4 个因子，其中脾肾两虚型和肝郁脾虚型的抑郁、焦虑和其他 3 因子分较未分型者显著为高（$P<0.05$），说明该 2 型患者在抑郁、焦虑和睡眠不佳等症状方面较为明显，这也与中医脾主思虑的理论相一致。

不同证型治疗前在平均总分方面无显著不同，提示治疗前各证型的病情严重程度相近。阳性项目以脾肾两虚型为最高,肝郁脾虚型与未分型者相近,但阳性均分却以脾肾两虚型为最低,提示该型患者自觉症状多,但痛苦程度较肝郁脾虚型和未分型者为轻。阳性总分 3 组间无明显差别。

部分患者经中药治疗 1 个月后,自评结果有不同程度好转。其中以肝郁脾虚型变化最显著($P<0.05$)。而脾肾两虚型只在平均总分与阳性总分方面变化显著($P<0.05$)。阳性项目与阳性均分方面无明显变化。对照组治疗后总分和阳性总分也明显降低($P<0.05$)。提示脾虚兼有肝郁者较兼有肾虚者易于治疗,中药疗效显著好于对照。

2. 不同疾病间比较

不同疾病的自评结果,IBS 与溃疡性结肠炎二者间总体无显著不同。在因子分方面两病在 10 个因子中皆以躯体化、抑郁、焦虑和其他 4 因子分显著增高,其中溃疡性结肠炎组以躯体化和偏执为高,IBS 则以抑郁、焦虑、其他为高,显示两病都有明显的不适症状、心理变化和睡眠障碍,提示 IBS 较溃疡性结肠炎更与精神因素有关。

经治疗后,IBS 组的平均分、阳性总分和阳性均分都有显著降低($P<0.01$),溃疡性结肠炎组也在平均总分、阳性项目和阳性总分等方面有明显好转($P<0.05$)。其中 IBS 组的疗效明显好于溃疡性结肠炎组。

3. 其他

分析不同年龄段个因子所占比例,<61 岁者抑郁因子所占比例较高,但总体看来无明显差别。性别方面,女性在抑郁、焦虑、其他 4 因子方面明显高于男性,提示女性患者更易伴有心理障碍。

四、结论

总之,该研究提示以慢性腹泻为主要症状的 IBS 和溃疡性结肠炎与心理障碍有密切关系;经治疗后,随着症状的好转,心理状态也明显好转;且中药疗效明显好于对照组。由于心理障碍与暗示、安慰等有密切关系,本研究缺乏安慰剂对照研究,有待今后进一步观察。

苍脂颗粒对功能性消化不良的疗效观察
及药效学研究

赵荣莱　赵子厚　王　立　翟兴红　张锁雅　梁代英　李春森

【摘要】目的：观察苍脂颗粒（CZ）对功能性消化不良的治疗效果并进行药效学研究。方法：选择运动障碍型功能性消化不良患者 220 例并分为两组，其中 CZ 治疗组 148 例，西沙必利（Cis）对照组 72 例。采用评分的方法，通过患者服用 CZ 前后，以上腹胀满、上腹疼痛、腹胀、食欲不振、嗳气、胃灼热和反酸等症状的改善，为疗效的主要判断标准，进行半定量的研究。同时采用酚红法观察了 CZ 对大鼠胃排空、肠推进过程的影响。结果：CZ 组及 Cis 组的显效率和总有效率分别为 86.5%、61.1% 和 97.8%、90.3%；CZ 对大鼠胃排空推进过程有明显的促进作用，但其增加程度不及甲氧氯普胺。结论：CZ 对功能性消化不良患者主症及 7 项症状具有一定改善作用，并能明显促进大鼠胃排空过程，提示 CZ 治疗运动障碍型功能性消化不良是一个理想的药物。

【关键词】苍脂颗粒；功能性消化不良；酚红法

　　功能性消化不良（FD）由于其病因及发病机制涉及多种因素，目前尚无特异性治疗方法。在我国 FD 的中医药治疗获得较为满意的效果[1,2]。根据动力障碍样 FD 表现为胃脘胀满的主症，应符合中医胃痞证证候辨证。近来，国际公认的 Rome 标准Ⅱ，诊断为 FD 的病程应 >12 周[3]。本研究选择的所有临床观察病例，病程均在半年以上，显然不是急性胃脘不适或胃痛，而应属虚痞范畴或虚中夹实，故应从本论治、脾胃同治为法。为此，笔者以苍术、补骨脂、厚朴、木香等药组成了具有健脾温肾、和中、利膈功能的苍脂颗粒（CZ）[2]，治疗临床脾肾不足、脾胃升降失常为主的慢性消化系统疾病，并重点观察了其对 FD 的治疗效果，同时亦对本方的作用机制进行了初步的探讨。鉴于 CZ 在临床应用中具有一定的促进胃肠动力作用，为此，采用酚红[4]观察本方剂对大鼠胃排空肠推进过程的影响，并与常用胃促动药胃苏颗粒及甲氧氯普胺进行了对照观察。

一、临床研究

1. 对象与方法

（1）病例选择

动力障碍样 FD 患者 220 例，经胃镜及胃黏膜病理学检查，证实为轻、中度慢性浅表性胃炎，病程在半年以上。男 108 例，女 112 例，其中 18～40 岁者 90 例，41～60 岁者 90 例，61～72 岁者 32 例。除外溃疡、肿瘤等器质性病变。B 超、血生化检查，除外甲状腺功能亢进、胆、胰病变及糖尿病。临床主诉均为胃脘胀满。

（2）分组及给药

CZ 治疗组（CZ 组）：148 例，其中男 78 例，女 70 例；年龄 18～40 岁 68 例，41～60 岁 58 例，61～72 岁 22 例。CZ 由北京中医医院中心制剂室提供，批号：9801001。每日 3 次，每次口服 5～10g，每 4 周为 1 个疗程。西沙必利治疗对照组（Cis 组）：72 例，其中男 30 例，女 42 例；年龄 20～40 岁 30 例，41～60 岁 32 例，61～70 岁 10 例。西沙必利，每日 3 次，每次口服 5～10mg，每 4 周为一疗程。

（3）观察方法

两组治疗前均记录消化道症状，包括胃脘胀满、腹胀、上腹痛、嗳气、胃灼热、反酸、食欲不振等，4 周后记录其变化。依症状轻重分为 0、1、2、3 四级评分。胃脘胀满：进食后偶有饱胀不适，持续不到 0.5h 为 1 分；每次进食后饱胀不适，持续 0.5～2h 为 2 分；平时腹胀饱，进食后尤甚，持续 >2h，有紧束感者为 3 分。食欲不振：食之不觉香，食量未减为 1 分；食欲不佳，食量减少 1/3 为 2 分；食欲差，食量减少 1/2 以上者为 3 分。上腹痛：轻度胀痛，嗳气或矢气后消失为 1 分；胀痛、嗳气或矢气后减轻为 2 分；只痛不胀，与饥饿、情志不畅、受寒有关，饥饿痛或夜间痛者为 3 分。嗳气：每日嗳气少于 5 次为 1 分；每日嗳气 6～15 次为 2 分；每日嗳气超过 16 次，伴有胸闷者为 3 分。胃灼热：胃脘部偶有烧灼感为 1 分；餐后胃脘部烧灼感为 2 分；胃脘部胸骨后甚至咽部均有烧灼感者为 3 分。反酸：偶尔反酸为 1 分；每餐后均反酸为 2 分；经常反酸，甚至吐酸水者为 3 分。

为进一步确认本方的治疗作用，采用治疗指数（CI）评价方法，并设定 CI 为 90%～100% 为基本痊愈（即症状基本消失），67%～89% 为显效，33%～66% 为有效，≤ 32% 为无效。

2. 结果

根据上述评分标准，本组病例均有上腹胀满，其中2分67例，3分153例；上腹痛165例，1分124例，2分41例，无一例3分者。据此，本组病例应符合功能性消化不良Rome标准Ⅱ规定的动力障碍样型患者。两组治疗前后胃脘胀痛主症及7项症状评分比较见表1。

表1 两组治疗前后胃脘胀满主症及7项症状评分比较（$\overline{X} \pm s$） 分

组　别	胃脘胀满		7项症平均值	
	治疗前	治疗后	治疗前	治疗后
Cis组	2.66 ± 0.47	0.92 ± 0.76*	9.79 ± 2.74	3.32 ± 2.70*
CZ组	2.71 ± 0.45	0.61 ± 0.56*	10.19 ± 4.06	1.87 ± 1.95*

注：与治疗前比较 *P<0.01

两组治疗后临床症状改善情况比较见表2。

表2 两组治疗后临床症状改善情况比较 例

组别	上腹胀满		腹胀		上腹痛		嗳气		食欲不振		胃灼热		反酸	
	治疗前	治疗后	治疗前	治疗后	治疗前	治疗后	治疗前	治疗后	治疗前	治疗后	治疗前	治疗后	治疗前	治疗后
Cis组	72	48	53	27	57	14	58	40	55	22	40	21	38	18
CZ组	148	75	36	9	108	14	97**	34	125	42	97*	29	90*	24

注：与Cis组比较 *P<0.05，**P<0.01

两组临床疗效比较见表3。

表3 两组临床疗效比较 例（%）

组别	例数	基本痊愈	显效	有效	无效
Cis组	72	11（15.3）	33（45.8）	21（29.2）	7（9.7）
CZ组	148	47（31.7）*	81（54.7）	17（11.5）	3（2.2）

注：与Cis组比较 *P<0.05

二、实验研究

1. 材料与方法

（1）材料

动物 Wistar 大鼠 40 只，体重 140～160g，购自中国医学科学院实验动物研究所繁育场。随机分为5组：胃苏颗粒组；甲氧氯普胺组；CZ高剂量组；CZ低剂量组；正常对照组。每组8只，雌雄各半。药品及试剂：CZ清膏由北京中医医院中心制剂室供给，批号9801001，浓度为200%，用时以蒸馏水稀释到所需的浓度。胃苏颗粒剂为江苏扬子江制药厂生产无糖型颗粒，批号990120-4。酚红糊剂以10mg%酚红溶液，按每15mL溶液加淀粉1g比例，制备成淀粉糊供用。

（2）方法与分组

动物禁食48h，实验当日上午8时，甲氧氯普胺组给予甲氧氯普胺1.0mg/kg，胃苏颗粒组给予胃苏颗粒5g/kg，CZ组高、低剂量组分别给予13.8g/kg、9.2g/kg（分别为临床用量的7.5和5.0倍）剂量的CZ清膏，正常对照组饮蒸馏水10mL/kg。药后1h，分别口服酚红糊剂1mL/100g。30min后断头处死动物，沿腹中线开腹，结扎贲门、幽门及回盲部，继而游离胃、小肠。小肠段等分为6段，依次剪开，以蒸馏水冲洗内容物，最后定容为6mL，加入0.3nmolBa(OH)$_2$ 2.0mL搅拌混匀，静置10min，分别加入5% ZnSO$_4$ 2.0mL振荡5min于3000r/min离心10min，吸取4.0mL加入10% NaOH0.5mL混合，在560nm波长下测定A值。计算残留酚红量，以示胃肠排推功能的变化幅度。通过对不同组别动物胃、肠道内酚红残留量的测定，并以其作为胃肠排推功能变化的指征。

2. 结果

5组大鼠胃排空肠推进过程的比较见表4。

表4 5组大鼠胃排空肠推进过程的比较（$\overline{X} \pm s$） μg

组别	酚红残留量						
	G	I$_1$	I$_2$	I$_3$	I$_4$	I$_5$	I$_6$
胃苏颗粒组	335.7 ± 36.0**	249.7 ± 35.2**	259.9 ± 61.0**	186.9 ± 31.2**	107.2 ± 13.0	104.5 ± 9.5**	27.9 ± 9.1**
甲氧氯普胺组	297.3 ± 46.4**	207.6 ± 54.4**	207.0 ± 51.8**	236.4 ± 26.7	106.6 ± 14.5	256.5 ± 36.5**	65.6 ± 5.7**
CZ高剂量组	334.8 ± 60.2**	213.0 ± 24.5**	155.6 ± 36.8**	92.9 ± 11.8**	263.4 ± 32.7	115.5 ± 15.3	34.7 ± 12.5
CZ低剂量组	337.5 ± 65.7**	99.7 ± 21.8	181.5 ± 35.9**	159.7 ± 23.9**	170.5 ± 16.7**	105.3 ± 13.7**	42.7 ± 10.0**
正常对照组	440.2 ± 36.6	118.0 ± 25.1	100.5 ± 26.2	87.2 ± 21.5	98.7 ± 16.3	141.0 ± 32.2	79.2 ± 11.9

注：与正常对照组比较 *$P<0.05$，**$P<0.01$；G为胃腔内，I$_{1\sim6}$为不同段小肠

三、讨论

CZ 是临床治疗脾肾不足、脾胃升降失常为主的慢性消化系统疾病的复方中药。此前研究证明，该方剂对大鼠胃动脉结扎造成的缺血再灌注、自由基介导的胃黏膜损伤具有一定的保护作用[5]。以利舍平模拟的大鼠脾虚证及亚急性阿司匹林大鼠胃黏膜损伤模型通过对胃黏膜所含非蛋白性巯基（NPSH）、超氧化物歧化酶、谷胱甘肽过氧化物酶（GSH-px）、过氧化氢酶等具有胃黏膜细胞保护作用物质含量或活性测定，显示 CZ 可以明显改善脾虚型慢性胃黏膜病变大鼠及亚急性阿司匹林胃黏膜损伤大鼠的黏膜损伤程度，显著提高胃黏膜 NPSH、GSH-px 等保护物质的水平，提示 CZ 具有一定的胃黏膜细胞保护作用[6]。

西沙必利是 20 世纪 80 年代出现的新一代促动进力药，文献中已有 20 多次随机化及安慰剂对照试验的记载，多数结果表明西沙必利疗效明显优于安慰剂和（或）其他药物。国外报道该药显效率为 63%～83%；安慰剂为 27%～50%[7]。国内文献报道，用西沙必利治疗 FD 有效率为 89%～100%。全国西沙必利多中心临床试验协作组以西沙必利治疗 FD414 例，显示西沙必利可使早饱、腹胀、上腹痛、恶心等多种消化道症状明显改善，显效率 66.9%，有效率 26.1%，安慰剂显效率 14.2%，有效率 27.2%。两组间有非常显著性差异（$P<0.01$），表明西沙必利是有效的促动力药物[8]。

本研究对照观察了 CZ 与西沙必利对 FD 的疗效，发现两者疗效接近，对主症胃脘胀满的疗效均十分明显，在达到基本治愈和显效者，西沙必利效果似稍逊，可能因西沙必利无制酸作用，对胃灼热、反酸的疗效不及中药，从而影响其总体疗效。

CZ 由苍术、补骨脂、石斛、木香、乌药、厚朴、娑罗子、吴茱萸、干姜、黄连组成。苍术辛苦温，入脾胃二经，《玉揪药解》谓苍术"燥土利水，泄饮消痰，行瘀开郁"。《仁斋直指方》谓"用苍术收敛脾精"。《洁古珍珠囊》指出苍术"能健胃安脾，诸湿肿非此不能除"。《本草正义》认为"脾家郁湿，或为月真胀，或为肿痛……苍术一味，最为必须之品"，"苍术气味雄厚，能彻上彻下，燥湿而宣化痰……以湿因脾阳……胸膈满闷，甚至月真胀……非苍术芳香猛烈不能开泄"。李杲认为苍术"除湿下安太阴"。可见其主要作用为健脾燥湿，解郁辟秽。凡郁在中焦，脾胃失其升降，当升者不得升，当降者不得降，当变化者不得变化，则苍术开湿郁，开其气以升之。现代研究表明，苍术能兴奋肠管，促进肠蠕动，故有健胃作用，当湿郁中焦脾运失司时，用之最为相宜。补骨脂辛苦温，入脾肾经。《本草纲目》谓"补骨脂'治肾泄'，通命门暖丹田，敛精神"。《本草经疏》称其为"暖水脏，阴中生阳，状火益土之要药"。本方用之补肾温脾，助脾之运化。脾宜升运，当用辛温之品，胃宜润降，故用石斛甘淡微寒之品，本品入肺胃肾三经，能"强阴益精，久服厚肠胃"，"平胃气，长肌肉"，能生津益胃滋阴，促进胃肠蠕动，使胃液分泌增加，有助消化作用，此三药合用为主药，既体现从本论治、脾胃同治的思路，又润燥相宜，于脾于胃两不相碍。

郁病多在中焦，脾胃失其升降，胃气失和，故胃脘痞满胀。常见嗳气频频，食少不化，故用木香、乌药、厚朴、娑罗子。木香乃三焦气分之药，能升降诸气，"和脾气，开诸郁，温中而止心痛"，乌药"辛温香窜，能散诸气"，"温肾散寒"，厚朴为"宽中入滞，平胃气之药"，且"苦降能泻实满……平胃气……调胸腹……治反胃呕逆，喘痰"，可散无形之寒凝气滞，又散有形之食积停痰，娑罗子甘温，宽中下气，理气和胃，以上四味理气药合用，对于气食两滞、湿阻中焦之胃痞最为相宜。由于本组病例、病程在半年以上，久病气阳不足，胃部有寒凉感或怕凉喜热食者，西沙必利组占66.66%，CZ组占79.93%，故用吴茱萸、干姜温中散寒，配黄连犹可起辛开苦降作用，吴茱萸、黄连尚有左金丸意，对胃灼热、反酸者，起到制酸作用。

本方助脾运、滋胃阴以治本，温中理气、化湿和中以消痞，温而不燥、滋而不腻，临床使用未见不良反应，只要不是实热证，临床症状有脾虚胃痞表现者，都可使用。初步药效学研究证明本方有促进胃排空和保护胃黏膜的双重作用，是一个较为理想的药物。

参考文献

［1］赵荣莱，沈慧安.功能性消化不良中医治疗进展[J].中国中西医结合脾胃杂志，1998，6（4）：254.

［2］陆宇平，王长洪.功能性消化不良的中医药治疗进展[J].中国中西医结合脾胃杂志，2000，8（1）：63.

［3］Ta lly R E, Sanghellini V, Heading R C, et al.Functional gastroduodenal diso rders[J]. Gut, 1999, 45 (Supp Ⅱ)：1134.

［4］李仪奎.中药药理实验方法学[M].上海：上海科学技术出版社，1991.321-322.

[5] 赵子厚，马丽红，张锁雅，等.中药治疗大鼠胃缺血再灌注损伤 [J].新消化病学杂志，1997，5（9）：556.

[6] 翟兴红，赵子厚，赵荣莱，等.苍脂颗粒剂对鼠胃黏膜细胞保护作用的研究 [J].中国中西医结合脾胃杂志，1998，6（4）：220.

[7] 赵荣莱.功能性消化不良的治疗进展 [J].华人消化杂志，1998，6（4）：340.

[8] 全国西沙必利多中心临床试验协作组.西沙必利治疗功能性消化不良的多中心临床疗效观察 [J].中华内科杂志，1995，34（3）：180.

按： 苍脂颗粒，由苍术、补骨脂、石斛、木香、乌药、厚朴、娑罗子、吴茱萸、干姜、黄连组成。

苍术辛苦温，入脾胃经，祛寒燥湿，利水，化饮，消痰，行瘀开郁，健胃安脾；补骨脂入脾肾经，通命门，暖丹田，阴中生阳，壮火益土，补肾温脾，助脾运化；木香三焦气分药，健脾理气温中；乌药辛温香窜，温肾散寒；厚朴苦降泄满，平胃气；娑罗子甘温，宽中下气和胃；苍术与吴茱萸、干姜，温中散寒，配黄连，辛开苦降；黄连清肝胃热；吴茱萸辛以散郁，郁散则火泄；加石斛甘淡微寒，制诸温药之燥，强阴益精，厚肠胃，平胃气，促进胃液分泌，促进胃肠蠕动。整方共起健脾、温肾、理气、化湿、和中、消痞、利膈的作用，治疗胃痞、功能性消化不良，获得较西沙必利对照组为优的满意疗效（$p<0.05$）。

实验研究表明，苍脂颗粒有胃排空、肠推进的促动药效，对胃黏膜细胞有保护作用，较为理想。近年我们用它治疗胃炎、溃疡病和胃食管反流病，也均取得良好效果。

胃肠道功能性疾病的 Rome II 标准

赵荣莱

【关键词】 胃肠道功能紊乱；Rome II 标准；功能性消化不良；肠易激综合征

近年来国内胃肠病学者对功能性消化不良（FD）和肠易激综合征（IBS）开展了较为广泛的研究。国际上对包括两病在内的胃肠道功能性疾病（FGID）的研究亦方兴未艾，为了统一诊断上的共识，国际胃肠病学者先后制订 Rome 标准和 Rome II 标准。后者是比较完善、普遍认同的诊断标准，特简要介绍给国内学者们参考。

一、胃肠道功能性疾病[1]

FGID 是在排除炎症、感染、肿瘤及其他结构异常等器质性病变，根据症状而做出的诊断。近年来人们在医学概念上，已从生物医学模式，转变到生物、心理、社会、医学模式，即从单一生物学病因的寻找，扩展为从生理学改变（如动力学改变、内脏感觉过敏、脑肠调节失调）来解释症状，并认识到来自社会文化和心理、社会方面对它的影响。研究方法学的迅速进展，如用相关影像学研究 FGID 患者的大脑生理、脑肠肽分子学研究，均有助于理解中枢神经系统（CNS）在调控内脏疼痛和动力方面的作用，形成脑肠相关的新概念。

FGID 患者主诉的疼痛、恶心、呕吐、胀气、腹泻、便秘、食物通过困难、排便困难等症状，显示有胃肠道分泌和运动功能的紊乱，Rome II 标准的制订者，根据所影响胃肠道的部位不同，将 FGID 归为与 5 类、21 种病，而不是将它们仅仅当作某个症状，从而使医患双方、研究人员、流行病学者、生理学者、心理学者有共同的认识。在以症状群为依据，制定胃肠道功能性病变诊断标准时，首先必须排除与各疾病相似的器质性病变，但功能性病和器质性病可同时存在，如 IBS、炎性肠症（IBD）、FD 时有 HP 感染等，对此应有所认识。至于胃肠道肿瘤，当然应首先排除。FGID 的不同类型，有时可以重叠，多见的有 FD 与 IBS 重叠。

二、FGID 分类

见表 1。

表 1   FGID 分类

代号	疾病	代号	疾病	代号	疾病
A	食管病	B_{1c}	非特异性消化不良	D_2	非特异性功能性腹痛
A_1	癔症球	B_2	吞气症	E	胆病
A_2	反刍	B_3	功能性呕吐	E_1	胆囊功能失调
A_3	功能性食管源性胸痛	C	肠病	E_2	Oddi 括约肌功能失调
A_4	功能性胃灼热	C_1	IBS	F	肛门直肠病
A_5	功能性吞咽困难	C_2	功能性腹胀	F_1	功能性大便失禁
A_6	非特异性功能性食管病	C_3	功能性便秘	F_2	功能性肛门直肠病
B	胃十二指肠病	C_4	功能性腹泻	F_{2a}	肛提肌综合征
B_1	功能性消化不良	C_5	非特异性功能性肠病	F_{2b}	痉挛性肛痛
B_{1a}	溃疡样消化不良	D	功能性腹痛	F_3	盆底协调不良
B_{1b}	运动障碍样消化不良	D_1	功能性腹痛综合征		

以上各病有特异的临床表现和各自的处理方法。其中 B_1 和 C_1 已引起国内胃肠病学者的重视，对这两种病的临床研究报告日益增多，故将这两种病的 Rome Ⅱ 标准介绍如下。

1. B_1[2] FD

Rome 标准将 FD 定义为上腹正中部的疼痛和不适，不包括左、右季肋部的疼痛。不适是主观感觉，表现为上腹痞满、上腹胀、早饱和恶心。Rome Ⅱ 标准：在过去 1 年内至少 12 周有下述症状：持续或间断性上腹正中疼痛和不适；上腹痛和上腹不适，未能在排便后缓解，亦未见有粪便次数和外形的改变（即不是 IBS）；包括内镜检查未发现胃部器质性病变。Rome Ⅱ 标准将 FD 归为胃十二指肠病（B 类），同类中有吞气症（B_2），过去曾归为 FD 的一个亚型和功能性呕吐（B_3）。吞气症 Rome Ⅱ 标准是过去 1 年中至少 12 周有吞气动作，有令人讨厌的反复嗳气。嗳气本是正常现象，但一般不会是令人讨厌的反复嗳气，如果没有观察到有过多的空气吞入，吞气症不易诊断。功能性呕吐指非自行或药物诱发的反复呕吐，并无精神因素，也无胃肠道异常、代谢病、肝病、中枢神经性疾病可以解释的呕吐。胃灼热在 FD 中并不经常出现，出现也不明显，过去对有胃灼热症状者曾归为 FD 的一个亚型（反流型），现在一般认为胃灼热明显者，多为 GERD，不宜将 GERD 包括在 FD 中。FD 的亚型，根据主要症状分为溃疡样型消化不良和动力障碍样型消化不良（非痛性上腹不适），另外还有非特异性消化不良。FD 患者不会有明显的肠道症状，如患者上腹痛和上腹不适与排便无关，同时还有腹痛、腹部不适，在便后可缓解的，为 FD 与 IBS 同时存在，临床也能碰到。

消化不良发病率很高，各家报告占人数 20%～30%，其中大部分为 FD。

2. C_1 [3~5] IBS

是功能性肠道中研究较多的一种 FGID，表现为腹痛或腹部不适，伴排便习惯和大便性状改变。Rome Ⅱ 标准：过去 1 年中至少 12 周有腹痛和腹部不适，并有下列 3 项中的 2 项：排便后缓解；发作时伴大便次数改变；发作时伴大便性状改变。有助 IBS 诊断的症状有：大便每周少于 3 次；大便每天多于 3 次；大便坚硬或块状；软（泥状）便或水样便；排便费劲；排便紧迫感；排不尽；大便中有黏液；腹胀满、胀气。根据以上症状，将 IBS 分为腹泻为主和便秘为主两个亚型。

有关 IBS 的描述最早见于 19 世纪初期，1818 年 Powell 将肠道疼痛性疾病归为 3 个主症，即腹痛、肠功能失调和胀气。1979 年 Manning 用问卷方式对腹痛和排便改变的门诊患者进行调查，认为 15 种症状中有 6 个症状在 IBS 较肠道器质性疾病多见（Manning 标准），1984 年 Kruis 同样用问卷方式调查患者，再由医生与患者体检、血象、ESR 等项进行核查，用积分法评估（Kruis 标准）。此标准着眼于腹痛、胀气、排便不规则 3 个主症，但强调疾病慢性化（2 年以上）及警惕肠道器质性疾病的警报症状。对于 Manning 标准，1990 年 Talley 等做过再评价，认为虽然敏感性只有 58%，但仍可用于 IBS 的诊断。Kruis 标准虽未得到广泛应用，但它和 Manning 标准，加上 Drossman，Whitehead 的流行病学资料一起，构成 Rome 标准的基础。Rome 标准对症状有时间要求（12 周），Rome Ⅱ 标准更要求在过去 12 个月至少有 12 周有症状发作和间歇，而且将腹痛和腹部不适作为 IBS 必有症状，而将无腹痛的慢性腹泻和便秘，分别归于功能性腹泻（C_4）和功能性便秘（C_3），将持续或几乎持续的腹痛但腹痛与进食、排便、月经等生理情况无关或关系不明显、腹痛并非伪装者，归为功能性腹痛（D）。从而对 IBS 的诊断有明确的定义。

三、胃肠病学者应学习和熟悉 Rome Ⅱ [1,6] 标准

1995 年起 Rome Ⅱ 协调委员会在 4 年间经过严格的步骤，将 21 种病的诊断标准制订出来，即为 Rome Ⅱ标准。Rome 标准只要求在过去 3 个月中出现症状，但 FGID 为慢性病，症状时有时无，时轻时重，因此 Rome Ⅱ标准在时间要求上，修订为在过去 1 年中至少有 12 周出现症状，有 1 年时间的随访，可以观察患者，也有足够时间做鉴别诊断。Rome Ⅱ标准对某些疾病做出一些修改和补充。

国内对 FGID 临床研究集中在 FD 和 IBS，但由于未能及时参照国际标准，因而出现某些与国际标准不够一致的地方，如中医界对 FD 的病因病机，认为与肝郁有关，但 Rome Ⅱ标准将上腹疼痛和上腹不适限定于上腹正中，而不包括左、右胁部疼痛、不适。又如过去将 IBS 分为腹泻为主、便秘为主和腹痛为主 3 个亚型[6]，如按 Rome Ⅱ标准，腹痛不适为 IBS 的必备条件，则 IBS 亚型中，不应包括腹痛为主的亚型。要求症状在 1 年内有 12 周的发作和缓解，是一个新的规定，需要我们注意。如前所述，FGID 诊断标准的制定，是国际知名专家在十多年间不断改进，不断完善的过程，到目前为止，Rome Ⅱ标准是比较完善，并得到普遍认同的标准，我们正从事这方面的临床研究工作，有理由去认识这一标准，用 Rome Ⅱ标准规范我们的工作。

参考文献

［1］Drossman D A.The functional gastrointestinal disorders and the Rome Ⅱ process[J]. Gut, 1999, 45 (Suppl Ⅱ): 111.

［2］Talley N J, Stanhellini V, Heading R C, et al.Functional gastroduodenal disorders[J]. Gut, 1999, 45 (Suppl Ⅱ): 1137.

［3］Thompson W G, Longsttreth G F, Drossman D A.Function bowel disorders and functional abdominal pain[J]. Gut, 1999, 45 (Suppl Ⅱ): 1143.

［4］Drossman D A, Whitehead W E, Camilleri M. Irritable bowel syndrome, Atechnical review for practice guideline development[J]. Gastroenterology, 1997, 112: 2120.

［5］Stockbrugger W G.The irritable bowel syndrome manual[J]. Mosby: Wolfe, 1999, 1-6.

［6］Thompson W G.The road to Rome[J]. Gut, 1999, 45 (Suppl Ⅱ): 1180.

胃肠道功能性疾病和中医脾胃病

赵荣莱

【关键词】胃肠道功能性疾病；脾胃病

一、胃肠道功能性疾病[1]

胃肠道功能性疾病（简称 FGID，下同），是在排除炎症感染、肿瘤及其他结构异常等器质性病变、根据症状而做出的诊断。近年来人们在医学概念上，已从生物医学模式转变到生物、心理、社会、医学模式，即从单一生物学病因的寻找，扩展为从生理学改变（如动力学改变、内脏感觉过敏、脑肠调节失调）来解释症状，并认识到来自社会文化和心理、社会方面对它的影响。研究方法学的迅速进展，如用相关影像学研究 FGID 患者的大脑生理、脑肠肽分子学研究，均有助于理解 CNS 在调控内脏疼痛和动力方面的作用，形成脑肠相关的新概念。

FGID 患者主诉的疼痛、恶心、呕吐、胀气、腹泻、便秘、食物通过困难、排便困难等症状，显示有胃肠道分泌和运动功能的紊乱，Rome 标准的制订者，根据所影响胃肠道的部位不同，将 FGID 归为 5 类、21 种病，而不是将它们仅仅当作某个症状，从而使医患双方、研究人员、流行病学者、生理学者、心理学者，有共同的认识。在以症状群为依据，制定胃肠道功能性病变诊断标准时，首先必须排除与各疾病相似的器质性病变，但功能性病和器质性病可同时存在，如 IBS 和 IBD、FD 时有 HP 感染等，对此应有所认识。至于胃肠道肿瘤，当然应首先排除。FGID 的不同类病，有时可以重叠，多见的有 FD 与 IBS 重叠。

脾胃病是中医内科常见病，王永炎等主编的《临床中医内科学》（北京出版社出版）脾胃病证章共收录脾胃病证 15 种，其中胃脘痛、腹痛、腹胀、痞满、噎膈、呃逆、嗳气、呕吐、吐酸、反胃、纳呆、泄泻、便秘等证，与前述症状相同，可见 FGID 与中医脾胃病证关系密切，用中医药的理法方药来研究 FGID，不仅可以提高 FGID 的疗效，而且可以促进中医药自身理论的发展和实践的提高。近年对 FGID 日益增多的临床研究，初步证明了这一点。中医界对胃痛、胃痞、泄泻、便秘等都赋以各自的定义，制定过标准，无疑对临床工作和科研工作的开展起到十分重要的作用。为了使研究工作更加规范化，为了使中医药对 FGID 的疗效和治疗经验更准确地为国际医学界所认知，显然需要引用国际公认的诊断标准。

二、胃肠道功能性疾病分类[1]

FGID 分为 A 食管病、A_1 癔症球、A_2 反刍、A_3 功能性食管源性胸痛、A_4 功能性胃灼热、A_5 功能性吞咽困难、A_6 非特异性功能性食管病，B 胃十二指肠病、B_1 功能性消化不良、B_{1a} 溃疡样消化不良、B_{1b} 运动障碍样消化不良、B_{1c} 非特异性消化不良、B_2 吞气症、B_3 功能性呕吐，C 肠病、C_1IBS、C_2 功能性腹胀、C_3 功能性便秘、C_4 功能性腹泻、C_5 非特异性功能性肠病，D 功能性腹痛、D_1 功能性腹痛综合征、D_2 非特异性功能性腹痛，E 胆病、E_1 胆囊功能失调、E_2Oddi 括约肌功能失调，F 肛门直肠病、F_1 功能性大便失禁、F_2 功能性肛门直肠病、F_{2a} 肛提肌综合征、F_{2b} 痉挛性肛痛、F_3 盆底协调不良。以上各病有特异性临床表现和各自的处理方法。其中 B_1 功能性消化不良和 C_1 肠易激综合征已引起国内胃肠病学者的重视，对这两种病的临床研究报告日益增多，故将这两种病的 Rome Ⅱ 标准介绍如下。

三、功能性消化不良（B_1）[3,4]

Rome 标准将 FD 定义为上腹正中部的疼痛和不适，不包括左、右季肋部的疼痛。不适是主观感觉，表现为上腹痞满、上腹胀、早饱和恶心。

Rome Ⅱ 标准：在过去一年内至少 12 周有下述症状：①持续或间断性上腹正中疼痛和不适，②上腹痛和上腹不适，未能在排便缓解。亦未见有粪便次数和外形的改变（即不是 IBS）。③包括内镜检查未发现胃部器质性病变。

Rome 标准将 FD 归为胃十二指肠病（B 类），同类中有吞气症（B_2）过去曾归为 FD 的一个亚型和功能性呕吐（B_3）。吞气症 Rome 标准是过去一年中至少 12 周有吞气动作和有令人讨厌的反复嗳气。嗳气本是正常现象，但一般不会是令人讨厌的反复嗳气，如果没有观察到有过多的空气吞入，吞气症不易诊断。功能性呕吐指非自行或药物诱发的反复呕吐，并无精神因素，也无胃肠道异常、代谢病、肝病、中枢神经性疾病可以解释的呕吐。胃灼热在 FD 中并不经常出现，出现也不明显，过去对有胃灼热症状者曾归为 FD 的一个亚型（反流型），现在一般认为胃灼热明显者，多为 GERD，不宜将 GERD 包括在 FD 中。

FD 的亚型，根据主要症状分为溃疡样型消化不良和动力障碍样型消化不良（非痛性上腹不适），另外还有非特异性消化不良。

FD 患者不会有明显的肠道症状，如患者上腹痛和上腹不适与排便无关，如同时还有腹痛、腹部不适，在便后可缓解的，为 FD 与 IBS 同时存在，临床也能碰到。

消化不良发病率很高，各家报告在总人数中占 20%～30%，其中大部分为 FD。

四、肠易激综合征（简称 IBS，属 Rome 分类 C_1 类）[5,6]

是功能性肠道病中研究较多的一种 FGID，表现为腹痛或腹部不适，伴排便习惯和大便性状改变。

Rome Ⅱ 标准：过去一年中至少 12 周有腹痛和腹部不适，并有下列 3 项中的 2 项。①排便后缓解；②发作时伴大便次数改变和 / 或发作时伴大便性状改变。

支持 IBS 诊断的症状有：

①大便每周少于 3 次；②大便每天多于 3 次；③大便坚硬或块状；④软（泥状）便或水样便；⑤排便费劲；⑥排便紧迫感；⑦排不尽；⑧大便中有黏液；⑨腹胀满、胀气。

根据以上症状，将 IBS 分为腹泻为主（有 2、4、6 症状，无 1、3、5 症状）和便秘为主（有 1、3、5 症状，无 2、4、6 症状）两个亚型。

有关 IB 的描述最早见于 19 世纪初期，1818 年 PPowell 将肠道疼痛性疾病归为 3 个主症，即腹痛、肠功能失调和胀气。1979 年 AManning 用问卷对腹痛和排便改变的门诊病人进行调查，认为 15 种症状中有 6 种症状在 IBS 较肠道器质性疾病多见（Manning 标准），1984 年 Kruis 同样用问卷调查病人，再由医生从体检、血象、ESR 等项进行核查，用积分法评估（Kruis 标准）。此标准着眼于腹痛、胀气，排便不规则 3 个主症，但强调疾病慢性化（2 年以上）及警惕肠道器质性疾病的警报症状。对于 Manning 标准，1990 年 Talley 等做过再评价，认为虽然敏感性只有 58%，但仍可用于 IBS 的诊断。Kruis 标准虽未得到广泛应用，但它和 Manning 标准，加上 Drossman、Whitehead 的流行病学资料一起，构成 Rome 标准的基础。Rome 标准对症状有时间要求（12 周），Rome Ⅱ 标准更要求在过去 12 月至少有 12 周有症状发作和间歇，而且将腹痛和腹部不适作为 IBS 必有症状，而将无腹痛的慢性腹泻和便秘，分别归于功能性腹泻（C_4）和功能性便秘（C_3），将持续或几乎持续的腹痛但腹痛与进食、排便、月经等生理情况无关或关系不明显、腹痛并非伪装者，归为功能性腹痛（D）。从而对 IBS 的诊断有明确的定义。

　　FGID 诊断标准的制定，是国际知名专家在十多年间不断改进、不断完善的过程，Rome Ⅱ 标准是到目前为止，比较完善，得到普遍认同的标准，我们正从事这方面临床研究工作，有理由去认识这一标准，用 Rome Ⅱ 标准规范我们的工作。

参考文献

［1］Drossman DA.T he functional gastrointestinal disorders and the Rome Ⅱ process[J]. Gut, 1999, 45 (suppl Ⅱ): 111-115.

［2］王永炎，张天，李迪臣，等．临床中医内科学（上册）[M].北京出版社, 1993. 739-873.

［3］Talley NJ, Stanhellini V, Heading RC et al.Functional gastroduodenal disorders[J]. Gut, 1999, 45 (suppl Ⅱ): 1137-1142.

［4］Talley NJ, Zinsm eister AR, Schleck CD et al.Dyspepsia and dyspepsia subgroups, A population based study[J]. Gastroenterology, 1992, 102：1259-1268.

［5］Thompson WG, Longsttreth GF, Drossman.Function bowel disorders and functional abdominal pain[J]. Gut 1999, 45 (suppl Ⅱ): 1143-1147.

［6］Drossman DA, Whitehead WE, Camilleri.Irritable bow el syndrome, A technical review for practice guideline development[J]. Gastroenterology, 1997, 112：2120-2137.

胆石症治疗的若干进展

赵荣莱　　沈慧安

【关键词】胆结石

　　胆石症指胆道系统任何部位发生结石，是人体内结石形成最多的部位。胆石的主要成分为胆固醇、胆红素、蛋白、黏蛋白、钙等，如结石成分以胆固醇为主，称胆固醇结石，以胆红素为主称胆红素性（棕色素）结石，如胆固醇、胆红素含量都不占优势，钙含量相当高称混合性结石，其他尚有罕见的黑色素、黏蛋白、蛋白为主的黑色素结石[1]。胆石症的治疗要区分胆石症的部位（如在胆囊还是在胆管）、是否有症状或并发症而定。

一、胆囊结石

　　单纯性代谢性结石主要发生在胆囊内，感染性胆囊结石也不少见，静止性结石约占50%，有的可有消化不良症状，酷似慢性胃炎，一般不予处理[1]。

1. 溶石疗法

　　反复阻塞可引起慢性胆囊炎，此时常先采用内科治疗，当胆石一过性阻塞胆囊管，引起胆囊扩张时，可有上腹和右上腹痛，常伴恶心呕吐。由于胆囊结石多为胆固醇性结石（70% ~ 90%），其次为混合结石（10% ~ 30%），提高胆汁酸含量可使胆固醇溶解，故用鹅去氧胆酸和（或）熊去氧胆酸溶石。前提条件为胆囊功能良好，结石直径为5 ~ 15mm；结石充盈不到胆囊的一半，胆管通畅。疗程为3个月 ~ 2年，治疗后结石逐渐缩小以致消失[1]。1958年中医研究院西苑医院用民间验方金钱草治疗胆石症取得成功后，各地相继开展中医药治疗，取得肯定疗效，但各地报告排石率及排净率出入很大[2]。40年来，仍在进行用中药治疗胆囊结石的研究，有的已在疗效机制上进行了探索。

2. 胆囊切除术

　　近年采取腹腔镜胆囊切除术。由于90%以上急性胆囊炎为结石所致，一般用非手术疗法。若临床症状重、胆囊肿大、张力高、胰腺刺激症状明显、高热寒战，或老年人有可能胆囊穿孔者应紧急手术。对无症状胆囊结石是否行择期手术意见不一，但若预期寿命 >20 年，结石直径 >2cm，放射线阳性结石，胆囊有息肉，胆囊无功能，胆囊钙化（"瓷器样"），并发有糖尿病，<60 岁的女性，患者来自胆囊癌高发地区者，因有发生并发症的危险，主张择期胆囊切除[4]。

二、胆管结石

1. 胆总管结石

本病在国内殊为多见，30% ~ 40% 的胆总管结石在诊断时可无症状，原发于胆总管的结石多为胆色素性[1]，若为胆固醇性要考虑胆石来自胆囊。肝内结石脱落是胆总管残余结石常见原因，胆囊切除术后的患者中，有 5% ~ 15% 存在胆管结石。胆管结石有可能自发通过完整的乳头而不产生症状，也可引起暂时性胆石性胰腺炎。

（1）溶石疗法

有症状的结石往往大而非富含胆固醇，故口服制剂治疗仅用于极少数胆管结石，通过经肝经皮胆囊管直接滴入甲基叔丁基醚（MTBE）可溶解胆固醇结石，对胆红素结石可滴注伊地酸二钠（EDTA）。

（2）碎石疗法[5]

分体外振动碎石（extracorporal shock wave lithotripsy，ESWL）和体内激光碎石（intacorporeal laser litaotripsy，ILL）。有人对 60 例难治性胆管结石（33 例标准去石法失败，27 例不能达到乳头）随机分为 ESWL 和 ILL。结果 ESWL 组30 例取石成功 22 例（73%），而 ILL 组 30 例成功 29 例（97%），ESWL 组失败 8 例，再用 ILL 后 7 例成功，ILL 失败 1 例，再用 ESWL 得以击碎，故 ILL 较 ESWL 法有较好疗效。一般 ILL 用于嵌塞的结石及大而硬的结石，ESWL 适用于肝内结石，对内镜取石失败者，仍可用 ESWL。胆石击碎后可自行排出，但有的碎片通过时仍会有困难。

（3）内镜下取石法[6]

ERCP 时做括约肌切开取石已普遍采用，特别对已做胆囊切除，或有胆囊而手术有危险性，或发生严重急性胆管炎，或某些急性胆原性胰腺炎患者的胆总管结石，以通过括约肌切开取石为好。对有胆总管结石可能性的患者，经腹腔镜下胆囊切除术已成为胆囊结石的标准治疗，术前超声内镜及内镜下逆行胆管造影发现胆总管结石患者，同时由同一内镜医师做括约肌切开取石，这样无需在胆囊切除术中再探测是否有胆总管结石。这是诊断和处理胆囊结石同时有胆总管结石的方法[7]。

2. 肝内胆管结石

本病以胆红素结石和肝内胆管狭窄为特征，其胆红素结石中胆固醇含量较多，肝内胆管结石可散发于各级胆管内，左侧肝胆管比右侧肝胆管更常多发。我国报告一组 91 例肝内胆管结石，34 例有胆管狭窄，15 例并发有胆管癌，55例因肝叶萎缩，肝段反复感染、胆道狭窄、肝脓肿、胆管癌而行肝切除[8]。肝内胆管结石是我国华南、西南、华东、东北、长江流域、东南沿海等广大地区的常见病。既是严重危害健康的重大疾病，也是长期困扰医学发展的重大难题。国内对此病的研究已取得重大突破[9]。

3. 中医药治疗胆管结石经验[2]

一般认为胆囊功能好、胆总管下端无狭窄的胆总管结石和肝内胆管结石，胆道术后残留结石均可用中药排石，胆石以直径不超过 1cm 为佳。用于胆道排石的方药很多，近十年又有发展。分常规服药法和"总攻"疗法两种，总攻是在短期内并用中药、针刺、口服硫酸镁、注射阿托品等，以期提高胆汁冲击性排泄，提高排石机会。若用药排石与内镜下乳头括约肌切开术相结合的方法，可提高排石率和排净率。中药金石散溶解肝内外胆管结石疗效较为肯定，肝内胆管结石的治愈率 15.1％，有效率 38.8％，对术后胆汁有胆红素沉淀及胆砂石者有效率 100％。研究认为原发性胆管结石可引起机体脂质过氧化反应，造成肝胆系统损害，增高的自由基在胆汁可以促进胆红素结石的形成，用金石散后胆汁中过氧化物酶水平明显降低，说明金石散可能增加胆汁中自由基的清除率，对防石有重要意义[9]。

三、胆石症的并发症

胆管结石虽也有静止期，但极易引起梗阻，如胆石移行到壶腹部，可产生绞痛，常伴梗阻性黄疸，胆总管梗阻使胆道内压力增高。肝内胆管内压力增高时，胆汁将由微胆管向肝静脉逆流。一旦伴胆道感染，胆道内压力会更高。胆管内细菌向体循环逆流，就出现急性胆管炎症状[10]（即所谓胆绞痛，突然发冷、高热和梗阻性黄疸 charcot 三联征）。急性梗阻性胆管炎可引起严重脓毒症，治疗不当，危及生命。肝内胆管结石常发生胆总管脓肿，反复梗阻和感染复发可引起继发性胆汁性肝硬化[3]，对此应有足够的认识。胆管结石严重梗阻与感染，有脓毒血症、中毒性休克或有肝脏并发症，或长期反复发作的梗阻与感染，内科治疗无效者，均为外科手术的适应证[10]。

参考文献

［1］Sackm ann M.W hat you ought to know about gallstone treatment[J]. Falk Fouudation, 1997, 15.

［2］吴咸中 . 中西医结合治疗急腹症的临床研究 [M]. 北京：中国古籍出版社，1989.269.

·［3］Pation J F, Quintero G A.A symptomatic cholelithiasis revisited[J]. World J Sungery, 1998, 22：1119.

［4］章建东，李兆申 . 胆石介入性溶解的研究及应用 [J]. 新消化病学杂志，1997，5（2）：116.

［5］Neuhaus H, Zillinger C, Born P.Randomized study of in tracorporeal laser lithotripsy versus ectracorporeal shock wave lithotripsy for difficult bile duct stones[J]. Gastiom testinal Endoacopy, 1998, 47：327.

［6］Soetikno R M, Montes H, Carr2Locke D I.Endoscopic management of choledocholithiasis[J]. Clinical Gastroenterology, 1998, 27：296.

［7］Meduri B, Aubert A, Chiche R.Laparoscopic cholecystectomy and common bile duct stones ualue of preoperative endoscopic ultrasonograpuy and endoscopic retrograde cholangiograply[J]. Gastroenterologie Clinigud Biologiqe, 1998, 22：759.

［8］Liu L L, STFan J.Primary biliary stone：Diagnosis and managenenut[J]. Wotd J Surgety, 1998, 22：1162.

［9］兑丹华，彭慈军，余德明 . 金石散溶解胆石 70 例疗效分析 [J]. 遵义医学院学报，2000，23（1）：38.

［10］欧阳饮，林世富 . 消化病诊疗手册 [M]. 北京：人民卫生出版社，2000.314.

功能性胆胰疾病概述

赵荣莱　　沈慧安

【关键词】胆囊功能性不全；Oddi 括约肌功能性不全；概述

多国有关专家组成的功能性胃肠病工作委员会，于 1994 年出版《功能性胃肠病》一书，该工作委员会经过有关专家反复协商讨论，制订成 Rome Ⅱ 标准，对此笔者曾简要做过介绍[1~3]。

功能性胆胰疾病归属为 Rome 标准 E 类，分胆囊（简称 GB）功能性不全和 Oddi 括约肌（简称 SO）功能性不全。

一、GB 和 SO 的功能调节[4,5]

GB 运动功能有神经调节和体液调节两部分。神经调节包括交感神经、副交感神经及肽能神经。GB 壁有肾上腺素 α 和 β 受体；α 受体较少，β 受体较多，故刺激交感神经使 GB 舒张，有利于 GB 充盈，GB 平滑肌的乙酰胆碱受体、迷走神经和肠神经（ENS）兴奋，引起 GB 收缩，肽能神经能分泌血管活性肠肽，兴奋可使 GB 舒张。体液调节较为复杂，具有兴奋作用的激素有胆囊收缩素（CCK）、P 物质、促胃液素（Gas）、胃动素（Mot）、铃蟾肽、促胰液素，具有抑制作用的介质有胰高糖素、血管活性肠肽、胰多肽、生长抑素（CSS）、神经降压素、一氧化氮（NO）。

SO 由胆总管括约肌、胰管括约肌、壶腹括约肌、中间纤维 4 部分组成，胆总管括约肌和中间纤维见于所有人，仅 1/3 和 1/6 的人有胰管括约肌和壶腹括约肌，但胰管括约肌是独立存在的，SO 调节胆汁和胰液排出，防止胆汁进入胰管，也防止十二指肠液反流入 GB，人的 SO 为一压力升高区。SO 基础压 1.33kPa，频率 3~8/min，波幅 13.73kPa，持续时间 4~8s，前向波平均 59%，自发波 28%，逆向波 14%。

SO 运动受神经体液调节，刺激迷走神经可松弛 SO，使 SB 排空增加，交

413

感 α 肾上腺素能受体激活使 SO 收缩，β 肾上腺受体激活可使其舒张，ENS 的介质 NO 使 SO 舒张，CCK 强力抑制 SO 的基础压和周期性收缩，促胰液素、胰高糖素对人的胰管括约肌（PS）有抑制作用。Gas 刺激人的 SO 运动，SS 抑制 GB 收缩，显著升高 SO 的基础压和时向收缩频率，兴奋 SO 的有 P 物质、Gas、神经加压素、Mot、神经肽等，吗啡是 SO 的强力收缩剂。

GB 与 SO 的协调，正常情况下 GB 收缩与 SO 舒张几乎同时发生。正常人消化间期 GB 储存、浓缩胆汁，后者使 GB 压力不致过高，SO 则起阻力泵作用，大部时间处于收缩状态，使胆汁不致过多或无规律地排入十二指肠，排出的少量胆汁随胃、十二指肠移动复合运动排入空肠。进餐尤其是脂餐进入十二指肠后刺激 CCK 释放，CCK 与 GB 及 SO 上的 CCK 受体结合或经胆碱能神经作用，产生排空效应。GB 收缩，SO 舒张，GB 排空，于 1h 内即可排出其内 80% 以上的容量，对 GB 排空起直接作用的是 GB 平滑肌收缩、SO 松弛及两者的协调，当胆总管压力升高时，SO 松弛，胆汁排出，压力降低，故胆汁一般不流入胰管。

二、GB 和 SO 功能不良的临床诊断[4,5]

1. GB 功能不良

（1）临床表现

GB 功能不良的主要症状为胆痛，主要客观指标为 GB 排空功能降低，现有技术尚不能澄清其发生机理（可能不止一个），也不能排除充盈不良或胆囊过分敏感，因为内脏痛觉投射到丘脑和皮层可引起痛觉过敏，持续性中枢神经兴奋，可引起异常痛觉。胆囊结石患者只 10%～20% 产生疼痛，而没有胆结石发生胆痛的男性为 7.6%，女性为 20.7%，瘀胆意味 GB 功能不良，但不足以解释胆痛。

（2）Rome II 诊断标准

位于上腹正中和右上腹严重而恒定的疼痛，以及①疼痛持续 30min 或更长。②在过去 1 年中有 1 次或多次疼痛发作。③疼痛恒定，干扰日常活动或需求医诊治。④未发现可以解释的器质性病变。⑤ GB 排空功能异常，患者尚有恶心呕吐。⑥疼痛放射到背部或右肩胛区。⑦餐后发作。⑧夜间痛醒。

在做出 GB 功能不良诊断前，应用一些检测，以除外胆道器质性病变。肝酶、胰酶应正常，上消化道内镜除外其他消化道病，B 超或超声内镜证明胆胰正常，无胆石症和瘀胆，用 CCK 胆系闪烁图检测 GB 排空功能，胆囊运动功能的检测有口服胆囊造影，实时 B 超计算胆囊容积，核素扫描（DIDA），测得 GB 射出分数（GBEF），GB 射出分数 <40％为排空不正常，若排空正常，则内镜或 ERCP 时取十二指肠液在显微镜下检查是否有胆固醇结晶和胆红素颗粒，以除外微小结石。

2. SO 功能不良

临床上常有一种不明原因的胆绞痛，甚至胆囊切除术后仍有绞痛发作，或伴反复发作的胰腺炎，而胆系检查除胆总管扩张外无其他异常，被称为胆囊切除术后综合征及特发性复发性胰腺炎，目前认为与 SO 功能障碍有关。SO 功能障碍以中年女性为多，常在餐后 1～2h 突然发作，上腹或右（左）上腹痛至少持续 30min 或更长。

一般将 SO 功能失调分为狭窄性和功能性两种。前者包括纤维化、肥大、慢性乳头炎或腺肌炎，后者包括 SO 运动过速、收缩期基础压升高、逆向收缩过多、SO 对 CCK 的反应异常。SO 痉挛，基础压升高，使胆汁流入十二指肠受阻，当 SO 基础压 >1.42kPa 时，可造成胆汁郁滞，胆道扩张引起疼痛，SO 周期性收缩过频、波幅增大、胆道压力上升可使上腹不适或疼痛，SO 逆行收缩增加，可阻滞胆汁流向十二指肠，胆汁郁滞，同时也可影响胰液排出和胰管压力升高。SO 功能不良虽可在胆道系统完整时发生，但更多见于胆囊切除后的患者。SO 功能不良分胆型和胰型两类。

（1）胆型 SO 功能不良

表现为间歇性胆痛，有时伴暂时性胆道梗阻而出现转氨酶、碱性磷酸酶及结合胆红素增高。又分 3 个亚型。Ⅰ型：有胆痛，≥ 2 次的肝酶（ALP、rGT）和胆红素增高，胆总管扩张（>11mm），胰管（头部）扩张 >6mm，造影剂排出延长（ERCP 仰卧位时 45mm 胆道仍有造影剂储留）。ERCP 有梗阻表现，测压异常发生率为 65％～95％，多为器质性狭窄。Ⅱ型：有胆痛及有上述的 1，2 项异常。Ⅲ型：只有反复胆痛。3 个亚型中Ⅰ型最常见（65％～95％），Ⅱ型次之（50％～63％），Ⅲ型最少（12％～28％）。

Ⅲ型常被归为功能性腹痛，功能性腹痛属 Rome 标准 D 类，又称"慢性非特异性腹痛"或"慢性功能腹痛"，Ⅲ型患者表现为十二指肠痛觉过敏，并有高水平的躯体化、压抑、强迫行为和焦虑，故某些Ⅲ型患者的腹痛是由于十二指肠痛觉过敏有关。进一步研究发现，Ⅲ型和Ⅱ型分别有 61％和 50％的患者有 SO 压力异常。

（2）胰型 SO 功能不良

多数患者有典型胰腺炎表现，腹痛放射到背部，血清淀粉酶和脂酶增高，淀粉酶高于正常 2 倍以上，但缺乏引起胰腺炎的常见病因，如胆石症和滥用酒精等，被诊断为非特异性复发性胰腺炎，少见的一部病人只表现为放射到背部的上腹痛，而胰酶正常，常被归为功能性腹痛范畴。

（3）Rome Ⅱ 诊断标准

严重恒定的胆痛发作于上腹部和右上腹及①疼痛持续 30min 或更长。②过去 1 年中有 1 次或多次疼痛。③疼痛恒定，干扰日常生活或需求医。④未发现可以解释疼痛的器质性病变。疼痛放射到背部或右肩胛区（胆痛）和（或）前倾体位疼痛可部分缓解（胰痛），恶心呕吐，餐后发作，夜间痛醒，短暂增加的转氨酶、碱性磷酸酶、结合胆红素和（或）淀粉酶、脂肪酶；非特异性复发性胰腺炎可能有胰管括约肌功能不良。

（4）SO 功能不良的客观检查

SO 功能不良诊断手段有 CT、MRI、B 超、肝胆同位素扫描、SO 测压、吗啡刺激试验、计量分析胆汁流体力学、硝酸异戊酯增强肝胆同位素标记、闪烁扫描计量试验等法，SO 测压对诊断具有较高价值，但其成功率为 75%，胰腺炎发生率 10% ~ 5%，术后胰腺炎虽以轻、中度为主，但也有少数可出现出血坏死性胰腺炎。SO 功能不良可在 GB 完好时发生，但常在胆囊切除术后患者中发生。

三、中医对功能性胆胰疾病认识探讨

胆为六腑之一，附于肝，内藏胆汁，藏而不泻，故为"奇恒之腑"。胆具有决断功能，有防病和消除某些精神刺激（如大惊、卒恐）的不良影响以维持和调控气血的正常运行，确保脏腑之间的协调关系并参与神经精神活动。

功能性胆胰病与胁痛、胆瘅、胆胀胆胰疼痛在左右胁部，应属胁痛范畴，胁痛一证，临床多见，很多疾病均可出现胁痛为主的症状。《伤寒论》把胸胁苦满作为邪侵足少阳胆经要点之一，《脏腑标本虚实寒热用药式》将胸胁痛作为胆标病的症候之一。"胆胀"是右胁痛胀，口苦、善太息，伴胃胀满，并反复发作的一种病，相当于胆囊、胆管炎症、胆石症及胆道功能性疾病。胆属少阳，与肝相为表里，肝胆相连，经脉相互络属，肝为风木之脏，胆寄相火，胆汁借肝之余气，溢入于胆而储于胆，若肝气疏泄失常，会影响胆汁正常排泄，而胆汁排泄失常，又会影响到肝，因此临床上肝胆证候常同时并见。肝气与七情有密切关系，故胆病多有胁痛及精神神志方面症状。胆病有寒热虚实之分，多因肝气有余，湿热蕴胆，胆气虚怯，或猝受惊恐所致。胆病与脾胃关系十分密切，只有肝木疏土，脾胃方能行运化之功，只有脾土荣木，肝胆才能施疏泄之能。因此肝胆之证，错杂出现，不易截然分开，胆胃同病的概念也日益被人们所认知。胆为春生少阳，内寄相火而布相火，相火既是人体"存亡之枢机"，又为"祸福之门户"；若相火动而中节，即可维持生命活动，又温煦脾胃阳气，而行使其运化精微、化生气血之功能，但若相火动而无制，违犯天和，火秉土位，燔薰中州，灼其精血，削弱对元气之物质供应，则为"元气之贼"。情志失畅，肝气郁结，久郁化热，移热于胆，胆腑气壅，疏泄失常，胆液不循常道降入肠道，而随胃气上逆而口苦、泛酸。近来认识到胆囊切除术后综合征中，有相当部分患者表现为胃食管反流病。不难想象，在所讨论的胁痛胆胀、胆瘅、呕胆诸证中，应该包括部分功能性胆胰病患者[6]。

四、结语

国内对胆胰功能已做过很多研究，但对胆胰功能性疾病尤其是中医对本病的研究尚处于起步阶段。这主要是由于当前诊断技术尚难普遍推广应用，以致不能完全排除胆胰器质性病，而胆石症、胰腺炎又是常见疾病，故不敢下胆胰功能不良的诊断。事实上 GB 和 SO 功能不良确实存在，在诊断不清时，常常归入慢性腹痛，而疏于对调整 GB 和 SO 功能的正确治疗及进一步研究。本文旨在介绍国际上对胆胰功能不良的诊断标准，初步探讨中医对这类疾病的认识，希望能启动对这类疾病的中西医结合研究。

参考文献

［1］Thompson WG.The road to Rome[J]. Gut, 1999, 45 (suppl 11)：1180-1181.

［2］赵荣莱 . 胃肠道功能性疾病的 Rome Ⅱ 标准 [J]. 中国中西医结合消化杂志 , 2001, 9 (1)：3-44.

［3］赵荣莱 . 胃肠功能性疾病和中医脾胃病 [J]. 北京中医 , 2001, 116 (1)：15-17.

［4］Corazziari E, Shaffer EA, Hogen WJ.Functional disorders of the biliary tract and pancreas[J]. Gut, 1999, 45 (suppl Ⅱ)：1148.

［5］赵荣莱 , 沈慧安 . 胆胰功能性疾病诊断 [J]. 中国腹部疾病杂志 , 2001, 1 (5)：462.

［6］赵荣莱 . 胆汁反流性胃炎的诊治体会 [J]. 中西医结合杂志 , 1990, 11 (5)：267.

胃食管反流病相关性呼吸系病及咽喉病研究

赵荣莱

【摘要】近年来发现与胃食管反流病相关的消化道外症状日益增多，国内文献对胃食管反流病的中医辨证分型中，多有报道痰气交阻或痰气郁结胸膈的类型，表明胃食管反流病，常伴有呼吸病及咽喉病症状，由于相当数量的胃食管反流病患者，其临床胃食管反流表现不明显，没有典型的胃灼热、反酸等反流症状，且胃食管反流病有食管黏膜上皮结构改变（反流性食管炎、Barre lle 上皮化生）者为34%，常易漏诊胃食管反流病，影响及时诊断与正确治疗。中医对哮喘、咳嗽、咽喉痛的治疗，经验丰富，疗效颇佳，对这类患者，尤其是常规治疗疗效不明显的，定要考虑同时存在胃食管反流病的可能，选用抑酸剂及促动力药治疗胃食管反流病，同时加用对哮喘、咳嗽、咽喉痛有效的中西药，以提高疗效。本文介绍胃食管反流病相关性呼吸系病及咽喉病的现状及中医对它往的认识，旨在提高对这类疾病的认识，及时诊断和治疗不典型的胃食管反流病，避免漏诊或误诊。

【关键词】胃食管反流病；胃食管反流病相关性呼吸系病；胃食管反流病相关性咽喉病；脾胃病影响到肺

胃食管反流病（GERD）是由于食管下括约肌（LES）封闭不紧，使胃内容物（胃酸及胃蛋白酶、十二指肠内容物）反流入食管，刺激食管黏膜，引起反酸、反食、胃灼热等反流症状或组织损害。临床上通常将 GERD 的症状分为典型的与非典型的。典型的胃食管反流（GER）症状是胃灼热、反酸、反食；非典型症状为胸痛、腹痛和恶心。西方国家人群 GERD 患病率为51%，其中34%有食管黏膜上皮结构改变（反流性食管炎，Barre lle 上皮化生），在美国，相当大比例人群有胃灼热症状，孕妇尤为明显，每天有胃灼热症状的孕妇有25%，非孕妇只有7%左右。国内根据北京、上海在 18～70 岁人群中的调查，反流症状评分为6分（评分范围为 0～8 分）的达8.97%，GERD 发病率为5.77%，反流性食管炎为1.92%[1~4]。

一、GERD 相关的消化道外症状

近年发现与 GERD 相关的消化道外症状日益增多，可见慢性咳嗽、慢性支气管炎、吸入性肺炎、肺间质纤维化、阻塞型睡眠呼吸暂停综合征（obstructive sleep apnea syndrome）、睡眠失调、咽痛、喉炎、喉部有异物感、经常清嗓、鼻后滴流（postnasal drip）、声带息肉、语音改变、嘶哑、牙侵蚀、口气重等呼吸系、耳鼻喉、口腔等部位的症状，有人把这些症状列为本病的消化道外表现，也有人认为是本病的并发症，注意到它与 GERD 的相关性[2~3,5~6]。

1. 胃食管反流性咽喉病变（咽喉反流，laryngopharygeal reflux）

胃酸反流至咽喉部，可以产生很多咽喉部的症状和体征，主要症状为反复的清嗓动作、慢性咳嗽、咽异物感、咽喉痛、声嘶及吞咽不畅等。喉镜检查表现为水肿、红斑、肉芽肿和溃疡，称为反流性咽喉炎。GERD 又使慢性咽喉炎难以治愈。78 例 GERD 患者，有咽喉反流表现者，咽喉部见到充血、肿胀肥厚 46 例，单侧或双侧声带慢性充血伴增厚 20 例，单侧声带肉芽肿形成 9 例，声带后部溃疡 3 例。反流性咽喉炎的患者中无胃灼热、反酸等典型反流症状的并不少见，130 例咽喉炎患者中，45 例（34.6%）患 GERD，仅 12 例（9.20%）有反酸、胃灼热症状。另 17 例没有典型 GERD 症状的慢性特发性喉炎患者，用雷贝拉唑治疗 8 周后，症状改善明显，喉部体征消失率为 80%。反流性咽喉炎的确切发生机制尚未阐明，目前认为可能为：①通过食管－咽喉反流，胃酸、胃白酶对喉部产生间接的损伤；②远端食管的酸化，通过迷走神经介导的反射，导致慢性的清嗓和咳嗽，最终发展为喉部黏膜的体征和症状[2~3,5,7]。

2. 胃食管反流相关性呼吸系病

（1）吸入性肺炎（aspiration pneumonia，AP）

反流物被吸入呼吸道后，可产生吸入性肺炎。反流物对气道黏膜间接刺激，产生炎症反应，并可继发细菌感染；反流物可刺激消化道和呼吸道的神经感受器，引起血管内皮损伤，内皮素和一氧化氮的平衡失调，导致微循环障碍。吸入性肺炎可伴发热、咳嗽、呼吸短促、白细胞增加，与细菌性肺炎相似。

（2）支气管哮喘

近年来流行病学研究已证实支气管哮喘发病率呈上升趋势，全球大约有 1.6 亿哮喘患者，我国发病率因地区而不同，南方地区约为 50% GERD 与哮喘发作之间存在明确的相关性，GERD 与哮喘为常见多发病，如美国有 2000 万人患哮喘，6000 万人患 GERD，因此，同患者有 GERD 与哮喘，很可能是巧合，但研究资料表明，43%～82% 的哮喘患者有 GERD，而普通人群只占 20%～30%。90 例哮喘患者中，有典型的反流症状的为 52%，其中 51% 有异常的酸反流。因此对哮喘患者尤其是哮喘初发于成年期（因典型的哮喘多开始于儿童期），其发作与过敏原无关，用 H_2 受体阻断剂或质子泵抑制剂治疗 GERD，可以减少治疗哮喘所需激素的剂量，提高呼吸功能者，称为 GERD 相关哮喘，这类患者往往夜间发作哮喘或哮喘发作与平卧体位有关。但 1/3 的 GERD 相关哮喘，没有典型反流症状，为 silent GERD，对支气管扩张剂和激素效果欠佳，用奥美拉唑，泮托拉唑治疗均可使哮喘明显好转。胃食管反流导致哮喘的可能机制包括：①进入呼吸道的酸性胃内容物刺激并损伤呼吸道黏膜产生炎症反应，使支气管的反应性增高。②胃食管反流物并未进入呼吸道，只通过刺激食管黏膜酸敏感受体兴奋迷走神经，反射性引起支气管痉挛，从而诱发或加重喘息。③呼吸道吸入微量的酸性胃内容物，引起化学炎症或刺激迷走神经感受器，损伤气管、支气管黏膜（微吸入）。哮喘也可诱发和加重 GERD，其原因如下：①哮喘患者，肺充气过度，使膈肌下降，食管下括约肌压力（LESP）减低，抗反流作用减弱。②哮喘患者内源性氧化氮（NO）水平显著升高，抑制食管下括约肌收缩。③哮喘患者使用支气管扩张剂如茶碱和 H_2 受体激动剂，可以增加胃酸分泌并降低 LESP，茶碱有致反流作用，哮喘患者用茶碱后反流时间增加 24%，反流症状增加 3 倍。

咽喉部存在对酸超敏感化学感受器，受胃酸的刺激可引起喉头和支气管痉挛。若患者咽喉及呼吸系同时犯病，喉、气管痉挛者，哮喘严重，病情危急。汪忠镐等[6] 将 GERD 表现为严重哮喘、喉部发紧、咳嗽、咳痰和声音嘶哑、听力障碍等症状体征者，命名为胃食管喉气管综合征（gastroesophago-laryngoracheal syndrome，GELTS）。

（3）慢性咳嗽

临床上将以咳嗽为唯一或主要症状、咳嗽时间超过 3 周，X 线胸片无明显异常者，称为慢性咳嗽。吸烟、鼻后滴流、咳嗽变异性哮喘（CVA）、嗜酸粒细胞性非哮喘性支气管炎及 GERD 均可引起慢性咳嗽，这些占呼吸门诊咳嗽病因的 70%～95%，除咳嗽外，没有其他任何临床表现，对抗生素治疗无效。约 21% 的慢性咳嗽由 GERD 引起，称为胃食管反流相关性咳嗽（gastroesophageal reflux cough，GERC）或酸相关性咳嗽，往往只在晚间咳嗽。用 H_2 受体阻滞剂或质子泵抑制剂（PPI）进行诊断性治疗，可使大多数胃食管反流性咳嗽患者症状得到缓解。目前认为 GERD 诱发或加重慢性咳嗽的机制是：①食管远端的酸刺激引起气管、支气管咳嗽反射。②胃酸、胆汁等反流物被误吸入气管，间接刺激气管黏膜导致咳嗽。当肺部影像学检查正常时，GERD 很可能是通过刺激食管－支气管反射而引起咳嗽。资料显示，改变生活方式和使用质子泵抑制剂（奥美拉唑 40mg，bid，2 周）使 70% 或更多的酸相关性慢性咳嗽患者的症状缓解 [2~3,5~6,8~10]。

二、诊断与治疗

1. 诊断

GERD 相关呼吸系、耳鼻喉疾病最易误诊，76 例 GERD，误诊为呼吸系统疾病者 33 例，占 43.4%。文献报告 32 例老年患者呼吸道症状，因无 GERD 的典型症状，临床误诊为慢性支气管炎 27 例，哮喘 3 例，间质性肺炎 2 例，而胃镜证实为反流性食管炎。1 例 GERD 哮喘被呼吸科专家误诊为哮喘而先后住院 5 次，直到第 5 次才诊断出为 GERD，进而得到正确的治疗。另 1 例 7 年前无明显诱因，出现胸闷及吸气性呼吸困难，当地医院胸部 CT 检查，诊断为"肺气肿"，给予抗感染、平喘药物治疗，暂时控制症状，但呈渐进性加重，曾 2 次发生右侧自发性气胸。近 1 年来患者几乎每餐后均有反酸、胃灼热、嗳气，伴胸痛、咽干、声音嘶哑及耳鸣等，GERD 致严重喉气管刺激，剧烈咳嗽，影响气胸的愈合。这 2 例均未能及时认识到是 GERD 所致呼吸道器质性损害，处理不当，耽误病情。因此对临床 GERD 表现不明显，常规治疗效果不好者，应考虑到同时存在 GERD 的可能，做进一步检查。

2. 治疗

用抑酸剂与促动力药，清热解毒中药介用，可改善反流性咽喉炎的症状和病理。治疗组 23 例，有效率为 91.3%（21 例），对照组 22 例，有效率为 13.6%（3 例），两组比较，差异有高度统计学意义（$P<0.01$）。消化道外症状比典型 GERD 症状更难控制，在对呼吸系、耳鼻喉疾病中西医药常规治疗的同时，应用强化 PPI 治疗：初始治疗剂量更大（如奥美拉唑 40mg，bid），时间更长（4~8 周）。强化 PPI 治疗对 GERD 消化道外症状改善的有效率为 50%~70%。难治性哮喘患者中，GERD 的患病率为 56.7%，用兰索拉唑（30mg，bid，治疗 8 周），75% 的 GERD 相关哮喘的症状评分得到明显改善。

若单用质子泵抑制剂效果不明显，可合用 H_2 受体阻滞剂，如上午服奥美拉唑，晚上服雷尼替丁。中医对哮喘、咳嗽、咽喉痛的治疗，经验丰富，疗效颇佳，对这类患者，首先要想到有 GERD 的可能，选用抑酸剂治疗，同时，对哮喘咳嗽咽喉痛加用相应的中西药治疗，以提高疗效。药物治疗无效的患者，可选用抗反流手术，或谨慎地开展内镜下介入治疗[2~3,5~8]。

三、中医认识

1. 对胃食管反流病的中医认识

《内经》有"五脏六腑皆令人咳"之说，《素问》有脾咳，有胃咳之说，《金匮要略》有"膈上病痰，喘满咳吐"，"咳逆倚息，短气不得卧……谓之支饮"之说。《医门法律》说"《金匮要略》以咳嗽叙于痰饮之下，以咳嗽必因于痰饮……膈上支饮最为咳嗽根底，外邪入而合之固嗽，即无外邪，而支饮渍入肺中，自足以咳嗽不已，况支饮久蓄膈上，其下焦之气，逆冲而上，尤易上下合邪"，支饮令"外邪可内，下邪可上，不去支饮，其咳终无宁字"。说明膈上痰饮，阻碍肺气，必引起胸满咳喘，呕吐痰涎。中医常将咳、痰（饮）、喘相提并论。《金匮要略》对咳逆上气而喘，颇多论述，如寒饮郁肺，肺气不宣，痰阻气道，气触其痰，上气咳喘，喉中痰鸣之射干麻黄汤证，肺胃津伤，阴虚虚火上炎，火逆上气，咽喉不利之麦门冬汤证，肺失清肃，痰浊壅塞，气道不利，喘而不得平卧之皂荚丸证，以及肺胀诸证，均特别重视痰（饮）在发病中的作用。

2. 咳、痰、喘与肺、脾、肾关系

喘分虚喘、实喘。

实喘：风寒、邪火、痰饮，壅阻于肺，气失宣降，上逆为咳喘。如肺感风寒，肺气为寒邪所闭而喘，其病在肺，邪在腠理，治宜疏散。肺有寒痰伏饮，因风寒感触或饮食生冷之物而发，坐卧不安，喘息抬肩，治宜疏散顺气消痰，痰消而喘势方定。

虚喘：素体虚弱，元气不足，肺脾气虚，肾不纳气，呼吸急促，气息不续者，为虚喘。若久病伤肺，肺气不足，卫外不固，形神虚萎，自汗不寐，短气而喘，理当补气。脾虚不能运化，水谷精气不能上归于肺，则母令子虚，且水湿不化，阻于二焦，聚水为饮为痰，痰阻气道，阻遏清气，肺气不降，呼吸困难，气息喘促。久咳久喘不愈，由肺及肾，肺肾两虚，或久病肾亏，或劳欲伤肾，精气不固，肾不纳气，肾气上奔，气逆于肺，喘逆乃作。

3. GERD 相关性呼吸系病是脾胃病影响到肺

对 GERD 的中医辨证分型报道很多，232 例反流性食管炎（RE）分为肝胃不和、肝胃郁热、脾胃虚寒、痰气交阻 4 型。其他有分为 5 型和 6 型的，但均有痰气交阻或痰气郁结胸膈的类型，表明 GERD 常可伴有呼吸系症状。脾胃为后天之本，胃气为生生不息之气，人以胃气为本，若脾胃虚，四脏无从秉受水谷之精气，肺脏亦然，则精气日衰，生机日微，精神气血，何以资生。所谓"至哉坤元，力物资生"，脾胃属土，肺属金，脾胃与肺为土生金的母子关系，GERD 出现咳嗽、肺炎、哮喘等呼吸系病，是脾胃病影响到肺（母病及子）。脾失健运，水湿不化，水液积聚，酿湿生痰或聚水为饮，加上脾胃气机失调，胃气不降或不降反升，则肺失宣降，胃中气、湿、食、痰、浊、浮火互结，同时出现咳、痰、喘、胸闷、脘病、恶心、呕吐、呃逆、嗳气等呼吸系及胃病的症状，为"上喘中满"之证。若咳、痰、喘，日久伤肺，肺气不足，又可因子盗母气使脾气更虚[11~14]。

四、咽喉与肺、脾、胃、肾的关系

肺气通于天，开窍于鼻，咽喉为肺胃所属，咽连食管，为水谷之通道，通于六腑，喉为肺之上窍，连气管与肺，宗气出入之道，行呼吸，发声音，脾脉夹咽，胃脉循喉咙，足少阴，循喉咙，夹舌本，故咽喉与肺、脾、胃、肾关系密切。中医认为"喉咙是脾胃之候"，脾胃有病，可反映于咽喉。咽部检查可见充血、肿胀、淋巴滤泡增生，偶尔可见溃疡形成。喉部检查可见喉部肿胀、声带水肿，偶见声带结节形成。这些改变，类似于中医喉科的喉痹、喉暗、声带小结、梅核气。近年气候反常，天气转热，风热毒邪循口鼻入侵，咽喉首当其冲，过食煎炒，脾胃蕴热，热毒上冲，均可使咽喉肿痛发炎，若胃气失于和降，食、湿、痰、浊（包括胃内容物），可随胃气上逆，刺激咽喉而发病。近年所谓"喉源性咳嗽"，指因咽喉不适而造成的反复咳嗽，其特点是咽喉干涩奇痒，阵发性干咳，缠绵难愈。检查咽喉部可见黏膜慢性充血，部分咽后壁有淋巴滤泡增生。胸片及血分析检查均无异常。纤维喉镜检查，发现炎症病变部位主要在咽部、声门上区、声门下区，而气管内病变不明显，表明咽喉部病变引起咳嗽。肺胃津伤，脾虚失运，肾虚金水不能相生，则咽喉失于滋养，咽喉干燥，有异物感，脾虚水湿不化，痰浊阻滞，形成声带小结，则声音嘶哑，甚至喉部发紧，声门受阻，呼吸困难[15]。

五、小结

近年发现与 GERD 相关的消化道外症状如慢性咳嗽、慢性支气管炎、吸入性肺炎、咽痛、喉炎、喉部异物感、经常清嗓、鼻后滴流、声带息肉、语音改变、嘶哑等呼吸系、耳鼻喉等部位的症状，有人把它列为本病的消化道外表现，也有人认为是本病的并发症，注意到它与 GERD 的相关性，提出 GERD 相关性呼吸系病及咽喉病的概念。由于不少 GERD 没有食管黏膜损害，有的甚至没有典型的胃食管反流症状，故常被漏诊，影响及时诊断与正确治疗，有时可引起严重后果。本文介绍对本病研究的现状及中医对这些疾病的认识，希望引起医药界的重视。

参考文献

［1］Mc; Phee SJ, Papadakis M.Lange eurrent medical dignosis and treatment[M]. 49th edition. New York; Medic; McGraw Hi11, 2010. 515.

［2］Lawrence CJ, Brain LE.Healing Heartburn [M].Baltimore; Johns Hopkins University Press, 2002. 36-44.

［3］魏良州 . 胃食管反流病 [M]. 北京：人民军医出版社，2004. 245-254.

［4］潘国宗，许国铭，郭比平，等 . 北京上海胃食管反流症状的流行病学调查 [J]. 中华消化杂志，1999，19（4）：223-226.

［5］梁小燕，高青 . 胃食管反流病的食管外表现及其临床进展 [J]. 世界华人消化杂志，2006，14（35）：3387-3390.

［6］汪忠镐，刘建军，陈秀，等 . 胃食管喉气管综合征（GELTS）的发现与命名——Stretta 射频治疗胃食管反流病 200 例 [J]. 临床误诊误治杂志，2007，20（5）：1-4.

［7］曲维东，金峰，王展平 . 耳鼻喉科医师需重视胃食管反流病的咽喉部表现 [J]. 临床误诊误治杂志，2007，20（5）：4-5.

［8］应雄 . 以呼吸道症状为主的老年人胃食管反流病 32 例误诊分析 [J]. 临床误诊误治杂志，2007，20（5）：5.

［9］杨秉辉 . 现代内科学进展 [M]. 上海：上海科学技术文献出版社，2005. 177-184.

［10］秦明照，左大鹏，常见临床症状的鉴别诊断与治疗 [M]. 北京：北京大学医学出版社，2012. 13-23.

［11］李克光，杨百茀 . 金匮要略讲义 [M]. 上海：上海科学技术出版，1985. 76-86.

［12］喻嘉言 . 医门法律 [M]. 太原：山西科学技术出版，2002.222-223.

［13］俞彩珍，马健，赵晔 . 反流性食管炎中医辨证分型 [J]. 中医药学报，1995，（2）：22.

［14］张子和 . 儒门事亲 [M]. 北京：人民卫生出版，2005.132.

［15］干祖望 . 干祖望辨治喉源性咳嗽经验探要 [J]. 北京中医，2000，19（5）：6-7.

按： 胃食管反流病（GERD）是指胃内容物反流入食管引起不适症状和（或）并发症的一种疾病。胃食管反流的典型和常见症状是胃灼热和反流、反酸。胃灼热是指胸骨后烧灼感；反流是指胃内容物向咽部或口腔方向逆流的感觉。其他少见或不典型的相关症状包括以下一种或多种：上腹痛、胸痛、嗳气、腹胀、上腹不适、咽部异物感、吞咽痛、吞咽困难等，还有食管外症状如慢性咳嗽、咽喉炎、哮喘等。临床分非糜烂性反流病（NERD），反流性食管炎（RE）和 Barrett 食管，他们是一类疾病谱中 3 种独立的疾病。

中医虽无"胃食管反流病"这个病名，但有关上述证候，多有论述。如说"胃口热而作痛"指胸骨后灼热感（胃灼热）与疼痛，是 GERD 的主要症状，"诸呕吐酸……诸逆冲上……"（《素问·至真要大论》）。"胃灼热"是胃气失和，顺降失常，酸反流所引起，则"胃中阳气不衰，而健运如常，何酸之有"？胸膈痞满，嗳气与咽如梗常同时并见，我将它们称为"膈中积气"。《内经》将"嗳气"称为"噫"，《灵枢》说"寒气客于胃，厥逆从下上散，复出于胃，故为噫"，仲景云"上焦不归者，噫而醋酸"，是说上焦之气，不至其部，物不能传化故"嗳气""吞酸"。又如《灵枢·邪气脏腑病形》说"胃病者，腹胀，胃脘当心而痛，上支两胁，膈咽不通，食饮不下"，又颇似胃食管反流病。

近年中医界已将本病称为"食管瘅"，认为是"因胃内容物反流入食管或因郁热内蕴，以及长期胃气上逆等，使食管受损，脉络瘀滞。以胸骨后灼热感（胃灼热）与疼痛嘈杂等为主要表现的疾病"。本文集收录多篇文章，对胃食管反流病，食管外病变的认识，它们的诊断与治疗，中医对本病的认识和治疗，中西医结合常用治法，改变生活方式，加强自我保健对本病的作用，以及作者本人的诊治经验，等等，都有所介绍。

慢性胃十二指肠病中医辨证分型及消化功能、环核苷酸变化的初步观察

赵荣莱

溃疡病慢性胃炎、十二指肠炎等疾病，是引起胃痛的常见原因，中医归于"胃脘痛"项内。对于这组疾病的中医辨证分型，已有不少报道。近年来，我们在研究脾虚本质的同时，对慢性胃、十二指肠病做了较为详尽的观察，并对这些病人的消化吸收功能、环核苷酸变化进行初步观察。

一、观察对象

78 例经 X 线钡餐检查及胃镜检查有胃、十二指肠疾病住院患者，男性 48 例，女性 30 例。年龄最小的 18 岁，最大的 75 岁，大多数在 21 岁到 60 岁之间。因为同一病人，可见到两种以上胃、十二指肠病，如按所见到的病种统计，有胃溃疡 6 例，浅表胃炎 32 例，萎缩性胃炎 7 例（其中有 1 例中度肠上皮化生），残胃炎 1 例，十二指肠球溃疡 31 例，十二指肠炎 10 例，十二指憩室 1 例，复合溃疡 3 例，食道炎 1 例，食道裂孔疝 1 例。入院时有上消化道出血者 6 例，均用我院自制的中药止血粉止血。所有病人均由专人根据统一制定的中医辨证标准进行中医辨证分型。有关的实验指标分别由有关实验室测定。

二、辨证分型

参照国内已发表的资料及我们自己的临床体会，将本组病人分为下列类型：

1. 脾胃气虚型：倦怠乏力，精神萎靡，腹胀纳少，厌食，消瘦，便溏，水肿，脱肛，苔薄白，舌淡胖，脉沉细。属本型的 47 例。以浅表胃炎、十二指肠溃疡居多，伴有上消化道出血的 34 例。

2. 脾胃虚寒型：胃脘冷痛，痛时喜按，得暖则舒，遇寒加重。喜热饮食，肢寒，反胃，溲清，便溏，舌淡苔白，脉沉细缓。属本型的 5 例，有 4 例出血。

3. 气阴两虚或阴虚胃热型：气虚证加口干喜饮，纳少或纳多，五心烦热，

小便短赤，舌红少苔，脉沉细数。属本型的 5 例，有 4 例出血。

4. 脾失统摄，气血不足型：面色㿠白，少气懒言，头晕，心跳不安，舌淡苔薄白，脉细缓。属本型的 5 例，均有上消化道出血。

5. 脾虚湿蕴或脾胃湿热型：腹胀，纳差，肠鸣腹泻，恶心，口渴不思饮，舌苔滑、腻或黄厚腻，脉滑。属本型的 6 例，有 4 例出血。

6. 肝胃不和型：胃脘及两胁痛，呕恶嗳气，口干苦，心烦急，月经量少，苔白，脉弦。属本型的 10 例，出血和非出血的各半。

三、辨证和辨病的关系

西医辨病和中医辨证相结合，是中西医结合研究工作的重要途径之一，目前日益受到人们的重视。本组 78 例慢性胃、十二指肠疾病，以十二指肠溃疡和慢性浅表性胃炎占多数。现将几个主要病的中医辨证类型介绍如下：

十二指肠溃疡的发病率远较胃溃疡为高，是上消化道出血最常见的病因。本组 31 例十二指肠溃疡，中医辨证为脾胃气虚的 16 例，脾胃虚寒的 3 例，肝胃不和的 5 例，气阴两虚或阴虚胃热 3 例，脾胃湿热 1 例，气血不足 2 例。其中有 24 例伴上消化道出血。胃溃疡（6 例）和复合溃疡（3 例）共 9 例，脾胃气虚 5 例，肝胃不和 2 例，脾虚胃热及脾虚湿蕴各 1 例。浅表胃炎是慢性胃炎中最常见的一种类型，胃镜检查中占慢性胃炎的 51.7% ~ 85.45%，本组 32 例，占本组慢性胃炎的 82%，浅表性胃炎，容易因急性损伤而引起糜烂出血，本组 27 例有上消化道出血，可见浅表胃炎也是上消化道出血的常见原因之一。32 例浅表胃炎的中医辨证为脾胃气虚 21 例，脾胃虚寒 2 例，肝胃不和 3 例，气血两虚 2 例，脾虚湿蕴及脾胃湿热 4 例。萎缩型性胃炎 7 例，只 1 例出血，中医辨证脾胃气虚 5 例，肝胃不和及胃阴不足各 1 例，十二指肠炎是比较常见的上消化道疾病。甘氏报告 2654 人次纤维胃镜检查中，发现本病 300 例。王氏在 3125 例纤维内镜检查中，诊断十二指肠球炎 423 例（13.5%）。浙江医大二院 329 例十二指肠球部纤维内窥镜检查发现本病 263 例。甘氏组 300 例中原发性十二指肠炎仅 14 例，余 286 例均有胃内病变，以伴浅表性胃炎居多。本组 10 例，7 例伴有浅表性胃炎，2 例有萎缩性胃炎，其中 6 例有上消化道出血。中医辨证为脾胃气虚 6 例，脾胃湿热 3 例，脾胃不和 1 例，脾失统摄 1 例。

本组残胃炎 4 例，辨证为脾胃气虚。胃黏膜脱垂 4 例，辨为肝胃不和 2 例，脾胃气虚及气血不足各 1 例。

有人认为局部病灶静止愈合的多表现为脾虚，而局部病灶活动，炎症明显的多表现为肝郁或胃热。本组有脾虚见证的 53 例（占 79.5%），肝胃不和及脾虚兼湿（热）的 16 例（占 20.5%）。可见慢性胃十二指肠病主要涉及脾胃肝三个脏腑。脾虚为"本"，脾虚和肝胃不和是两个证型，脾为后天之本，为营血生化之源，脾虚则运化迟缓，胃虚则纳食不多。脾气主升，脾虚则中气下陷，表现为脾胃气虚之证，进而脾阳不振，寒从中生，为脾胃虚寒，两者性质相同，程度有别，占本组病人的 66.6%。若脾气不足，胃阴亏虚，则为气阴两虚，如阴虚生内热，则为阴虚胃热型，占 1.4%。若脾失统摄，失血日久，则气血不足，占 6.4%，这是脾虚基本证型往虚的方向发展的几种情况，如脾虚不能运化水湿，三焦气化和决渎功能失常，水湿没有出路则湿蕴，即所谓"中气虚则病在太阴"，而从湿化，如湿久郁热，则可发展为脾胃湿热之证，为虚中夹实，占 7.7%。体质禀赋不同，与证之虚实及其随后之发展有关。所谓素体脾虚、胃气本弱之人容易发生脾虚。在我国医学史上，曾有"阳常有余，阴常不足"的滋阴派，也有"阳非有余，阴常不足"之温补派。其实，温补还是滋阴，主要看是阴虚还是阳虚。单从本组病人来看，即使从脾虚这个基本点出发，也往往可阳虚、阴虚、血虚或气阴两虚、气血不足等不同情况的。此外，中医认为脾胃，或郁怒伤肝，肝气郁结，横逆犯胃，均可使脾胃气机失常，引起胃肠功能紊乱，产生胃脘痛。而肝郁气滞，胃失和降是肝胃不和证型的主要病机。可见，肝胃不和证无论临床表现还是病因病机方面都与脾虚证不同。

四、消化吸收功能的观察

1. 木糖吸收试验：按 Sammons 法改良，共测定 49 例，结果为 18.40 ± 8.12%，与正常组（45 例）的 26.37 ± 63.96% 相比较，明显降低，有非常显著的差异（P<0.001）。

2. 血清胃泌素测定：用放射免疫法共测定 31 例，结果为 125.77 ± 83，77pg/mL，与正常值（32 例）的 130 ± 44 相比较，无显著差异（P>0.05）。

3. 苯替酪胺试验：按周志超等报告的方法，共测定 30 例，结果为 62.75 ± 19.67%。其中单纯脾虚的 21 例，为 60.22 ± 16.6%，与正常组（36 例）的 74.6 ± 8.8% 比较，均有显著性差异（P<0.01）。

D 木糖是 –5 碳糖，正常人血中是没有的，口服后在小肠上段通过易化扩散吸收，不为人体所利用，也不被肝脏代谢，由肾脏排泄，其尿中排泄量与其血浆浓度成正比，因此口服一定量木糖，在规定时间内测定尿中木糖排泄量可反映小肠吸收功能，由于木糖吸收主要依靠上段小肠结构的完整，而与胰腺功能无关，故多年来一直被认为是较理想的小肠吸收功能试验。文献指出，65岁以上老年人，由于肾小球滤过功能减低，可影响木糖排泄。我所曾测定39例60～85岁以上老年人，其木糖排泄率确实很低，为15.0±6.2%。本组只有一个67岁老人，故年龄对本组影响不大。我们以往的经验是，凡临床辨证为脾虚的，木糖排泄率均低。如我们在1974年、1976年、1977年、1979年所观察的4组脾虚患者，其排泄率分别为从21.42±6.08，14.6±5.53，20.43±4.28，本组资料也显示同样结果。可见以脾虚为主的慢性胃十二指肠病，均有不同程度的吸收功能障碍。

血清胃泌素含量主要反映胃分泌胃酸和胃蛋白的功能。我们曾报导过脾虚患者血清胃泌素含量很低。本组31例只3例为肝胃不和，其余均为脾虚，但与正常值无明显差异。一方面是因为血中胃泌素含量受很多复杂调节机制的影响，其中包括胃酸和胃泌素之间反馈自我调节机制。另一方面也可能与所观察的病种有关。现已证明Z–E综合征时，由于胃泌素瘤可以分泌大量胃泌素而使血浓度升高，A型慢性萎缩性胃炎时也可增高，而溃疡病时，各学者所测结果不一。金氏组9例A型萎缩性胃566.22±140.3，37例B型萎缩性胃炎为246.76±9.52，20例十二指肠溃疡为175.43±24.59，12例胃溃疡为167.21±28.76，17例浅表胃炎为219.09±36.04。汪氏组慢性浅表胃炎，十二指肠溃疡、胃肠疡、复合溃疡和胃癌的均值与正常人差别不大。本组胃泌素均值也与正常值相接近。在超过150pg/mL的9例中，有浅表性胃炎5例（1例合并十二指肠溃疡，1例合并胃溃疡），十二指肠溃疡2例，萎缩性胃炎3例，胃癌1例，其中1例萎缩性胃炎高达390pg/mL；可见本组胃泌素含量正常，主要和本组所包括的病种有关。同时也可认为检测空腹血清胃泌素，对诊断慢性浅表性胃炎、溃疡病的价值不大。

苯替酪胺试验（即BT-PABA试验），是以PABA为示踪基团，接上酪氨酸和苯甲酸的一种合成多肽，口服后在小肠被胰腺肽链内断酶及糜蛋白酶水解成N–苯甲酰–L–酪氨酸和对氨基苯甲酸（PABA）。后者可迅速吸收，在肝内乙酰化后由肾脏排出，测定尿内PABA，可间接反映肠腔内糜蛋白酶的活性。周氏报道的慢性胃炎、消化性溃疡组和于氏报道的胃肠病组的结果和正常并无差别。而本组病人苯替酪胺试验结果较正常显著低下，和我们以往观察到的脾虚儿及老年人的结果一致。可见脾虚患者胰腺的外分泌功能（即分泌消化酶）是下降的。

中医认为"脾为后天之本"，"脾主运化"，司水谷精微之化生。当脾失健运时，确有小肠吸收功能减弱和消化酶分泌活性降低。由于这些功能处于减退状态，整个营养物质的消化吸收受到影响，引起营养代谢的失调。因此，可以认为中医的脾至少包括现代医学消化系统的部分机能和结构。而脾虚的大部分症候则是消化系统功能和结构障碍的反映。当然，中医的脾，还要涉及神经系统和免疫系统等，非本文讨论范围。

五、环核苷酸和真性胆碱酯酶变化的初步观案

1.cAMP 测定

采用蛋白结合法测定，根据 cAMP 与特异性蛋白的激酶结合时，标记及非标记 cAMP 的竞争抑制的原理而设计的。本组病人测定 28 例，结果为 17.5 ± 6.76 pmol/mL，与正常值（n=33）22.9lpmol/mL 相比，有非常显著的差异（P<0.001）。

2. 环磷酸鸟苷（简称 cGMP）

按上海第二医学院同位素室建立的方法，稍加改良。本组病人测定 26 例，结果为 16.42 ± 8.97 pmol/mL，与正常（n=29）11.452 ± 15 pmol/mL 相比，有显著性差异（P<0.01）。

3.cAMP/cGMP 比值

我所测得正常值（n=29）为 2.046 ± 0.62，本组病人有 25 例同时同时测定 cAMP 和 cGMP，其比值为 1.402 ± 0.94，经统计学处理，P<0.01，差异显著。

4. 真性胆碱酯酶活性的测定

人体内有两种胆碱酯酶，即真性胆碱酯酶（又称特异性胆碱酯酶）和假性胆碱酯酶（又称非特异性胆碱酯酶，血清胆碱酯酶），前者主要存在于红细胞及中枢神经系统的灰质中，后者主要存在于血浆和肝脏中。我们按 voss 修改的 Ellman 的方法，取耳血测定 24 例病人的真性胆碱酯酶活性结果为 719.78 ± 281.48 单位%，与正常值（n=21）1148.48 ± 259.8 单位%相比，有十分显著的差异（P<0.00l）。这一结果，与国内张氏测定脾胃虚寒型的真性胆碱酯酶较正常值为低的结果相一致。

cAMP 是一种细胞内介质，当交感神经兴奋，儿茶酚胺增多时，可通过与

靶细胞的受体结合，使 cAMP 生成增多，cAMP 作为某些激素的第二信使，证据较多，cAMP 与 cGMP 对细胞功能，在很多方面呈相反作用，正常时它们在细胞内有相对稳定的含量，可能还有一定的分存部位，维持一定比例，比例的改变，往往会有明显的功能变化。儿茶酚胺是交感神经节后纤维的介质，乙酰胆碱是副交感神经节后纤维的介质，乙酰胆碱（M 成分）与儿茶酚胺（β 成分）相反，很可能以 cGMP 为主要的第二信使。一般认为阴虚时 cAMP 升高，cAMP/cGMP 比值无明显降低；阳虚时 cGMP 升高，cAMP/cGMP 降低。陈氏测定 17 例脾虚病人血浆 cAMP 含量比正常组低，尹氏亦发现同样变化，并认为 cGMP 远不如 cAMP 敏感；本组资料和尹氏资料稍有不同，即在以脾虚为主的慢性胃十二指肠病病人中，血 cAMP 降低，cGMP 增高，cAMP/cGMP 比值降低均十分明显，结合真性胆碱酯酶降低这一事实，说明本组病人自主神经功能失调的情况是：既有交感－肾上腺系统（β 成分）的兴奋性降低，也有副交感神经兴奋性偏亢。

上文曾讨论本组病例辨证、辨病的关系。在分析了本组病人消化吸收功能和环核苷酸变化之后，可以看到胃泌素含量与以往所观察到脾虚患者的结果不一致，这个不一致性主要是因为病种不同所致。所以我们认为在进行中西医结合研究工作时，在重视辨证论治的同时，对每一病人一定要有明确的诊断。这是因为中医的证概括性很强，具有很大的共性，这当然需要我们去认真掌握的，但光抓共性，不去注意每种疾病的特殊性，那么，既不可能真正掌握各种疾病的特点，也就很难透彻了解每种证型的本质。只有把辨病和辨证很好地结合起来，从病和证两个方面去探索研究，才有可能进一步提高中西医结合的水平。

舌质舌苔的计算机定量描述和分类

赵荣莱　危北海　丁　瑞　郭培元　甄小珍　许　胜　黄志刚　高洪强

【摘要】应用计算机图像处理技术，对常见的 3 种舌质、5 种舌苔进行了数字式分析，研究了典型舌象的数字特征，初步总结出舌质、舌苔的计算机分类方法，对中医舌诊的客观化、标准化、定量化进行了探索性研究。

近年来从舌的生理、生化、病理形态、细菌学、免疫学、微循环等方面均有舌象的研究报告，国内又出版了大型舌象图谱。中国中西医结合研究会、中国抗癌协会中医诊断协作组，首次在全国协作试用舌色版调查了 19654 例舌象，由于用舌色版对号定色，可降低观察误差，但这种方法仍须经过医生的主观判别，尚不能客观化和定量化。为此，我们收集了患胃、肠、肝、胆病及其他病种患者共 150 例的彩色舌象幻灯片，采用电子计算机图像分析系统，对舌质、舌苔的颜色进行了客观的定量分析。现报告如下。

一、材料与方法

1. 典型舌象幻灯片的采集与确认

本工作所用舌象彩色幻灯片，均由有经验的临床科研人员亲自进行典型舌象选择后拍摄。用日本林电器株式会社特制的无影照相机摄制，经国内有关中医、中西医结合专家及日本友人认定其逼真性，再由 2 名以上临床科研人员判定幻灯片上舌象的属性，从而取得可靠的舌像资料。

2. 计算机实验系统

我们的实验系统是由加拿大制造的阿瑞斯 – 二图像分析系统及相应的软件组成。设备主要参数如下。①线阵摄像机：每行 1728 个像素，分成 256 个灰度级。最高空间分辨率为 30 微米。彩色幻灯片通过三色滤色器采集数据。② PDF11/73 计算机：内存 1 兆字节，显示存储器 1.5 兆字节。

3. 计算机分析工作流程

整个分析工作分为 2 个阶段。第一阶段，统计样本数据和确定分类参数；第二阶段，分类试验。具体测量方法是用线阵摄像机和数字化电路，分别通过红、绿、蓝滤色片，对舌象幻灯片进行拍摄。然后直接将达三幅图数字化。再送人计算机存储和处理。由于每种颜色的图像由 250 行，每行 188 个点组成。因此，每个舌象大约由 14 万个数字来描述。对采集的这些数据进行标定，用三色相对值进行分析和统计。初步确定各种舌质和舌苔的发炎参数，再将采集到的舌象数据，根据分类参数进行分类计算，结果用事先规定的颜色或符号显示出来。

二、实验结果

1. 舌质、舌苔的数量特征

本工作利用上述实验系统，重点对舌淡红、舌红、舌紫、薄白苔、薄黄苔、白腻苔、黄腻苔、水滑苔等舌象进行了测量和统计。各种颜色的强弱用 0～255 之间的整数表示。"0"表示最暗，即无该种颜色的分量；"255"表示最强，即浅色已饱和。根据我们统计分析的结果，上述常见舌质和舌苔，基本上可用以下数量特征来描述。表 1 为常见舌苔、舌质的数量特征。舌淡红：与舌红、舌紫比较，其绿色值较高。舌红、无苔，与舌淡红比较，其绿色值较低；与舌紫比较，其红色值较高。舌紫：三色值均低。薄白苔：三色值均稍高。薄黄苔：与薄白苔比较，其蓝色值明显低；与黄腻苔比较，其绿色值较低。白腻苔：三色值均较高；红色值较薄白苔高，值近饱和，绿色值明显高于除水滑苔以外的其他舌苔。黄腻苔：蓝色值较薄白苔、白腻苔均低。水滑苔：三色值均高，呈饱和或近饱和。

2. 舌质、舌苔的计算机分类结果

为了检验计算机对常见舌质、舌苔描述及分类的能力，我们任选 5 张由中医专家判定的舌象彩色幻灯片，让计算机进行图像识别，然后与中医专家的判定进行对照比较。因为原始数据的数量大多，所以我们只在每个舌象的舌面（对应于舌苔的位置）和舌尖（对应于舌质的位置）上分别任取 10 个点，将每个点的颜色特征记录下来。专家判定与计算机图像识别结果见表 2。

表1 　　　　　　　　　　　　　常见舌苔、舌质的数量特征

分　类	红色分量	蓝色分量	绿色分量
舌淡红	80～180	20～41	51～70
舌红无苔	110～143	25～33	20～50
舌　紫	75～80	25～44	42～48
薄白苔	100～250	48～111	40～124
薄黄苔	110～170	24～59	71～75
白腻苔	250～255	31～170	176～240
黄腻苔	118～140	29～43	76～82
水滑苔	250～255	160～190	240～255

表2 　　　　　　　　　　舌象的专家判定与计算机图像识别比较

舌象幻灯片号	专家判定		计算机识别	
	舌质	舌苔	舌　质	舌　苔
第1张	淡红	薄白	9点淡红，1点红	10点薄白
第2张	淡红	白腻	10点淡红	10点白腻
第3张	红	无苔	10点红	8点无苔，2点薄白
第4张	紫	白腻	8点紫，2点淡红	9点白腻，1点薄白
第5张	红	薄黄，根黄腻	6点红，4点淡红	6点薄黄，3点黄腻，1点薄白

从表2中可以看出，绝大部分计算机识别结果与中医专家判定结果一致，但也有少数结果与专家判定稍有差别。分析其原因有2个：①中医专家往往根据舌苔的主要特征做出判断，但实际上一种舌象可在舌面的不同部位有2种甚至3种不同的舌苔。例如一个舌面上可能包括白腻、薄白和极少量的无苔，对这种舌苔，中医专家很可能判为白腻苔，而计算机则认为有的位置是白腻若，有的是薄白苔，有的是无苔。②由于许多舌象（如淡红与红）之间并不存在绝对的界限，计算机设备和分析计算方法也难免有一定的误差。我们的任务是使这种误差降低到医学应用允许的范围之内。

三、讨论

本工作以计算机为工具，研究不同舌质、舌苔的颜色待征，并进行定量描述和分类。我们根据的原理如下：

1. 利用计算机对舌质、舌苔进行定量描述的原理

中医对舌质、舌苔的诊断是根据人的视觉，这种视觉观察的对象实际上是

舌表面多种物理特性的综合，这些物理特性主要有颜色、舌苔的位置、面积、形状、厚度、纹理、反光（含水量）等。当我们用计算机来定量描述舌质、舌苔时，选择了这些物理特征中最主要的 2 个特征，即颜色和这种颜色在舌面上出现的位置。舌表面有无反光及反光面积大小，往往反映了舌含水量的多少。这一特征实际上可看作是一种特殊的颜色，故也包括在颜色特征之内。至于舌质的描述，除阴虚舌由于舌光无苔，舌质易于暴露外，通常只是在舌尖及舌边缘没有舌苔覆盖。所以我们认为这一区域出现的颜色，可代表不同舌质的颜色。计算机对颜色的测量和描述原理，是基于任何颜色基本上都可以用红、绿、蓝 3 种基色按一定比例合成。反之，任何颜色又可分解为红、绿、蓝 3 种基色。因而对任一自然物体颜色的测量，就简化为对该物体呈现的红、绿、蓝 3 种基色的强弱度及相互间的比例的测量。

2. 计算机对舌质、舌苔分类的原理

所谓计算机分类，就是利用计算机代替医生对舌质、舌苔的种类做出分析和判断。以大量测量已知舌象得出的，类似表 1 所列的数量特征为依据。然后将计算机采集的待分类舌象的数据，与上述的典型数据进行比较，从而判断其类别。我们用计算机模式识别的方法，进行舌象 3 种颜色的三维分类。用长方体法说明，即取空间直角坐标系，其 3 个轴分别规定为红、蓝、绿三色的数值。将每类舌象 3 种颜色统计值的上下边界分别用一个平面表示，则共有 6 个平面，便构成一个长方体。当待测舌象的三色值落入某一长方体中，它就与该长方体所代表的舌质、舌苔属同一类。表 1 所列数值表明，各类舌质、舌苔的长方体互不重叠。例如，舌质淡红与舌质红的红、蓝色分量虽有重叠，但它们的绿色分量则有明显区别。其所代表的长方体便不重叠，这就可将其定为舌红或舌淡红。同理，我们也可以对其他类型的舌质、舌苔用三色分量的差异予以区分。在实际工作中，这种区分工作，是用绘制好的程序，在计算机上逐点自动测量和自动区分的。